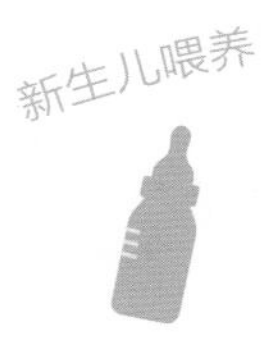

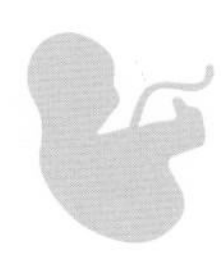

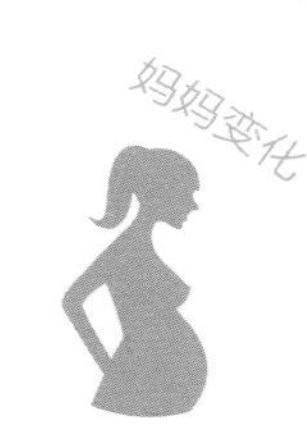

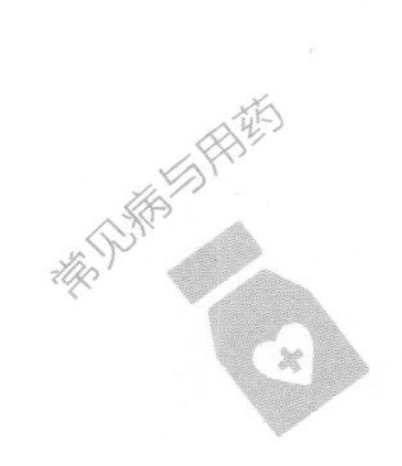

汉竹编著 ● 亲亲乐读系列

体重管理

协和专家
孕产大百科

XIE HE ZHUAN JIA YUN CHAN DA BAI KE

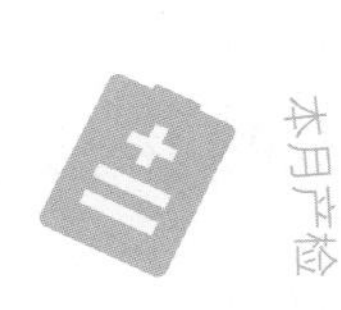

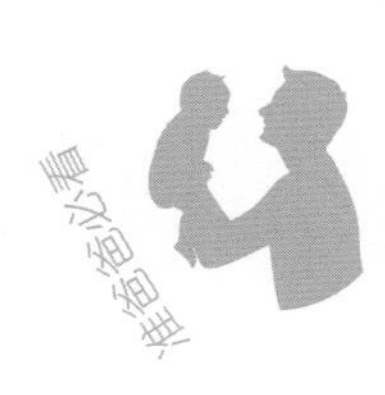

每月运动

营养与饮食

北京协和医院妇产科、儿科、营养科专家团队
马良坤 丁国芳 李 宁 主 编

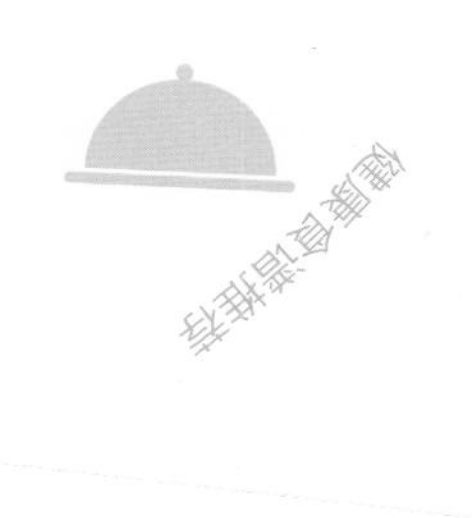

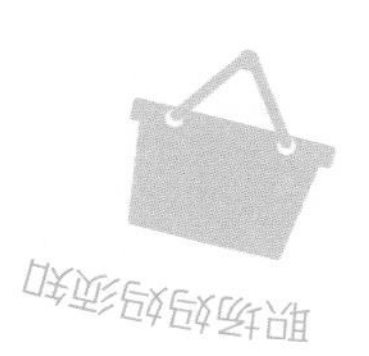

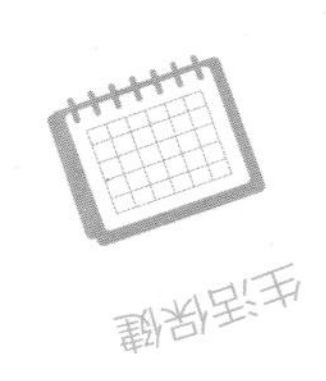

江苏凤凰科学技术出版社
·南京·

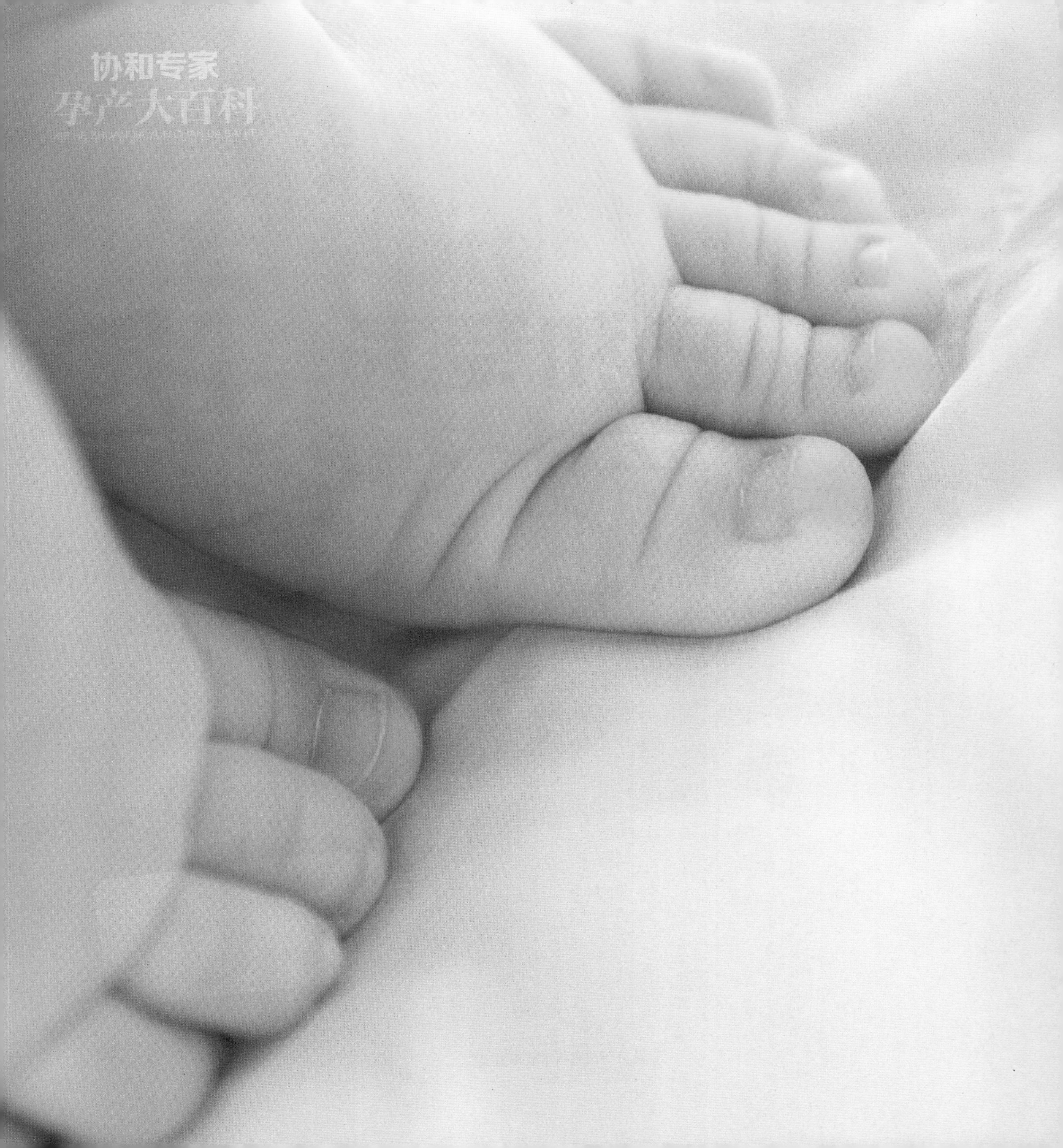
协和专家
孕产大百科
XIE HE ZHUAN JIA YUN CHAN DA BAI KE

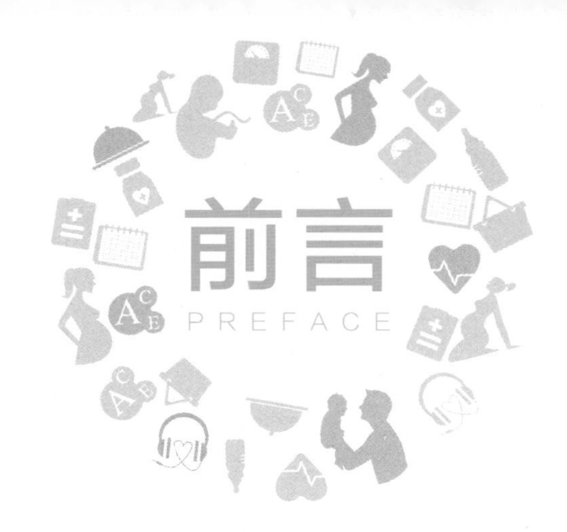

去过协和医院挂号的准妈妈们都会有这样的感受：挂号难，协和挂号更难！为了让每位准妈妈都能获得协和专家的贴身指导，我们特意组织了一支顶级的专家团队。协和妇产科主任医师马良坤、营养科主管营养师李宁、儿科主任医师丁国芳，从孕期到育儿，翻开书，你就能和专家团队零距离交流。

在协和妇产科的第20个年头，马良坤主任成功晋级为高龄二胎准妈妈，她将自己掌握的医学知识和亲身体验传递给上万准妈妈，希望她们在十月孕程里不会感到无所适从。正如她在微信公众号上说的那样："美好从不提前赴约，生命从不轻易降临，20年坚持，只为看到接生后那抹微笑。"

李宁营养师告诉准妈妈长胎不长肉的营养吃法。得知自己怀孕的那一刻，准妈妈们或许会有这样的矛盾心理：既想让宝宝吸收充分的营养，又害怕体重失控身材走形。其实根据胎宝宝的发育摄取营养，同时进行科学的孕期体重管理，准妈妈会越孕越美。

丁国芳主任30多年来一直坚守在儿科临床第一线，她深爱每个降临到这个世间的小天使。怎么喂养宝宝，怎么护理宝宝，宝宝生病了怎么办……新手爸妈的疑惑在丁主任的专业指导下都会一扫而光。

在协和专家的指导下，相信准妈妈们能够轻松度过这段不同寻常的幸福时光！

目录

CONTENTS

PART 1
孕早期

备孕

孕1月（1~4周）

孕2月（5~8周）

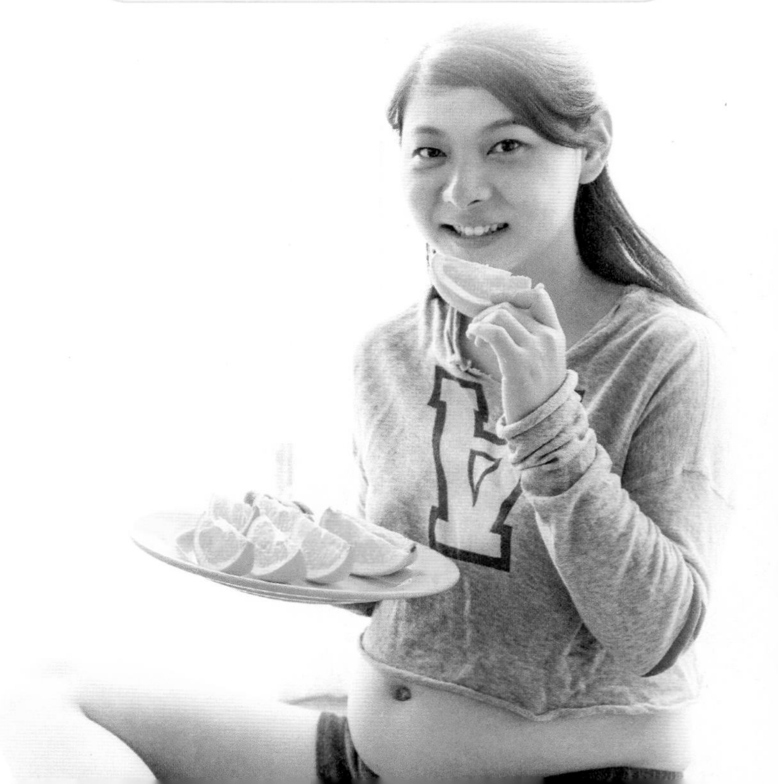

孕3月（9~12周）

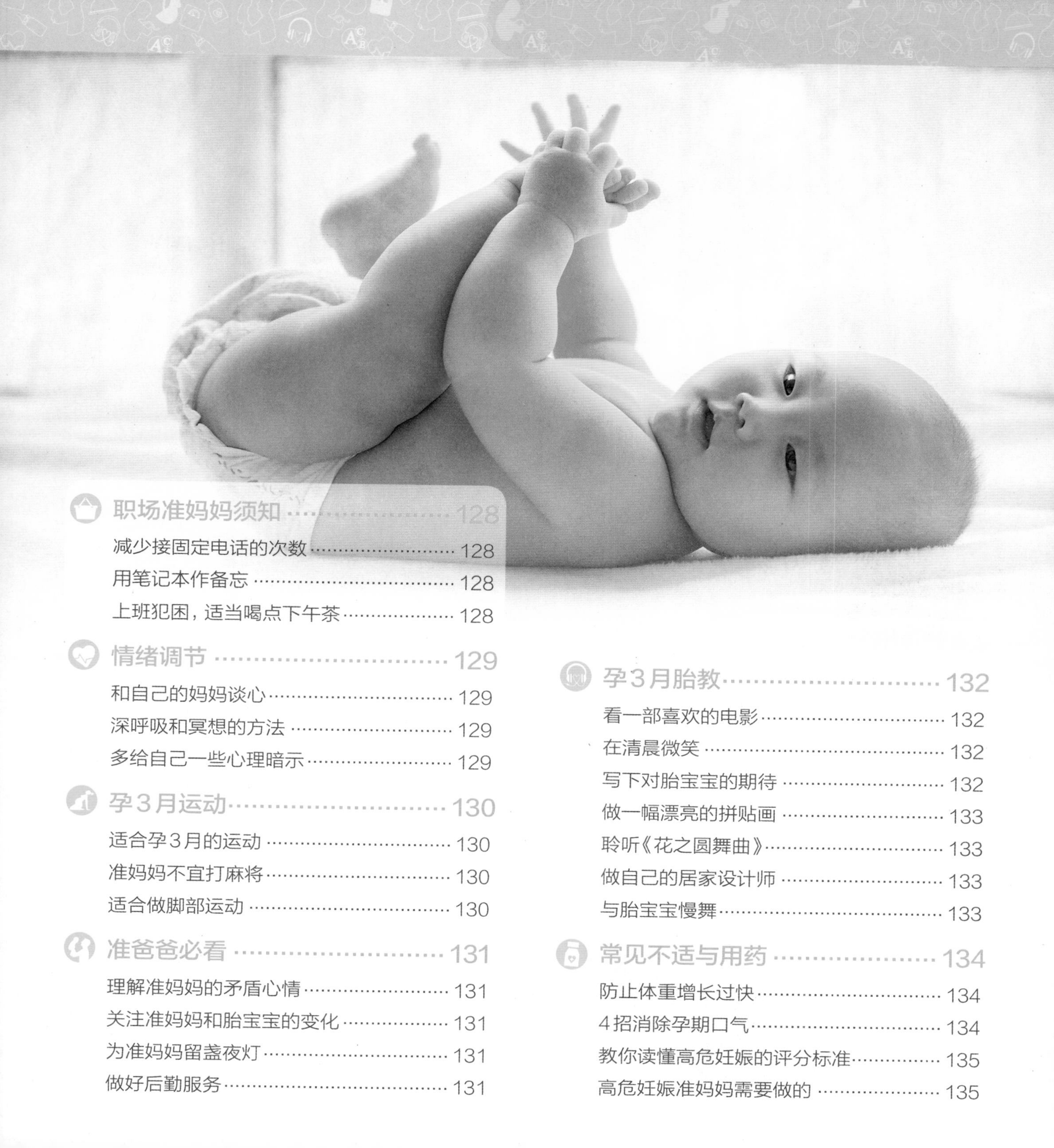

PART 2

孕中期

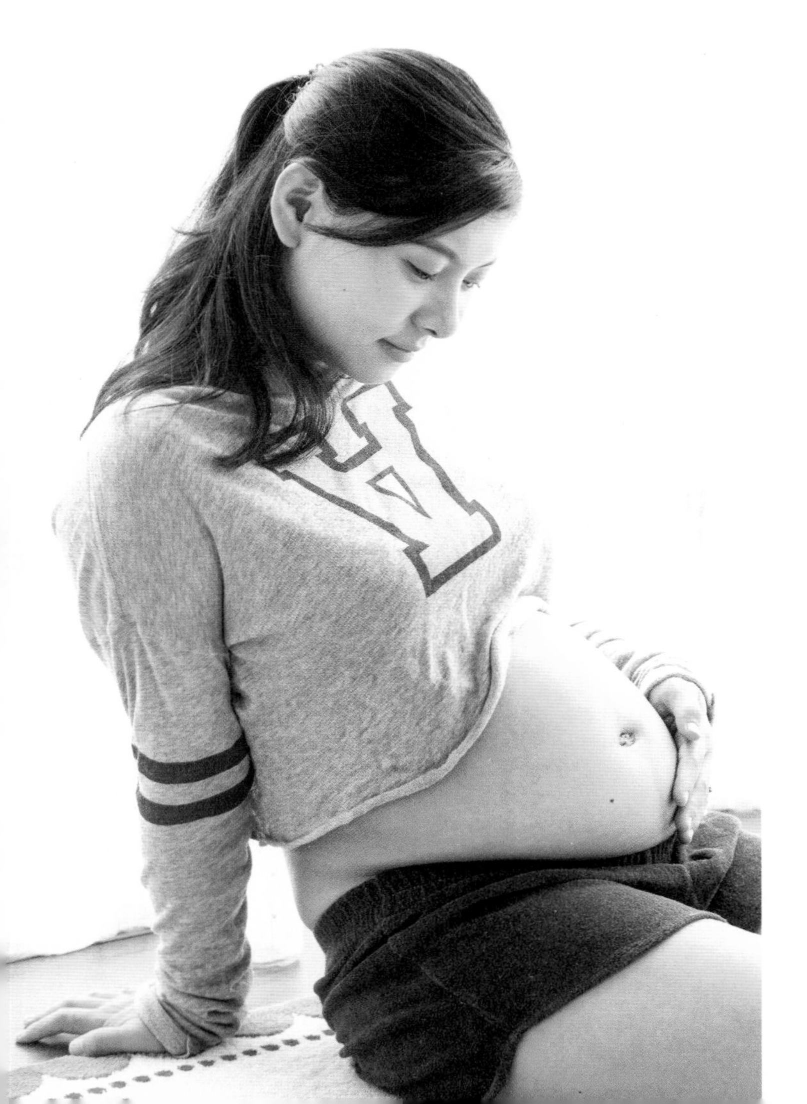

孕4月（13~16周）

孕5月（17~20周）

孕6月（21~24周）

孕7月(25~28周)

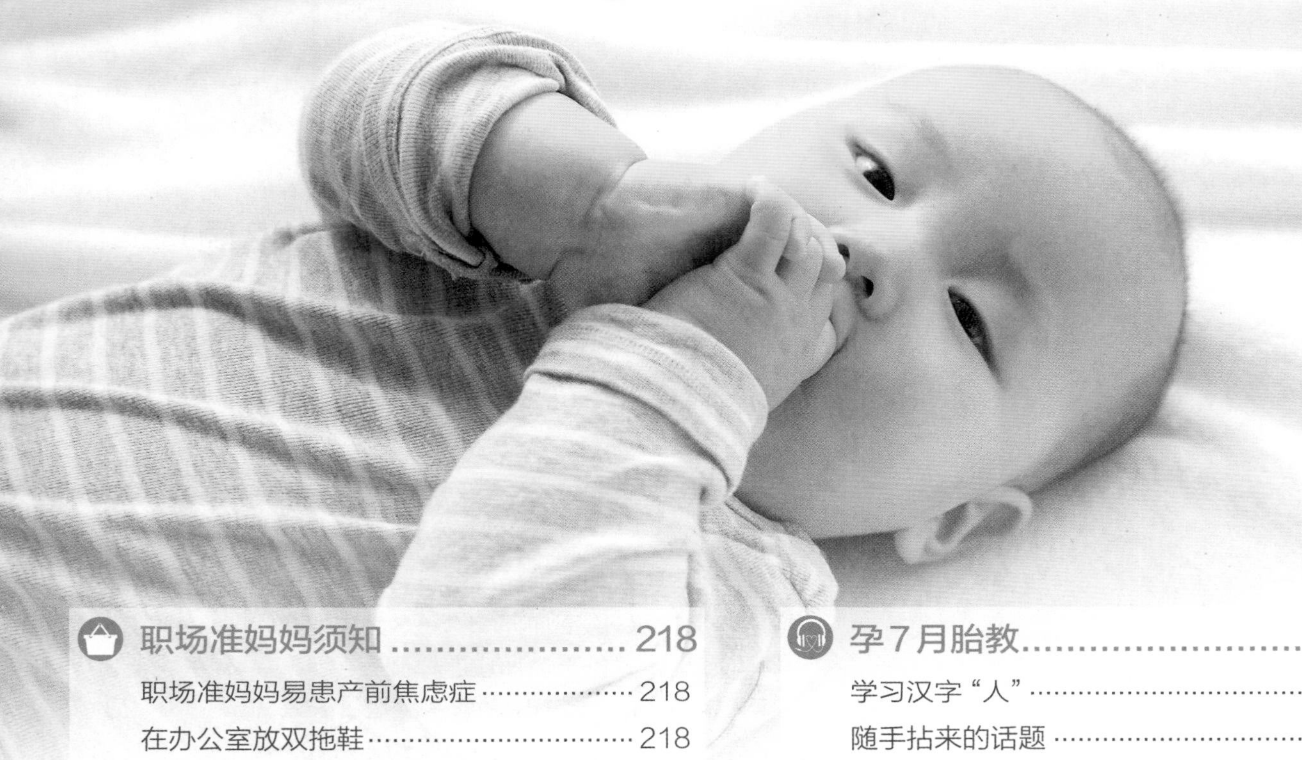

PART 3
孕晚期

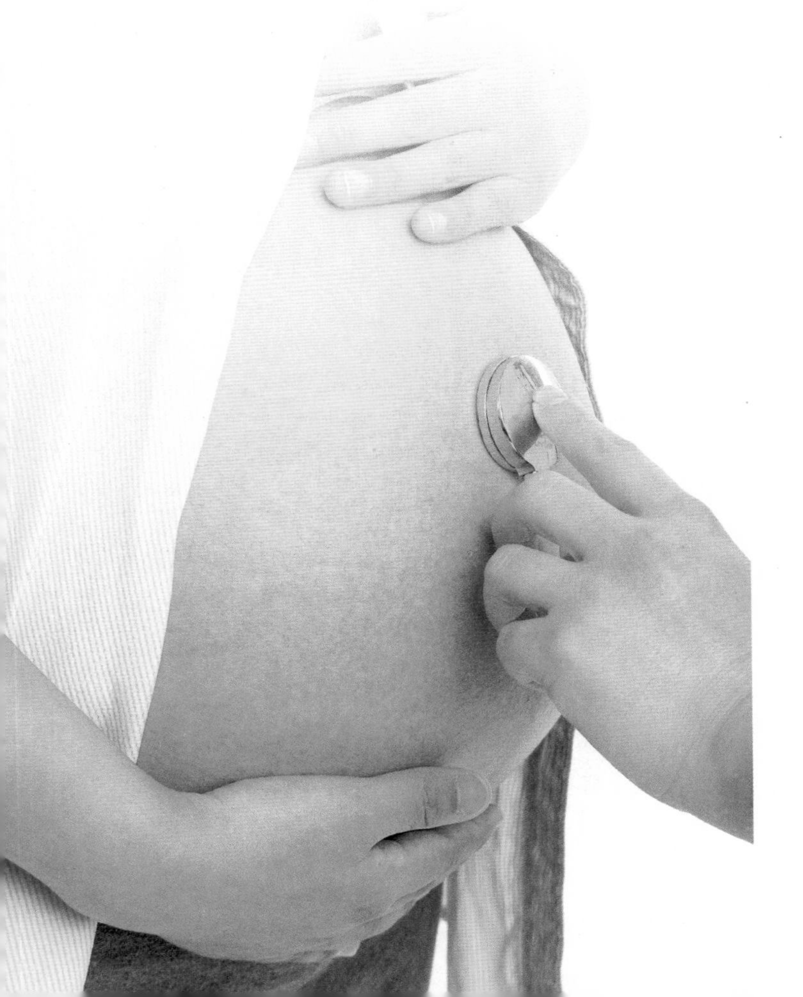

孕8月(29~32周)

孕9月（33~36周）

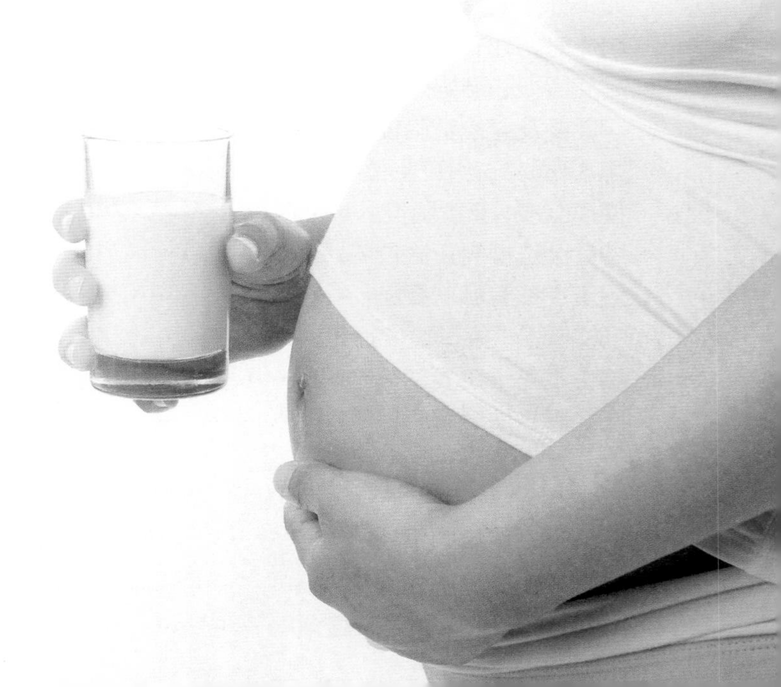

孕10月（37~40周）

PART 4
产后

分娩

坐月子

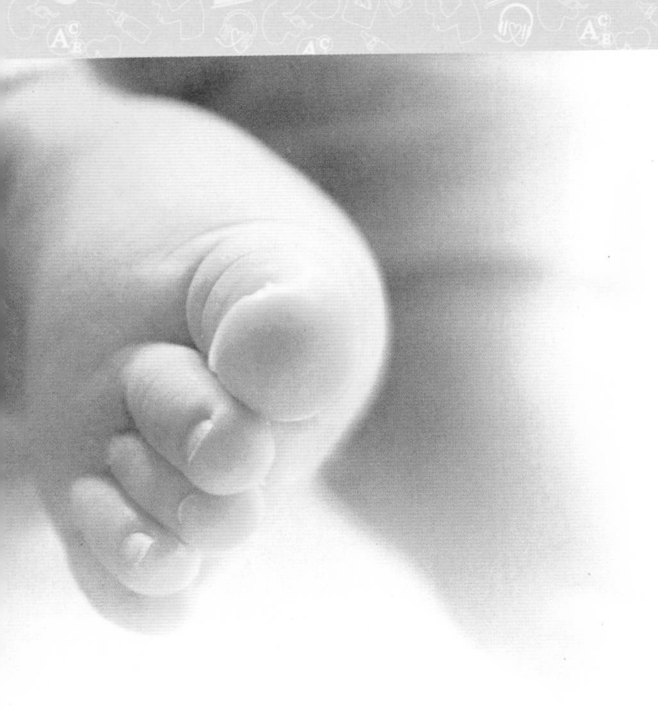

情绪调节 330

产后恢复与瘦身 332

月子常见不适 336

新生儿(0~1个月)

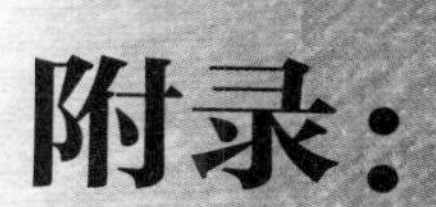

附录：宝宝常备小药箱

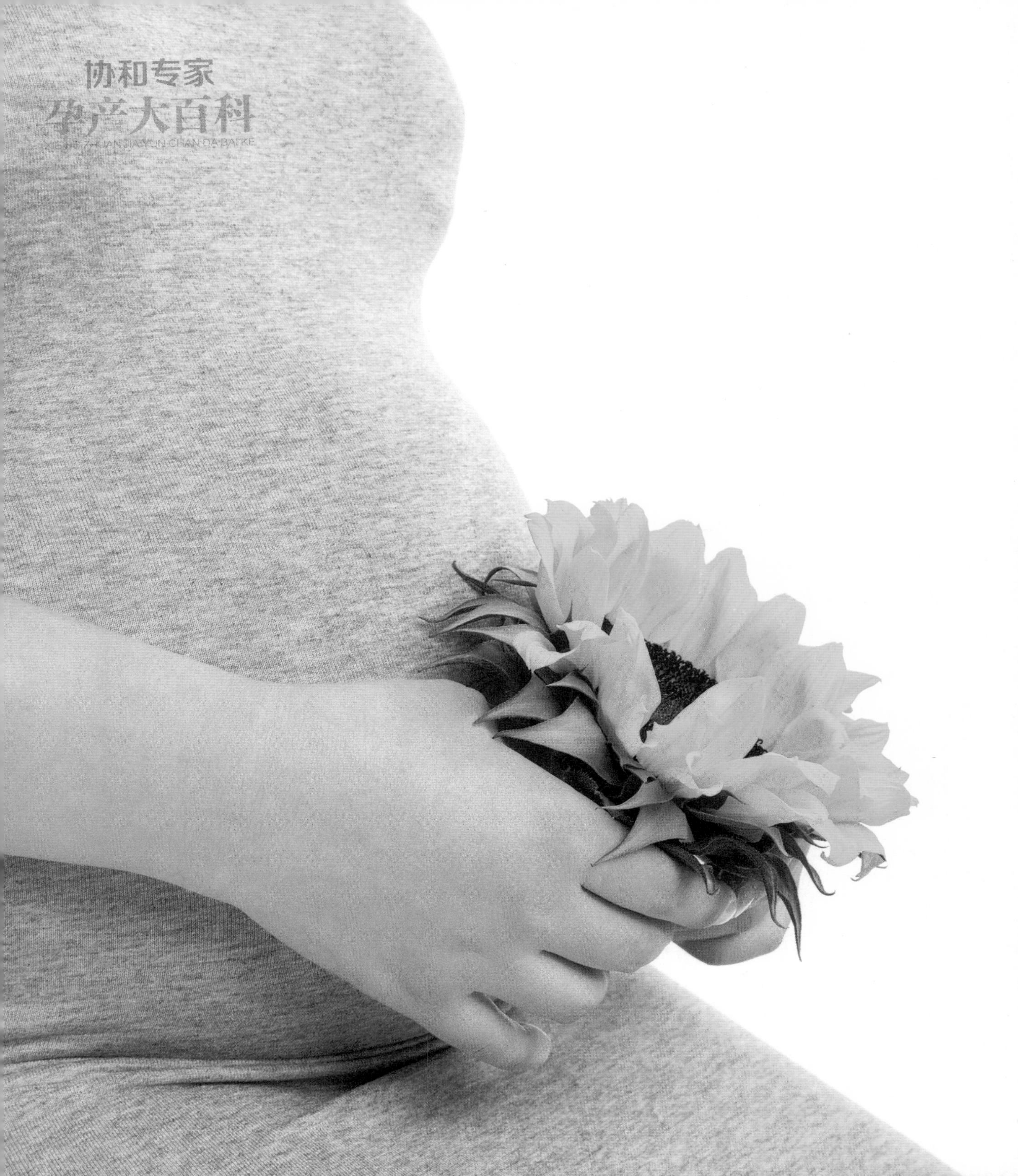
协和专家
孕产大百科
XIE HE ZHUAN JIA YUN CHAN DA BAI KE

PART 1
孕早期

备孕

优生知识

看来，你已经下定决心想要孕育一个新生命了，这是你迈向另一个人生阶段的第一步。在正式出发之前，就要准备就绪。

怀孕不是怀上了就可以，你和宝宝都健康才是最终目标。所以一定要把握孕前的机会，在身体上、心理上和经济上都做好准备。和准爸爸一起，创造最健康的孕期，做有备而来的父母。

最佳生育年龄

女性选择在23~35岁之间生育最合适，其中25~30岁是最优阶段。因为这个时期的女性往往生理和心理都趋于成熟，精力充沛，卵子质量高。如果选择在这个时期怀孕，分娩危险相对小一些，胎宝宝也会在健康的母体环境中生长发育。这个年龄段产后恢复也会较好，因此妈妈有足够的精力抚育宝宝。

男性的最佳生育年龄在27~35岁，这一时期男性精子质量达到一个高峰期，同时这个年龄段的男性不仅心智成熟，生活经验丰富，更懂得关心爱护妻子，也有能力抚育好宝宝。一般来讲，男性过了35岁，体内的雄性激素开始衰减，精子的数量和质量都得不到保证，难免对胎宝宝的健康产生一些不利影响。

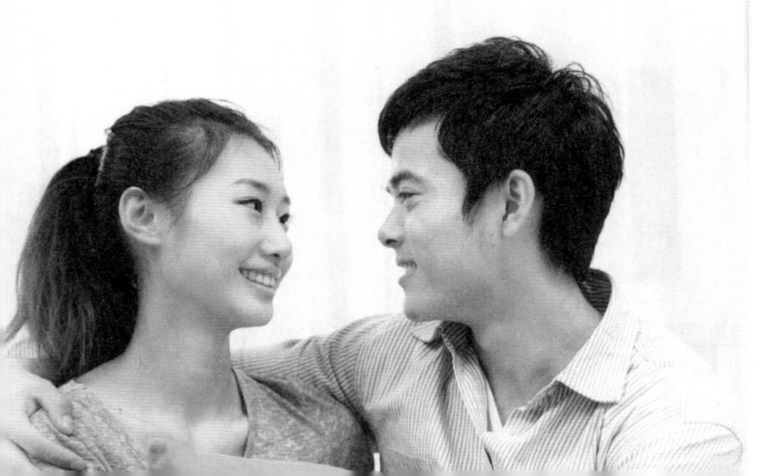

受孕的最佳时段

一般来说，人的身体机能在晚上9~10点达到顶峰。经过晚餐时间的稍事休息，体能也逐渐恢复。此时夜幕降临，睡意还没有袭来，在双方心情愉悦的情况下，加上下午生成的高活力精子，绝对是一天当中受孕的最佳时刻。

受孕的最佳姿势

最佳“受孕体位”的宗旨就是保证精子射出时，尽可能地靠近女性子宫颈。传统的男上女下姿势能使阴茎插入最深，能使精子比较接近子宫颈，因此被认为是最好的受孕姿势。

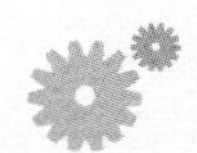

知识链接

生育宝宝的最佳月份

如果你准备怀孕，最好抓住7月、8月、9月这3个月，因为这段时间各种新鲜的蔬菜瓜果大量上市，准妈妈可以获取丰富的营养。而且，此时风疹、流感等流行性病毒感染的发病率比较低。宝宝刚好在来年的4~6月份出生，气候温和，有利于新妈妈身体恢复和宝宝的喂养、护理。

疫苗接种的注意事项

目前我国还没有专门为女性设计的怀孕免疫计划，如果你有接种疫苗的需求，应该向医生说明自己的身体情况以及过敏史等，让专科医生决定究竟该不该接种，这是最安全可靠的方法。一旦决定接种疫苗，还应了解疫苗接种后多久怀孕，才能尽可能避免疫苗接种对胎宝宝的影响。凡有流产史的女性，为安全起见，均不宜接种任何疫苗。

• 孕前疫苗接种一览表

疫苗	前因后果	接种时间	免疫效果	好孕提示
风疹疫苗	孕期若感染风疹病毒，容易在孕早期发生先兆流产、流产、胎死宫内等严重后果，也可能会导致胎宝宝出生后先天性畸形或先天性耳聋	孕前3个月或更早	疫苗注射的有效率约为90%，终身免疫	注射之前先抽血查下自己是否有抗体，有就不用注射
乙肝疫苗	乙肝病毒能通过胎盘屏障直接感染胎宝宝，还可致胎宝宝发育畸形	孕前9个月开始接种。需注射3次，从第1针算起，在此后1个月时注射第2针，6个月时注射第3针	免疫力可达95%，免疫有效期在7年以上	先做“乙肝五项”检查，若无抗体则需注射3针
甲肝疫苗	肝脏在孕期负担加重，抵抗病毒的能力减弱，极易被感染；经常出差或经常在外面就餐的女性，更应该在孕前注射疫苗	孕前3个月	免疫时效可达20~30年	备孕期间尽量减少在外用餐次数
流感疫苗	孕期感染流感病毒，容易导致准妈妈抵抗力下降	孕前3个月	1年左右	孕期任何阶段均可接种
水痘疫苗	孕早期感染水痘，可导致胎宝宝先天性水痘或新生儿水痘；孕晚期感染水痘，可能导致准妈妈患严重肺炎	孕前3~6个月	终身免疫	先查一下自己是否有抗体，有就不用注射

孕前 3~6 个月全面检查

孕育生命就意味着对他负起责任，给予他一个健康的身体和良好的生活环境，做孕前检查是不可以省略的步骤。千万不要以为参加过单位的体检或做过婚检就可以不进行孕前检查。而且孕前检查不光是备孕女性的事，备育男性的健康也影响着宝宝的健康，所以计划怀孕的夫妻最好一起做个孕前检查。

女性孕前检查项目

检查项目	检查内容	检查目的	检查方法	费用（价格仅供参考）	检查时间
生殖系统	通过白带常规筛查滴虫、霉菌、支原体感染、衣原体感染、阴道炎症，以及淋病、梅毒等性传播疾病	是否有妇科疾病，如患有性传播疾病，最好先彻底治疗，然后再怀孕	普通的阴道分泌物检查	60~150 元	孕前
TORCH	风疹病毒、弓形虫、巨细胞病毒、单纯疱疹病毒等	是否感染了病毒及弓形虫	静脉抽血	240 元	孕前 3 个月
肝功能	肝功能检查有大小肝功能两种检查，大肝功能除了乙肝全套外，还包括转氨酶、血糖、胆汁酸等项目	如果准妈妈是肝炎患者，怀孕时需要做一些预防措施，以免把肝炎病毒传染给宝宝	静脉抽血	70 元	孕前 3 个月
尿常规	尿色、酸碱度、蛋白质细胞、比重、管型、尿糖定性	10 个月的孕期会使肾脏的负担加重，孕前检查有助于尽早获知是否患有肾脏疾患	尿液检查	10 元	孕前 3 个月
口腔检查	如果牙齿没有其他问题，只需洁牙就可以了；如果牙齿损坏严重，就必须提前治疗	考虑到用药对胎宝宝的影响，孕期口腔治疗很棘手，所以要提前检查，尽早治疗	牙科检查	100~1000 元	孕前 6 个月
妇科内分泌	促卵泡激素、黄体生成素等	月经不调等卵巢疾病的诊断	静脉抽血	300 元	孕前 3 个月
血常规	血红蛋白、白细胞、血小板等	排除血液问题及贫血、感染	静脉抽血	25 元	孕前 6 个月
甲状腺功能	促甲状腺激素（TSH）、游离甲状腺素（FT4）、甲状腺过氧化酶抗体（TPO-Ab）	排除甲状腺功能亢进（甲亢）或甲状腺功能减退（甲减）的可能，两者对胎儿的影响都比较大	静脉抽血	200 元	孕前 3 个月
心电图	心脏情况	排除心律失常等	心电图	20 元	孕前

男女都要查的项目

检查项目	检查内容	备注
血型检测（静脉抽血检查）	包括ABO血型和Rh血型鉴定，目的是判断是否会发生母亲胎儿血型不合所导致的新生儿溶血症	血型为O型的备孕妈妈、有不明原因流产史的夫妻需要检查
染色体检查（静脉抽血检查）	检查遗传性疾病，目的是减少由染色体异常而导致的缺陷儿的出生	有遗传病家族史的男性或女性，有习惯性流产史的女性需要在孕前3个月检查

男性孕前检查项目

如果存在不孕不育的情况，应做下列检查。

精液检查：精子检查主要检查精子的活动力和畸形率、精子总数等，精子的质量直接影响受精卵的质量。当有前列腺炎、精囊炎、附睾炎或者精子少、畸形率高时，都需要积极治疗。

前列腺液检查：前列腺液正常为乳白色、偏碱性，有炎症时白细胞数量增加，甚至会见到成堆脓细胞，需及时治疗，否则会影响精子的正常功能。

内分泌检查：通过促性腺激素释放激素或克维米芬刺激试验可以了解下丘脑－垂体－睾丸轴的功能。测定睾酮水平可以直接反映间质细胞的功能。如有必要可测定甲状腺激素或肾上腺皮质激素。

睾丸活检：用于无精或少精症，直接检查睾丸曲细精管的生精功能及间质细胞的发育情况，局部激素的合成与代谢可经免疫组化学染色反映出来。

染色体核型分析：用于检查外生殖器官畸形、睾丸发育不良以及不明原因的无精症。

做好准备再进行孕前检查

女性检查一般要避开月经期，选择月经干净后3~7天进行检查（但内分泌检查在来月经后2~4天结果最精准）；孕检前3~5天饮食宜清淡；检查前3天不要有性生活；检查前1天注意休息好，不要使用洗液清洗阴部。男性检查前3天不要抽烟喝酒；不要吃油腻、糖分高的食物，检查前3天不能有性生活。需要空腹检查的项目，检查前1天晚饭后不要再吃东西。

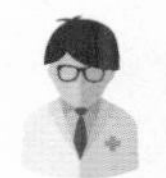

专家答疑

孕前检查挂什么科？

有些医院会设立孕前检查专科门诊，也有些医院会把孕前检查设在内科，而有的医院会把孕前检查设在妇科或计划生育科。不同的医院有不同的规定，最好到医院导医台或者挂号处进行详细询问再排队挂号，以免浪费精力，耽误检查时间。

拒绝出生缺陷，防患于未然

没有比准备孕育一个健康宝宝更幸福的事了，如果你存在一些担心，比如担心遗传基因可能带给宝宝疾病，此时最好去医院进行遗传优生咨询，医院的遗传科、妇科都可以进行遗传检查，或者也可以向遗传门诊医生、婚前检查医生、有遗传学知识的妇产科医生等进行咨询，向医生说明夫妻双方及其他家庭成员的健康状况，由医生给出建议和指导。

- **遗传性较高疾病细览**

疾病名称	遗传性	预防
癌症	有研究显示，癌症尤其是乳腺癌、胃癌和肺癌遗传概率要比自然患病概率高	坚持每年进行癌症筛查；养成良好的生活习惯；注意加强体育锻炼
心脑血管疾病	如果父母双方有一方患有高脂血症、高血压病、心脏病等心脑血管疾病，孩子患病的概率大约是50%。如果父母双方都患有心脑血管疾病，那么孩子长大后有75%的概率会患同样的疾病	养成良好的饮食生活习惯；坚持锻炼身体；最好戒烟；35岁后要经常检测血压和检查胆固醇含量
过敏	如果父母中有一方是过敏性体质，孩子将来是过敏体质的概率可达30%~50%，而过敏性哮喘的遗传率甚至高达80%	对鸡蛋过敏的孩子，可以在孩子4~6个月添加辅食时添加微量蛋黄食物，以提高孩子对过敏原的耐受性。如果是严重过敏体质，则应尽量减少孩子接触过敏原的机会
肥胖	肥胖者的体重遗传因素占25%~40%	科学合理饮食，增加体育锻炼
近视	高度近视具有较高的遗传性。父母在儿童期就近视的，孩子出现近视的概率要比父母不近视的孩子高6倍	从孩子1岁起，每年坚持带孩子进行视力检查，并提醒、监督孩子保护眼睛
骨质疏松	若妈妈患有骨质疏松疾病，女儿患骨质疏松的概率就会大大提高	戒烟戒酒；提高钙和维生素D的摄入；加强体育锻炼
糖尿病	如果父母中有一方患有糖尿病，孩子患糖尿病的概率将比其他孩子高2倍	控制饮食；多做运动；35岁后每隔3年做1次糖尿病常规检查
湿疹	父母中一方患有湿疹，孩子患湿疹的概率将提高10%~20%	保持皮肤清洁；贴身衣物选择棉质的；避免食用致敏或刺激性食物
嗜酒	嗜酒具有家族性特征。父母中一方嗜酒，孩子嗜酒的概率将大大提高	改变自身习惯，给孩子树立良好榜样

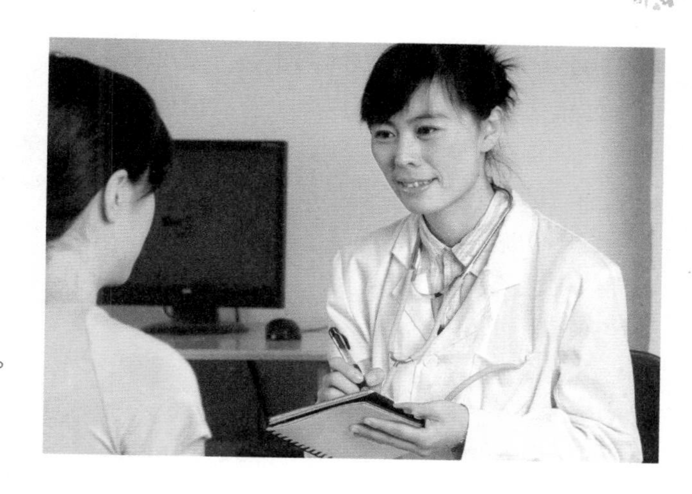

• 需要做遗传咨询的情况

1.35岁以上的高龄女性或血清学产前筛查高危者。
2.有反复流产、习惯性流产史或闭经不孕的女性。
3.有家族性遗传病史或夫妻一方患有遗传疾病。
4.有先天缺陷儿或遗传病儿生育史的女性。
5.有致畸物质，如放射性物质，铅、磷、汞等有毒物质，以及化学制剂接触史的夫妇。
6.备孕期或孕期使用过致畸药物，如使用抗肿瘤药物的女性。
7.患有慢性疾病如心脏病、肾脏病、甲亢等的女性。

遗传的这些秘密，你知道吗

智商：这就要看X染色体了。与人类智力有关的基因主要集中在X染色体上，妈妈有2个X染色体，而爸爸只有1个，所以妈妈的智力在遗传中占更重要的位置。

肤色：一般肤色的遗传总是遵循“中和”色的自然法则。如果准爸妈一方白一方黑，那么很有可能会给子女一个“中性”肤色；如果准爸妈皮肤都比较白皙，那么将来也会生出白白嫩嫩的小公主或者小王子。

身高：奥地利遗传学家孟德尔认为，妈妈对宝宝身高的遗传作用更大一些。妈妈高，爸爸矮，宝宝多数也比较高，至少不矮。妈妈矮，爸爸高，宝宝多数是中等身材，有可能会偏矮一点。当然，身高与后期的营养和运动也有一定关系。

单眼皮还是双眼皮：如果准爸妈有一方是双眼皮，宝宝极有可能是双眼皮。而且只要爸爸是双眼皮，就基本上会遗传给子女。其实，单眼皮还是双眼皮又有什么关系呢？

• 血型遗传规律表

父母血型	子女会出现的血型	子女不会出现的血型
O与O	O	A/B/AB
A与O	A/O	B/AB
A与A	A/O	B/AB
A与B	A/B/AB/O	——
A与AB	A/B/AB	O

父母血型	子女会出现的血型	子女不会出现的血型
B与O	B/O	A/AB
B与B	B/O	A/AB
B与AB	A/B/AB	O
AB与O	A/B	O/AB
AB与AB.	A/B/AB	O

备孕前3个月制订健身计划

如果你不知道如何把身体调整到最佳状态，拉上老公一起制订一个有效的健身计划，这能帮助你们尽快达到目标。适宜的运动不仅可以锻炼肌肉，强身健体，还能帮助男性提高精子的质量和力量，帮助女性调节体内激素水平，增强免疫力。健康的身体可以让受孕变得轻松起来。

建议你们在备孕前3个月就制订好健身计划，彼此鼓励坚持。当然，备孕期的运动健身也不能盲目进行，以避免突然进行高强度的体能锻炼，造成体力不支而出现头疼、头晕等症状，要循序渐进，慢慢增加运动量和强度。运动之前要做热身，且每次锻炼以身体不感到疲劳为宜。

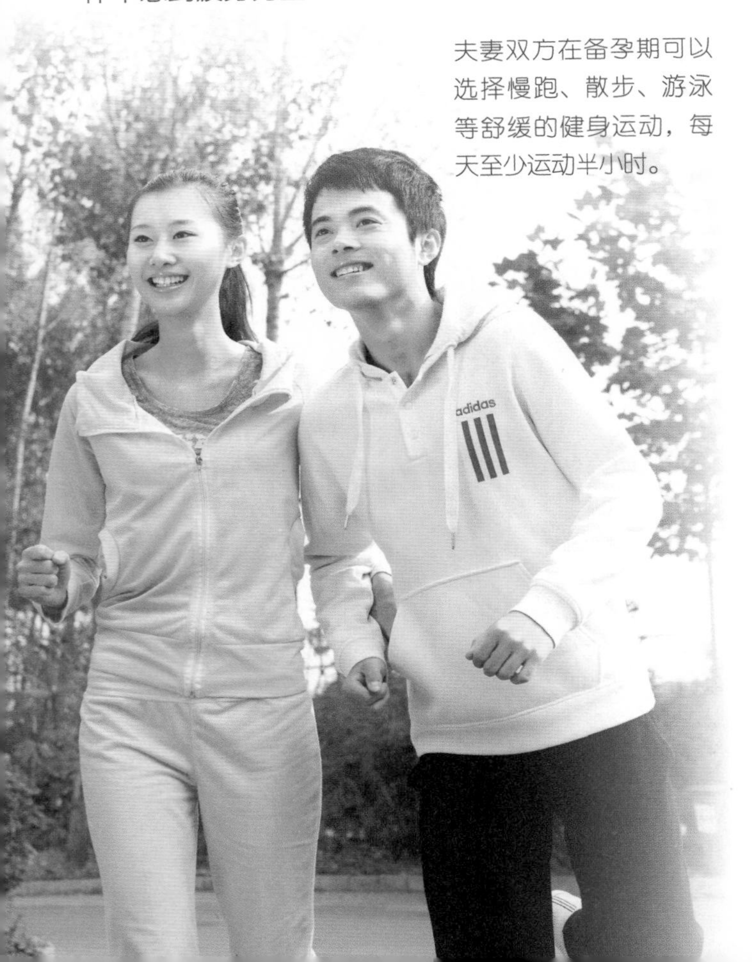

夫妻双方在备孕期可以选择慢跑、散步、游泳等舒缓的健身运动，每天至少运动半小时。

晚上不要超过11点入睡

长时间面对电脑，不爱运动，经常熬夜，身体生物钟紊乱，这样的身体状况如何能顺利受孕？良好的身体状况是建立在规律的作息时间、合理饮食和适量运动基础上的。夫妻双方都要注意改变自己的不良生活状态，工作时注意劳逸结合，抓住一切可以运动的机会。比如上下班途中多走路，睡前轻松运动，起床前在床上做些运动等。最重要的是按时入睡，最晚不要超过晚上11点。坚持这种自然健康的生活方式，会使身心很快恢复到健康状态，早日实现怀孕计划。

工作1小时活动5~10分钟

久坐不仅会让人腰酸背痛，还会影响受孕。女性久坐后，血液循环变缓，很容易出现腹部隐隐作痛、腰部酸痛、分泌物增多等情况，不利于受孕。男性久坐后，阴囊长时间遭受压迫，性功能和生育将受到影响。此外，精子生成需要适宜的温度。男性久坐后，阴囊过久地被包围、受压，其温度调节能力受到影响，不利于精子生成。因此，改变久坐的习惯非常重要，注意提醒自己每工作1小时就要站起来活动5~10分钟。

知识链接

备孕健身注意事项

1. 每天锻炼时间应不少于半小时。

2. 备孕女性应选择对体力要求较低的运动，如慢跑、游泳、郊游等。

3. 备育男性不宜选择较为剧烈的运动方式，如篮球、足球、骑马等。

4. 一定要坚持。如果做不到每天坚持，至少要做到每周两三次半小时的有氧运动。

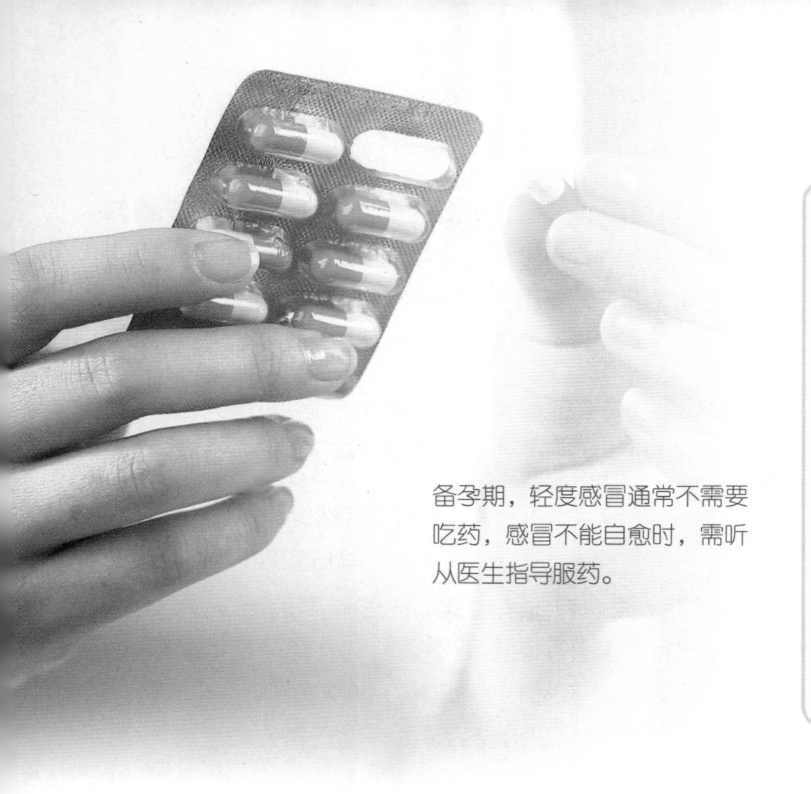

备孕期，轻度感冒通常不需要吃药，感冒不能自愈时，需听从医生指导服药。

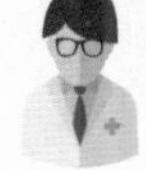

专家答疑

服药期间意外怀孕怎么办?

如果是在不知道自己怀孕的情况下服用了药物，先不要急着终止妊娠。一般来说，停经前3个星期属于安全期，药物对胚胎的影响相对较小。要么完全流产，要么几乎无影响，可以继续妊娠。受精3~8周是“高敏期”，此时胚胎生长分化活跃，对药物敏感性高，这期间服药致畸率高。最好找一家正规医院，将服用药物的名称、数量和时间等详细信息告诉专业医生。至于宝宝到底能不能要，要听从医生的建议。

准备怀孕，这些药不要服用

为了宝宝的健康，怀孕后你会很谨慎地使用药物，而在孕前往往不太重视。由于一些药物在人体内停留和作用的时间较长，如果备孕女性在孕前3~6个月因病或其他原因服用了某些药物，会对后期的受孕产生一定影响，也可能会对胎宝宝的健康不利。很多药物对男性的生殖功能和精子质量都会产生不良影响，所以不光是女性，男性用药也要小心。

• 不要完全“迷信”中药

你可能听周围的朋友说过中药的好处，认为它无任何副作用，或者副作用非常小。但其实并非如此，有部分中药，如红花、当归、枳实、蒲黄、麝香等，有兴奋子宫的作用，易导致胎宝宝缺血缺氧。有些中药如朱砂、雄黄、蜈蚣、巴豆，本身就具有一定的毒性，会直接或间接影响准妈妈的身体健康，甚至影响受孕。在药店购买中药前，先要向医生咨询备孕期是否可以服用。

• 孕前 6 个月停服避孕药

短效口服避孕药停药次月即可受孕。如果服用长效避孕药或打避孕针等，从优生的角度考虑，最好停药6个月以后再怀孕。因为在停药的前几个月，卵巢的分泌功能还没有恢复正常，子宫内膜也相对薄弱，不能给受精卵提供良好的孕床。因而，至少应提前6个月停药，给身体足够的时间代谢体内残留的药物，恢复卵巢功能和子宫内膜的周期。在此期间可采用避孕套进行避孕。若在停止服用避孕药1~6个月内怀孕，应主动到医院就诊，向妇产科医生说明详情，咨询意见。

• 感冒用药需谨慎

如果你患轻度感冒，仅有喷嚏、流涕及轻度咳嗽，可以不需要用药，注意休息，多喝开水，注意保暖，感冒会在1个星期左右不治而愈。如果症状仍得不到改善，或者感冒症状较重，且伴有高热，这时候就应该立即就医，切不可随意吃药。即使是像板蓝根冲剂这种中成药，也应该遵医嘱服用。

这些情况不要立即受孕

注意，怀孕千万急不得，就像种子要精心培育，孕育新生命也要耐心等待。不要因为急着要宝宝，就无视自己的身体状况和环境因素的影响，如果不小心进入备孕误区，不仅影响你的心情，使孕育宝宝的计划延迟，也会影响宝宝的健康。所以，想怀孕也不要着急，在不适宜怀孕的情况下千万不要立即受孕。

● 新婚不宜立即受孕

你一定听家里长辈说过一结婚就有孕是双喜临门，是非常值得高兴的事情，但从优生优育的角度来看，新婚受孕弊大于利。结婚前后，夫妻双方都在为婚事操劳，精力消耗很大。此时马上怀孕，精子和卵子并不在最佳状态。但如果真的在此时受孕了，也不必过于担心。

● 流产、宫外孕后 3 个月内不宜受孕

流产会使女性的子宫内膜受到一定程度的损伤，要恢复正常，需要有一个过程。一般流产后至少3个月才可尝试受孕。有过宫外孕经历的女性，输卵管可能还没有完全疏通，在宫外孕治愈后不久就匆匆怀孕是很危险的，极有可能再次发生宫外孕。临床显示，一次宫外孕后，重复宫外孕的概率为15%~30%；两次宫外孕后，宫外孕的概率上升至32%。所以，有过宫外孕的女性必须坚持避孕一段时间，待医生检查后认为一切正常方可考虑怀孕，以免再次引发宫外孕。

● X 线照射后应延缓受孕

X线是一种波长很短的电磁波，常被医学机构当作辅助检查的方法。过量电磁波照射会对人体产生不良影响。有观点认为，微量X线照射也会对生殖细胞产生影响，促使卵细胞染色体发生畸形变化或基因突变。为了保证孕育健康、聪明的宝宝，在X线照射后，最好延缓4周受孕，尤其是做过腹部透视的女性。

如果备孕期间或者怀孕期间必须进行X线检查，最好向医生说明情况，请他们采取一切必要的保护措施，并在腹部做好辐射防护措施。

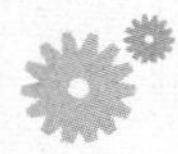

知识链接

蜜月旅行中适合受孕吗？

如今蜜月旅行已成时尚，但蜜月旅行中最好还是避孕。新婚后性生活频繁，精子质量不高。同时，蜜月旅行如果一路疲乏，会不利于优生。最适宜蜜月旅行期避孕的方法是携带安全套和短效避孕药。但如果在蜜月旅行中受孕，也不要太紧张，旅行带来的愉快心情是最重要的，不必过于纠结宝宝是什么时候来的。

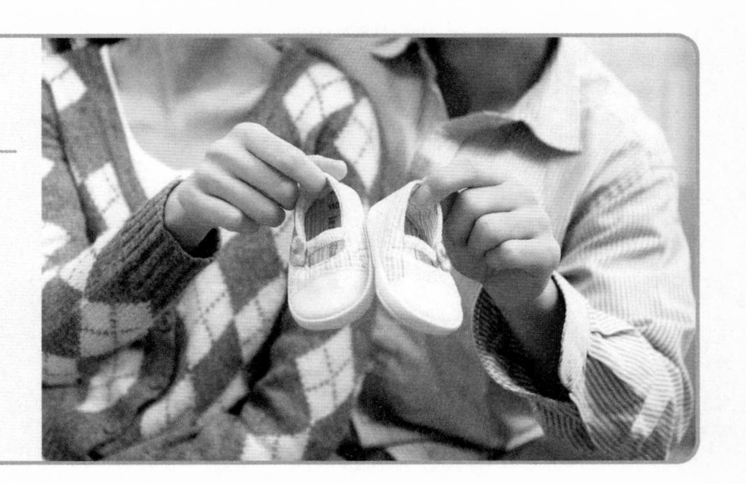

吸烟喝酒后不宜受孕

不要为吸烟喝酒的行为找借口。如果准备怀孕，夫妻双方都要戒烟戒酒。酒后怀孕可造成胎宝宝发育迟缓、反应迟钝和智力障碍，还可导致胎宝宝发育畸形，百害而无一利。吸二手烟同样危害极大，所以提醒备育男性，不要在备孕女性的面前抽烟了。

曾用宫内节育器者应延缓受孕

使用宫内节育器避孕的女性，在取出宫内节育器后，也不宜立即受孕。宫内节育器是通过机械、化学或生物等途径进行避孕，有时不免造成女性生殖系统感染或者其他异常情况，而宫内节育器虽然不影响女性的卵巢功能，但却可能导致异位妊娠。因生殖系统感染、不规则出血或者异位妊娠等情况取出节育器者，子宫腔环境的恢复往往需要较长的时间，最好经过治疗，待月经恢复正常后再怀孕。

关于糖尿病女性患者的备孕

除了要把血糖控制到正常范围，还要排除糖尿病并发症如高血压等，这些疾病在怀孕后很容易加重。此外，还要调整用药。首先，在医生指导下，提前1~3个月把口服降糖药（可导致胎儿畸形）换成胰岛素，胰岛素不通过胎盘，不用担心药物会对胎宝宝产生不良影响。其次，停用降血脂、降血压的药物，这些药物可能导致胎宝宝流产、畸形。

孕前贫血千万不要急着怀孕

怀孕就像种庄稼，种子、土壤都要好。孕前如果患有贫血，就好比种庄稼的土壤不好，那么对胎宝宝的生长发育肯定有影响，所以孕前一定要把贫血调理好。如果你在检查血常规时，被医生确诊为缺铁性贫血，那么首先应及时在医生的指导下服用补铁的药物，尽快纠正贫血。如果经过一段时间治疗后，血常规检查正常了，可以通过饮食补铁。

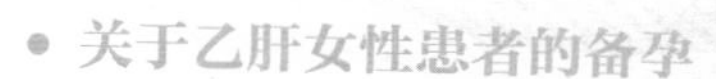

关于乙肝女性患者的备孕

患急性乙肝的备孕女性，经过适当治疗、合理调养后，数月内即可痊愈。再休养一段时间，等体力完全恢复，即可怀孕。患慢性乙肝的备孕女性，首先应该搞清自己病情的轻重程度，咨询医生再决定是否怀孕。如果备孕女性属于病毒携带者，长期随访检查肝功能始终正常，B超检查不提示肝硬化，可以考虑怀孕。

如果乙肝炎症正处于活动阶段，检查肝功能异常，自觉疲乏、食欲缺乏、腹胀等，这时应该避免受孕。如果此阶段怀孕，会使身体负担加大，反而容易导致重型肝炎，危及准妈妈生命，对于胎宝宝的生长发育也不利。如果妈妈是乙肝“大三阳”，宝宝在出生后24小时内应注射1支高效价乙肝免疫球蛋白，以预防乙肝病毒的垂直感染（母婴传播），利于胎宝宝健康出生。

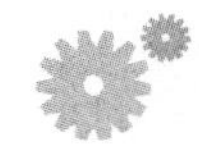

知识链接

红枣补血效果并不好

我们平时听到红枣能补血的说法，其实是有问题的。红枣、蛋黄、菠菜、黑木耳等食物虽然含有一定的铁，但是很难被人体吸收。临床上有一些平时习惯用吃枣来补铁的贫血患者，他们的血红素铁升得并不理想。建议多吃点红肉、动物血等，每周吃1~2次猪肝，这样补铁比单纯吃红枣要好。

这些疾病最好治愈再怀孕

古人有句话叫“百病不占胎”，意思指女人无论得什么病，都不会影响生育。但现实生活中，越来越多的女性由于一些没有提前治愈的疾病影响了生育能力，承受着无法孕育宝宝的巨大痛苦。为了生育一个健康、聪明的宝宝，备孕女性一定要先调理好自己的身体。如果患有一些不宜怀孕的疾病，为了慎重起见，要及早治疗，等治愈后再受孕。

关于甲状腺疾病

甲状腺疾病是内分泌领域的第二大疾病，但由于其公众认知度较低，治疗率在中国还不到5%。甲状腺功能减退危及全身各组织和器官，严重的可导致心功能异常、血脂紊乱、不孕不育等。甲状腺功能减退女性患者在妊娠期间，如果不能得到及时治疗，不但会造成流产、早产等事件，而且会影响后代的智力发育。所以，备孕女性需将甲状腺各项激素水平调至正常才能怀孕。另外，当你感觉颈部疼痛并有发热，尤其在甲状腺部位摸到肿块并有压痛时，要及时就诊，做到早发现、早诊断、早治疗，避免给怀孕带来危害。

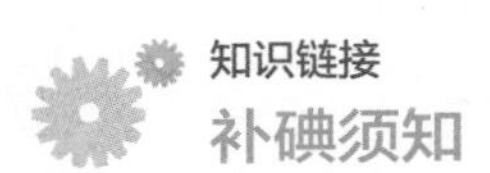

知识链接

补碘须知

甲亢患者要避免使用高碘药物或化妆品，如胺碘酮、碘酒，以及含碘的维生素和润喉片等；含海藻成分的洗面奶、面膜等化妆品，也要避免使用。如果是缺碘引起的甲减，饮食中使用碘盐，需适量添加海带、紫菜等富含碘元素的食物。

选好降压药再怀孕

患有高血压的女性是可以怀孕的，但容易出现妊娠高血压综合征，还可能会出现先兆子痫。先兆子痫属于高血压的一种，在怀孕期间患病率较高，会使高血压变得更严重，对胎儿影响较大。对于血压高于150/100毫米汞柱的备孕女性，医生会建议服用抗高血压药物。在孕期使用的抗高血压药物大部分都是安全的，但要注意血管紧缩素一类的抑制剂要慎用。注意血压监测，在医生指导下合理用药。产前需要定期测体重、血压，做血常规、尿常规检查。在饮食、营养方面，应遵循“三高一低”原则，即高蛋白、高钙、高钾及低钠饮食，多吃鱼、肉、蛋、奶及新鲜蔬菜，少食过咸食物。

糖尿病患者先要控制好血糖

妊娠与糖尿病的关系有两种，一种是患有糖尿病的女性怀孕了，称作“糖尿病合并妊娠”；一种是女性妊娠期间出现糖尿病，称作“妊娠糖尿病”。这两者虽有区别，但治疗方法相同。糖尿病准妈妈比非糖尿病准妈妈更容易流产和发生感染，还容易导致产后出血等。

但糖尿病准妈妈只要把血糖控制好了，生一个健康的宝宝是完全可以的。每天检查血糖水平，及时防止血糖升高；定期去医院检查与糖尿病有关的血糖、尿糖、血脂、肝肾功能等，及时了解糖尿病的发展情况，遵循糖尿病饮食，如果有必要可以注射胰岛素。

孕前要积极治疗痔疮

准妈妈在孕期患有痔疮，会影响孕期情绪，严重的甚至会导致胎宝宝流产、早产或其他产科并发症。由于怀孕期间不利于治疗，所以准备怀孕的女性，如果已经患有痔疮，在怀孕前一定要先去检查治疗。平时注意合理饮食，少食多餐，避免吃辛辣、酸性等刺激性食物。避免久坐不起，每天有意识地进行3~5次提肛，可以收到不错的效果。

子宫颈炎酌情处理

子宫颈炎一般不会影响受孕，但是如果炎症较重，影响了子宫颈功能，就会对怀孕造成影响。比如阴道分泌物增多，白带黏稠，有时候呈脓性，使阴道内环境改变，非常不利于精子通过子宫颈管。生活上要讲究性生活卫生，注意避孕，避免人工流产，以减少人为的创伤和细菌感染的机会，并定期做妇科检查，以便及时发现子宫颈炎症，及时治疗。

阴道炎症最好在孕前治好

阴道炎是女性常见病，感染的微生物可以是念珠菌、细菌或滴虫，症状各有不同。阴道炎会导致阴道分泌物增多，影响精子在阴道内的穿行，对受孕有一定的影响。真菌性阴道炎在怀孕后可能加重。若宝宝是顺产，部分新生儿可能会出现鹅口疮和红臀。因此，为了胎宝宝的健康发育，有阴道炎的女性还是在治愈后再怀孕比较好。备孕女性要做好孕前妇科检查，主要有以下两种检查。

实验室检查	通过白带常规检查，可筛查滴虫、细菌或其他阴道炎症；阴道分泌物培养可筛查支原体、衣原体、淋球菌、真菌、一般细菌等感染。如果发现问题，最好先彻底治愈后再怀孕，以免在怀孕后引起流产、早产等危险。通过宫颈防癌检查（TCT），可检测宫颈癌，同时能发现癌前病变
妇科 B 超检查	可以有助于了解子宫卵巢发育的情况，输卵管内是否有积水、肿物，是否有子宫畸形、子宫肌瘤及子宫腺肌症，卵巢内是否有肿物等。如果出现上述这些状况，需要在怀孕之前进行治疗

及时治疗牙周疾病

牙周疾病在孕期会加重，你除了要忍受这些身体上的疼痛外还会因为牙齿的疾病不能正常进食，胎宝宝也无法得到足够的营养。所以在孕前就应该消灭这些隐患。值得注意的是，如果备育男性患有牙周炎，也必将影响精子质量，所以备育男性也要未雨绸缪，早做检查。而且怀孕期间口腔有问题，不仅有产生畸形儿、流产的风险，还会引发早产或导致新生儿低体重。所以，备孕女性最好在孕前就消灭这个隐患。

孕前口腔检查主要包括对牙周病、龋齿、冠周炎、残根、残冠等的检查。

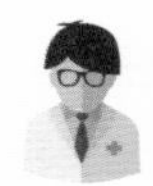

专家答疑

孕前必须治疗哪些口腔疾病？

牙周病：孕期牙周病越严重，发生早产和新生儿低体重的概率越大。怀孕前应该消除炎症，去除牙菌斑、牙结石等局部刺激因素。

龋齿（蛀牙）：怀孕会加重龋齿的症状，孕前未填充龋洞可能会发展至深龋或急性牙髓炎，剧痛会令人夜不能眠。而且准妈妈有蛀牙，宝宝患蛀牙的可能性也很大。

阻生智齿：无法萌出的智齿上如果有牙菌斑堆积，四周的牙龈就会发炎肿胀，随时会导致冠周炎发作，甚至会出现海绵窦静脉炎，影响孕期健康。

残根、残冠：如果怀孕前有残根、残冠而未及时处理，孕期就容易发炎，出现牙龈肿痛。应该及早治疗残根、残冠，或拔牙，或补牙，以避免怀孕期间疼痛。

新生命的孕育过程

人类的生命起源于一颗小小的受精卵。受精卵是新生命的第一个细胞，这个细胞既有父亲的基因，又有母亲的基因，这就决定了我们是独一无二的。

精子和卵子的结合要经历重重困难。在女性的一生中，尽管有10万个原始卵泡，但每个月只有1个成熟的卵细胞能从卵巢中飞跃出来，走上和精子相会的旅程。而一个最棒的精子也从数以亿计的精子中脱颖而出，与卵子美丽相遇，这就形成了受精卵。

生命的起始——卵子和精子

精子从产生到成熟需要90天。一年365天，天天有精子产生。精子喜欢碱性环境，不耐酸，不耐高温。精子的受精时间只有48小时左右。女人一生中排出的卵子最多也不过500个，每月1个。卵子在输卵管中存活18~24小时，如果未能与精子相遇，就会枯萎死亡，子宫内膜脱落后随血液排出体外，这就是月经。如果卵子和精子成功结合就形成受精卵。

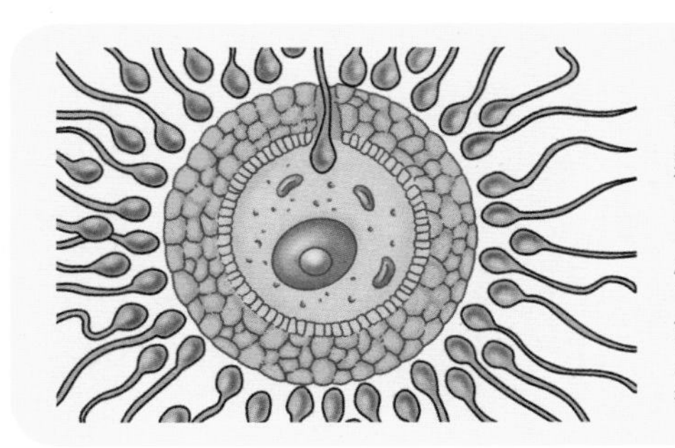

当最优秀的那颗精子进入卵子内部，卵子外围的保护层会变硬，阻止其他精子进入。

受精卵在子宫“安家”

子宫是宝宝最早的家，是宝宝在妈妈体内温暖的港湾。当受精卵靠输卵管的收缩来到子宫，输卵管内壁的纤毛也在不断推动管内的液体，输送受精卵。受精后第6~7天，胚泡开始着床。胚泡在未着床之前，作为一个新个体在宫腔内不断游离，有遭受排斥脱落的危险，所以它需要找一个避风港，这个过程就是着床。着床位置多在子宫上1/3处，植入完成意味着胚胎已安置，并开始形成胎盘，孕育胎宝宝了。

同房后“倒立”更易怀孕吗

当你在同房后正常躺卧时，会感觉到下体有液体流出来，有的人担心精子流掉，就采用倒立的方式。其实这些液体并不是精子。精子射入阴道，经过液化后，大部分的精子都会分离出来，像小蝌蚪一样游到宫腔里面。接着游到输卵管里面。如果这里有卵子在等待，那么精子就会与卵子结合形成受精卵，然后受精卵会游回到宫腔着床。所以不必担心平躺着会让精子流出。

有些女性子宫颈的角度不好，是需要经过物理作用增加精子游进子宫颈的概率，这时倒立或垫高有一定的作用。这里需要注意的是：不管是子宫前位还是子宫后位，如果不伴有其他症状或者不适，是不需要治疗的，绝大多数都是可以顺利怀孕的，受孕率也不受影响。

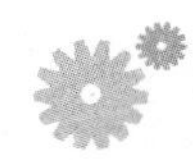

知识链接

禁欲未必能提高精子质量

若男性长时间没有性生活，精子便会失去活力，最后在输精管内解体，衰老精子的比例也会不断增大。因此，男性若长时间禁欲，前几次射出的精液中便会含有较多的老化精子，不容易让妻子受孕；即使可以受孕，质量低下的精子也容易造成胎宝宝智力低下、畸形或导致流产。

决定宝宝性别的关键一票——Y 染色体

也许在孕育宝宝之前，你们已经开始进行各种猜想，他会是一个帅气的小王子还是一个美丽的小公主呢？这就与染色体有关了。人体细胞内均有46条染色体，其中23条来自爸爸，23条来自妈妈。胎宝宝从妈妈那儿只能得到X染色体，从爸爸那儿可以得到X染色体或者Y染色体。而精子与卵子的结合是随机的，是不以人的意志为转移的。如果从爸爸那儿得到的是Y染色体，胚胎第8周就会出现睾丸发育，将来发育成男孩。如果得到的是X染色体，在胚胎第8周时不会出现睾丸发育，将来发育成女孩。

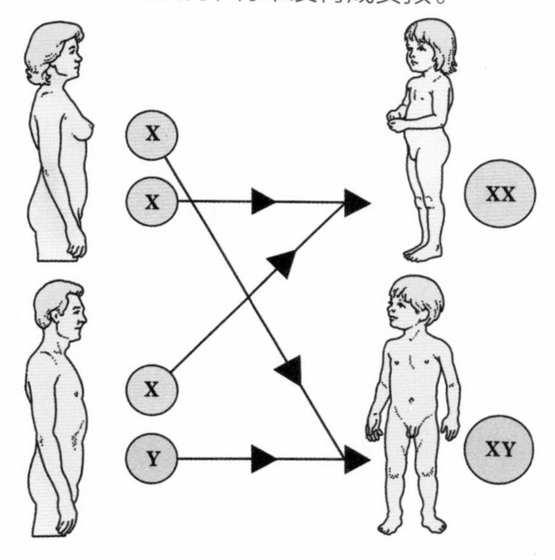

“转胎药”千万不可用

很多“转胎药”都号称是祖传秘方，其实药物的成分并不明确，如果盲目服用这些不明或者具有活血化瘀作用的药物，很容易造成大出血、流产或者胎儿畸形。如果“转胎药”中含有过多的雌激素，就会造成男宝宝女性化或者男性假两性畸形，女宝宝患乳腺疾病和子宫恶性疾病的概率也会增加。如果“转胎药”中含有大量的雄激素，则会导致女宝宝男性化或者女性假两性畸形。所以千万不要服用“转胎药”。

清宫表不可信

清宫表是民间流行的一种测男孩女孩的方法。很多人想要知道清宫表准不准，其实所谓的“准”，大多数时候也仅仅是巧合，毫无科学依据。众所周知，性别是由染色体来决定的。当精子与卵子结合时，性别就已经决定了。所以生男生女不是通过表格能够预测的。

不要迷信“酸儿辣女”

老话经常说“酸儿辣女”，其实这没有科学依据。怀孕期间，由于准妈妈身体的内分泌活动与平时有所不同，新陈代谢活动也随之发生变化，继而对消化系统产生影响。所以会出现例如嗜酸或嗜辣等正常的妊娠生理反应。这与胎宝宝的性别根本沾不上边。

性高潮和胎宝宝性别没关系

也许你由于传统观念或者迫于家里长辈的压力，对于生男孩比较热衷。可是不管生男生女，都不是准爸妈能掌控的。网上说“同房时有性高潮，生男孩概率大”是完全没有科学依据的，性高潮这个现象主要跟配合有关。对女性而言，很大程度上是出于情感上的；对于男性，可能更偏向于感官上一点。这跟生男孩还是生女孩是完全没有关系的。

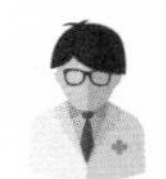

专家答疑

用小苏打水能生出男孩吗？

不管用什么方法去影响生男生女，说到底都是改变阴道酸碱度，从而改变XY染色体的生存状态，以达到生男生女的目的。房事前用小苏打水冲洗阴道，也不外乎是这个原理。但是，这是一种错误的观念，准妈妈轻易不要尝试这些方法，使用不当，极易破坏阴道的酸碱平衡，患上阴道炎。

找准排卵期，提高命中率

有些女性在排卵期，身体常会出现一些自己意识不到的改变，如食欲降低，精力旺盛，性欲高涨，抵抗力下降。备孕女性可以通过测定排卵期来提高受孕的概率。因为与成群结队的精子相比，女性每月通常只能排出1个或2个卵子。如果想要提高受孕的命中率，就要找准卵子光临的日期。

测量基础体温找排卵期

基础体温通常是人体一昼夜中的最低体温。清晨起床，如果身体健康，起床时间相同，那么体温也基本相同。而平时在体检或其他时候测量的体温容易受到运动、饮食等各方面影响，所以相对差异较大。当基础体温从低温升向高温的时候即为排卵日。但是这种方法只能提示排卵已经发生，不能告知何时发生。若月经不规律或生活不规律，则不能用此法判断有无排卵。

- **如何测基础体温**

可以先到药店去购买女性专用的基础体温计，睡前放在触手可得的地方。不要使用日常的水银体温计。一般在月经周期的第5天开始测量记录体温。早晨醒后，在起床之前，将基础体温计含在口中至少5分钟，并在基础体温图表中用“●”标记每天的实测体温；经期日期用“◆”标记；同房日期可用“▲”来标记；此外，感冒、发热、腹泻等情况也会影响体温，都应该特别标记。将各个小圆点用线段连起来，即为基础体温曲线。坚持每天测量，尤其是刚开始记录的2~3个月，务必找出2次月经期之间的体温变化曲线。如果有哪一天没记录到，也要标记下来。

- **曲线解释**

月经周期28天，基础体温曲线呈现标准的高低温两相变化。从月经开始到排卵日，持续低温期14天；排卵后持续高温期14天，其中第14天为排卵日。在没有怀孕的正常周期中，首先是低温期，排卵后受黄体分泌的黄体酮影响，温度升高。正常14天左右的黄体期后，黄体萎缩停止分泌黄体酮，黄体酮减少到一定量后，不再影响体温调节中枢，体温恢复到低温期，同时月经来潮。

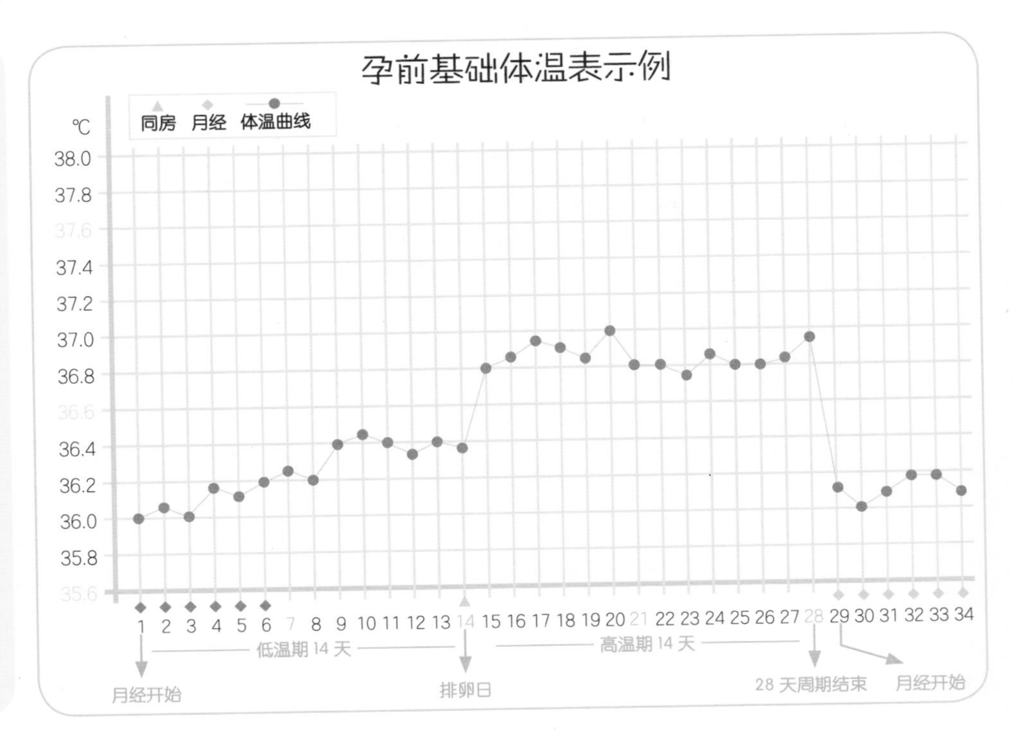

排卵试纸的使用

排卵试纸通过检测女性LH（黄体生成素）的峰值水平，来预知是否排卵。在排卵前的24小时内，LH会出现一个高峰，此时可以用排卵试纸来检测这个高峰。当试纸第2条线的颜色接近、一样或者超过第1条的颜色，预示未来24~48小时内可能要排卵了。这个时候，在条件允许的情况下，应该每4个小时使用排卵试纸测一下，这样可以很好地捕捉到排卵时间。排卵试纸测到强阳转弱阳之后，应该及时同房，这样受孕的概率会非常高。

根据月经周期算排卵日

如果你的月经一向比较规律，可以采用这种算法：从月经来潮的第1天算起，倒数14±2天就是排卵期。比方说，你的月经周期是28天，这次月经来潮是5月28日，那么5月的12、13、14、15、16这几天就是排卵日。如果月经周期不规律可以这样算排卵期：排卵期第1天＝最短一次月经周期天数－18；排卵期最后一天＝最长一次月经周期天数－11。

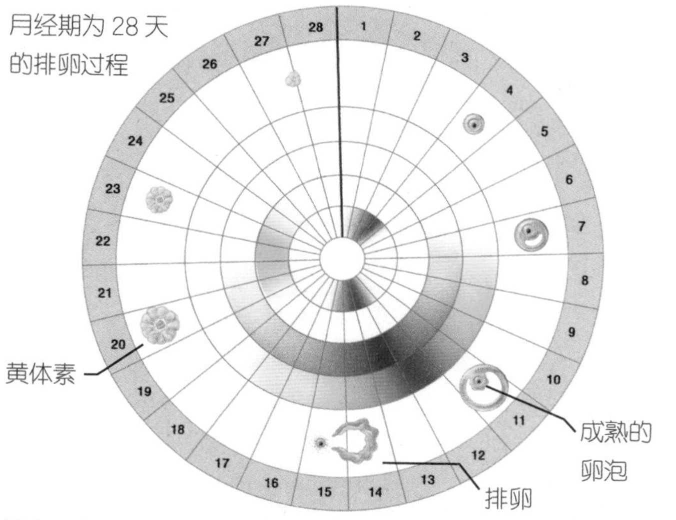

排卵一般发生在月经 28 天周期的中间，也就是下次月经前的 14 天左右。

观察白带找排卵日

接近排卵期，阴道分泌物增多，白带清亮、滑润，富有黏性，如同鸡蛋清状，用手指尖触摸，能拉出很长的细丝，且不易拉断。这样的白带一般持续3~5天，表示马上要排卵了，最后一天的前后48小时之间是排卵日。

轻松推算预产期

月份	月份 = 末次月经月份 − 3（相当于第 2 年的月份）或 +9（相当于本年的月份）
日期	日期 = 末次月经日期 +7（如果得数超过 30，减去 30 以后得出的数字就是预产期的日期，月份则延后 1 个月）

末次月经日期	**2015 年 6 月 15 日**	**2016 年 2 月 25 日**
预产期月份	6−3=3 （即 2016 年 3 月）	2+9=11 （即2016年11月）
预产期日期	15+7=22 （即 22 日）	25+7−30=2 （即 2 日）
预产期	2016 年 3 月 22 日	2016 年 12 月 2 日

注：推算预产期的目的，并不是确定真正的分娩日期，而是为了及时、有计划地帮准妈妈做好迎接宝宝的准备。

准妈妈营养准备

为了保证宝宝获取充足的营养，准妈妈的营养一定要跟得上，而且要保证均衡，不要挑食或者偏食。

从孕前3个月开始，补充营养。孕期的营养准备对于保证优生优育以及准妈妈的健康是非常重要的。准妈妈要科学地安排好自己的一日三餐，平衡膳食，尽量避免营养过剩的情况出现，同时素食主义者也要适当补充营养。

准妈妈助孕饮食指导

中国营养学会建议孕前准妈妈每天摄入：植物油25~30克；盐6克；奶类及奶制品300克；大豆类及坚果30~50克；禽畜肉类50~75克；鱼虾类50~100克；蛋类25~50克；蔬菜类300~500克；水果类200~400克；谷类、薯类及杂豆250~400克；水1200毫升。

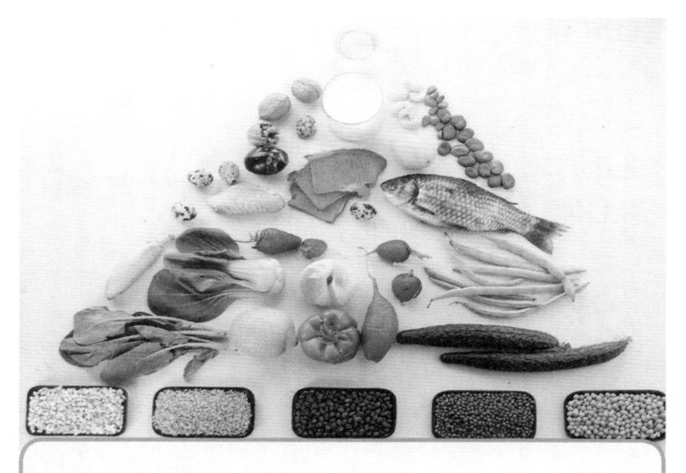

知识链接

素食备孕者“二二一比例进餐法”

世界卫生组织（WTO）和英国、美国卫生部推广认可的素食者“二二一比例进餐法”，即将饮食尽量固定在2份五谷杂粮、2份蔬菜水果和1份蛋白质（如豆类等）的比例，搭配进餐。素食者备孕需要额外补充钙、铁、DHA、维生素B_{12}等，在备孕期和孕期要适量吃一些坚果。

相信但不迷信豆浆的作用

豆浆中含有的大豆异黄酮，又称植物雌激素，它的结构接近于人体内产生的雌激素，但不等同于雌激素。当女性年龄趋大，比如35岁以后（特别是更年期女性），此时体内雌激素偏低、卵巢功能逐步衰退，可以多喝豆浆，摄入足够多的植物雌激素，对维持卵巢功能有利。大豆异黄酮具有植物雌激素活性，可以双向调节人体的雌激素，当雌激素不足时可起到类雌激素效果，而当雌激素过剩时又起到抗激素作用。当人体雌激素的感受器位置被较弱的植物雌激素占据时，人体的雌激素就不能再被结合，从而可减轻雌激素的促进细胞增殖作用，降低与雌激素有关的癌症发病风险。

但豆浆毕竟是食物，它不能取代药物的作用，像多囊卵巢综合征引起的不孕，靠喝豆浆肯定是不行的。

备孕时每天1~2杯酸奶益处多

酸奶是由优质的牛奶经过乳酸菌发酵而成的，本质上属于牛奶的范畴，富含钙、蛋白质，酸奶还含有益酵母菌，更易于消化和吸收，所以在备孕期照样可以喝酸奶。不过也不是所有人都适合喝酸奶。患有腹泻或其他肠道疾病的准妈妈在肠道损伤后尽量不要喝；糖尿病患者、动脉粥样硬化患者、胆囊炎和胰腺炎患者最好别喝含糖的全脂酸奶，否则容易加重病情。

对于健康的人，每天喝1~2杯酸奶比较合适，最好在饭后1小时再喝酸奶。另外，在晚上喝酸奶好处也很多，不过喝完酸奶后要及时刷牙。

怀孕前体重多少最合适

合理的体重不仅有利于孕育一个健康宝宝，也有利于产后身体的恢复。那么，怎么才能知道自己体重是否合理呢？准妈妈可以参照下面的表格了解自己的体重指数，科学地增减体重。体重指数计算公式：体重指数（BMI）=体重（千克）/[身高（米）]^2。

孕前体型	BMI 指数	孕期增重总目标（千克）
偏瘦	BMI < 18.5	12.5~18
正常	18.5 ≤ BMI ≤ 23.9	11.5~16
超重	24.0 ≤ BMI ≤ 27.9	7~11.5
肥胖	BMI ≥ 28.0	5~9

偏瘦偏胖都不利于受孕

备孕女性如果身材过于骨感，就容易营养不良。子宫内膜就像一片贫瘠的土壤，受精卵很难在子宫中“安家”。而备孕女性如果过于肥胖，排卵可能会不正常，除了卵子数量会减少外，卵子发育会缓慢，受精卵也不容易在子宫内膜上着床。肥胖有时还会导致女性雌激素水平降低，雄激素水平升高，不容易受孕。要想成功怀孕，偏瘦者注意加强营养，偏胖者要注意控制体重。

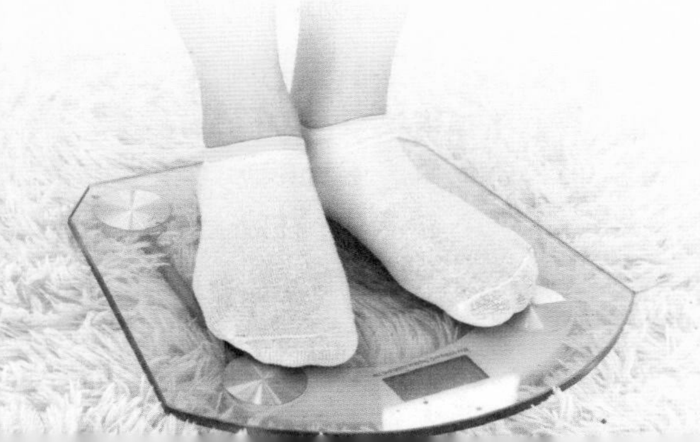

过胖准妈妈宜吃低脂肪食物

过胖的准妈妈要抵制住美食的诱惑。米饭、面食等主食均不宜摄入过多（一般每天250~300克），动物性食物中可多选择脂肪含量相对较低的鸡肉、牛肉、羊肉、鱼肉、虾、蛋、奶，脂肪含量相对较高的猪肉及肥牛、肥羊、鸡翅等则应少吃或不吃。同时可适当增加一些豆类及其制品的摄入。少吃油炸食物，控制坚果类食物摄入量。还可以多吃一些蔬菜水果，注意要选择含糖量低的水果，这样既能缓解饥饿感，又可增加维生素和矿物质的摄入。通过锻炼可以达到减肥的目的，像步行、慢跑等有氧运动都是很好的减肥方式，但注意不要过度锻炼，以免使身体受到损伤。

偏瘦准妈妈补充蛋白质和脂肪

现在你可不能吃得像以前那样少了。平时要多吃些富含蛋白质的食物，如鱼、虾、瘦肉、蛋类和豆制品等，像水煮蛋、清蒸鱼之类比较好。脂肪也可以适量多摄入一些，不过不宜吃肥肉和油炸食物，可通过坚果和植物油适量补充。增重不等于增肥，不能因为过度滋补导致营养过剩，形成肥胖。在身体允许的条件下，可以参加一些强度稍大的运动。偏瘦准妈妈最好进行一些力量型运动，比如借助哑铃、杠铃等训练器材的运动。

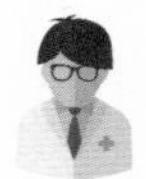

专家答疑

节食减肥对备孕有什么影响?

备孕期需要控制体重，但最好不要采取节食的方法。备孕女性需要积蓄充分的营养物质，为将来胎宝宝提供所需营养，节食减肥打破了备孕女性营养均衡的状态，身体激素分泌也会出现紊乱，尤其是促性腺激素。过分节食导致过度消瘦，还会打乱卵巢功能，对女性的生理周期和生育都不利。

提前3个月服用叶酸

叶酸是一种水溶性B族维生素，是促进胎宝宝神经系统和大脑发育的重要物质。准妈妈补充叶酸可以有效防止胎宝宝神经管畸形，还可降低胎宝宝眼、口、唇、腭、胃肠道等器官的畸形率，最好从怀孕前3个月开始补充叶酸。当然，有时胎宝宝不知不觉就来了，准妈妈没来得及提前补叶酸也不要着急，如果你们夫妻二人都很健康，从知道怀孕的那一刻起补叶酸，同样有利于胎宝宝的生长发育。

每天摄入400微克的叶酸

目前一般建议孕前每天摄入400微克的叶酸，从孕前3个月补到孕期3个月就可以了。有些备孕女性会服用多种维生素矿物质合剂，这种合剂有些叶酸为600~800微克也是可以的。目前市售的叶酸片有两种规格，一种为400微克的小片，一种为5毫克的大片。小片适用于孕妇，大片适用于治疗叶酸缺乏所致的贫血，不适合健康的备孕女性作为预防性补充服用。准妈妈购买和服用叶酸之前要咨询医生。

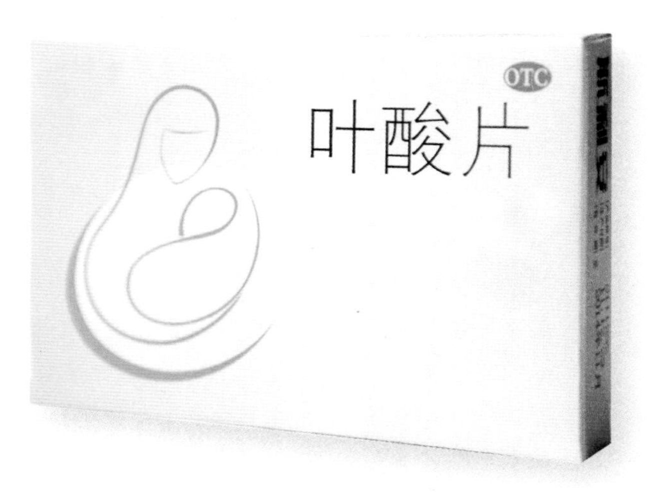

每天吃1片400微克规格的叶酸片，就能满足孕早期对叶酸的需求量。叶酸片最好在饭后半小时服用。

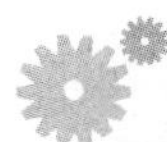

知识链接

食补叶酸的注意事项

叶酸具有不稳定性，遇光、遇热易失去活性，蔬菜中的叶酸在储藏两三天后就会流失50%~70%，而不当的烹饪方法会使食物中的叶酸损失50%~95%。因此，准爸妈应该注意尽量多吃新鲜蔬菜，在进行烹饪时，也不要将蔬菜长时间高温炒、煮或油炸，以免使叶酸流失。

叶酸与其他维生素补充剂最好分开服用

除了叶酸之外，许多女性在备孕期间或者怀孕之后，因担心微量营养素摄入不足，都会选择补充各种维生素。而有些维生素可能会影响叶酸的吸收。如维生素C与叶酸同服，可抑制叶酸在胃肠中的吸收，大量的维生素C会加速叶酸的排出。所以，在服用叶酸补充剂时，如果同时服用较大量的维生素C，应使二者保持一定的间隔。二者服用时间最好相隔半小时以上。

吃对食物，也能补叶酸

这些食物中富含叶酸。

蔬菜：莴笋、菠菜、番茄、胡萝卜、青菜、龙须菜、花菜、油菜、小白菜、扁豆、豆荚、蘑菇等。

水果：橘子、草莓、樱桃、香蕉、柠檬、桃子、李子、杏、杨梅、酸枣、石榴、葡萄、猕猴桃、梨等。

动物食品：动物的肝脏、肾脏，禽肉及蛋类，如猪肝、鸡肉、牛肉、羊肉、鸡蛋等。

谷物类：大麦、米糠、小麦胚芽、糙米等。

豆类：大豆、豆腐等豆制品。

坚果：核桃、腰果、栗子、杏仁、松子等。

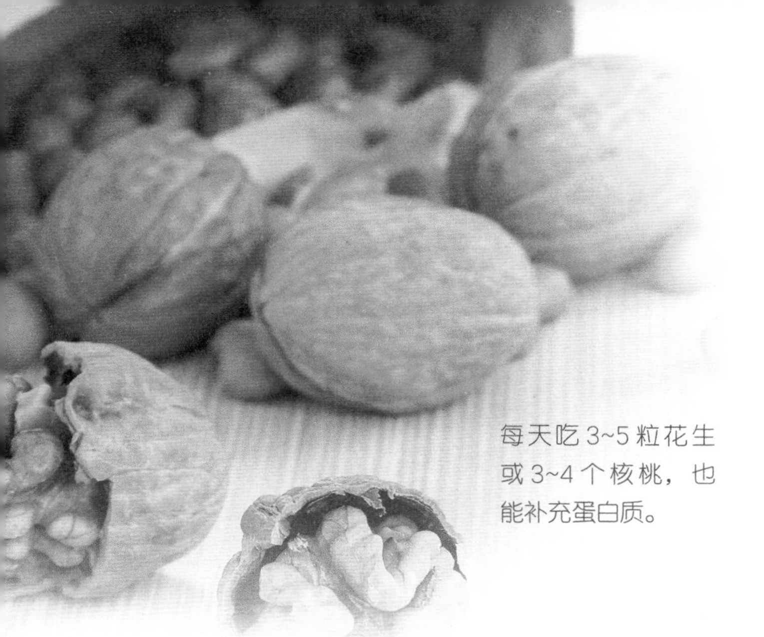
每天吃3~5粒花生或3~4个核桃，也能补充蛋白质。

每天摄入55~65克蛋白质

摄入充足的优质蛋白质，这不仅能提高你的身体素质，也有利于胎宝宝以后的发育。优质蛋白质是胎宝宝各器官组织的重要组成成分，准妈妈充足的优质蛋白质储备能让胎宝宝更健康、聪明。蛋白质分为动物蛋白质和植物蛋白质两种，广泛存在于食物中。动物蛋白质主要存在于蛋类、肉类、奶类、鱼类中；植物蛋白质主要存在于豆制品、米面中。每天蛋白质的摄入量在55~65克即可，只要保证每天膳食中有1个鸡蛋、100克鱼肉、50克畜禽肉，再加1杯牛奶就能基本满足备孕时身体对蛋白质的需求。

孕前就要开始补钙

千万不要认为补钙是怀孕后的事，从怀孕前就要补钙。钙摄入不足，会直接影响怀孕后准妈妈的身体与胎宝宝的发育。在孕期，准妈妈体内的钙会转移到胎宝宝身上，钙缺乏影响胎宝宝乳牙、恒牙的钙化和骨骼的发育，还可能会使宝宝患上佝偻病，也会导致准妈妈出现小腿抽筋、疲乏、倦怠，产后出现骨软化和牙齿疏松或牙齿脱落等现象。最理想的补钙时机应该从准备怀孕时开始。

每日锌摄入量9.5毫克

锌在生命活动过程中起着转运物质和交换能量的作用，故被誉为“生命的齿轮”。它是整个孕期无时无刻都要注意补充的营养素，对胎宝宝和准妈妈自身都至关重要。锌如果摄入不足，会使胎宝宝脑细胞总数减少，分化异常，新生儿出生体重低，甚至出现发育畸形。而准妈妈后期的顺利分娩也有赖于锌的充分补充。另外，如果你想减少妊娠对皮肤的损害，那就一定要增加锌的摄入了。一般女性每日锌摄入量为7.5毫克，孕期达到9.5毫克。

每天补碘230微克

碘堪称“智力营养素”，为了保证宝宝大脑及智力的正常发育，孕前就应该保证体内有充足的碘。如果你不知道自己是否缺碘，可以通过检测尿碘水平来判断。孕期碘的摄入量应为每天230微克。缺碘准妈妈宜在医生的指导下，服用含碘酸钾的营养药，或者食用含碘盐及经常吃一些富含碘的食物，以满足体内碘的需求，从而促使胎宝宝大脑得到充分发育。

• 富含铁、钙、锌、碘的食物

营养素	含量丰富的食物
铁	动物血、肝脏、瘦肉、海带、黑木耳、大豆、黑豆、芝麻酱
钙	奶制品类、大豆、腐竹、鱼虾（炸酥鱼、炸酥虾）
锌	牡蛎、山核桃、蚌肉、乌梅、芝麻、猪肝、牛奶、大豆、绿豆、蚕豆、腰果、开心果、花生
碘	裙带菜、紫菜、海带、海鱼、海贝

准爸爸营养准备

怀孕不是一个人的事，准爸爸的营养对宝宝的健康也至关重要。准爸爸的饮食习惯会影响精子的质量和数量，最终将影响宝宝。

一定要戒烟忌酒。多吃蔬菜和水果，补充各种优质蛋白质、矿物质和微量元素，同时要保持良好的生活习惯。准爸妈一起努力，把营养备足，才能为宝宝创造一个良好的营养环境。

准爸爸饮食指导

有些准爸爸喜欢吃肉，往往对蔬菜水果不屑一顾，却不知道蔬菜水果中含有的大量维生素是男性生殖生理活动所必需的。准爸爸如果长期缺乏各类维生素，就可能阻碍性腺的正常发育和精子的生成，从而使精子减少或影响精子的正常活动能力，导致不育。切记不能随意服用各种性保健品，有些性保健产品经常服用容易导致机体受损，甚至会导致睾丸萎缩、前列腺肥大、垂体分泌失调等严重后果。

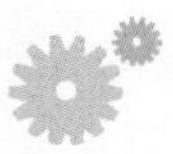

知识链接

这些食物会杀精

可乐：含有较多的咖啡因、糖和磷酸，大量摄入可影响精子的生成。

烧烤：含有丙烯酰胺，会影响精子的生成。

奶油、方便面等：含反式脂肪较多，会影响血管健康，也会影响男性激素的分泌。

酒：过度饮酒可损害精子的活力，也会导致畸形精子概率增加。

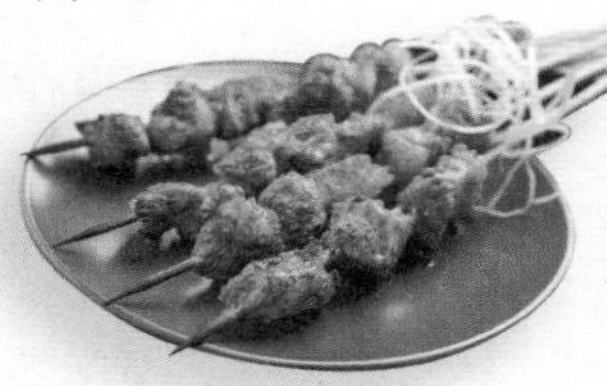

房事前不宜吃得太油腻

在性爱前吃一顿浪漫的大餐？还是放弃这个想法吧。性爱前摄入过多油腻食品，会抑制睾丸激素的分泌，影响男性的勃起功能。房事前不宜过饱，七八成饱即可。性爱前喝点果汁饮料，能迅速补充能量，保持勃起的持久。性爱前也不妨吃点意大利通心粉、烤面包或者土豆浓汤。偏爱肉食的人，可以吃适量动物肝脏、鱼类或贝壳类食物，少吃牛肉和猪肉。最好在性爱前1~2小时进食。

准爸爸也要控制体重

准备怀孕前先检查一下自己的体重是否在正常范围内。脂肪过多或过少都可能扰乱性激素的正常产生，会使男性精子数量降低，并且使异常精子所占百分比升高。研究显示，男性的体重指数（BMI）（计算方法见第51页）控制在18.5~23.9的范围内，最可能产生大量高质量精子。

肥胖的准爸爸需要制订一个科学合理的食谱，并加强体育锻炼。准爸爸过瘦需要增加进食量，多摄入优质蛋白质和富含脂肪的食物，如瘦肉、蛋类、鱼类及大豆制品；进行规律的体育锻炼，如散步、游泳等。

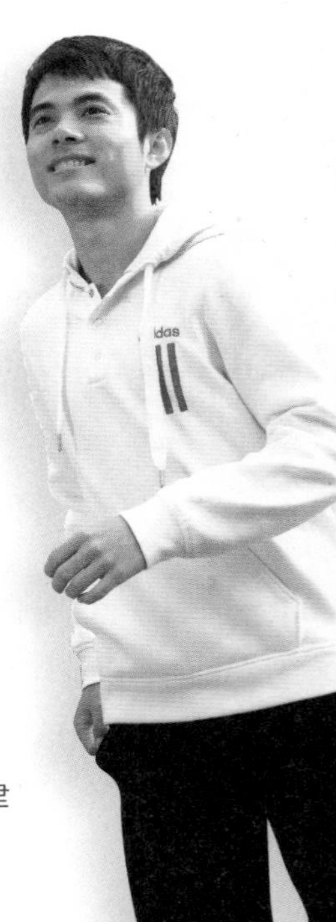

和准妈妈一起补叶酸

备育男性不能忽略叶酸的补充。一个健康男性的精子中，有4%的精子染色体异常，而精子染色体异常可能会导致不孕、流产以及婴儿先天性愚型。男性多吃富含叶酸的食品可降低染色体异常的精子比例。有研究表明，每天摄入充足叶酸的男性，其染色体异常的精子比例明显低于叶酸摄入量低的男性。

精子成熟的周期长达3个月，所以备育男性和备孕女性一样，也需要提前3个月注意补充叶酸。每天膳食须保证成年男性每天摄入400微克的叶酸。

补充优质蛋白，提高精子质量

对备育男性来说，蛋白质是生成精子的重要营养成分。合理补充优质蛋白质，有益于协调备育男性的内分泌功能以及提高精子的数量和质量。

优质蛋白质的来源包括深海鱼虾、大豆及其制品、瘦肉、鸡蛋等。尤其是海产品，不仅蛋白质含量高，还含有促进大脑发育和增进体质的DHA、EPA等营养元素。此外，虽说植物蛋白质的质量一般不及动物蛋白质，但植物中的脂肪含较多的不饱和脂肪酸，对人体有益，所以补充蛋白质也应考虑摄入一定数量的植物蛋白质。但也不能走极端，长期过量摄入含蛋白质的食物，容易破坏体内营养的摄入均衡，造成维生素等多种物质的摄入不足，对生育不利。

补锌，保证精子活力

补锌对备育男性意义重大，精子的数量和活性与锌含量呈正相关，精液中锌含量越高，精子活力越大，就有足够动力穿过卵子透明带使卵子受精；而且，缺锌可致男性性功能减退、性欲降低。备育男性在饮食中要注意补锌，每天可摄入12~15毫克。

重点补充 3 种维生素

维生素	作用	最佳食物来源
维生素 C	增加精子的数量和活力，减少精子受损的危险。每天摄取量为 100 毫克	木瓜、草莓、猕猴桃、柑橘类水果及绿叶蔬菜、西蓝花、土豆
维生素 E	又称生育酚，可以使男性体内雄性激素水平提高，精子活力和数量显著增加。一般建议每天摄入量为 14 毫克。大多数人可以由饮食中摄取充足的维生素 E，无须额外补充	食用油、奶油、鸡蛋和深绿色蔬菜、谷类、豆类、肉类
维生素 A	是生成雄性激素所必需的物质，还可以防止维生素 C 的老化。每天补充量为 800 微克	鱼肝油、动物肝脏、乳制品、蛋黄

二胎、三胎备孕

80后、90后大都是独生子女，尽管从小独占整个家庭的爱，但却没有兄弟姐妹的陪伴。相信你们中的很多人都想生个二胎，让自家宝宝有个玩伴。三胎政策放开后，很多人也开始准备生育第三个孩子。

备孕二胎、三胎更要做孕检。现在你的身体状况已经和备孕第一胎时有了很大的不同。尽管上一个宝宝很健康，再次备孕也不能忽视孕前检查。把另一个新生命带到这个世界，参与他的成长是一件让人感到幸福的事。想生二胎、三胎的准爸妈，抓紧机会吧！

生二胎、三胎最好不超过 35 岁

你超过35岁了吗？三胎如果你已经超过35岁就属于高龄产妇。尽管是二胎、三胎，生育年龄最好也不要超过35岁。一旦超过35岁，由于卵子的持续老化，生育能力与年龄的增长成反比，这种衰老不可逆转。因此，是否能生二胎、三胎不能由着性子来，而要依靠孕前评估，年龄越大越需要做孕前评估。

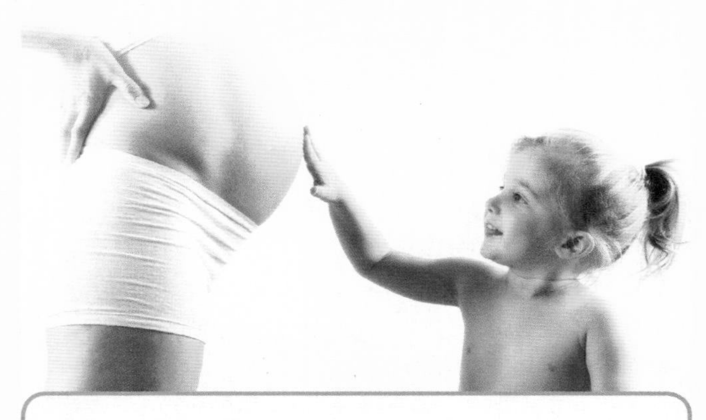

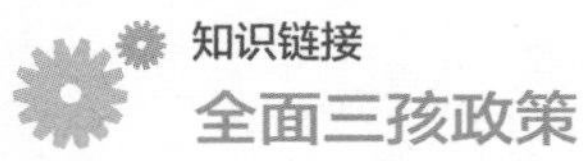

知识链接

全面三孩政策

十三届全国人大常委会第三十次会议经表决通过了关于修改《人口与计划生育法》的决定。修改后的《人口与计划生育法》明确，国家提倡适龄婚育、优生优育。一对夫妻可以生育三个子女。新法于2021年8月20日起施行。

要有详细的孕前准备

充分科学的备孕犹如高楼大厦的地基一样重要，如果你们想要孕育健康的二胎、三胎宝宝，一定要有详细的孕前准备。

生育能力评估：准备怀孕前到相关医院，根据年龄、健康情况、既往病史、生活方式、职业状况等，进行一个综合的生育能力评估。评估是否存在孕前高危生育因素，并根据评估结果积极进行试孕时间调整和进一步孕前检查。

孕前检查：包括一般体格检查、生殖器官检查、TORCH全套检查、感染类指标、染色体检查等。如有需要，还应进行如甲状腺功能检测、心脏等的检查；身体及心理调整，在排除影响受孕的疾病的同时，还要积极锻炼身体，健康饮食，改变不良生活习惯。

上一胎没问题，下一胎检查不可忽视

生上一个宝宝前已经做过孕前检查了，再次备孕就没必要再做检查了，这种想法是不对的。虽然每个人的血型是固定的、遗传性家庭病的有无也是确定的，但其他项目的检查结果并不是一成不变的。特别是再次备孕时如果年龄超过35岁，孕后发生早产、妊娠糖尿病、妊娠高血压综合征等问题的概率就会增大，分娩的风险也会提高。所以，备孕二胎、三胎要重视孕前检查。

剖宫产妈妈何时要下一胎

一般来说，剖宫产妈妈身体完全恢复需要2~3年的时间，因个人体质及身体状况的不同会相应延长或缩短。总的来说，间隔3年比较保险。第一胎是剖宫产的准妈妈要第二胎时应该注意：

1. 在第2次怀孕时一定要按时进行产前检查，平时要注意是否有宫缩、子宫是否敏感、子宫瘢痕部位是否有压痛等现象。

2. 准妈妈最好比预产期提前住院待产，以便发现问题及时处理。

3. 再次分娩应以剖宫产为宜。第1次剖宫产术后再孕的准妈妈，第2次分娩选择剖宫产，比阴道分娩安全。

顺产后多久可以生下一胎

顺产对身体的伤害较小，如果没有侧切，子宫没有伤口，理论上只要月经恢复正常就可以怀孕了。但是建议不要太快，因为身体和子宫都需要一个休息和恢复的过程，而且宝宝还小，需要细心地照顾。一般建议顺产1年后考虑再怀孕。如果第一胎早产，一定要让你的身体得到充分的休息和调养，各系统功能恢复正常，才能为胎宝宝提供充足的营养供给，保障胎宝宝在妈妈体内的正常发育和成长。所以，为了妈妈和宝宝的健康，早产后的女性要坚持避孕，让母体得到充分的休养后再怀孕也不迟。

高龄二胎、三胎妈妈助孕两大方案

高龄准妈妈属于孕期的高危人群，比较容易出现妊娠并发症或其他问题，因此在怀孕的过程中更加要注意。在此，针对高龄准妈妈备孕二胎、三胎，给出两个方案，助力高龄准妈妈更好地备孕。

方案一：让身体处于最佳状态

高龄准妈妈一旦打算再次要宝宝，最好尽早准备。准备怀孕前要积极治疗身体存在的一些疾病，最好先去做个健康检查。平时不仅要保证充足的睡眠，还要吃得营养健康，给孕育宝宝创造一个良好的生理环境。

方案二：怀孕后做产前诊断

年龄超过35岁的准妈妈需要进行产前诊断，检查包括绒毛活检、羊水穿刺检查、B超检查等。

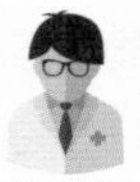

专家答疑

大宝和二宝相差几岁比较好?

有些人认为，两个宝宝的年龄差距小于2岁最好，意味着他们有更为相似的兴趣爱好，更可以志趣相投；也有些人认为两个宝宝的年龄差距再大点最好，等第一个宝宝可以上幼儿园了，那么妈妈就可以专心在家照顾第二个宝宝了。实际上，两个宝宝间并没有所谓的最佳年龄差距，每个年龄差距都有利有弊。关键是你要能够了解每个宝宝的个性，针对不同的个性来对他们实施教育。

高龄准妈妈备孕

年轻时忙于工作、升职，或者因为家庭等原因错过了最佳生育年龄，等到想要个宝宝了，才发现已经成了高龄备孕妈妈。

高龄准爸妈一定要做全面的孕前检查。即使你已经是高龄准爸妈，也不要过于忧虑。及时了解高龄的备孕知识，学会科学备孕，做好孕前检查，戒除不良生活习惯，同时放松心情，一样可以怀上健康的宝宝。

高龄准妈妈要做好孕前准备

女性年龄一旦超过35岁，生育能力就会明显降低，不但卵子容易老化，生出不健康宝宝的概率也会提高。35岁以上女性身体的变化还包括骨盆、韧带松弛性下降，以及软产道组织的弹性下降，这样的变化会增加女性分娩的痛苦和危险。因此高龄准妈妈更要从孕前开始加强保健，尽可能地把“高龄初产”的消极影响降到最低。

高龄准妈妈要重点补充叶酸。从孕前3个月开始就补充叶酸片，这样可有效降低胎儿神经管畸形的风险。同时也要了解一些孕期知识，调整好自己的心态，积极迎接胎宝宝的到来。

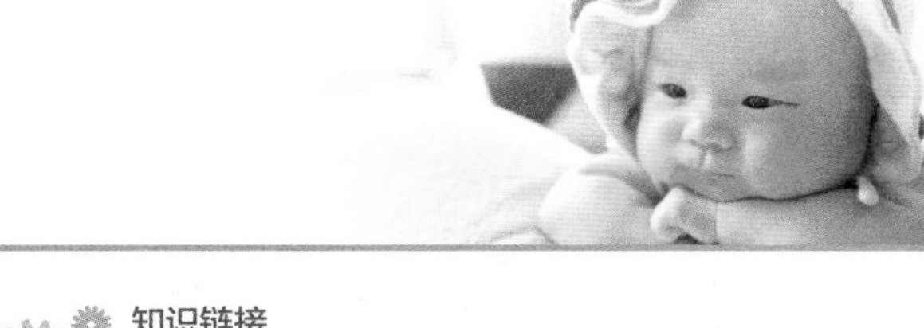

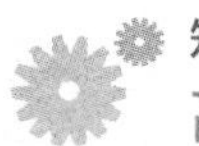

知识链接

高龄妊娠

女性的原始生殖细胞是在胎儿期形成的，随着年龄的增长，身体状况的改变，女性生殖细胞也会发生改变。医学上认为，女性超过35岁怀孕就可以称为“高龄妊娠”。高龄女性受孕失败、妊娠期或分娩中发生妊娠疾病的概率要高于一般妊娠，但这并不意味着高龄妊娠就一定危险。

孕前检查，让风险降到最低

高龄准妈妈在备孕前一定要做个全面检查。其中妇科检查尤为重要，由于女性过了30岁，患妇科疾病的概率较大，有些可能并没有明显的症状，不仅影响受孕，也会影响怀孕后自身和胎宝宝的健康。高龄女性要做B超了解子宫体、子宫颈、卵巢、输卵管是否有异常；并且对妇科内分泌进行全套检查，针对月经不调等卵巢疾病进行诊断。如果准妈妈正在服用某些药物，也要事先咨询医生是否需要更换。

高龄准爸爸也要做好孕前检查。男性年龄越大，生殖细胞受外界影响因素越多，精子出现染色体异常的概率也会增加。这是导致先兆性流产、胚胎停育、胎宝宝出现遗传性疾病的重要原因。而全面的孕前检查可以避免胎宝宝的染色体缺陷，生一个优质的宝宝。

决定要宝宝就不要再拖延

虽然高龄准爸妈确实有一些年轻爸妈没有的优势，比如工作稳定，经济上相对宽裕，但同时随着年龄的增长，工作压力越来越大，精子或卵子的质量都有所下降，这些因素都会降低高龄备孕爸妈怀孕的概率。因此生殖系统没有任何问题的夫妻，在做出要孩子的决定后就不要再拖延了，否则身体的组织不断老化，精子或卵子的活力也越来越低，会直接影响受孕和胚胎的质量。

良好的生活习惯让卵巢年轻化

1. 养成良好的睡眠习惯。不要熬夜，每天应该定时入睡，最好在每晚 11 点之前就入睡

2. 不要有过大的精神压力。即使工作再繁忙，也要保持乐观的精神、愉悦的心情，这能帮助保养卵巢

3. 合理膳食、均衡营养。少吃不利于健康的垃圾食品，不吸烟喝酒；多吃一些瘦肉、蔬菜、水果等

4. 少穿塑身内衣。塑身内衣易导致卵巢发育受限，功能受损，使卵巢发生早衰现象

5. 合理运动。有研究发现，缺乏锻炼的女性卵巢早衰现象要比经常锻炼的女性提前很多，由此可见，女性坚持锻炼可延缓卵巢早衰

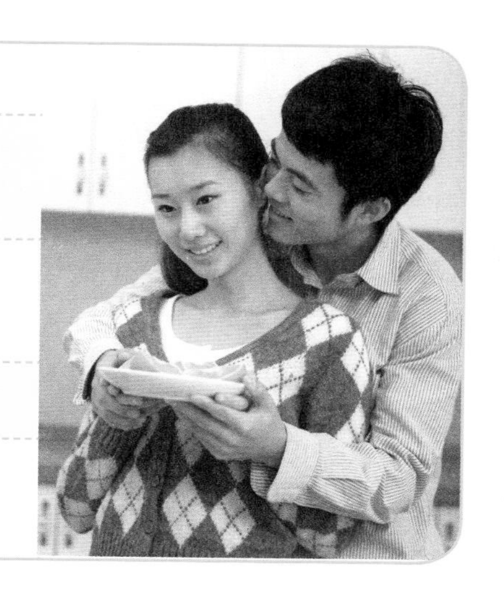

高龄女性需要做“卵巢保养”吗

女性原始的生殖细胞在胎宝宝期就形成了，年龄越大，卵子受到环境污染的影响就越多，而且随着年龄的增长，卵巢功能也在逐渐退化，很容易导致卵子的染色体发生异常。而且，女性随着年龄增大，雌激素、孕激素分泌减少，不足以维持良好的子宫内膜环境，“土地”不好，受精卵自然也难以着床。因此，女性备孕时就应注意保养卵巢，保持卵巢的年轻化。高龄女性千万不要随便到美容院进行所谓的“卵巢保养”。市面上用作卵巢保养的香精油成分不明，不要随意购买使用。

别让妊娠糖尿病伤害宝宝

有 15%~18% 的准妈妈在怀孕期间会发生糖尿病，多发生于妊娠的中晚期，一般生产后即可消失，多见于肥胖和高龄准妈妈。患妊娠糖尿病的准妈妈发生早产、难产、巨大儿、先天畸形儿等的概率明显增加。妊娠 24~28 周是检查的最佳时期。高龄准妈妈是妊娠糖尿病检查的重点对象。高龄准妈妈孕晚期要严格控制体重，避免吃巧克力、可乐、冰淇淋等食物。

适时入院

很多高龄准妈妈觉得尽早住院才放心，其实住院时机的选择很重要。因为太早入院待产，无形中会让准妈妈和家人都产生不必要的心理压力，造成产程过长，有的准妈妈会进而要求剖宫产。但是如果入院太晚，准妈妈情况急迫，则会使医护人员手忙脚乱，在匆忙中难免增加准妈妈及胎宝宝的风险。因此，高龄准妈妈不仅要加强围生期保健，积极处理妊娠合并症及并发症，而且要提前入院监护，确保母婴安全。

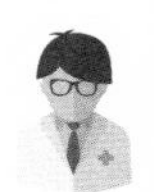

专家答疑

高龄准妈妈选择何种生产方式？

高龄准妈妈不一定要剖宫产，只要宝宝不过大，胎位正，准妈妈各项指标都无异常，也可以考虑顺产。35 岁以上虽是高龄产妇，但是条件具备的话还是建议顺产。医生会根据每位准妈妈的具体情况来建议选择哪种生产方式。

生活准备

备孕期要排除环境中可能会给怀孕带来危险的各种因素，也要改变任何可能会影响怀孕的小习惯。

让自己处于恬静而清洁整齐的环境中。这有利于你们夫妻二人心情舒畅和情意缠绵。理想的受孕环境是清洁安静、空气清新、阳光充足，温湿度适宜，室内陈设应摆放整齐有序，被褥、枕头等床上用品清洁整齐。

备孕期间，不适合装修房子

如果你正处在备孕期，最好不要选在这个时候装修房子，也不要一下换掉大多数家具，以免增加居住环境中有害气体含量。若家中已开始装修或刚刚换了新家具，为了身体健康，不要立即入住，将装修好的房子通风3~6个月后，经有害气体检测正常后再入住。

若备孕期希望有个新环境，通过重新安排房内物品的陈设，将沙发、空调、茶几等换到更合理的位置，或添置一些温馨、可爱的小装饰品等方式也能实现。

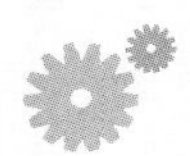

知识链接

备孕期要检查周围环境

备孕期要排除环境中可能会给怀孕带来危险的各种因素。铅、汞、砷、苯、锡等物质普遍存在于生活中，对身体健康危害极大，过量摄入会导致生殖细胞异变，备孕期间要仔细检查周围环境是否含有大量这类物质。如果有，要及时采取措施，远离污染源，或者做好自身防护措施。

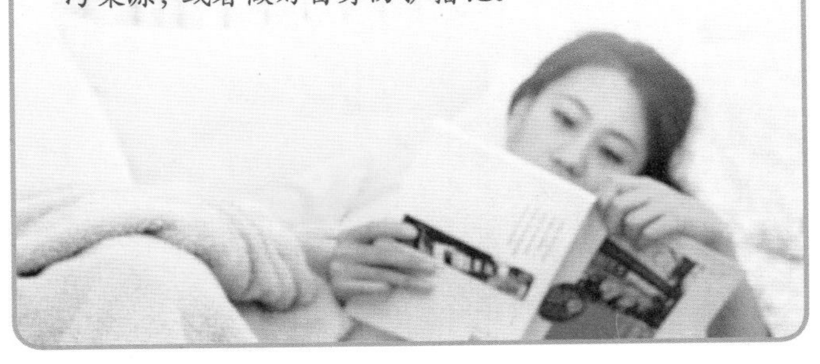

改掉对精子不利的生活习惯

暂停骑车运动：骑车时，车子座椅正好处于男性的阴部，若男性长时间骑车，使座椅持续压迫阴囊，影响阴囊功能，不利于受孕。骑车时间过长，还会使睾丸不断振荡，有可能使生精功能受到影响。

改变趴着睡的习惯：男性趴着睡会使阴囊温度升高，不利于精子生长，而且会使心脏受到压迫，影响血液循环，其中包括生殖器官的血液循环，易引起性功能障碍。所以，准爸爸从现在开始就要努力改变这种不良习惯。刚开始的时候可以在身体两侧各放一个枕头或一条棉被，以防在沉睡中不自觉变成趴着。

不要穿牛仔裤、紧身裤：牛仔裤、紧身裤会使阴囊长期被挤压，温度得不到调节，甚至影响青春期男子的发育，可谓是男子不育的罪魁祸首，备孕的准爸爸最好不要穿。

少去蒸桑拿：睾丸是产生精子的器官，在35.5~36.5℃的恒温条件下精子才能正常发育。一般桑拿室温度可达50℃以上，会严重影响精子的生长发育，导致弱精、死精等病症。

除了以上生活习惯之外，吸烟喝酒、压力大、偏食等习惯也会降低精子质量。

备孕妈妈这些生活习惯要注意

不穿紧身衣、紧身裤。若你正准备怀孕，最好暂时脱下这些美丽的“装备”，因为这些“装备”可能会增加受孕的困难。过紧的衣裤会对子宫及输卵管四周产生极大的压力，引起血液循环不畅。当脱去过紧衣裤时，输卵管的压力会减弱，但子宫仍会保持一段时间的压力。长期如此，可能导致子宫内膜异位症。穿过紧的内裤，容易使肛门、阴道分泌物中的病菌进入阴道或尿道，引起泌尿系统感染。

半年内最好不要染发、烫发。染发和烫发所使用的药剂接触到皮肤会对备孕期的卵子产生致畸的影响。怀孕后也不推荐染发、烫发，至少不应让药剂接触皮肤，轻者会导致皮炎和皮肤红肿、瘙痒、溃烂，重者可能会增加体内胎宝宝畸形的风险。

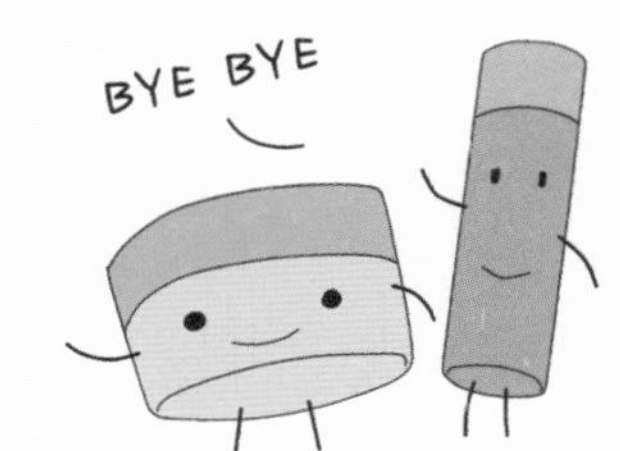

算算生孩子得花多少钱

孕产期主要费用	产检	全程约 4 000 元，但大多数生育保险能报销
	分娩	自然分娩约 3 000 元，无痛分娩约 4 000 元，剖宫产约 8 000 元
	住院	每天 150~200 元，一周约 1 500 元
	健康俱乐部	参加一些专为准妈妈组织的俱乐部活动，相关费用每月 200 元左右
宝宝第 1 年主要费用	纸尿裤	质量较好的每片 1.2~1.5 元，前 3 个月每天消耗 10 片
	配方奶粉	普通配方奶粉的售价每罐（800 克）在 300 元左右，进口配方奶粉售价则在 300~400 元
	避免浪费	可以到购物网站购买一些八成新的二手用品（婴儿床、摇篮、小推车），更可以从亲戚朋友那里得到一些旧衣服。一般来说，宝宝出生后会收到亲朋好友送的一些成套的宝宝服、纸尿裤、洗浴用品、毛巾被等，所以，自己只要准备一些小被褥、奶瓶等物品就行了。随着宝宝的生长需要再进行购买，不要准备过多，以免造成浪费
	就医	宝宝可能会出现发热、腹泻，甚至肺炎等病症，治疗、药物、交通等也是一笔开支
哺乳期妈妈相关费用	营养品	哺乳妈妈对营养素的需要量较高。因选择的营养补充食品品牌不同，相应的费用支出可能在每月 200~300 元不等
	保姆	月嫂的费用每月 5 000~10 000 元，普通保姆的费用每月 3 000~5 000 元（各地有所差异）

排卵期内也不要天天同房

排卵期天天同房容易怀孕？可能很多人都会有这种想法，事实上这并不正确。我们都知道给游泳池换水，一般都是这头放进来，那头放出去，但如果放进来的水少于放出去的，那么游泳池的水很快就会枯竭。排卵期天天同房也是这个道理，排出去的精子远远多于新生成的精子，在这种状况下，精子数量和质量根本达不到能怀孕的要求。那么你不妨试下这个方法，在排卵试纸呈强阳性（有2条杠）时，同房1次，然后排卵试纸由强转弱的时候再同房1次，这样怀上的可能性会大大增加。更简单的方法就是，排卵试纸出现强阳性时同房1次，隔天再同房1次。

提前了解孕期将经历的事

从打算要宝宝那天起，你是不是就迫切地想知道孕期将经历哪些事？看看下面的这些数据，也许会帮助你对280天的孕期有一个初步了解。

项目	时间
第1次检查	停经1个月后（发现自己怀孕后，最好立即去医院检查）
第1次心跳	7周（120~160次/分钟）
办准生证/第1次B超	12周
建小卡	10~12周
唐氏筛查	16~18周
第1次胎动	16~20周（每12小时30~40次，最少不低于15次）
建大卡	24周
三维彩超	24~26周
妊娠糖尿病检查	24~28周
过期妊娠	超过预产期14天

胎宝宝的变化	第5周……心脏跳动 第6周……头部形成 第7周……唇腭发育 第8周……耳朵发育 第10周····牙齿形成 第12周····声带形成 第14周····指纹出现 第22周····指甲形成 第24周····眉毛长出 第33周····生殖器官成熟 第37周····胎宝宝足月
准妈妈的变化	第6周......早孕反应 第12周····早孕反应缓解 第18周····便秘 第20周····乳房变大 第22周····皮肤瘙痒 第27周····初乳分泌 第32周····腹胀 第33周····尿频 第34周····水肿 第37周····食欲好转 第40周····宫缩、破水或见红

心理准备

在决定要孩子后，你们肯定会不由自主地期待快点怀上宝宝，升级当孕妈准爸。适度的期待是好的，但是也不要因为迟迟没有动静，而变得紧张、焦躁。

让自己在轻松、愉快的氛围中受孕。为了避免焦躁情绪，在怀孕前要做好心理准备。千万不要小看了心理方面的准备，有研究发现，有心理准备的准妈妈比没有心理准备的准妈妈更容易受孕，早孕反应也轻松得多。

别将生男生女当成一种压力

在生男生女的问题上，女性往往承受着较大的压力。一方面有来自公婆和父母的压力，另一方面有些女性也有传统的想生男孩的观念。准爸妈要知道，不论男孩女孩，生一个健康宝宝最重要！无论男宝宝还是女宝宝都是父母爱情的结晶，宝宝的到来是一种缘分，只要宝宝能平安出生，又何必在意性别呢？

越轻松，宝宝来得越快

人体内的激素只有在大脑皮层的控制下才能正常工作。如果你背负较大压力，精神始终处于紧张焦虑的状态，大脑皮层就无法正常分泌激素，就会抑制卵巢正常的排卵功能，从而使受孕成为一种奢望。夫妻双方都要调整好心理状态，在良好平和的状态下受孕。同时尽量避开有毒有害物质。

职场准妈妈要注意，如果长期处于紧张焦虑的情绪中，会出现内分泌失调和月经紊乱的状况，严重影响正常排卵，而大大降低了受孕的概率。因此，职场准妈妈们在备孕期间，不要忘了缓解工作压力，释放紧张的情绪，让自己在轻松、愉快的氛围中受孕。

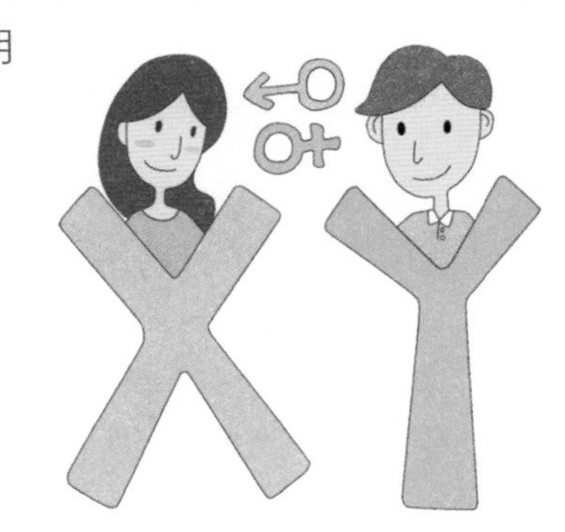

不轻易给自己贴不孕标签

心情不好、精神紧张常常使备孕女性内分泌失调，而出现月经紊乱、卵巢排卵障碍的现象，导致不孕。同时，心理紧张会造成子宫和输卵管发生痉挛性收缩，子宫颈分泌异常，从而影响受精，也会导致不孕。如果过度紧张，男性则可能出现阳痿、早泄、暂时性的功能障碍等问题，影响精子的质量，导致不育。

不少备孕女性一看自己两三个月还没怀上宝宝，就急匆匆地去医院就诊。但是不孕不育症的诊断在时间上是有明确规定的：夫妻未采取避孕措施，有规律地进行性生活，如果1年内未孕，才会诊断为不孕不育症。所以，即使你现在还没怀上宝宝，先别急着给自己贴上不孕标签，而是放松心情。只有心情好了，内分泌才能尽快恢复正常。

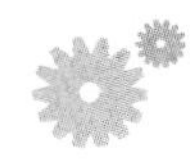

知识链接

过度疲劳不利于怀孕

连续夜班、长途旅行、沉迷于夜生活、过度体力劳动、剧烈体育运动、过于集中并持久的脑力劳动等过度疲劳的状况下，均不宜受孕，应选择双方精神饱满、心情舒畅之时受孕。保持好心情的方法因人而异，需要注意的是，喝酒、抽烟并不是最好的放松方式，尤其不适合备孕准爸妈。

孕前胎教

只在怀孕10个月，280天内进行胎教就可以了吗？当然不是！比孕期胎教更重要的是孕前胎教。

胎教越早越益于优生优育。制订详细的备孕计划，孕前营养、孕前身体准备、孕前心理准备以及最佳生育时机的把握，以最佳的状态迎接小生命的到来，这就是孕前胎教的内容。做好胎教，每个人都可以成为最佳父母！

什么是胎教

胎教就是对胎宝宝进行各种定时定量的良性信息刺激。比如，你欣赏美的事物，多与大自然接触，阅读优美的散文、诗歌，听动听的音乐，吃健康的食物，经常抚摸胎宝宝，把胎宝宝当作一个有生命、有思想、有感情的谈话对象，使胎宝宝的感觉更加丰富和充实。胎教的目的不是为了培养天才，创造奇迹，而是为了让你和胎宝宝共同体验一次奇妙并且快乐的孕育之旅。

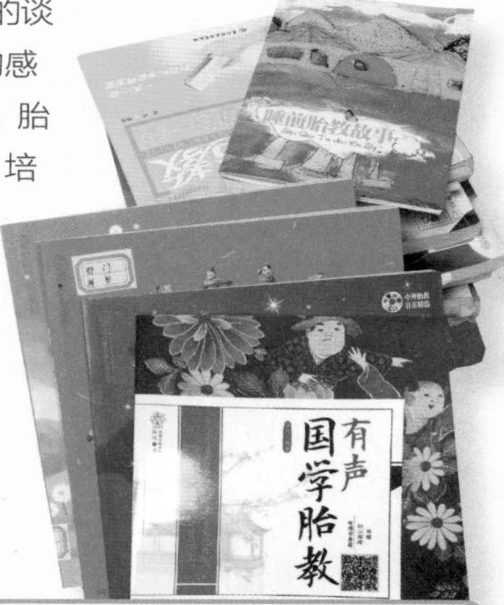

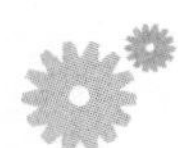

知识链接

孕期胎教时间不宜过长

胎宝宝也有休息时间，不要无时无刻都逗弄他。音乐、故事类胎教实施时间以10分钟左右为宜，胎教的方式应该以间歇性刺激为好。千万不可以为了孕育一个期待中的聪明宝宝，而把胎教当成一项任务，这样不仅准妈妈累，胎宝宝更是在无形中生活于充满压力的环境下，反而得不偿失。

胎教让宝宝更聪明

你可能不知道，受过良好胎教的宝宝，如果在出生后继续坚持系统的感觉教育，进步会更加迅速：

听到音乐很高兴。一听见在胎儿期听过的音乐表现得非常高兴，甚至会随着韵律和节奏扭动身体。

情绪稳定。夜里能睡整觉，很少哭闹。

说话早。有的宝宝2~3个月就能发“ɑ、u、bɑ、mɑ”等音，半岁时会发“爸、妈、爷、奶、姨”等音，1岁时会说2~4个字的词句。

走路早。宝宝抬头、翻身、坐、爬、站等动作都早，动作敏捷、协调，走路也较早。

小手灵活。手抓、握、拿、取、拍、打、摇、对击、捏、扣、穿、套、绘画等能力强。

喜欢看书。学习兴趣高，喜欢听儿歌、故事，喜欢看书、识字。有的宝宝还不会说话，就拿着书要妈妈讲。

准爸爸参与胎教宝宝更聪明

备孕时，告诉你的另一半，调养好身体，以最佳的状态孕育胎宝宝，这是孕前他送给宝宝最好的胎教。而到了孕期，他那低沉、宽厚的嗓音总是能让胎宝宝表现得更积极。准爸爸参与胎教不仅能让准妈妈感受到重视与疼爱，还能唤起胎宝宝的热情，帮助胎宝宝智力发育，使胎宝宝也能感受到愉快的情绪，日后成长为一个快乐的孩子。准爸爸参与胎教，还可以为准妈妈创造良好的孕期环境，主动承担家务，陪准妈妈散步，欣赏音乐，一起胎教，都能间接地给胎宝宝以积极影响。

每天什么时候做胎教最合适

广义上来讲，在不影响准妈妈和胎宝宝休息的情况下，随时随地都可进行胎教。在孕期，有2个时间点最适宜做胎教。

中午12点：此时人的视力处于最佳状态，可以清晰地看到美丽的风景，准妈妈可以在这段时间欣赏优美的绘画作品。

晚8点左右：这是准妈妈听觉神经最敏感的时间，也是最佳胎教时间。此时最好能和准爸爸一起进行胎教，效果更佳。

孕前胎教准备可多样化

由于孕前胎教是以准爸妈身体、心理调整为目标，所以不必拘于形式。只要是你们觉得舒适、安心的形式，都可以成为孕前胎教准备的内容。当然，怀孕后的胎教形式也有很多种，音乐胎教、抚摸胎教、语言胎教、意志胎教、美学胎教、知识胎教……不论哪一种形式，只要你们觉得喜欢，胎宝宝也喜欢，就是好的胎教。

• **最常见的9种胎教**

名称	作用原理	内容
情绪胎教	情绪可改变准妈妈体内的激素分泌，进而影响胎宝宝健康	所有能让准妈妈轻松、快乐、幸福的方式都是很好的情绪胎教内容
运动胎教	运动可提高准妈妈的身体素质，促进胎宝宝大脑、肌肉健康发育；胎宝宝自己的运动可促进其身心发育	准妈妈进行适当运动，通过瑜伽、抚触等形式让胎宝宝在子宫内“运动”
语言胎教	胎宝宝五感中，听觉系统最先发育，语言刺激是胎宝宝最先能体会到的刺激	给胎宝宝讲一些生活常识、自己感受等，可随时随地进行
音乐胎教	音乐可调节准妈妈的情绪，影响准妈妈的心情	使准妈妈心旷神怡，产生美好憧憬的音乐
美学胎教	准妈妈对美的感受，会通过神经传输传递给胎宝宝	让准妈妈感觉到美的事物，可以是一幅画、一幅字，也可以是周围美丽的景色
抚摸胎教	通过抚摸让胎宝宝感受外界刺激	抚摸准妈妈的腹部
知识胎教	间接胎教的一种形式，通过影响准妈妈，进而影响胎宝宝	数字训练、图形颜色训练、文字训练、拼音训练和准妈妈学习的知识
意念胎教	通过准妈妈的意念想象构成胎教	准妈妈的想象、联想
营养胎教	准妈妈的营养状况直接关系到胎宝宝的健康	食品多样，规律和适量的饮食，及时补充必要的营养素

影响怀孕的烦恼事

怀孕并不总是一帆风顺的事，准备怀孕的过程中可能会发生一些不和谐的小插曲。如果发生意外流产该怎么办？多囊卵巢综合征会影响受孕吗……

不孕不育不是绝对的。如果你在这个阶段经常担心自己的一些状况会影响受孕，或者将来会影响宝宝的健康，就需要提前了解在备孕期可能会发生的一些事，当意外来临时才不至于措手不及。

自然流产后一定要查明原因再备孕

其实发生自然流产，就像我们走路撞了墙一样，为了避免下一次犯同样的错误，在流产后必须要查出导致流产的原因。除了胚胎因素（胚胎的染色体），从遗传因素考虑，主要是男方的精子、双方的染色体、女方的卵子及内分泌激素等。还要查ABO溶血、妇科疾病、母胎的免疫有没有问题。再者还要看看有没有病毒感染，比如TORCH病毒感染等。要多方面找原因，把可能的因素排除后，再考虑备孕。

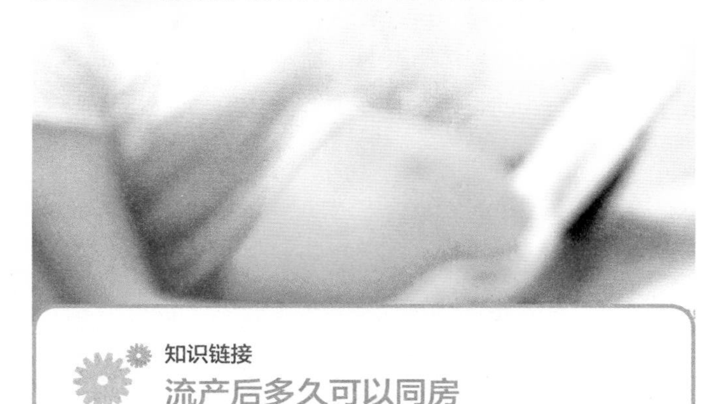

知识链接

流产后多久可以同房

无论是自然流产还是人工流产，至少要1个月后才能同房。对自然流产后，不需要做清宫手术的女性来说，不会造成子宫损伤，子宫会很快复原，一般等待2个月或2次以上月经周期即可再怀孕。人工流产后，如果手术后恢复好，最好在2~3个月后再考虑怀孕。

习惯性流产怎么备孕

连续流产2次你就要开始注意是否是习惯性流产了。流产后，如果还想要宝宝的话，就要及时治疗。去医院查明原因，对症下药。此外，最好不要等到怀孕后才开始保胎。在流产后的日常生活中，充足的休息、合理的饮食、稳定的情绪、良好的卫生、适当的体育锻炼都是必须要培养的习惯。

发生先兆流产怎么办

孕早期阴道出血常与胚胎自然淘汰有关。所以医生会告诉你“这是先兆流产”。听到医生这样说，你一定很紧张，因为你只听到了“流产”二字，“先兆”你没有听进去。

从下面的“一般流产发展过程图”可以看出，有一部分先兆流产能继续妊娠。所以，你要积极地配合医生，尽快找到阴道出血的原因。

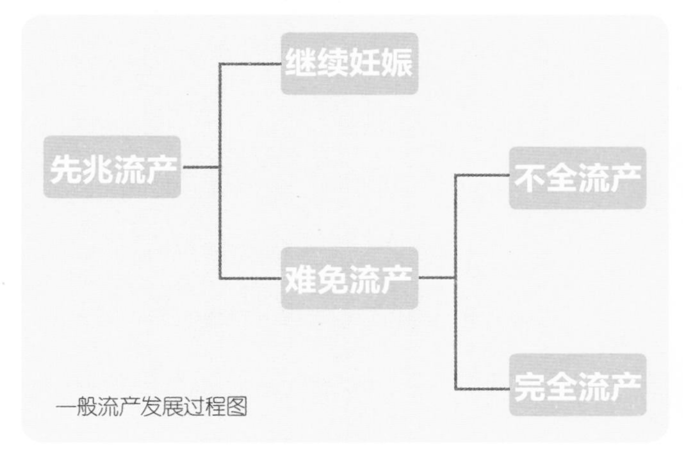

一般流产发展过程图

如何判断输卵管是否通畅

子宫输卵管超声造影	是在超声检测下通液，观察液体注入后产生的气泡或液体流经输卵管出现的声像变化，可对输卵管通畅性提供直观可靠的判断
子宫输卵管碘油造影	有些女性对特定的造影剂过敏，应该与医生说明，在医生指导下选择适合自己的、不伤害身体的造影剂
宫腹腔镜联合检查	能够迅速地找到患者不孕的原因，还可以对输卵管间有无粘连情况进行仔细地探究
输卵管镜检查	该方法不会对患者的身体造成伤害，它可以明确地判断出输卵管疾病出现的原因，还能够对输卵管疾病进行有效的治疗

输卵管输送卵子过程图

输卵管不通可引起不孕

输卵管不通的确是一件令人烦恼的事。输卵管具有运送精子、摄取卵子及把受精卵运送到子宫腔的作用，若输卵管功能障碍或管腔不通，则可导致女性不孕。导致输卵管不通的主要原因有输卵管狭窄、输卵管堵塞、输卵管炎、子宫内膜异位症、输卵管水肿、输卵管伞端拾卵障碍。针对输卵管性不孕，临床上主要通过手术方法重建输卵管。若无法使输卵管腔恢复通畅，可行辅助生殖技术助孕。

子宫肌瘤酌情处理

子宫肌瘤不一定会阻碍你成功受孕。根据肌瘤生长位置，子宫肌瘤分为黏膜下肌瘤、浆膜下肌瘤、肌壁间肌瘤。一般浆膜下肌瘤对于受孕的影响比较小。黏膜下肌瘤会造成经期延长和月经量增多，容易造成不孕和流产。肌壁间肌瘤如果肌瘤很小，在3厘米以内，一般不影响受孕；如果肌瘤增大，使宫腔变形，子宫内膜受压，则会影响受精卵的着床和胚胎发育。医生会根据子宫肌瘤的大小、生长部位等情况，采取相应的手术方案。

月经不调会导致不孕吗

月经周期的长短因人而异，从21天到36天不等，平均约为28天。有些人的月经周期异于这个参考值，或长或短，但是每次都很规律。有这种情况的需要先查一下生殖内分泌激素，如果内分泌激素是正常的，那么排卵就是正常的。有些女性月经不规律，或者本来规律现在不规律了，有时3个月或更长时间来1次，有时1个月来1次，或者突然1个月来2次。这种情况，一定要去医院做全面的检查和治疗。

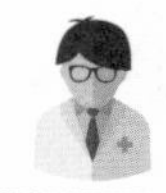

专家答疑

子宫内膜需要检查吗？

如果子宫内膜过薄就如同土地贫瘠一样，受精卵着床不稳，容易习惯性流产。如果你之前做过多次流产手术，那么受孕前最好查一下子宫内膜。月经不规律，淋漓不净，月经量很多，还可能存在子宫内膜增生、内膜息肉等。经阴道超声测量更加准确，有些情况需要进行宫腔镜检查及手术。

高泌乳素血症为何致不孕

泌乳素（PRL）的正常范围是0.08~0.92纳摩尔/升，高于1.00纳摩尔/升即为高泌乳素血症。“泌乳素”你可能从来也没有听过，可是在整个怀孕过程中，泌乳素的分泌却是不可忽视的一环。泌乳素也叫催乳素，主要作用是促进乳房的发育和乳汁的形成，主要是为了哺乳做准备，在孕期高是正常的。在非孕期泌乳素分泌过多，就会影响下丘脑-垂体-卵巢轴的功能，导致促性腺激素异常，影响卵泡正常发育、排卵功能和孕育功能。所以当出现高泌乳素血症时，应及时采取科学合理的方法进行治疗。

高泌乳素血症如何调理

主要靠查找病因、药物治疗。某些垂体大腺瘤患者需进行手术。在日常生活中注意以下方面，也有助于调理。

①饮食调整：避免肥胖，适量食用大豆、海带、核桃、山楂等食物，可以增强体质；不要吃辛辣刺激及太过油腻的食物。②调节心情：因为对高泌乳素血症不了解，很多人会特别紧张，容易出现悲伤、焦虑的情绪，这样不利于疾病的治疗。③运动锻炼：注意多运动，尤其是肥胖患者，运动有助于提高免疫力。平时不要太过劳累，保证性生活规律和谐，能有效调节内分泌。

阻碍排卵的多囊卵巢综合征

如果你饭量一如往常，体重却一路飙升，“大姨妈”隔几个月才姗姗来迟或者干脆不来。与此同时，脸上又悄无声息地冒出一大波痘痘……那么，你极有可能患上了多囊卵巢综合征。多囊卵巢综合征（PCOS）是排卵障碍中最常见的病症，是卵泡在卵巢中无法发育成熟，卵巢皮质内残留大量小卵泡的一种症状。有些女性患了多囊卵巢综合征不治疗也能怀孕，有些则没那么幸运。

多囊卵巢综合征该如何调理

多囊卵巢综合征是育龄女性最常见的内分泌疾病之一，是卵泡在卵巢中无法发育成熟，卵巢皮质内残留大量小卵泡的一种症状。需要耐心地接受治疗和调理，而且治疗时间越早越好。在日常生活中，要多注意休息和保暖，多吃些清淡的维生素含量丰富的瓜果蔬菜。不要熬夜，戒烟戒酒，也不要吃生冷、辛辣和油腻的食物。同时，坚持体育锻炼，并保持积极乐观的心态，这会大大增加治愈的概率。如果你是肥胖的体型，那么当务之急就是先减肥了。

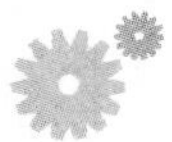

知识链接

多囊卵巢综合征的症状表现

除了上述月经失调、肥胖等症状外，多囊卵巢综合征还有一些表现，如大腿内侧的体毛增加，乳头周围长毛，并伴有痤疮、脂溢性脱发，通过腹腔镜或B超显像检查，还可发现双侧卵巢的体积增大。除此之外，肥胖超重女性，阴唇、颈背部、腋下、乳房下和腹股沟等处皮肤可能会出现对称性灰褐色色素沉着。

从早期症状辨别宫外孕

正常情况下，精子与卵子在输卵管内相会，形成受精卵。之后，受精卵在输卵管肌肉的蠕动及纤毛的作用下，运行至子宫内“安家落户”，逐渐发育成胎宝宝。如果在中途受到干扰，受精卵在进入子宫的途中就会被阻止，在输卵管或卵巢、腹腔、子宫颈等处“定居”，形成异位妊娠，即人们平常所说的宫外孕。

宫外孕极早期没有特殊症状，和正常宫内孕没有区别，所以你可能毫无察觉。但是因为生长部位不对，种植在输卵管的胚胎逐渐长大，会破坏输卵管壁，这时候就出现了早期表现：下腹坠痛，有排便感，伴有冷汗、恶心呕吐。一旦破裂，会有撕裂样疼痛。宫外孕早期，有些准妈妈甚至会出现少量阴道出血、白带带血情况。由于腹腔内急性出血，可引起血容量减少及剧烈腹痛，轻者会晕厥，重者可能会出现休克。

所以，当你用试纸测出自己怀孕后，需要马上到医院做检查。若没有进行检查，并伴有阴道不规则流血或下腹疼痛，则要立即去医院排除宫外孕的可能。

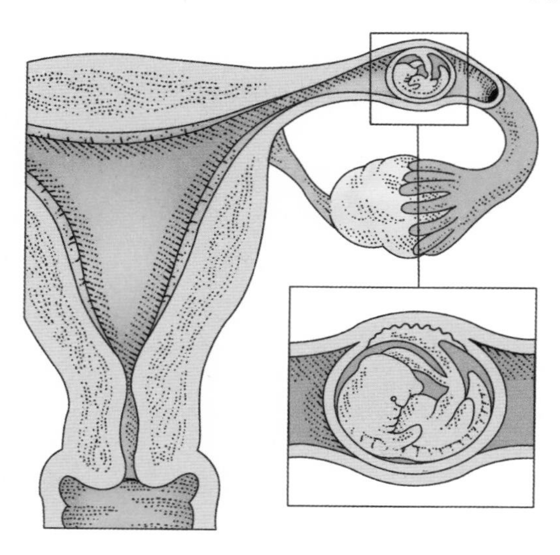

由于种种原因，受精卵没有到达子宫，而是在子宫以外的地方停留下来，就成了异位妊娠，俗称宫外孕。

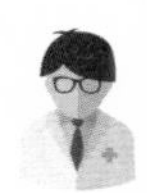

专家答疑

试管婴儿也是健康宝宝吗？

有些不孕夫妻担心试管婴儿长大后会弱智或弱能，这是他们拒绝做试管婴儿的一大心理障碍。实际上，经过多年的发展，全世界已诞下几百万名试管婴儿，早期的试管婴儿也诞下了自己健康的下一代，更有大规模追踪调查及研究证实，试管婴儿与自然受孕婴儿在出生缺陷及后天发育上并无显著性差异。

有准生证的合法夫妻才能做试管婴儿

现在可以进行试管婴儿手术的医院，一般都是从夫妻双方身上分别取精子和卵子，不能用其他人的卵子和精子。男女双方必须是夫妻，有生育指标，才可以做手术。如果男方患有无精症，可以从精子库调用；如果女性无排卵，也可以从卵子库调用。在《人口与计划生育法修正案（草案）》中明确规定，禁止买卖精子、卵子、受精卵和胚胎；禁止以任何形式实施代孕。

为什么胚胎长着长着就不长了

通常，如果你的月经周期规律，在28~30天，受精卵在孕后40~50天就会长出胎芽和胎心，若没有胎芽和胎心，就意味着胚胎发育异常，胎宝宝停止了发育，就叫胚胎停育。发生胚胎停育可能是人体自然淘汰的结果，比如染色体异常，或者在胚胎发育早期，某些重要的结构器官没有正常发育形成。除此之外，母体免疫系统异常、子宫环境、胎盘内分泌和生殖内分泌因素都会影响胎宝宝早期的发育。若不幸被确诊为胚胎停育，准妈妈要到正规的医院，在医生的指导下做合适的流产处理，并通过胚胎染色体检测染色体是否异常，如有其他原因要对症治疗。

孕1月（1~4周）

不知不觉中，一个小生命已经在你温暖的子宫内安营扎寨了。在这个月，他发生了脱胎换骨的变化，从精子、卵子的形态到小生命的萌芽状态，你的怀孕历程就这样开始了。如果你出现疲乏、嗜睡的症状，不要误当成感冒而乱吃药，那是胎宝宝给你的小提示。孕1月既是备孕的目标月，也是怀孕开始的第1个月。

胎宝宝变化

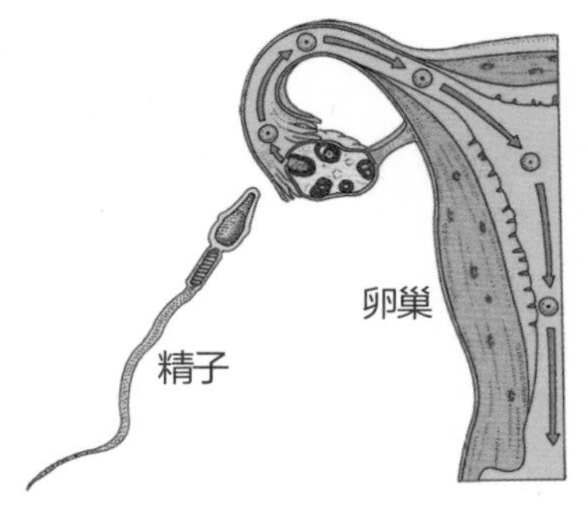

第1周 只是“前体”状态：此时的胎宝宝还只能以精子和卵子的“前体”状态分别存在于准爸爸、准妈妈体内。准爸爸、准妈妈的营养会成就他“精壮卵肥”的体魄。

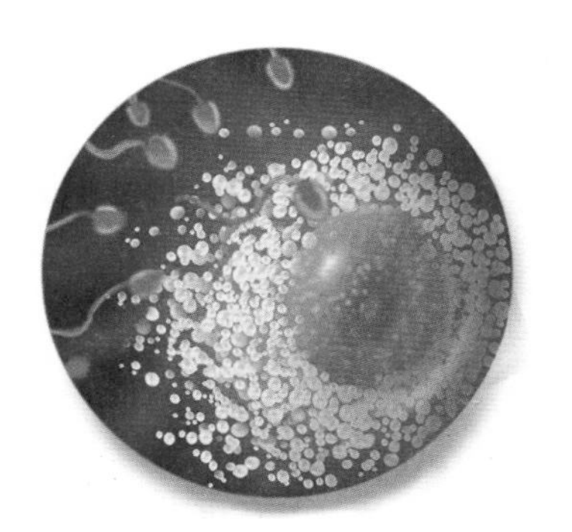

第2周 一个卵子诞生了：到本周末，准妈妈的排卵期就会开始。发育成熟的卵子被释放出来，准备与精子结合，称之为排卵。一般在卵子排出后15~18小时受精效果最好。

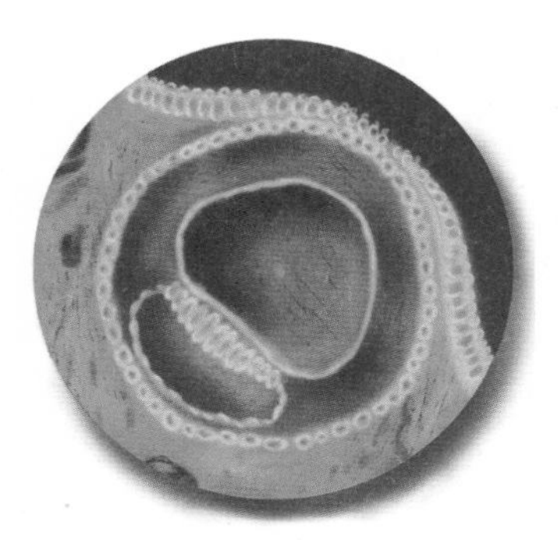

第3周 卵子和精子相遇：成熟的卵子从卵泡中排出，而有一个最棒的精子也从大约3亿个精子中奋力拼出，与卵子结合，形成受精卵，新生命宣告诞生，这个过程速度非常快。

妈妈寄语

不管是不是已经准备好做妈妈了，一旦怀孕，并且决定将宝宝生下来，你就要及时调整好状态。不要无端担忧未来，或对自己不自信。

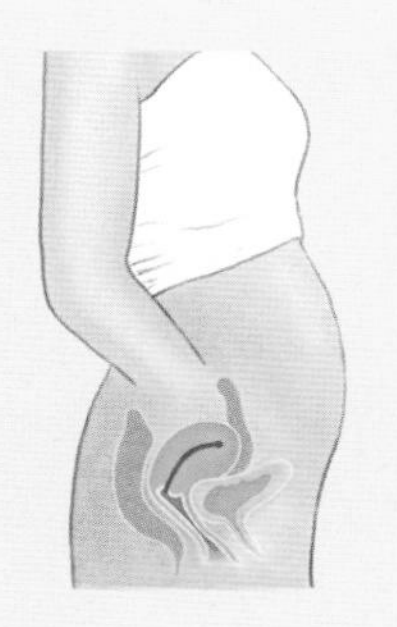
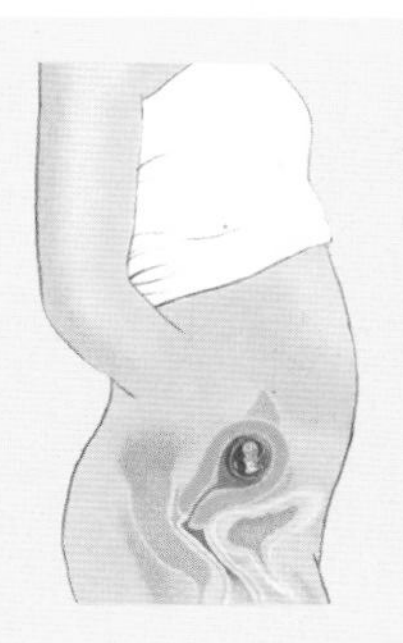
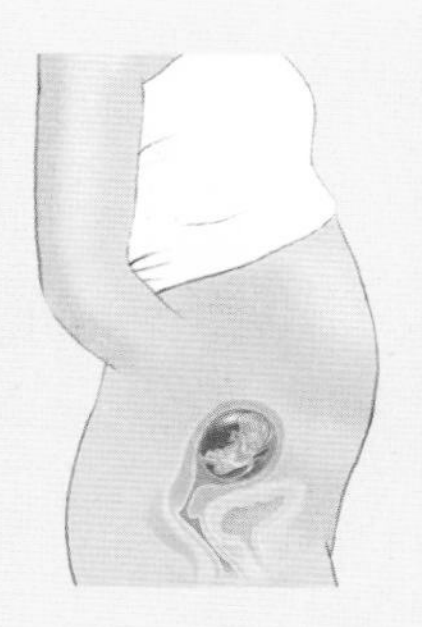
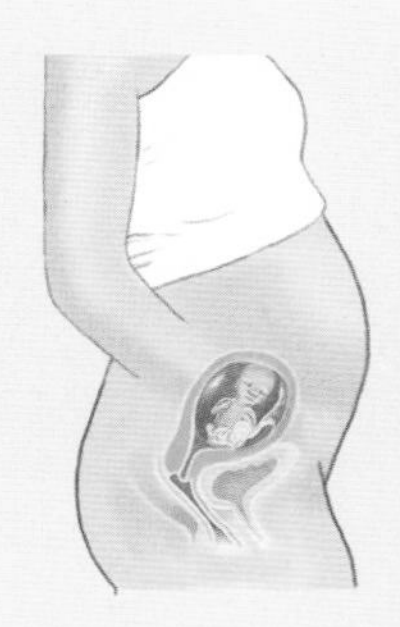

1 2 3 4 5 6 7 8 9 10 11 12 13 14 15 16 17 18 19 20

孕早期（1~12周） 孕中期（13~28周）

准妈妈变化

这个阶段，准妈妈还处在不知不觉的状态中，因为还不到下一次的月经，所以很少有人会知道自己已经怀孕，但是胎宝宝却已经在准妈妈的子宫内“安营扎寨”并悄悄发育了。

准妈妈的感觉： 孕1月，你自己可能感觉不到变化，但到了月末，有些准妈妈会出现疲倦、低热等类似感冒的症状，或怕冷、嗜睡等症状，此时一定不要大意，千万不要随便吃药，这可能是小宝宝到来的前兆。

激素促使身体变化： 由于卵巢现在开始分泌可以促使乳腺发育的黄体激素，因此你会感到乳房有点硬，同时乳头的颜色变深并且很敏感，稍微碰触可能就会引起疼痛。

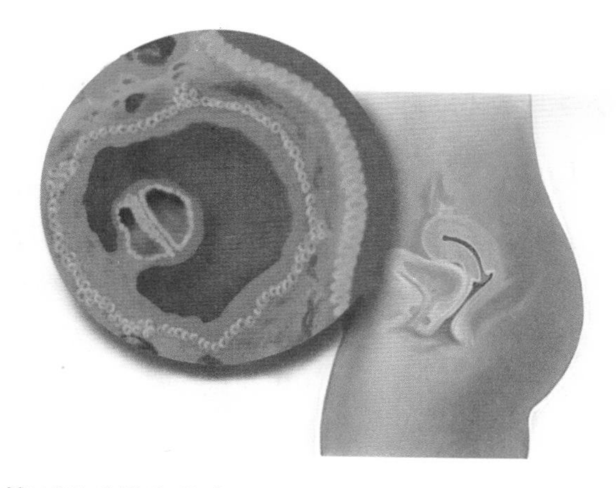

第4周 受精卵着床了： 受精卵经过不断地细胞分裂，变成一个球形细胞团，游进子宫腔，与子宫内膜接触，并埋于子宫内膜里，这一过程称为“着床”。尽管胚泡已经完成植入，绒毛膜形成，但这时的胚胎还没有人的模样，仅仅是准妈妈子宫内膜中埋着的一粒绿豆大小的囊泡。

体重管理

孕期到底增重多少最合适

准妈妈增加的体重主要来自3个方面：首先是胎宝宝，其次是血容量增加、羊水、胎盘、子宫、乳房组织等增加的重量，再次是体内增加的脂肪组织。每个准妈妈怀孕前基础体重不同，怀孕后体重变化也各有差异。

孕前 BMI 指数	孕期体重增加目标
< 18.5（偏瘦）	12.5~18 千克
18.5~23.9（标准）	11.5~16 千克
≥ 24（偏胖）	7~11.5 千克

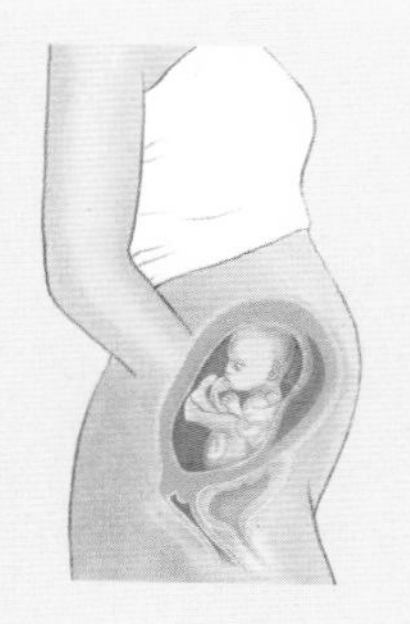
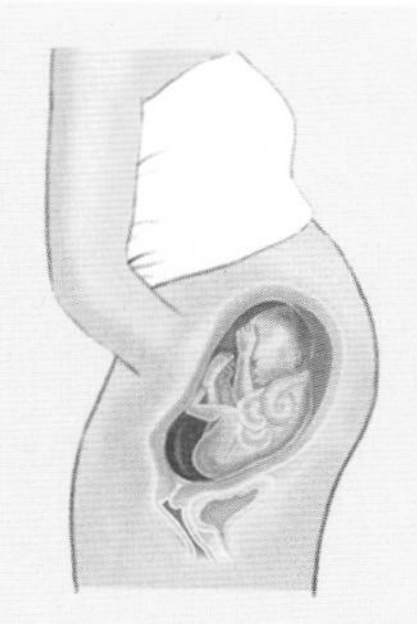
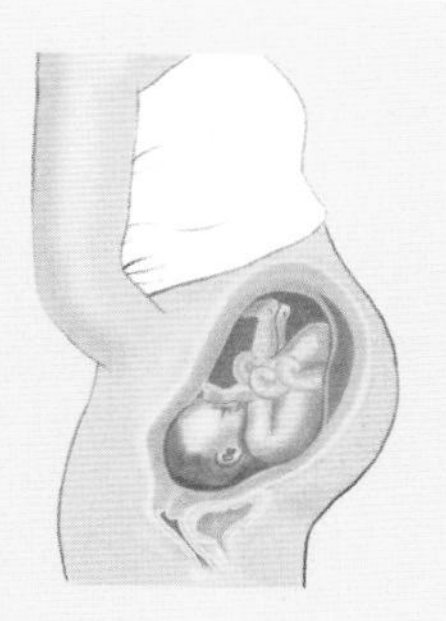
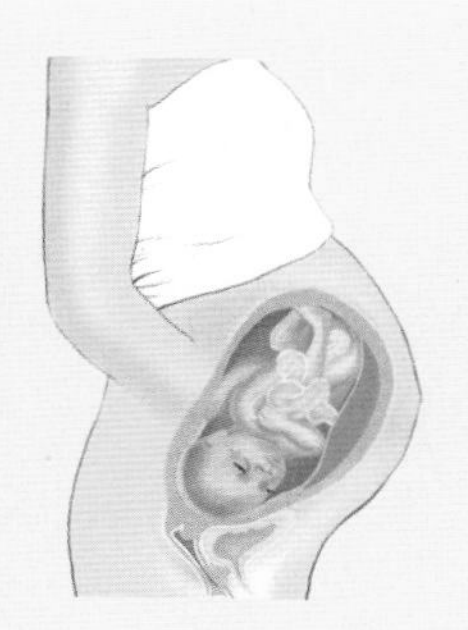
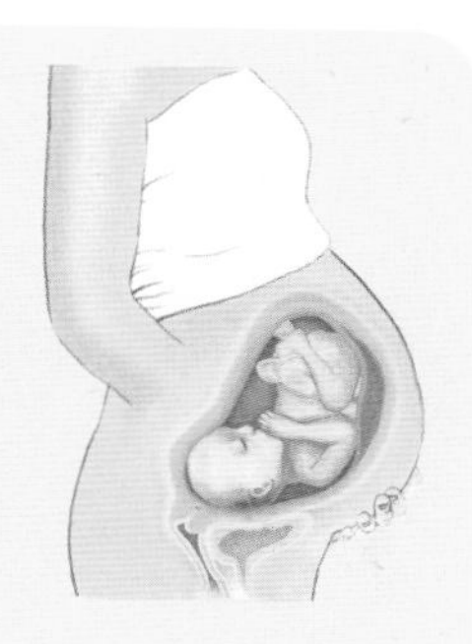

21 22 23 24 25 26 27 28 29 30 31 32 33 34 35 36 37 38 39 40

孕晚期（29~40周）

孕早期（1~12周）												孕中期（13~28周）																孕晚期（29~40周）											
1	2	3	4	5	6	7	8	9	10	11	12	13	14	15	16	17	18	19	20	21	22	23	24	25	26	27	28	29	30	31	32	33	34	35	36	37	38	39	40

你正处于孕1月

本月产检

怀孕第1个月，很多准妈妈可能都还没感觉。当发现月经没有如期而至，或者出现精神萎靡、尿频等情况，才会有验孕的意识。

到医院做详细的检查，才能确诊怀孕。即使自己在家验出怀孕，也要去医院进一步确诊，越早诊断，就能越早开始孕期保健。所以在怀孕第1个月，准妈妈更多地是在进行早孕确诊和孕前自我检测。

孕1月的自我检测

使用排卵试纸检查宫颈黏液，以确定排卵期。

坚持每天记录基础体温。这个习惯应保持到孕后，尤其是年龄偏大或容易流产的女性。

自我检测体重、血压、血糖、腹围等基础指标。这些指标在怀孕后会反复应用，而孕前掌握这些指标有利于孕后比对，让医生更准确地掌握你的健康情况。

记录本月末次月经日期和夫妻同房时间。这份记录为医生推测准确的预产期、孕期B超监测数值和结果意义很大。

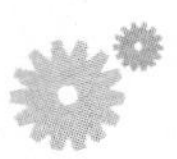

知识链接

什么是产检

准妈妈在停经12周内到相关妇产科机构建立《孕产妇保健手册》，并进行第1次产前检查。产前检查又称围产保健，能及时了解准妈妈身体情况及胎宝宝的生长发育情况，保障准妈妈和胎宝宝的健康与安全。准妈妈需要提前了解整个孕期需要进行的产检项目，及时跟进检查，孕期才会更安心。

重视孕早期检查

孕早期是胎宝宝重要组织、器官的分化期，对外界的不良刺激最为敏感，是胎宝宝畸形的高发期，所以孕早期的保健尤为重要。一般来说，如果已经停止避孕或准备怀孕，月经过期未至，就应立即去医院检查，越早诊断妊娠、越早开始保健，对胎宝宝健康越有利。完善的产前检查可以及早发现准妈妈及胎宝宝的异常情况，把握适当处理时机，为胎宝宝和准妈妈做好健康的把关。

避免做一些不必要的检查

一般妇产科医生会根据需要，对准妈妈进行必要的检查，但那些对胎宝宝有伤害的高端技术检查，建议你尽量不要做。昂贵的检查不一定是有用的，并没有哪位医生能够保证你的胎宝宝一定平安无事。

孕早期应避免X线检查。如果准妈妈在孕期做X线检查，照射的X线积累到一定量时，就可能产生致畸作用和致癌作用。另外，有关专家还指出，早期胎宝宝被大剂量X线照射，还有可能在其10岁以内增加发生恶性肿瘤和血癌的危险。所以，准备怀孕的女性要时刻注意身体变化，如果做X线检查，可以穿铅衣以保护腹部盆腔。

孕期产检表

孕期是幸福与甜蜜的开始，是女人一生中重要的旅程。为了小生命的健康成长，你需要早早做好准备。产检就是其中一个为胎宝宝保驾护航不可缺少的监测项目，提前了解整个孕期需要进行的产检项目，及时跟进检查，孕期才会更安心。

一般情况下，第1次产检的最佳时间是在孕12周左右。4周后再进行第2次检查，在28周以前，平均每4周检查1次，28周以后每2周检查1次，36周后每周检查1次。有特殊情况的准妈妈可能还要增加一些特殊的检查项目。

产检频率	怀孕周期	检查项目
第1次产检	孕12周	血压、体重、妇检、B超、胎儿颈部厚度、心电图、血常规、血型（ABO+Rh）、尿常规、肝肾功能 + 乙肝两对半、血糖、血脂、丙肝抗体、梅毒反应素、HIV 抗体
第2次产检	孕16~20周	血压、体重、宫高、腹围、多普勒胎心、唐氏筛查
第3次产检	孕20~24周	血压、体重、宫高、腹围、多普勒胎心、妊娠期糖尿病筛查、大畸形筛查
第4次产检	孕28~30周	血压、体重、宫高、腹围、多普勒胎心、血常规、尿常规
第5次产检	孕32~34周	血压、体重、宫高、腹围、多普勒胎心、血常规、尿常规、B超评价胎儿发育
第6次产检	孕36周	血压、体重、宫高、腹围、多普勒胎心、胎心监护、尿常规
第7次产检	孕37周	血压、体重、宫高、腹围、多普勒胎心、胎心监护、彩超、血常规、尿常规
第8次产检	孕38周	血压、体重、宫高、腹围、多普勒胎心、胎心监护、尿常规
第9次产检	孕39周	血压、体重、宫高、腹围、多普勒胎心、胎心监护、尿常规
第10次产检	孕40周	血压、体重、宫高、腹围、多普勒胎心、胎心监护、B超、凝血四项、血常规、尿常规

孕早期（1~12周）	孕中期（13~28周）	孕晚期（29~40周）
1 2 3 4 5 6 7 8 9 10 11 12	13 14 15 16 17 18 19 20 21 22 23 24 25 26 27 28	29 30 31 32 33 34 35 36 37 38 39 40

你正处于孕1月

营养与饮食

如果准妈妈的身体状况一直很好，营养供给均衡，也没有节食的经历，那么在孕1月的营养和饮食选择上，只要保证多样和充足就可以了。

及时调整饮食习惯。如果准妈妈以前经常采用控制饮食的办法减肥，或者体重较轻、长期素食，甚至有贫血、营养不良等症状，就要及时调整饮食习惯，尽快使自己的身体状况恢复到最佳状态。

孕1月营养饮食指导

怀孕第1个月的营养素需求与孕前没有太大变化，如果孕前的饮食很规律，现在只要保持就可以了。需要特别说明的是，怀孕之后应坚持“三餐两点心”的原则，在保证一日三餐正常化的基础上，在两餐之间各安排一次加餐。

早、中、晚这三次正餐应该占全天总热量的90%，大部分营养素的摄入，应该安排在三餐中，特别是优质蛋白质、脂肪、碳水化合物这三大营养物质。加餐一般占到全天总热量的10%，可食用几颗核桃、花生等坚果，100克苹果、桃等水果，1份酸奶。

• 孕早期（1~3月）每天膳食构成参考

米、面主食	200~300克
豆类及豆制品	50~100克
牛奶或酸奶	200~400毫升
蔬菜和水果	500~600克
蛋类	25~50克
畜、禽、鱼肉类	50~100克
植物油	20克

本月重点营养素

叶酸

孕早期是胎宝宝中枢神经发育的关键期，叶酸可预防胎宝宝神经管缺损，如果在孕前没有特别注意补充叶酸，那么此刻必须开始补充叶酸了。你可以在医生的指导下购买规格为**400微克/片**的叶酸增补剂，每天1片叶酸片，最好是在饭后半小时左右用温水送服。进入孕中期后有些准妈妈开始补充孕期营养合剂，这时可以停服叶酸片。

蛋白质

孕1月，准妈妈的子宫、乳房等组织开始进入缓慢变化期，本月蛋白质的供给，既要充足还要优质。每天在饮食中摄取蛋白质**55~65克**，保证受精卵的正常发育。准妈妈每周吃2次鱼或虾、干贝等，除了鸡蛋、牛奶和肉类，每天**半把**花生或核桃等零食，就能保证蛋白质需求。

特别关注 孕1月不宜吃什么

• 不宜偏食肉类

孕早期最好以清淡、易消化的食物为主，不宜偏食肉类。人体呈微碱状态是最适宜的，如果偏食肉类，会使体内趋向酸性，不利于胚胎发育。

• 不宜吃大补食品

人参、蜂王浆等滋补品含有较多的激素，准妈妈滥用这些补品会干扰胎宝宝的生长发育，而且大补会影响正常饮食营养的摄取和吸收。

• 不宜多吃零食

少吃热量较高（含脂肪、碳水化合物、盐较多）的零食，如炸薯片、巧克力、炸面包圈等。这些食物中还常常含有人工色素和添加剂，对人体健康有害。

• 不宜吃街边小吃

街边小吃卫生条件差，而且商贩在制作时，为了更方便、快速，往往不会把食物烹制得太熟，并且往往加有大量的味精、盐、辛辣调料，不利于健康。

维生素C

本月建议准妈妈适量吃新鲜蔬菜水果来保证维生素C的摄入，以提高身体抵抗力。此外，维生素C还可以促进准妈妈对铁的吸收。孕期推荐量为每天**110~115毫克**。满足这个需求的有：半个番石榴，或2个猕猴桃，或150克草莓，或1个柚子，或半个番木瓜，或150克花菜，或250毫升橙汁。

维生素B_6

维生素B_6对胎宝宝的大脑和神经系统发育至关重要。研究表明，维生素B_6还能减缓孕早期出现的恶心、呕吐现象，有助于准妈妈放松。怀孕期间，每天需要大约**2.4毫克**维生素B_6，一碗麦片中大约就能获得所需的维生素B_6。

卵磷脂

卵磷脂是细胞膜的组成部分，它能够保障大脑细胞膜的健康和正常运行，保护脑细胞健康发育，是胎宝宝非常重要的益智营养素。孕期如果缺乏卵磷脂，将影响胎宝宝大脑的正常发育，甚至导致胎宝宝机体发育异常。准妈妈则会感觉疲劳、心理紧张、反应迟钝、头昏头痛、失眠多梦。大豆、蛋黄、核桃、坚果、肉类及动物内脏中都含有卵磷脂。日常生活中可选择蛋黄、豆浆、豆腐、黑木耳炒肉片和鱼头汤，这些都是卵磷脂的食物来源。

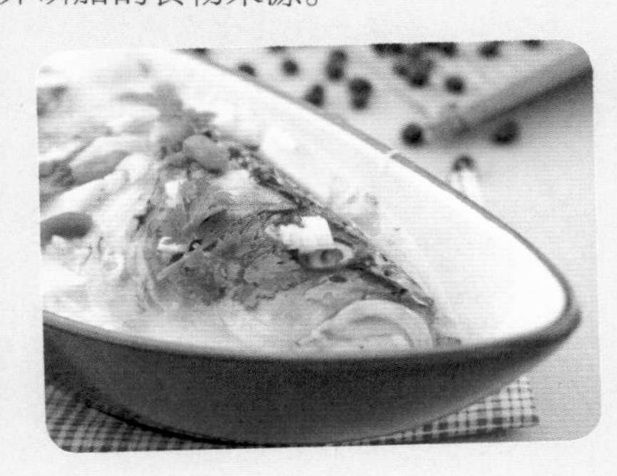

选择食物和药物时一定要注意安全

孕早期处于胚胎发育的敏感时期，此时准妈妈对食物中一些不安全因素比较敏感。如各种食品添加剂、没处理干净的农药等。所以建议孕早期的准妈妈在选择食物时可考虑使用有机食品或绿色食品，并选择无添加剂食品。

同时孕期用药也要小心，有些药物对准妈妈是安全的，但对胚胎来说会有致畸作用。所以孕期用药一定要在医生指导下小心进行。但是在怀孕初期，即从末次月经第一天开始算早孕30天内，用药一般对胎儿的影响是全或无的效应。也就是说，要么胎儿正常，要么胎儿保不住流产。如果胎儿没因为药物的使用而流产，则留下来的胎儿是正常的。

每天喝200~400毫升牛奶

为什么孕期要补钙？一方面是为了满足准妈妈自身需要，一方面能源源不断地为胎宝宝的生长发育输入营养。准妈妈补钙的最好方法是喝牛奶。每100克牛奶中含有约100毫克钙，并且牛奶中的钙最容易被吸收，而且磷、钾、镁等多种矿物质和氨基酸的比例也十分合理。每天喝200~400毫升牛奶，就能保证钙等矿物质的摄入。

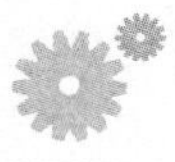

知识链接

晚上喝牛奶有助睡眠

牛奶中含有一种能使人疲倦欲睡的生化物L-色氨酸，它能使大脑思维活动暂时受到抑制，从而使人想睡眠，并且无任何副作用。牛奶可以缓慢地被血液吸收，其中的钙能够清除紧张情绪，因此牛奶对准妈妈的睡眠非常有益。

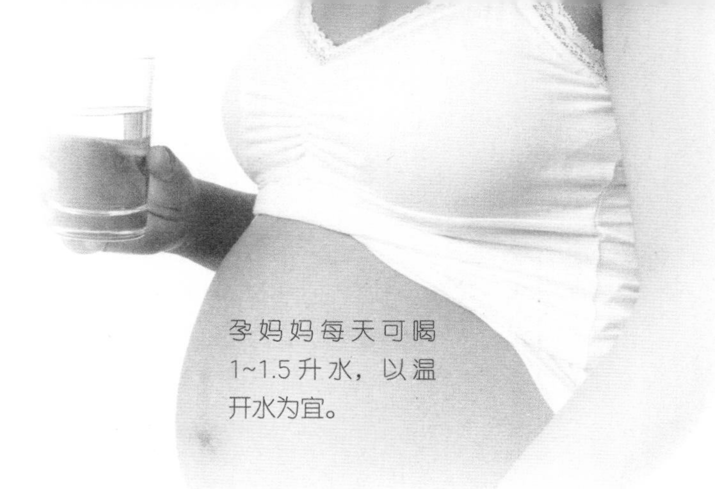

孕妈妈每天可喝1~1.5升水，以温开水为宜。

每天饮水1~1.5升

孕期最容易被忽视的营养素，一是水，二是新鲜的空气，三是阳光。

除了必要的食物营养之外，你还需要水。水占人体体重的60%，是体液的主要成分，水具有调节体内各组织及维持正常物质代谢的功能。饮水不足不仅会让人产生干渴的感觉，还会影响到体液的电解质平衡和营养的运送。所以准妈妈要养成爱喝水的习惯。

但是饮水也不宜过多，每天1~1.5升水为宜，准妈妈可以根据季节和身体状况调节摄入的水量，一般不宜超过2升。

孕妇奶粉要不要喝

孕妇奶粉中几乎含有准妈妈需要的所有营养素，基本上能够满足准妈妈对各种营养素的需求。但是，并不是说孕期一定要喝孕妇奶粉。饮食均衡、体重等各项指标都在正常值范围内，或者是已经超标的准妈妈，不需要喝孕妇奶粉，否则可能造成胎宝宝营养过剩，出现巨大儿。而且摄入热量过多，准妈妈本身也有可能变得肥胖。

需要喝孕妇奶粉的情况：早期反应比较厉害，体重增长较慢；出现贫血以及缺钙的症状；孕中期胎宝宝体重偏轻。有这些情况的准妈妈可以在医生的指导下喝孕妇奶粉。

仔细清洗果蔬，谨防农药污染

准妈妈食用被农药污染的蔬菜、水果后，极易导致基因正常复制过程发生错误或胎宝宝生长迟缓，也可能导致胎宝宝先天性畸形，严重的可使胎宝宝发育停止，出现流产、早产或者死胎。所以在食用蔬果之前一定要仔细清洗，对于不放心的果蔬可用果蔬清洗剂清洗，再用清水彻底冲洗干净后食用。

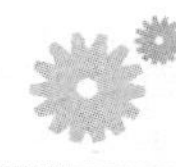

知识链接

每天吃橘子不超过3个

橘子味香，汁甜，并且营养丰富。但对于现在已经怀孕的你来说，橘子虽好却不能多吃。因为中医认为橘子性温味甘，补阳益气，过量食用容易引起燥热而使人上火，发生口腔炎、牙周炎、咽喉炎等。而且，准妈妈一次或者多次食用大量橘子后，身体内的胡萝卜素会明显增多，肝脏来不及将胡萝卜素转化为维生素A，使胡萝卜素沉积在皮下脂肪中造成皮肤发黄。准妈妈每天吃橘子不应超过3个。

避开引发过敏的食物

曾经对某种食物过敏的准妈妈，在孕期一定不要尝试食用。此外，有些食物比较容易引发过敏，如甲壳类海产品、腰果、杧果等，如果准妈妈从来没食用过，建议孕期不要尝试，可以等哺乳期过后再尝试食用。

不要多吃罐头食品和加工食品

对于一些深度加工的食品，准妈妈应尽量少吃或不吃。在罐头食品的生产过程中，会加入一些食品添加剂，如香味剂、色素、甜味剂等。至于加工食品，如超市买的烧鸡、酱肉等，在食品的制作、运输和贮存过程中容易造成细菌污染。所以准妈妈应少吃这类食品。

少吃高脂肪食物，预防便秘

引起肠胃不适最常见的原因是消化不良。这一般不需要药物处理，准妈妈只要减少高脂肪食物的摄取，避免辛辣食物和含有咖啡因的饮料，增加高膳食纤维食物的摄取，如麦麸、玉米、糙米、大豆、燕麦、荞麦等。同时，吃容易消化的禽类或者鱼肉，多吃蔬菜、水果，这样还可以避免因脂肪摄入过多造成的体重超标。

吃炸薯条相当于吸烟

在怀孕期间对食物的喜好会与以前有所不同，这是正常的。然而，有些食物还是少吃为宜，比如炸薯条。怀孕期间吃炸薯条，会增加宝宝出生时体重偏轻的可能性。有研究认为，准妈妈吃炸薯条对胎宝宝身体健康的伤害相当于吸烟。炸薯条和烤面包这类碳水化合物含量较高的食物，在油炸、烘焙和烧烤过程中会形成大量的丙烯酰胺，这种可致毒性的物质，加热时间越长、温度越高，其产生的量就越大。

像薯条这类油炸食物，对胎宝宝的健康不利，准妈妈要少吃，可以把土豆蒸熟吃。

健康食谱推荐

孕1月

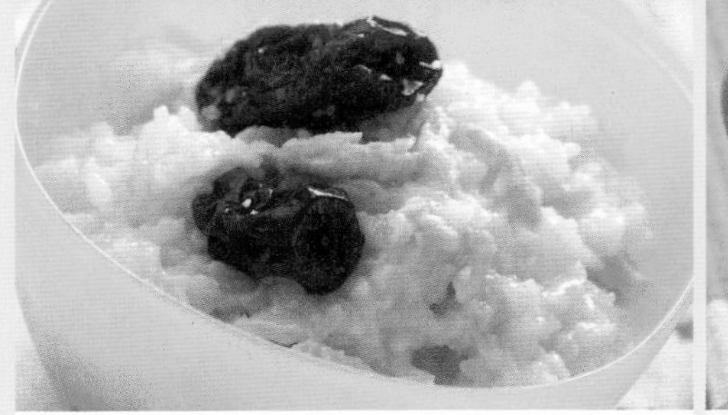

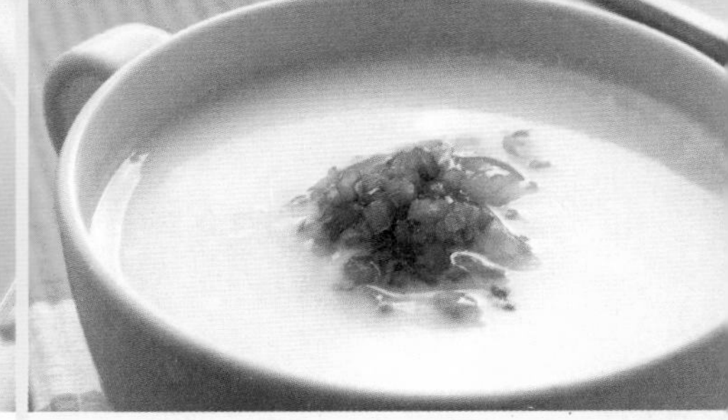

一天饮食参考

早餐7点~8点

牛奶250毫升，全麦面包50克，1个鸡蛋，蔬菜适量

加餐10点左右

苹果1个，麦麸饼干2片

午餐12点~12点半

米饭100克，虾仁豆腐1份，什锦蔬菜1份，蛋花汤适量

加餐15点

草莓100克，坚果半把

晚餐18点半~19点

红枣鸡丝糯米饭1碗，香菇油菜1份，家常红烧鳜鱼1份（鱼50克）

花样主食

红枣鸡丝糯米饭

原料：红枣4颗，鸡肉150克，糯米75克。

做法：❶ 红枣洗净，去核（也可切碎）；鸡肉洗净，切丝，汆烫；糯米洗净，浸泡2小时。❷ 将糯米、鸡肉、红枣放入电饭煲中，加适量水蒸熟即可。

功效 红枣不仅能补气血，而且其含有的维生素C和叶酸有利于胎宝宝的大脑发育。

牛肉饼

原料：牛肉馅250克，鸡蛋1个，葱花、姜末、料酒、盐、老抽、香油、干淀粉各适量。

做法：❶ 牛肉馅，加入葱花、姜末、料酒、油、盐、老抽、香油，搅拌均匀，打入鸡蛋，加入少量干淀粉，搅匀。❷ 将肉馅摊平成饼状，用适量油煎熟，或上屉蒸熟，也可以用微波炉大火加热5~10分钟至熟。

功效 牛肉的蛋白质含量较高，可提高准妈妈抗病能力，促进胎宝宝的生长发育。

美味汤羹

奶酪蛋汤

原料：奶酪20克，鸡蛋1个，西芹100克，胡萝卜50克，高汤、面粉、盐各适量。

做法：❶ 西芹和胡萝卜洗净，切末；奶酪与鸡蛋一起打散，加适量面粉调匀。❷ 高汤烧开，加盐调味，然后淋入调好的蛋液。❸ 锅烧开后，撒上西芹末、胡萝卜末作点缀，烧煮片刻即可。

功效 奶酪营养价值丰富，食用奶酪蛋汤可以为准妈妈补充钙质和各种维生素。

乌鸡滋补汤

原料：乌鸡1只，山药250克，枸杞子10克，红枣6颗，料酒、姜片、盐各适量。

做法：❶ 将乌鸡洗净，去内脏；山药洗净，去皮，切片；红枣洗净。❷ 将乌鸡放入锅中，加入适量水，大火煮沸，撇去浮沫。❸ 加入山药、枸杞子、红枣、料酒、姜片，转小火炖至鸡肉烂熟，加盐调味即可。

功效 乌鸡中蛋白质、维生素、微量元素含量高，胆固醇含量低，适宜准妈妈补充营养。

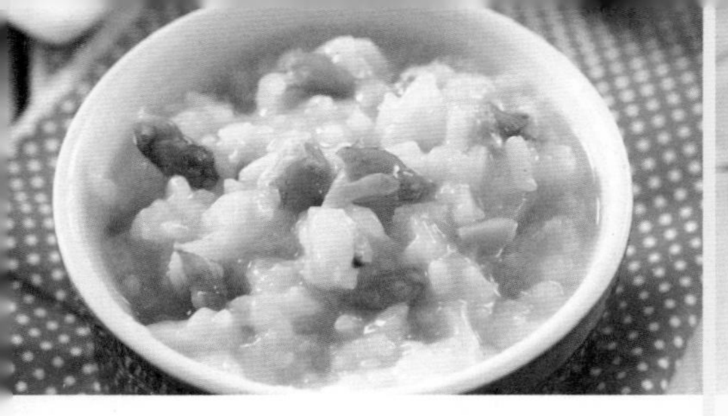

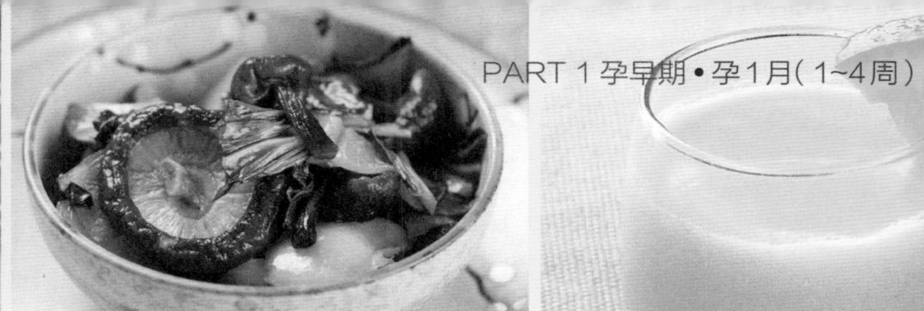

牛奶核桃粥

原料：大米50克，核桃仁2颗，牛奶250毫升，白糖适量。

做法：❶ 将大米淘洗干净，加入适量水，放进核桃仁，中火熬煮至米熟。❷ 倒入牛奶，沸腾之后即可，食用时根据口味加入白糖。

功效 牛奶是钙的极佳来源，核桃仁富含维生素E和B族维生素等。二者搭配，营养丰富。

香菇油菜

原料：油菜250克，香菇6朵，盐适量。

做法：❶ 油菜洗净，切段，梗叶分置；香菇泡开去尽泥沙去蒂，切十字刀。❷ 油锅烧热，放油菜梗，炒至六七成熟，再下油菜叶同炒几下。❸ 放入香菇和适量水，烧至菜梗软烂，加入盐调匀即成。

功效 油菜中维生素C含量很高，香菇富含B族维生素、铁、钾。此菜可增强准妈妈的免疫力。

橙汁酸奶

原料：柳橙1个，酸奶半袋（125毫升），蜂蜜适量。

做法：❶ 将柳橙去皮，去子，榨成汁。❷ 将柳橙汁与酸奶、蜂蜜搅匀即可。

功效 有很好的健脾开胃的效果，还能为准妈妈和胎儿补充维生素和钙。

滋补粥

香菇蛋花粥

原料：大米80克，香菇3朵，鸡蛋2个，虾米适量。

做法：❶ 香菇泡好，去蒂，切片；鸡蛋打成蛋液，大米洗净。❷油锅烧热，放入香菇、虾米，大火快炒至熟，盛出。❸ 大米入锅，加适量水，大火煮至半熟，倒入炒好的香菇、虾米，煮熟后淋入蛋液，稍煮即可。

功效 香菇含有丰富的B族维生素和钾、铁等营养元素，有助于提高抵抗力，并有开胃的作用。

营养热炒

虾仁豆腐

原料：豆腐、虾仁各50克，鸡蛋（取蛋清）1个，葱花、姜末、盐、水淀粉、香油各适量。

做法：❶ 豆腐切小丁，焯水，然后捞出沥干；将虾仁处理干净，加入盐、水淀粉、蛋清上浆。❷ 将葱花、姜末、水淀粉和香油放入小碗中，调成芡汁。❸ 油锅烧热，放入虾仁炒熟，再放入豆腐丁同炒，出锅前倒入调好的芡汁，迅速翻炒均匀即可。

功效 虾仁豆腐富含蛋白质以及钙、磷等矿物质，是准妈妈补充蛋白质和钙的营养美食。

健康饮品

“早生贵子”蜜

原料：红枣10颗，花生仁、蜂蜜各适量。

做法：❶ 将红枣、花生仁洗净后用温水浸泡，连同浸泡的水放入锅中，用小火煮熟。❷ 晾凉后加入蜂蜜，调匀即可。

功效 常吃红枣能有效预防和辅助治疗贫血，让准妈妈的脸色红润起来。

孕早期（1~12周）												孕中期（13~28周）																孕晚期（29~40周）											
1	2	3	4	5	6	7	8	9	10	11	12	13	14	15	16	17	18	19	20	21	22	23	24	25	26	27	28	29	30	31	32	33	34	35	36	37	38	39	40

你正处于孕1月

生活保健

孕早期属于流产的高发期，准妈妈要避免不健康的生活方式，同时要休息好，不可过度劳累。

从现在起，把自己当孕妇看。虽然宝宝真正在你的身体里落户，可能是本月第2~3周才发生的事，但准妈妈也要从心理上开始转变，做好迎接新生命到来的准备。平时的生活起居都要注意，一点也不能马虎。

怀孕的第1个信号——停经

等待“好孕”的心情是十分迫切的，或许你恨不得今天同房，明天就测出阳性，这种心情可以理解，怀孕的第1个信号就是停经。我们一般建议有性生活的健康育龄准妈妈，平时月经规律，一旦月经超过10天以上没来，就可通过验孕试纸或者去医院通过查血等方法来验孕。月经周期长或排卵异常的女性需在停经40~44天的时候才可能检测出，或者在同房后第18天测比较准确。此外，当该来月经的时候，月经虽然没有来，但是有少量咖啡色的血流出，这有可能是受精卵在子宫内膜着床引起的，是怀孕初期的一种正常现象。

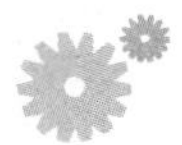

知识链接

分辨不同原因引起的停经

停经是怀孕后最早、也是最主要的症状，但不是特有的症状。其他原因也可能引起停经，如经期不规律的女性，月经推迟是常有的事；由于疲劳、疾病、精神刺激、环境变化等因素，也可能发生月经迟来的现象。如果停经超过半个月，且没有用试纸测出怀孕，应及时就医查明原因。

孕1月避免性生活

尽管现在还不能确定已经怀孕，性生活也应该谨慎进行。孕早期，受精卵刚刚着床，早期胎盘附着还不够稳固，性生活宜轻柔。需要特别提醒的是，孕期性生活一定要注意卫生。如果准妈妈曾经有流产或者先兆流产，孕1月最好避免性生活。

身体告诉你，宝宝来了

一直期待宝宝的你，怎样才能知道自己“有喜”了？赶紧来瞧瞧，以下的常见状态，你占了几条？

疲倦：由于激素分泌的影响，体温会有所升高，看起来似轻微感冒。这种症状在妊娠4个月时会得到极大的缓解。

尿频：膀胱位于子宫的前方，所以子宫增大会使膀胱受到压迫，从而产生尿意。如果排尿时感到疼痛，应到医院检查是否患了膀胱炎。

口渴：口渴表示你和胎宝宝需要更多的液体。每天水分的摄取量为1~1.5升。宜首选白开水，还要多吃蔬菜和适量的低糖水果。

呕吐：恶心、呕吐是多数准妈妈都会经历的，可能发生在一天中的任何一个时刻。恶心的原因尚未完全确定，且因人而异。

小小验孕棒的正确使用

验孕棒购买方便，使用也方便，当你月经推迟后，可去药店购买验孕棒来检测自己有没有受孕。它的原理是采用检测尿液中的HCG（人绒毛膜促性腺激素）浓度，来确诊女性是否受孕。别小看这根小小的验孕棒，使用起来可是有大学问的。

验孕太早太晚都不准

如果在同房后2~3天就检验，往往验不出准确的结果。受精后第6天滋养层细胞开始分泌微量HCG，受精后10天左右HCG才会达到一定数值从而被检测出来。所以建议停经7~10天后进行检测。如果自测结果呈阴性，1周之后月经仍未来，可以再自测一次；如果还是阴性，最好去医院进行HCG血检以及B超检查，来确定是否怀孕。

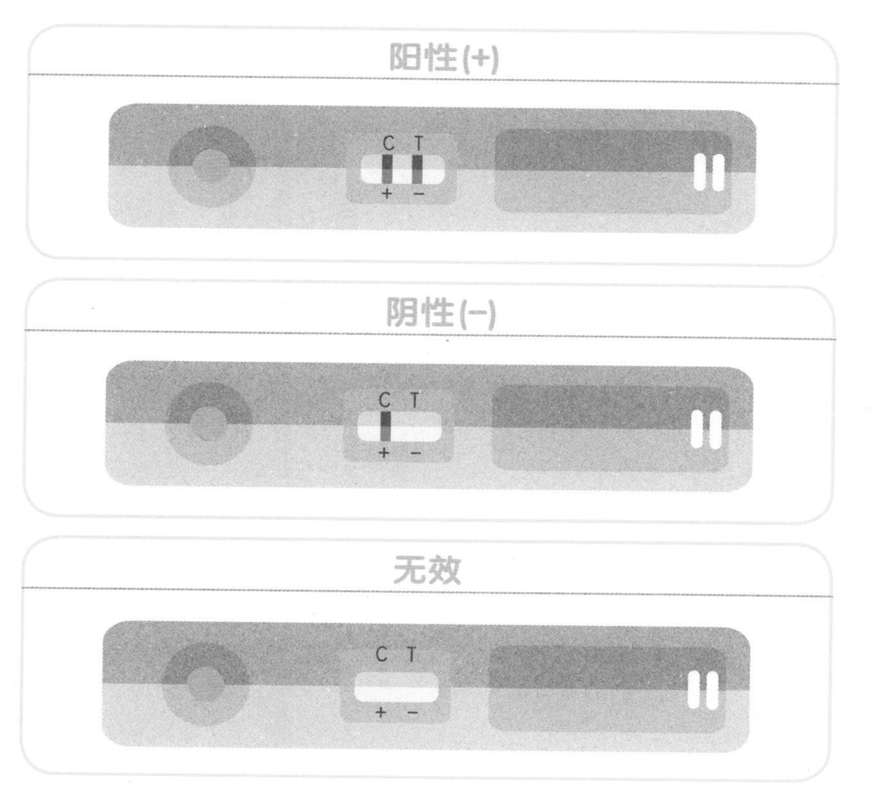

• 结果解释：

阳性(+)：2条紫红色条带出现。一条位于测试区(T)内，另一条位于质控区(C)。表明已怀孕。

阴性(−)：仅质控区(C)出现一条紫红色条带，在测试区(T)内无紫红色条带出现。表明未怀孕。

无效：测试区（T）及质控区(C)均未出现紫红色条带，表明不正确的操作过程或试纸已变质失效。

注意：试纸质控线与测试线的色带可因尿中HCG含量多少而显现出颜色深浅，结果判定按上述标准进行。

• 使用时注意：

1. 尿液标本应现采现试，最好是取清晨第1次尿液的中段，这样准确度高些。
2. 测试前夜尽量减少饮水，也不要为了增加尿液而大量饮水，否则会稀释激素水平，可能出现假阴性的结果。
3. 一些疾病和药物可能造成假阳性结果。所以在使用前一定要仔细阅读说明书，按照说明书上的步骤操作。

Wi-Fi 会伤害宝宝吗

现在，Wi-Fi生活已经成了一种常态。怀孕后，要不要用Wi-Fi，可能会让你纠结许久。

到底Wi-Fi会不会伤及胎儿？可以这样简单理解，手机所用的频率一般是在800~2 000兆赫之间，而无线路由器和手机差不多，为2 400兆赫。从辐射强度来说，国际非电离性辐射委员会制定的安全上限10瓦/平方米，而目前Wi-Fi的辐射值通常都在毫瓦/平方米的水平，所以不需要过度担心Wi-Fi会影响胎宝宝，家中的无线路由器正常使用即可。

防辐射服必须穿吗

防辐射服成了许多准妈妈怀孕后首先考虑要买的东西，但防辐射服一定要穿吗？防辐射服的防辐射奥秘在于其含有金属纤维，金属纤维对日常生活中的电脑、手机等产生的非电离辐射有一定的阻挡作用，但遇到那些真正有害的电离辐射，就起不到防护作用了。所以，穿防辐射服更多的是起到心理安慰作用。如果准妈妈愿意的话，当然可以穿，至少可以向周围的人传递一个信号：这是孕妇，请注意。

睡前玩手机，早起刷微博，必须要改掉

工作、聊天、网购、打游戏、刷微博……也许你不知道自己是从什么时候开始放不下手机、离不开电脑的。但是你一定要知道，睡前躺着看手机、眼睛长时间近距离盯着屏幕、在黑暗中玩手机都是伤眼行为，也不利于入睡。另外，长期坐姿低头玩手机，对颈椎、腰椎也不好；而长期保持坐姿使用电脑容易引起疲惫，特别是到孕中后期，会加重双腿的水肿，所以，长时间使用电脑的准妈妈，要每隔30~40分钟起身活动一下。为了宝宝，也为了自己，在不是必须使用的时候尽量冷落它们吧，从现在起！

安检对准妈妈有影响吗

其实你不用担心安检会对胎儿造成影响。正常情况下，地铁、飞机场里对人进行安检的都是金属探测仪，不会对人体造成影响。试验证明，地铁中给包进行安检的机器所散发出来的辐射量很微小，正常情况下不会给准妈妈造成影响。所以准妈妈可以安心过地铁安检。

不过，国外有些机场采用X线安检，在这样的机场乘坐飞机时，准妈妈可以向工作人员说明情况，走绿色通道。

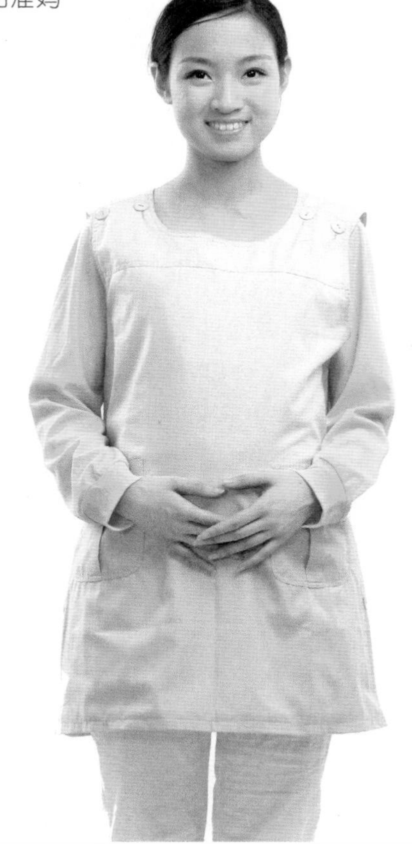

理性看待防辐射服，穿不穿由准妈妈自己决定。

哪些植物对居室有益

宜养的类型	花草名称	作用
能吸收有害气体的花草	吊兰、芦荟、虎尾兰、龟背竹、常青藤、紫茉莉、金橘等	可清除室内甲醛、苯、氯、氟等有毒有害气体
可抑制细菌繁殖的花草	紫罗兰、柠檬、蔷薇、石竹、铃兰、紫薇等	对居室环境和空气有杀菌功效，对准妈妈预防或减少疾病有益
增加室内氧气的花草	仙人掌（球）类植物、蝴蝶兰、垂盘草、吊兰、芦荟、虎尾兰、龙骨	仙人掌（球）类植物肉质茎上的气孔白天关闭，夜间打开，吸收二氧化碳又放出氧气，有益人体健康

吊兰能吸收空气中的一氧化碳和甲醛，适合放在准妈妈的卧室内。

如何决定宠物的去留

怀孕了，真的要和心爱的宠物说再见吗？其实只要注意以下几方面就可以不和宠物分开了。在怀孕前，要给家里的宠物做检查，看看有没有携带弓形虫和其他寄生虫，并给宠物打预防针，定期给它驱虫。很多年轻人有让宠物同自己一起睡的习惯，但怀孕后就不要让宠物睡在自己的被窝里了。摸完宠物后也要及时洗手，保持手部卫生。

动物的粪便是最容易传染细菌的载体，就交给家人处理吧。此外，一般需要做TORCH检查，如果结果显示已经感染过弓形虫，那么准妈妈体内已经产生了抗体，就不用再担心在孕期会通过宠物感染弓形虫病了；如果结果显示从未感染过，则表明没有免疫力，那就要在整个怀孕期间格外注意；如果化验结果显示正在感染，那暂时就不宜怀孕。

化妆品还能用吗

怀孕后还能使用化妆品吗？这是很多准妈妈都会关心的问题。很多准妈妈怀孕后由于雌激素的作用，皮肤变得光滑细腻，脸色红润，但同时也伴随着毛孔粗大，满面油光，这是怀孕带来的“礼物”，只要做好清洁、保湿就可以了。可选用温和或适合敏感肌肤的洗面奶等，另外，也可用一些纯植物保湿液、宝宝保湿霜或者孕妇专用的保湿产品和唇膏，这些都是安全无害的。

我们建议你收起的是美白祛斑霜、口红、指甲油之类的彩妆，这些化妆品含有高浓度的化学元素，会对宝宝产生严重的危害，你可以根据自己的皮肤状态选择较为安全的孕妇化妆品（主要是基础养护类的孕妇护肤品）。香水最好不要用，因为许多香水中含有麝香。

孕早期（1~12周）												孕中期（13~28周）																孕晚期（29~40周）											
1	2	3	4	5	6	7	8	9	10	11	12	13	14	15	16	17	18	19	20	21	22	23	24	25	26	27	28	29	30	31	32	33	34	35	36	37	38	39	40

你正处于孕1月

职场准妈妈须知

怀孕并不一定不能工作，只要从事的工作不是很繁重，工作时间不是很长，工作间隙可以适当休息，职场准妈妈一样可以继续发展自己的事业。

影响怀孕的有害岗位要远离。如果你从事的岗位对宝宝的健康有不利影响，那么你必须做出取舍。另外，职场准妈妈最普遍的心理压力是，害怕怀孕对职业生涯的改变。准妈妈需要正视自己的心理困扰，并积极进行调整。

了解你的权利

不被辞退：《女职工劳动保护特别规定》第5条规定“用人单位不得因女职工怀孕、生育、哺乳降低工资、予以辞退、与其解除劳动或者聘用合同”。

劳动安全：《中华人民共和国劳动法》第61条规定“不得安排女职工在怀孕期间从事国家规定的第三级体力劳动强度的劳动和孕期禁忌从事的劳动。对怀孕7个月以上的女职员，不得安排其延长工作时间”。

产假：《女职工劳动保护特别规定》第6条规定“怀孕女职工在劳动时间进行产前检查，所需时间计入劳动时间”。

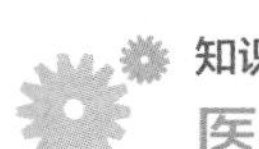

知识链接

医疗报销

《女职工劳动保护特别规定》第8条：女职工产假期间的生育津贴，对已经参加生育保险的，按照用人单位上年度职工月平均工资的标准由生育保险基金支付；对未参加生育保险的，按照女职工产假前工资的标准由用人单位支付。女职工生育或者流产的医疗费用，按照生育保险规定的项目和标准，对已经参加生育保险的，由生育保险基金支付；对未参加生育保险的，由用人单位支付。

远离有害工作岗位

有些工作本身就会给准妈妈和胎宝宝带来危险，为了自己和孩子的健康，准妈妈必须要有所取舍。如果你是从事以下工作的准妈妈，此时还是先暂时选择离开吧。

化工生产工作：经常接触化学毒物，或经常接触铅、镉、甲基汞等重金属，会增加流产和死胎的危险性。其中甲基汞可致胎儿畸形，铅可引起胎宝宝智力低下；二硫化碳、二甲苯、苯、汽油等有机物，可使流产率增高；氯乙烯可使胎宝宝先天痴呆率增高。密切接触化学农药，也会危害准妈妈及胎宝宝健康。

经常接触辐射的工作：辐射虽然看不见摸不着，但它对准妈妈和胎宝宝的损害却很严重，如医疗或工业生产放射室、核能发电站、电离辐射研究以及电视机生产等。

医务工作：在传染病流行期间，医务人员容易因密切接触患者而被感染，而风疹病毒、流感病毒、麻疹病毒、水痘病毒对胎儿的发育影响较为严重。

高温作业、振动作业、在噪声环境中工作、长期站立工作：怀孕期间应尽量避免从事这些工作。另外，准妈妈要尽量减少出差和加班次数，调整作息，劳逸结合。

孕早期（1~12周）												孕中期（13~28周）																孕晚期（29~40周）											
1	2	3	4	5	6	7	8	9	10	11	12	13	14	15	16	17	18	19	20	21	22	23	24	25	26	27	28	29	30	31	32	33	34	35	36	37	38	39	40

你正处于孕1月

情绪调节

在整个妊娠期间，你的情绪可能会有一些波动，恼人的早孕反应、不可避免的担心、外表的变化、内心的敏感等，都会导致你的情绪变化。

你的情绪变化影响胎宝宝的健康成长。胎宝宝与你是心心相印的，因此从现在就要注意，保持豁达和轻松的心情，学会自我减压、自我调节情绪，度过一个健康、幸福和愉快的孕程。

做好角色转换，迎接全新生活

不管你是不是已经准备好了做妈妈，一旦你怀孕了，并且决定将这个宝宝生下来，那就要及时调整好情绪，并要意识到，从现在开始到分娩，你的生活即将随着新生命的来临悄然改变。不管这次的怀孕是你们的精心准备还是意外发生，你都要为他负责，做一个称职的妈妈。

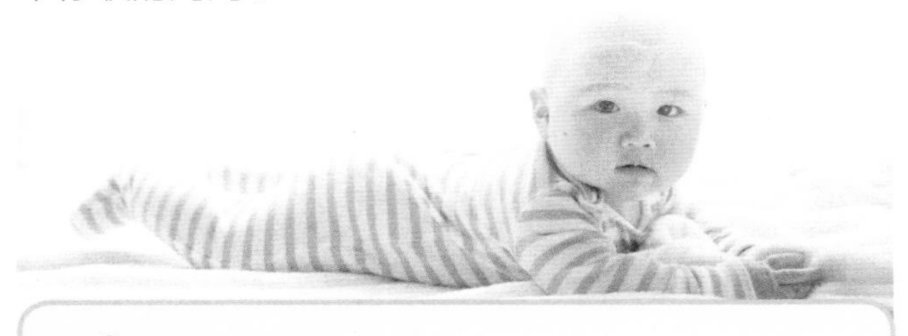

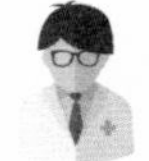

专家答疑

情绪发生变化可能是怀孕吗?

怀孕同时会引起体内激素的变化，从而影响到情绪的变化。所以当你一旦情绪突然间变化无常或者异常兴奋、格外敏感甚至一阵阵莫名其妙地感伤时，可能就是怀孕的迹象。在不确定的情况下，最好保持愉快的心情，不要观看暴力、恐怖的节目，避免受到不良的精神压力和刺激。

做好迎接“二宝”“三宝”的心理准备

随着生育政策的放开，眼下不少准妈妈怀的都是“二宝”“三宝”，相对于初产妇来说，二胎、三胎准妈妈对怀孕这些事可谓驾轻就熟，但是也绝不可掉以轻心。

毋庸置疑，多一个孩子就会多一份责任和压力，既要照顾好“大宝”的学习和生活，又要给肚子里的小宝宝呵护和关爱，还要承担工作的压力，所以二胎、三胎准妈妈要做好充分的思想准备，以一份轻松、快乐的心态来孕育宝宝。

同时，要多给大宝传递“有弟弟或妹妹很幸福”的信息，让他感受到兄弟姐妹在一起的快乐，让大宝也能接受弟弟或妹妹的到来。

和准爸爸保持亲密交流

在孕早期，和准爸爸寻找一些轻松浪漫的话题，使自己的心情放松，以便在一个良好的状态里孕育新生命，愉快地接受妊娠。在妊娠第1阶段，心理调节的主要目的是接受妊娠。通过调节，你应该将妊娠纳入自己的生活计划，对妊娠过程中出现的各种生理现象有正确的认识，并为进入母亲角色做好心理准备。夫妻之间多一点浪漫的举动，可以让准妈妈保持轻松愉快的心情，更好地孕育新生命。

孕早期（1~12周）												孕中期（13~28周）																孕晚期（29~40周）											
1	2	3	4	5	6	7	8	9	10	11	12	13	14	15	16	17	18	19	20	21	22	23	24	25	26	27	28	29	30	31	32	33	34	35	36	37	38	39	40

你正处于孕1月

孕1月运动

此时，胚胎还没有着床，不能做剧烈运动，因此要避免频繁或大幅度牵拉。但适当地运动对准妈妈和胎宝宝都是有好处的。

运动时要选好时间。运动可以选在黄昏，这时候空气中的氧气含量最高；冬天则可以选在午后，这时候天气最温暖。轻柔地运动，动作较缓慢、舒畅，非常适合孕早期的准妈妈。

适合孕1月的运动

运动关键词：柔

适宜运动：散步、肩部和颈部运动、慢舞

运动时间：每次不超过30分钟

以上这些运动，动作都较轻柔，所以非常适合孕1月的妈妈，散步可帮助消化、促进血液循环、增加心肺功能。肩部运动和颈部运动能增强准妈妈的肌肉力量，缓解肩痛、颈痛的症状。适当跳慢舞，可以活动筋骨，缓解不良情绪，有助于睡眠。

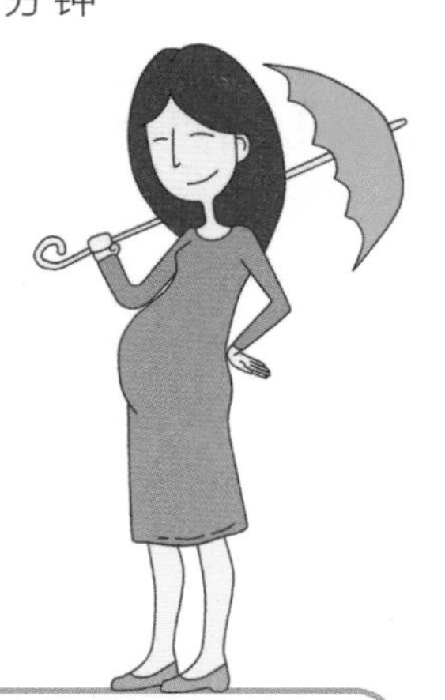

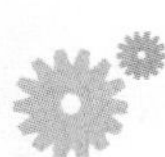

知识链接

孕1月不适合的运动

孕1月的准妈妈不适合进行的运动有：需大力跳跃、震动性很大的运动，如跳绳、踢毽子等；快速移动或者突然改变方法的运动，如快跑、网球、羽毛球、乒乓球等；所有竞技运动，如骑马、跆拳道等；压迫腹部的运动，如仰卧起坐、压腿上抬等。

利用心率决定你的运动强度

利用心率来决定你的运动强度，一般以不超过每分钟140次为原则。准妈妈每次运动的时间不应超过30分钟。在运动前、运动中和运动后的3个阶段，要尽量补充水分，以免体温过高。还要避免在炎热和闷热的天气状况下做运动。

在运动时要注意着装。紧身的衣物和高跟鞋会引起身体不适或者疲劳，时间久了还会对身体形成伤害，加重你的身体负担，影响心情，妨碍你享受运动应有的乐趣，所以一定要穿舒适宽松的衣服和鞋。

避免过度运动

如果你在怀孕前经常进行体育锻炼，如晨跑，那么在怀孕初期仍可坚持进行；如果之前并不怎么进行体育锻炼，那么怀孕初期可做散步等运动量轻的运动。但无论是健身还是其他的原因，运动量都不可以过度，过度的运动量会使你的身体产生疲劳感，甚至危害腹中的胎宝宝。也不要突然增加运动量，运动量的突然增加会使体内激素不稳定，影响胎宝宝的生长发育；更不要做高难度竞技的运动，以免对母子不利。你可以找一种自己喜欢、能持续，又适合任何季节的运动，坚持做下去，对你和胎宝宝都有好处。

孕早期(1~12周)												孕中期(13~28周)																孕晚期(29~40周)											
1	2	3	4	5	6	7	8	9	10	11	12	13	14	15	16	17	18	19	20	21	22	23	24	25	26	27	28	29	30	31	32	33	34	35	36	37	38	39	40

你正处于孕1月

准爸爸必看

面对怀孕之后身心都在发生巨大变化的准妈妈，准爸爸要给予充分的理解和体贴，帮助准妈妈排解孕期的各种担忧。

和准妈妈一起“怀孕”。了解准妈妈在孕期将发生的变化，和准妈妈一起学习孕期知识，在生活上关心准妈妈，同时戒掉自己的一些不良习惯。和准妈妈一起快乐地度过这段生命中的特殊时期。

了解准妈妈将会发生的变化

准爸爸可以去购买一些孕产书籍，或在网上搜集可靠的孕期知识。这样就会知道，为什么挺着肚子的老婆会腰腿痛；为什么怀孕后的老婆像变了个人，脾气越来越大；为什么怀孕后，老婆的胃口有变化……准爸爸应积极参与到孕期生活中，和准妈妈一起孕育健康聪明的宝宝。

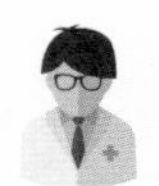

专家答疑

准爸爸也会“害喜”吗?

大多数准妈妈在孕早期都会“害喜”，会恶心呕吐、头昏乏力、食欲缺乏，这是怀孕后的正常生理反应。可有些准爸爸在妻子怀孕期间也会有妊娠反应，出现类似的症状。当准妈妈的妊娠反应过后，准爸爸的病也随之好了。

准爸爸“害喜”并不需要做特别治疗，因为准妈妈害喜而就医的比率相当低，多数是心理紧张、压力大引起的，所以准爸爸“害喜”当然也不会有太大问题或影响。至少到目前为止，临床上准爸爸因严重症状而必须就医的案例并不多。

在生活上关心准妈妈

准妈妈在怀孕的特殊时期，准爸爸的态度会直接左右准妈妈的情绪，并对胎宝宝产生很大的影响。那么，准爸爸可以做些什么呢？孕早期避免性生活，协助准妈妈调整饮食，让准妈妈少做些家务，一起挑选怀孕用品，陪准妈妈一起散步，为准妈妈按摩，和准妈妈一起制订一个孕期日程表。

戒掉不良习惯

很多准爸爸在计划怀孕时能远离烟酒，可是一旦准妈妈怀孕了，就不那么严格约束自己了，开始偷偷吸烟、喝酒，认为这对准妈妈和胎宝宝没有什么影响。事实上，准妈妈对烟味、酒味特别敏感。另外，准爸爸还要检讨一下自己有没有别的不良习惯，例如不刮胡子、不经常换衣服等，这些都可能对准妈妈的健康和心情产生不利的影响。

和准妈妈一起给宝宝起名

在孕期，准爸爸可以和准妈妈一起给宝宝取个好听的名字。现在还不知道妈妈肚中孕育的究竟是男宝宝还是女宝宝。所以，准爸妈起名时，最好先准备一个男孩名，再准备一个女孩名。

孕早期（1~12周）												孕中期（13~28周）																孕晚期（29~40周）											
1	2	3	4	5	6	7	8	9	10	11	12	13	14	15	16	17	18	19	20	21	22	23	24	25	26	27	28	29	30	31	32	33	34	35	36	37	38	39	40

你正处于孕1月

孕1月胎教

孕1月，受精卵在母体内着床发育，胚胎处于器官高度分化与形成时期。此时，准妈妈要为胚胎提供安静舒适的生长环境和丰富的营养。

本月胎教重点，让准妈妈保持愉快的心情。愉悦、轻松的情绪，能使你血液中氧气充足，能让小小的胎宝宝更好地发育。所以准妈妈要时时提醒自己：宝宝喜欢我高高兴兴的，没有什么事情比这更重要的了。

提供一个良好的环境

孕1月，胎教最重要的是给胎宝宝提供一个优良的环境，而胎宝宝所生活的环境包括准妈妈的身体、准爸妈生活的环境。准爸妈在孕期要注意环境安全，心情愉悦，以利于安心养胎。胎教时，准妈妈要有意识地进行心理调适，让心态更加平和，更加愉悦；不要大悲大怒、大喜过望，要保证自己的身体健康和情绪愉快，夫妻感情稳定恩爱，保护好孕育初期的胎宝宝。

写胎教日记

已经开始准备要宝宝了，就从现在开始写胎教日记吧！在随后漫长的妊娠期中，你的心情、想法、感受都可以成为日记中的内容，无论是惯常的日记体，还是严谨的表格体都绝对是独此一家、别无分号的珍贵记忆。

胎教日记示例

______年___月___日　　星期____　　天气____

7:00　起床，先和肚子里的胎宝宝道声早安，空腹测体重，然后洗脸、刷牙、准备早餐。

7:30　和老公一起吃早餐，今天喝牛奶、吃水煮蛋，还好，今天比较有胃口，没有觉得恶心。

8:00　和老公一起走出家门，老公“护送”我到了公司，被人呵护的感觉真好。

10:00　工作有点忙，不过同事们还是很照顾我这个孕妇的，心里很温暖。

12:00　午餐时间到啦，很开心，期待着今天的工作餐能有我喜欢吃的，因为我和胎宝宝都饿啦……

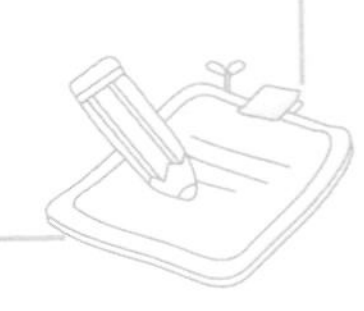

 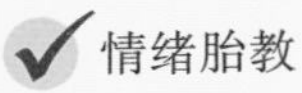
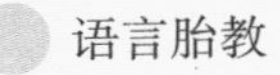
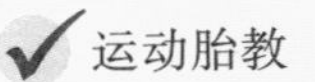
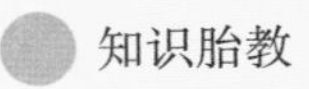
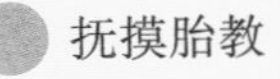

情绪胎教　语言胎教　运动胎教　知识胎教　抚摸胎教

"幽默小天地"

经常看一些幽默的小笑话，是帮助准妈妈保持快乐心情的小秘诀。可以选择冷笑话，或者童言无忌的笑话等，内容要轻松、积极向上，内容不健康的笑话不要讲。但是为了胎宝宝的安全，准妈妈要尽量克制大喜大悲。

画出宝宝的样子

宝宝将会是什么样子呢？头发是直的还是卷的？是单眼皮还是双眼皮？鼻子坚挺还是小巧？皮肤是白还是黑？身材会不会很高挑？

想宝宝的时候，准妈妈就把心里宝宝的样子画出来吧！准爸爸也可以配合，在准妈妈肚子上画出宝宝的样子。这些美好的心愿，有助于将来生出一个漂亮的宝宝。

聆听自然之乐《春野》

在焦虑烦躁之时，最好的放松方法莫过于聆听一首悠扬清新的自然之乐。班得瑞创作的这首《春野》（《One day in spring》）曲式轻柔缥缈，乐曲铺陈徐缓，细腻的钢琴配上优美的横笛，仿若春日清晨淡淡青草的芳香，凉丝丝地沁人心脾。

这首曲子最适合在清晨，和爱人携手比肩，共同沐浴音乐的美好和幸福。

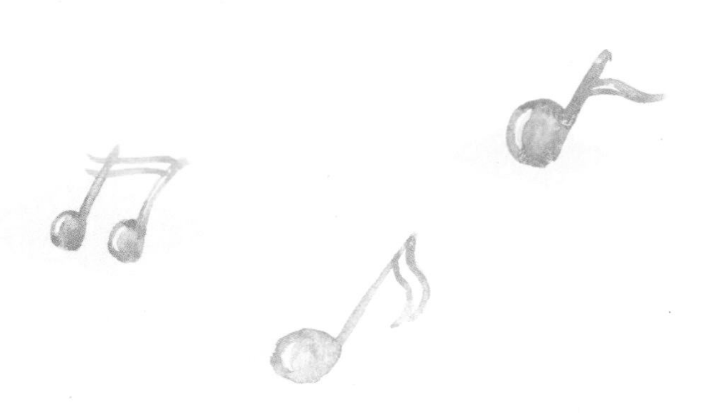

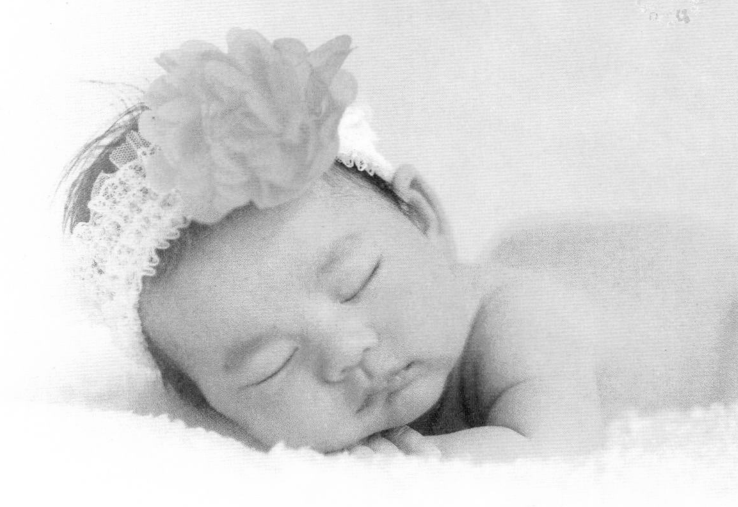

散步，早期最适宜的运动

散步是孕早期最适宜的运动。散步有利于呼吸新鲜空气，促进血液循环，增强新陈代谢，加强肌肉运动，为自然分娩打下良好基础。所以准妈妈要坚持有规律的散步运动。

要注意的是，散步时最好有准爸爸的陪同，还要避开上下班高峰期，以免空气污浊；尽量选择公园、郊外等有树林、草地的好地方。如果孕早期还在职场打拼的准妈妈，也可以利用中午休息的时间在单位附近散散步。

语音冥想

语音冥想不需要特别的时间和场所。选择一个你最放松的姿势，闭上眼睛，将意识集中在呼吸上面，每次吸气、呼气时，对自己说："我感觉到自己在吸气、呼气。"连续5次。

然后继续呼吸，但是每次呼气时，以感到舒适为限，用最低沉的、可以听见的声音念"噢——姆——"时间与呼气的过程一样长，把你的注意力集中在语音上面，仿佛正在吟诵美妙的诗歌。

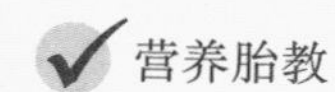
营养胎教
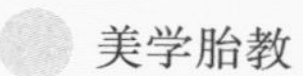
美学胎教
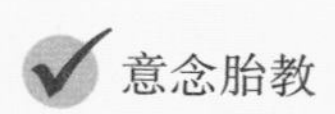
意念胎教
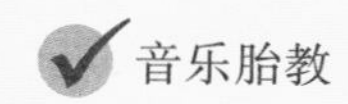
音乐胎教

孕早期（1~12周）												孕中期（13~28周）																孕晚期（29~40周）											
1	2	3	4	5	6	7	8	9	10	11	12	13	14	15	16	17	18	19	20	21	22	23	24	25	26	27	28	29	30	31	32	33	34	35	36	37	38	39	40

你正处于孕1月

常见不适与用药

孕1月，由于大多数准妈妈还没有已经怀孕的意识，受精卵分裂正在迅速进行，而受精卵着床还不稳固，往往最易出现危险。

怀孕期间谨慎用药。准妈妈出现意外情况时要小心处理，如果出现低热、疲倦等类似感冒的症状或怕冷、嗜睡、腹痛等症状，一定不要忽视。即使自己尚未感觉出是否怀孕，也不能自行服药，以免危害到宝宝的健康。

轻微感冒发热无须用药

多饮温开水应对轻微感冒头疼。仅有鼻塞、轻微头痛的准妈妈一般不需用药，应多饮温开水，充分休息，一般很快自愈。如果有高热、烦躁等症状要马上去看医生，在医生指导下采取相应措施对症处理，切不可盲目用退热剂之类的药物。在平时要做好感冒预防工作，如勤洗手，避免接触感冒的家人使用过的碗碟，以免传染；避免去人群密集的公共场所，出门尽量戴口罩；室内要经常开窗通气等。

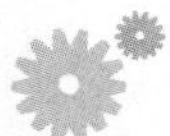

知识链接

有些感冒症状很可疑

当你怀孕后，孕激素出现变化，身体会出现疑似“感冒”的症状，但孕早期的反应和感冒相比还是有差别的，可以通过测试体温来加以区别。怀孕后身体温度会有所升高，一般基础体温保持在36.8~37℃之间。只有当体温达到37.5℃以上时，才说明可能是感冒引起的发热。

下腹疼要警惕

宫外孕：宫外孕指的是受精卵在子宫以外的位置着床、生长发育。这种胚胎除了因发育位置不对而无法正常成长之外，还会引起母体的病变和伤害。宫外孕症状可归纳为三大症状，即停经、腹痛、阴道出血。

子宫肌瘤：子宫肌瘤可能在怀孕期间长大，对怀孕的影响包括肌瘤变性坏死、肌瘤扭转，甚至直接干扰胎宝宝发育或阻碍生产。这种疼痛通常来得突然，且痛点固定不动，属于局部疼痛。

卵巢肿瘤：如果怀孕时发现有卵巢肿瘤，请一定要和医生保持密切的联系。一旦有绞痛、腹部不适、腹部异常膨大、腹水等情况发生，必须尽快就医。

急性阑尾炎：受到子宫膨大的影响，盲肠会随着怀孕周数增加而向上推挤，因此，疼痛的位置也会随之改变。早期症状包括右下腹部压痛、恶心、呕吐、腹部肌肉紧绷等。随着怀孕周数增加，急性阑尾炎的典型症状会越来越不明显。

葡萄胎：葡萄胎是指实际上没有胎宝宝或胎宝宝发育不正常的情形。胎盘底部的毛绒基质微血管消失，从而导致毛绒基质积液，子宫内形成葡萄形状的水泡，并充满子宫。当葡萄胎增长迅速、子宫急速膨大时可引起下腹胀痛。

准妈妈用药要谨慎

安全的 **孕3周（停经3周）以内**	服药后不必为致畸担忧。若无任何流产征象，一般表示药物未对胚胎造成影响，可以继续妊娠
高度敏感的 **孕3周至孕8周**	胚胎对药物的影响最为敏感，有些药物可产生致畸作用，但不一定会引起自然流产。此时应根据药物毒副作用的大小及有关症状加以判断，若出现与此有关的阴道出血，不宜盲目保胎
中度敏感的 **孕8周至孕4~5个月**	胎宝宝对药物的毒副作用较为敏感，但多数不引起自然流产，致畸程度也难以预测。此时是否中止妊娠，应根据药物的毒副作用大小等因素全面考虑，权衡利弊后再做决定
低度敏感的 **孕5个月以后**	胎宝宝对药物的敏感性较低，用药后一般不会出现明显畸形，但可出现程度不一的发育异常或局限性损害

准妈妈不可用的4种外用药

一些外用药能透过皮肤被吸收进血液，引起胎宝宝中毒，对胎宝宝神经系统造成损害。

杀癣净：其成分是克霉唑，多用于皮肤黏膜真菌感染，如体癣、股癣、手足癣等，它不仅有致胚胎毒性的副作用，其药物成分还会进入乳汁，应该慎用。

硝酸咪康唑乳膏（达克宁）：可引起局部刺激，如果皮肤局部较为敏感，则易发生接触性皮炎，或者因局部刺激引起灼感、红斑、脱皮起疱等。

抗生素类外用软膏：在皮肤感染方面应用广泛。但怀孕期最好不要使用该药，此软膏中的聚乙二醇会被全身吸收且蓄积，可能引起一系列不良反应。

皮质类固醇类药：应用于皮肤病，具有抗炎、抗过敏作用，如治荨麻疹、湿疹、药疹、接触性皮炎等。但是，准妈妈大面积或长期使用时，可造成胎宝宝肾上腺皮质功能减退。

孕早期有一点点出血，不要怕

阴道出血，首先要注意查看血量、颜色和形态。如果出血量很少，呈咖啡色，没有血块，没有腹痛则不要担心。

少量出血不会伤害胎宝宝。当你怀孕之后，随着胎盘的生长形成许多血管，有时候会有一些微血管破裂，从而导致阴道有轻微出血的现象。少量的、短暂的、无痛的阴道出血，且没有其他不适症状的情况下，准妈妈不必过度紧张。

静养保胎遵医嘱。当出现出血症状时，应及时就医。一般来说，黄体酮偏低可能是胚胎发育不良的标志，也可能是引起先兆流产的原因，医生会根据胎宝宝的情况给出补充黄体酮、适度休息、定期检查等建议。

大量出血要及时就医。如果出血伴随着疼痛、痉挛，或是大量出血、有凝结血块等现象，应马上就医。先兆流产、宫外孕、葡萄胎、胎盘低置等都可能引起阴道大量出血，一旦出现以上症状，应马上平躺下来，保持冷静，并赶紧就医。

孕2月（5~8周）

胎宝宝在你的子宫里安营扎寨已有些时日，在你的后知后觉中宝宝的大脑和心脏已经开始发育，体重长到4克，身长也有3厘米。而你的早孕反应是不是也来报到了？嗜睡、呕吐、头晕、乏力、食欲缺乏，这些都是胎宝宝到来的信号。如果没有留意，准妈妈可能怎么也想不到这是胎宝宝和妈妈独特的打招呼方式。

胎宝宝变化

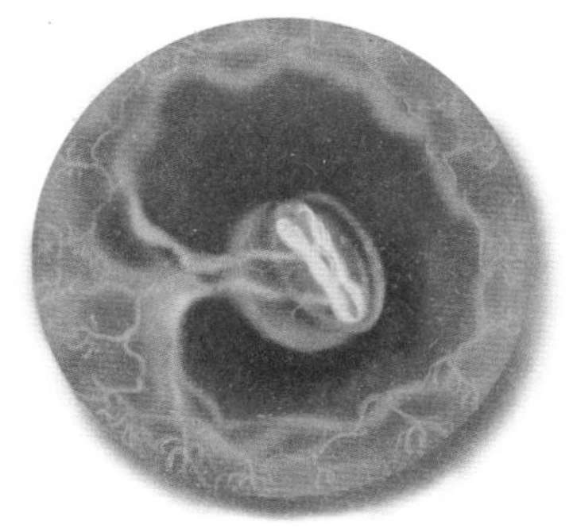

第5周 只有苹果籽那么大：本周子宫内的胚胎细胞迅速分化并纵向展开，还只是一个小胚胎，就像苹果籽那么大，“小尾巴”从这周开始消失了，身体各个器官正处在迅速分化中。

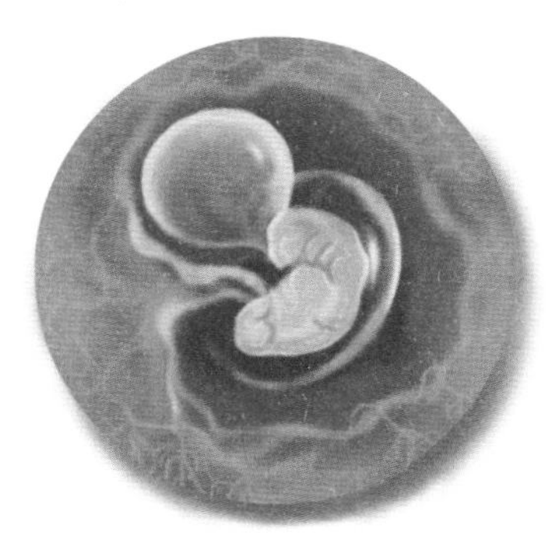

第6周 心脏开始供血：本周胎宝宝的心脏长出心室，并且开始供血了。四肢的幼芽也开始长出，鼻眼清晰可辨，神经管开始连接大脑和脊髓，新生命的各部分正在紧张筹备中。

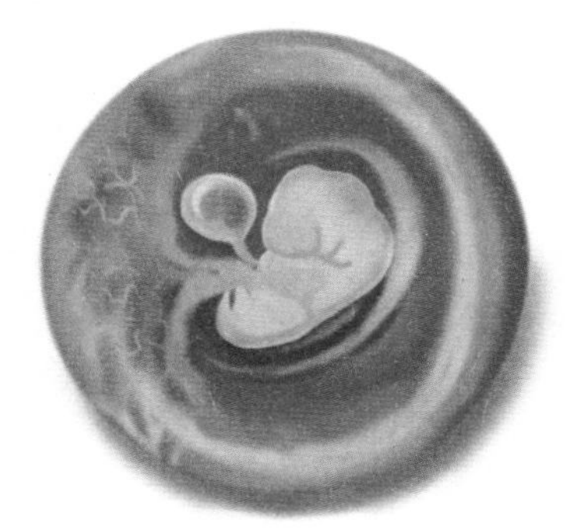

第7周 唇腭发育关键时期：胎宝宝已经可以凭借四肢幼芽在羊水中运动了，第6~10周是胚胎腭部发育的关键时期，准妈妈的好情绪能帮助胎宝宝长出端正漂亮的唇腭。

妈妈寄语

无论是在身体上，还是心理上，准妈妈都进入了“孕期”。准妈妈要调整好自己的情绪，不让坏情绪影响到胎宝宝。

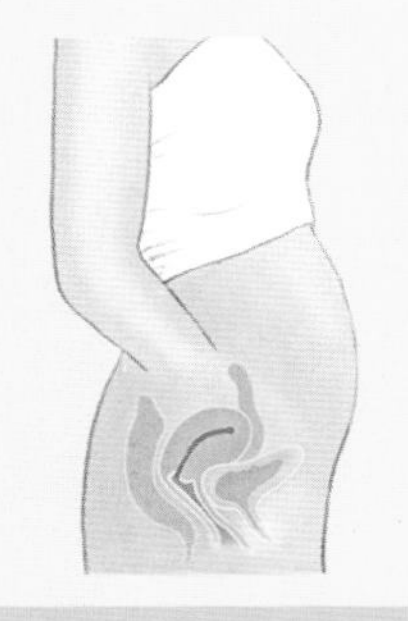

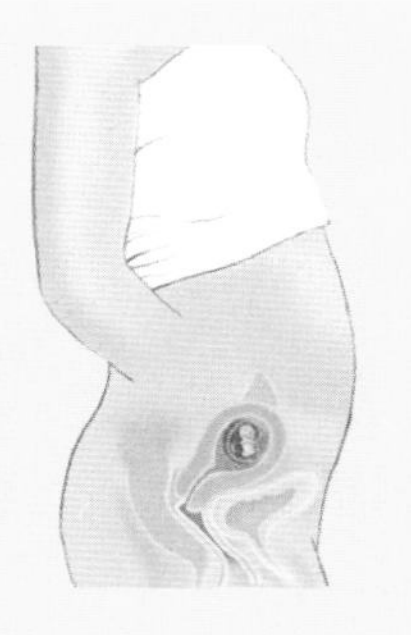

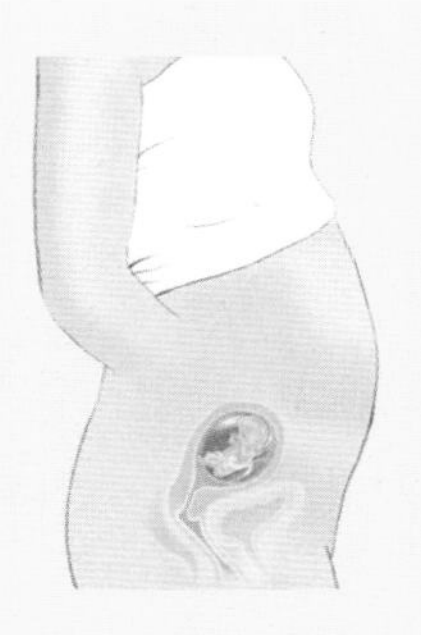

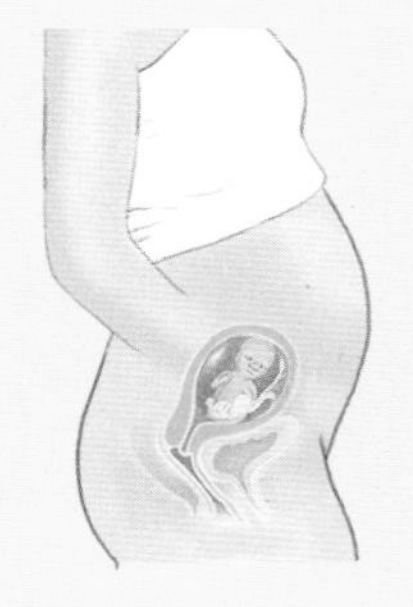

1 2 3 4 5 6 7 8 9 10 11 12 13 14 15 16 17 18 19 20

孕早期（1~12周） 孕中期（13~28周）

准妈妈变化

孕2月，无论是身体的变化还是早孕反应都比孕1月来得大，很多准妈妈其实都是从这个月开始有“妈妈”的感觉的。现在你终于可以感受到当妈妈的喜悦与惊奇了。

准妈妈的感觉：孕2月，大部分准妈妈开始出现早孕反应，食欲和情绪也会受到影响。孕吐一般会在孕4~8周出现，在第8~10周达到顶峰，12周时回落，也有一些准妈妈孕吐的持续时间会长一些。

激素促使身体变化：准妈妈最大的变化是月经停止了，子宫变得和鹅蛋一样大小，阴道分泌物增多。多数准妈妈开始“害喜”。由于雌激素和孕激素的变化，准妈妈会感到疲劳、烦闷、嗜睡等不适。

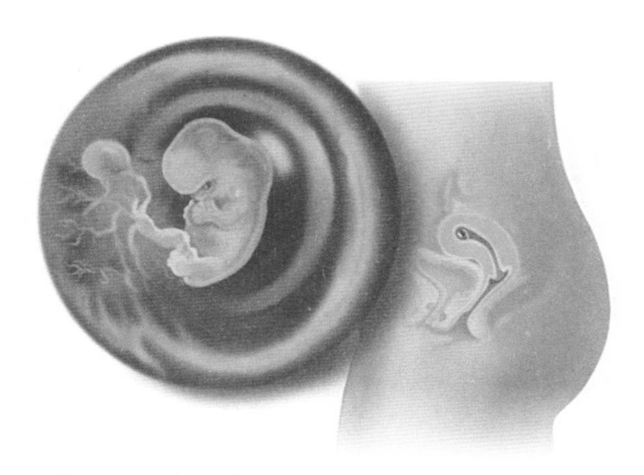

第8周 五官发育精细：本周胎宝宝的五官发育更加精细了，胎宝宝视网膜、下颌、面部肌肉、小脚掌开始形成；外耳、上嘴唇已经形成，下嘴唇发育开始，口腔内的上腭正在形成。大脑的垂体形成，小脑开始发育；四肢以及更精细的手掌、脚掌、手腕、肘部、手指都持续发育。

体重管理

体重还没有明显变化

到本月末，胎宝宝身长2厘米左右，体重约4克。胎宝宝很小，准妈妈的体重还没有明显的变化。在孕早期，准妈妈的平均体重增长1~2千克，有些准妈妈孕吐严重时，体重还会不增反降。合理的体重增长，才能保证胎宝宝的健康发育和顺利分娩。在孕早期，由于胎宝宝还很小，对营养素的需求量并不大，所以饮食应该重质而不是量。

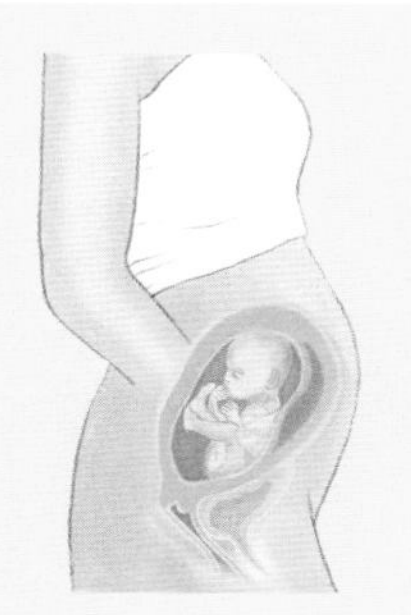
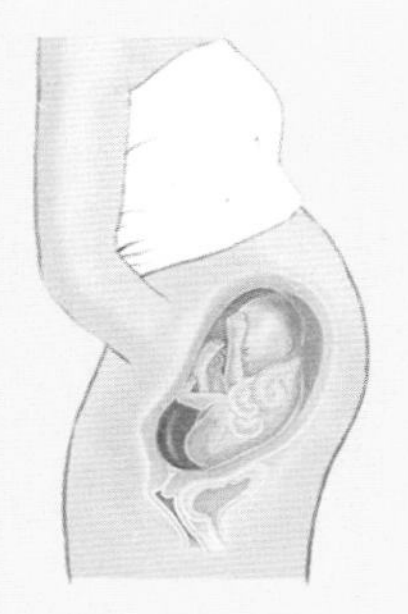
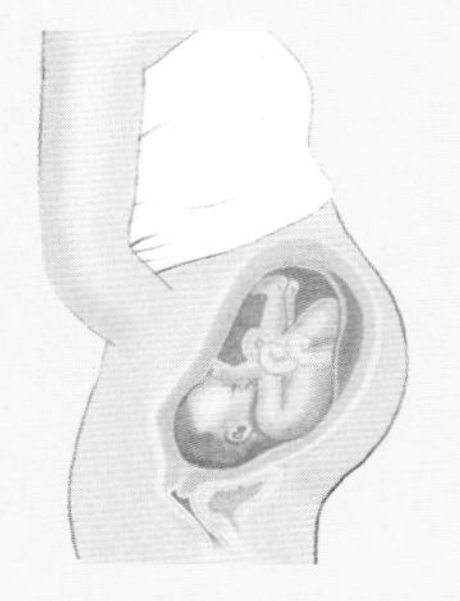
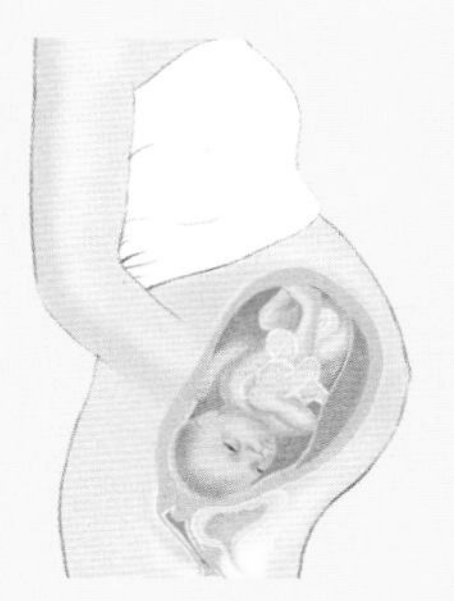
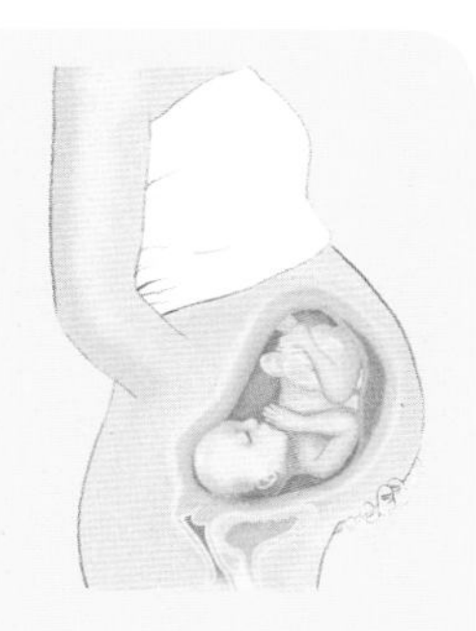

孕早期(1~12周) 孕中期(13~28周) 孕晚期(29~40周)

1 2 3 4 5 6 7 8 9 10 11 12 13 14 15 16 17 18 19 20 21 22 23 24 25 26 27 28 29 30 31 32 33 34 35 36 37 38 39 40

你正处于孕2月

本月产检

孕2月的产前检查，除了基本的自我监护，还可以通过尿检确认怀孕或抽血验孕。抽血验孕就是做HCG和黄体酮测定。

不是所有人都需要验血。有些女性孕初期HCG比较低，用试纸测出线条颜色比较浅，无法判断是否怀孕。这种情况下可以去医院验血检查，判断是否怀孕。另外，有过流产史、不易受孕的女性也需要做这项检查。

HCG和黄体酮测定

HCG即人绒毛膜促性腺激素，是目前妊娠早期诊断最常用的方式，就是测定血清或尿液中的HCG水平，HCG主要功能就是刺激黄体，有利于雌激素和黄体酮持续分泌，以促进子宫蜕膜的形成，使胎盘生长成熟。HCG在妊娠的前8周增长很快，以维持妊娠。在大约孕8周以后，HCG逐渐下降，直到大约20周达到相对稳定。由于HCG不受进食影响，所以随时可以检查，不需要空腹。准妈妈需要注意的是，不同医院的仪器不同，本书涉及的检查结果及参考范围会存在差异。

孕酮：孕酮就是黄体酮，是人体天然分泌的一种孕激素，主要作用是确定卵巢有无排卵及了解黄体的功能。准妈妈如果孕酮过低，可能是胚胎发育不良的标志，也可能是引起先兆流产的原因，在孕期，孕酮是促进胎宝宝早期生长发育的一种激素。

mIU/ml：mIU/ml等同于IU/L，所以看报告单时只看测定数值就可以了。

检验项目	英文	测定结果	单位	参考范围
孕酮	PROG	28.53	ng/ml	卵泡期 0.20-1.50 排卵期 0.80-3.00 黄体期 1.70-27.00 绝经期 0.10-0.80
人绒毛膜促性腺激素	HCG	87900	mIU/ml	0.00-6.00

HCG：HCG是由β-HCG和α-HCG两种成分组成。α-HCG为垂体前叶激素所共有，只有β-HCG才具有HCG特异性的结构，所以现在临床上大多以测定β-HCG为主。β-HCG值一定会小于HCG。这里要给准妈妈们提个醒，拿到报告单后，一定要看清是β-HCG还是HCG。通过β-HCG诊断是否怀孕有验尿和验血两种方式，验尿简单方便，验血的准确率更高。

B超确定胎囊位置，排除宫外孕

一般情况下，孕期只需做4~5次B超就可以了。如果是高危准妈妈，或被怀疑有胎盘前置等妊娠不正常的情况，要根据情况适当增加1~2次。通过B超监测，发现准妈妈孕期可能出现的不良症状，并观察胎宝宝的发育状况，能够及早发现问题。

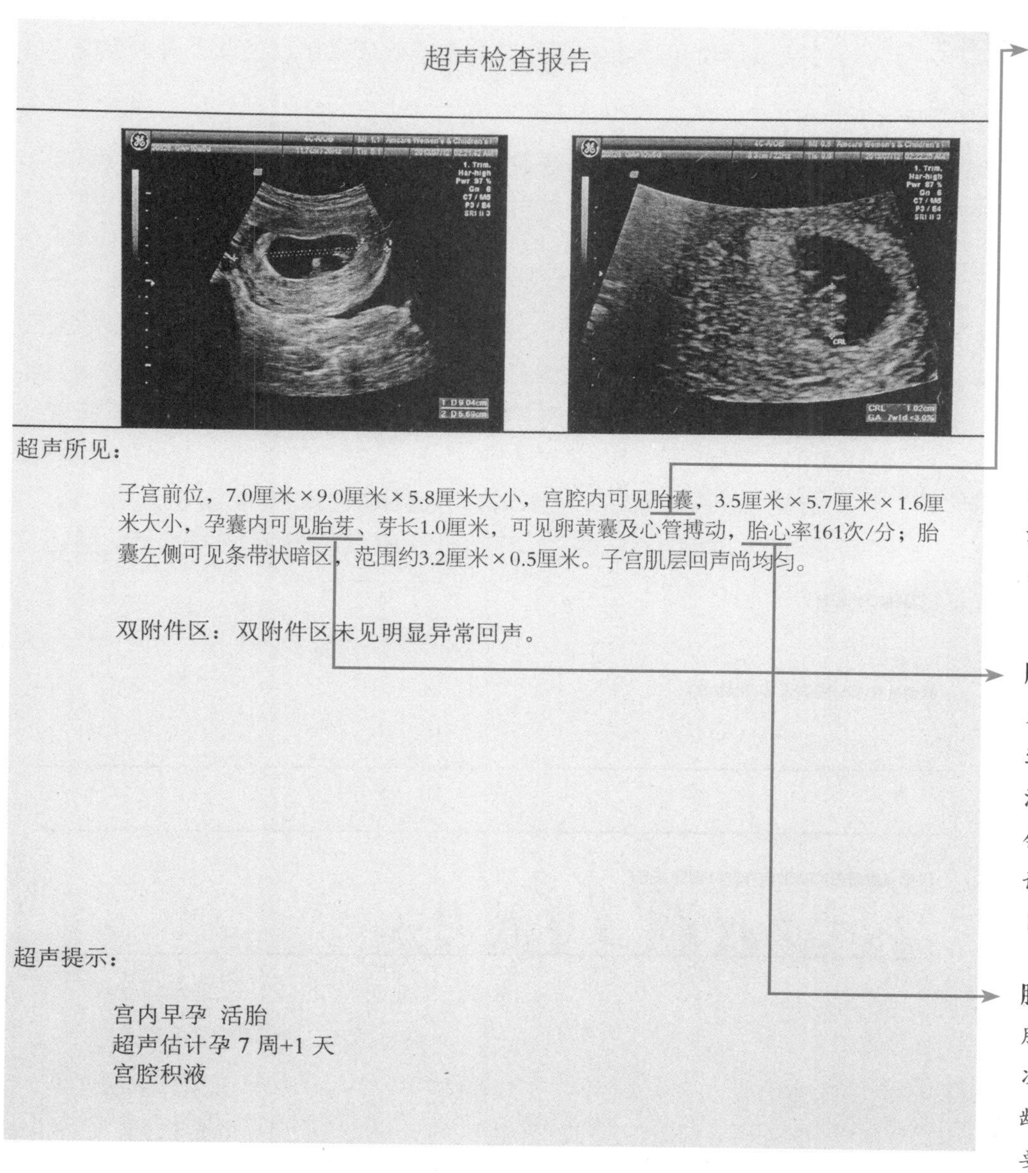

超声检查报告

超声所见：

子宫前位，7.0厘米×9.0厘米×5.8厘米大小，宫腔内可见胎囊，3.5厘米×5.7厘米×1.6厘米大小，孕囊内可见胎芽、芽长1.0厘米，可见卵黄囊及心管搏动，胎心率161次/分；胎囊左侧可见条带状暗区，范围约3.2厘米×0.5厘米。子宫肌层回声尚均匀。

双附件区：双附件区未见明显异常回声。

超声提示：

宫内早孕 活胎
超声估计孕7周+1天
宫腔积液

胎囊：胎囊大小"3.5厘米×5.7厘米×1.6厘米"指的是胎囊长宽高的数据。胎囊即孕囊，只在孕早期出现，位于子宫的宫底、前壁、后壁、上部或中部。形态圆形或椭圆形、清晰的为正常；不规则形、模糊，位于子宫下部的为异常。伴有腹痛或阴道流血时，则有流产的征兆。孕6周时，胎囊的检出率为100%。在孕6周时，胎囊直径约2厘米，孕10周时约5厘米。**注：**胎囊消失后，见到月芽形的胎盘形成为正常。

胎芽：孕2月以前的胚胎也称为胎芽，做B超检查，可以看到胎芽为正常。如果有胎囊而没有胎芽，在排除末次月经记错，排卵期延后的情况下，就说明胚胎有问题，没有必要盲目保胎。

胎心：有为正常，无为异常。胎心率正常为每分钟120~160次。通常，在正常范围内，胎龄越小胎心频率会略快一些。要是第10周还未检测到，在排除末次月经记错的情况下，可以诊断为胚胎停止发育。

从以上结果看，宫内可见胎囊、胎芽和胎心搏动，根据胎囊的大小和胎芽长度判断为已经怀孕7周+1天，宫内早孕。

孕早期（1~12周） 孕中期（13~28周） 孕晚期（29~40周）

1 2 3 4 5 6 7 8 9 10 11 12 13 14 15 16 17 18 19 20 21 22 23 24 25 26 27 28 29 30 31 32 33 34 35 36 37 38 39 40

你正处于孕2月

营养与饮食

准妈妈身体里多了一个小人儿，饮食营养要格外注意均衡、合理。孕2月往往是妊娠反应强烈的阶段，有的准妈妈还会出现体重下降的情况。

多吃开胃健脾、使自己心情愉悦的食物。少食多餐，能吃就吃，是这段时间准妈妈饮食的主要方针。有恶心、呕吐等早孕反应时，准妈妈不用刻意选择所谓的有益食物，只要根据自己的口味选择喜欢吃的食物就可以了。

孕2月营养饮食指导

适当增加优质蛋白质的摄入量。孕2月是胎宝宝发育的关键，这个时期，准妈妈每天应摄入蛋白质55~65克。

不挑食，保证全面营养。这个时期胎宝宝的主要器官开始全面形成，准妈妈的饮食要能够满足胎宝宝的正常生长发育和准妈妈自身的营养需求。

少食多餐，减轻妊娠反应。妊娠反应带来的恶心、厌食，影响了准妈妈的正常饮食，可以通过改变烹饪方法和食物种类，少食多餐，来保证自己的营养补充。

- **不要马上进补**

有的准妈妈为了让胎宝宝“吃”得更好，马上就开始进补。其实孕早期，胎宝宝生长速度比较缓慢，需要的热量和营养物质也比较少，不需要特别补给。准妈妈只要维持正常饮食，保证营养就可以了。

本月重点营养素

蛋白质

准妈妈要确保胎宝宝发育所需的足量的蛋白质。每天的摄入量以**55~65克**为宜。这个月内，对于蛋白质的摄入，不必刻意追求一定的数量，但要注意保证质量。蛋白质分动物蛋白和植物蛋白两种，动物蛋白包括肉、鱼、蛋、奶等；植物蛋白主要是豆类及豆制品，包括大豆、青豆、黑豆和豆腐等，大豆蛋白的营养与动物蛋白相仿，而且更易于消化。

锌

准妈妈缺锌会影响胎宝宝的大脑发育，对胎宝宝的神经系统发育造成障碍。尤其是本月，胎宝宝的大脑和神经系统快速发育，补锌就显得尤为重要。孕期每天推荐量为**10毫克左右**，补锌的最佳方式是通过食补，从日常的海产品、动物肝脏、肉类、鱼类、豆类中可以得到补充。

特别关注 孕2月不宜吃什么

· 不宜全吃素食

准妈妈妊娠反应比较大时，可能会出现厌食的情况，但只吃素可能会使胎宝宝缺乏蛋白质、不饱和脂肪酸等，造成脑组织发育不良，影响智力发育。

· 不宜过量吃柿子

柿子性寒，如果空腹大量食用，它含有的单宁、果胶与胃酸和未被消化的膳食纤维混合到一起，在胃里易形成结石。另外，多食易造成便秘。

· 不宜强迫自己进食

准妈妈尽量避免可能觉得恶心的食物或气味。不管什么东西，多少吃进去一点，但是不要想着胎宝宝补充营养而强迫自己进食，这样只会适得其反。

· 不宜长期服用温热补品

如果准妈妈经常服用温热性的补品，如人参、鹿茸、阿胶等，势必导致阴虚阳亢，会加剧孕吐、水肿、高血压、便秘等症状，甚至会发生流产等。

碘

碘是甲状腺素的组成成分。甲状腺素能促进蛋白质的生物合成，促进胎宝宝生长发育。孕期甲状腺功能活跃，碘的需要量增加，易造成孕期碘摄入量不足，并影响胎宝宝的发育。只要不缺碘，准妈妈不用额外服用碘，**食补**就可以。准妈妈应适当吃些海鱼、海带、紫菜等含碘丰富的食物。

碳水化合物

碳水化合物可供给热量，尤其葡萄糖是胎宝宝能量的主要来源。孕早期每天应至少食用**150克碳水化合物**（相当于200克的粮食），才能保证准妈妈及胎宝宝的正常需要。有四大类食物中富含碳水化合物，即谷物、薯类、水果和糖。

叶酸

本月是胎宝宝神经系统形成和发育的关键时期，准妈妈依然不能怠慢叶酸的补充，每天摄入量应与上月保持一致（即**400微克**）。叶酸的补充并不在于每天补充很多，而在于每天都要适当补充一些，才能有效地预防胎宝宝的出生缺陷。另外，还能有效预防宝宝和准妈妈贫血。所以，为了胎宝宝的健康，准妈妈补充叶酸是不能停的。

富含叶酸的食物：蔬菜有莴笋、菠菜、番茄、胡萝卜、油菜、小白菜、扁豆、蘑菇等；新鲜水果有柑橘、草莓、樱桃、香蕉、柠檬、桃、李子、杏、杨梅、酸枣、石榴、葡萄、猕猴桃等；动物性食品有动物的肝脏、肾脏，禽畜肉及蛋类，如猪肝、鸡肉、牛肉、羊肉等。

知识链接

大豆富含人体必需氨基酸

氨基酸是构成蛋白质的基本单位，不同种类的氨基酸通过排列组合形成不同的蛋白质。有一些氨基酸是人体不能合成的，或合成速度远不能满足机体的需要，必须由食物蛋白供给，这些氨基酸称为必需氨基酸。大豆类食品中富含有人体所需的优质蛋白和8种必需氨基酸，其中谷氨酸、天冬氨酸、赖氨酸等含量是大米中含量的6~12倍。而且大豆富含卵磷脂，不含胆固醇，是不折不扣的健脑食品。

要适量吃大豆类食品

由于这个月准妈妈的孕吐比较严重，对大豆类食品中的“生豆气”比较敏感，但是这个时候还是应该克服心理上的排斥，适当摄取豆类食品，可以吃豆腐等豆制品。

妈妈爱吃鱼，宝宝更聪明

准妈妈适量吃鱼，有益于胎宝宝身体和大脑的健康成长。淡水鱼里常见的鲈鱼、鲫鱼、草鱼、鲢鱼、黑鱼，深海鱼里的三文鱼、鳟鱼、左口鱼、黄花鱼、鳕鱼、鳗鱼等，都是不错的选择。准妈妈尽量吃不同种类的鱼，不要只吃一种鱼。保留营养最佳的方式就是清蒸，用新鲜的鱼炖汤，也是保留营养的好方法，并且特别易于消化。

白开水是最好的饮料

早孕反应严重的准妈妈，因为剧烈呕吐容易引起体内的水电解质代谢失衡，所以，要注意补充水分。即使在妊娠期患有轻度水肿，也不要过于节制饮水，因为即使减少液体的摄入量，也不会减轻水肿的程度。饮水量应根据不同季节和气候有所改变，炎热的夏季要多饮水。一般准妈妈每天饮水（包括其他液体食物）1.5升左右，最好不少于1.2升。要多吃新鲜水果和蔬菜，饮食不可过咸，主食应以清淡可口、易消化的米粥、汤类为宜。

每天吃核桃不超过 4 个

准妈妈吃核桃对胎宝宝大脑很有好处。核桃含丰富的油脂及蛋白质、膳食纤维、β-胡萝卜素、维生素B_1、维生素B_2、烟酸、铁等营养元素，对胎宝宝的脑部、视网膜、皮肤发育和肾功能的健全都有十分重要的作用。核桃虽然补脑，准妈妈也不要多吃，一般每天吃3~4个。如果准妈妈偏胖，每天吃2个即可。

宜适量吃香菇和黄花菜

香菇是一种高蛋白、低脂肪的健康食品，它富含18种氨基酸，可明显提高机体免疫力，还有补肝肾、健脾胃、益智安神、美容养颜之功效。香菇中还含有30多种酶，有抑制血液中胆固醇升高和降低血压的作用。准妈妈经常食用能强身健体、增加对疾病的抵抗能力、促进胎宝宝的发育。

黄花菜的营养成分对人体健康，特别是胎宝宝的发育极为有益，具有较佳的健脑抗衰功能，有“健脑菜”之称，因此可作为准妈妈的保健食品。

不宜过量吃菠菜

菠菜含有丰富的叶酸，名列蔬菜之榜首，菠菜富含的B族维生素还可防止准妈妈盆腔感染、精神抑郁、失眠等常见的孕期并发症。

但菠菜含草酸也多，草酸可干扰人体对钙、铁、锌等矿物质的吸收。所以准妈妈还是适量吃菠菜为宜，食用菠菜前也最好将其放入开水中焯一下，使大部分草酸溶入水中之后捞出再食用。

双胞胎妈妈的营养补充

双胞胎妈妈需要更多的热量来满足胎宝宝的需要。根据专家建议，怀双胞胎的准妈妈每天约需要吸收14000千焦热量，要摄入足够的蛋白质、维生素，还要补充铁、钙、叶酸，以免发生贫血。同时，镁和锌也不可缺少，因为镁能使肌肉放松，可以降低早产的概率，而锌则可以帮双胞胎妈妈抵抗细菌和病毒的感染。当然，在服用这些营养补充剂之前需要咨询医生。

怎样健康吃酸

有些准妈妈喜欢多吃酸味食物来开胃，但需注意的是，有些酸味食物不宜多吃，如泡菜等。这类食物属发酵食品，如制作过程控制不严可能会有其他细菌繁殖。而且发酵过的蔬菜，维生素损失也较多。可选择一些新鲜的酸味蔬菜水果，如番茄、樱桃、杏、橘子、草莓等。适量吃这类酸味食物可增进孕早期准妈妈的食欲，同时增加多种营养素的摄入。

不要过量吃巧克力

巧克力属于糖果类食品，但比起其他的糖果来说更健康些。因为巧克力中含有较多的抗氧化物质，如多酚类化合物，可阻止胆固醇氧化，从而预防冠心病的发生。但同时一般的巧克力也含有较多的糖和可可豆脂，后者是一种以饱和脂肪为主的脂类，所以热量较高。另外，巧克力中含有较多的可可碱，与咖啡因的作用类似，过量摄入会造成早产或新生儿低体重。所以准妈妈吃巧克力不要过量。

双胞胎妈妈的体重标准

孕前状态	孕早期增重(千克)	孕中期增重(千克)	孕晚期增重(千克)	总增重(千克)
怀双胞胎偏瘦	1.8~2.7	8.5~10.5	7.5~9.5	18~23
怀双胞胎正常（或偏胖）	1.4~1.8	8.5~10	6~8.5	16~20.5
怀三胞胎	1.8~2.3	13.6 以上	5~6.8	20.5 以上

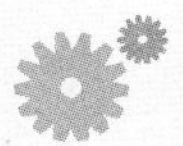

知识链接

吃山楂会导致流产吗

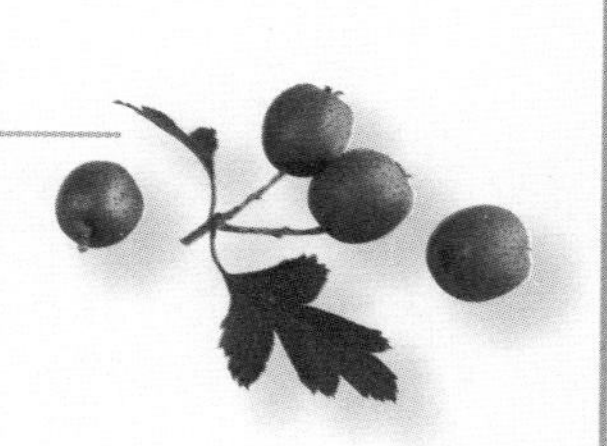

山楂是一种对健康有益的食品，很多准妈妈胃口不好，想吃酸味的食物，是否可以选择山楂？有一种说法认为山楂会导致流产。实际上，这个说法并没有足够的证据支持。而且山楂也不是能够大量吃的食物。所以适量吃些山楂不会对宝宝和妈妈产生不良影响。

健康食谱推荐

孕2月

一天饮食参考

早餐7点~8点
豆包或馒头50克，燕麦南瓜粥1碗，煮鸡蛋1个，蔬菜适量

加餐10点左右
牛奶250毫升，苹果1个

午餐12点~12点半
米饭100克，青椒炒瘦肉丝1份（猪里脊75克），拍黄瓜1份，棒骨海带汤1碗

加餐15点
烤馒头片25克，橘子1个

晚餐18点半~19点
切面100克，番茄炒鸡蛋1份（鸡蛋半个），红烧黄鱼50克，菠菜粉丝汤1碗

花样主食

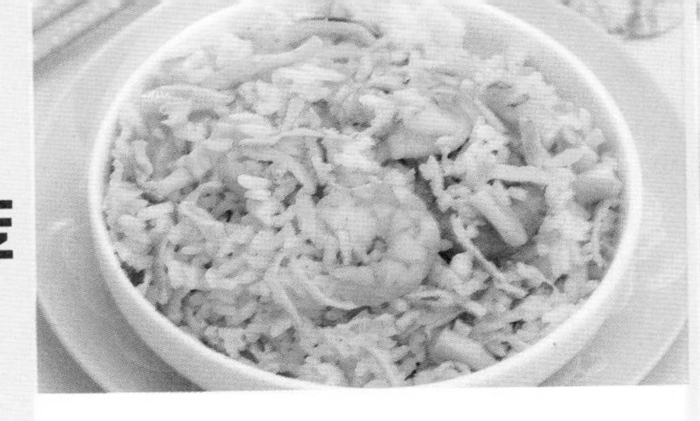

海鲜烩饭

原料：米饭1碗，鸡蛋2个，墨鱼1只，虾仁、干贝各30克，葱花、干淀粉、盐各适量。

做法：❶ 墨鱼去外膜切丁，和干贝、虾仁一起洗净，加干淀粉和蛋清拌匀，汆烫，捞出；蛋黄煎成蛋皮，切丝。❷ 油锅烧热，爆香葱花，加蛋清略炒，放虾仁、墨鱼丁、干贝翻炒。❸ 加入米饭、蛋丝、盐炒匀即可。

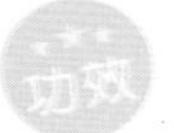

功效：含有丰富的优质蛋白质，是准妈妈不可或缺的营养。

猪肝烩饭

原料：米饭1碗，猪肝半个，猪瘦肉50克，胡萝卜半根，洋葱半个，蒜末、水淀粉、盐、白糖、料酒各适量。

做法：❶ 猪瘦肉、猪肝洗净，切片，调入料酒、白糖、盐、水淀粉腌10分钟。❷ 洋葱、胡萝卜洗净，切成片后用开水烫熟。❸ 油锅烧热，下蒜末煸香，放入猪肝、猪瘦肉略炒，依次放入洋葱片、胡萝卜和盐，放水加热，用水淀粉勾芡，最后淋在米饭上。

功效：猪肝富含铁、维生素A，有利于此阶段胎宝宝五官的发育。而米饭也是碳水化合物的重要来源。

美味汤羹

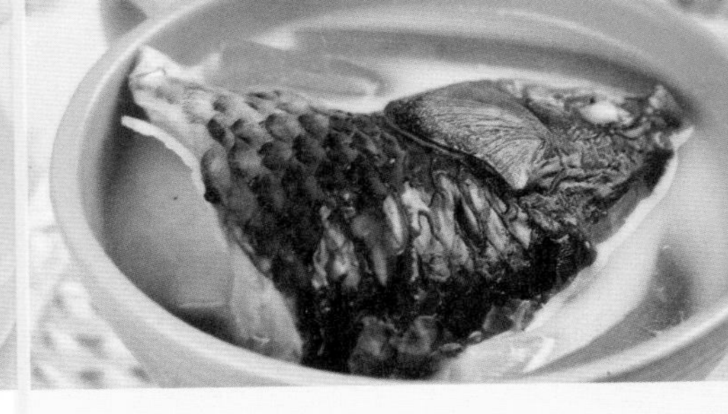

鲫鱼丝瓜汤

原料：鲫鱼1条，丝瓜1根，姜片、盐各适量。

做法：❶ 鲫鱼去鳞、去鳃、去内脏，洗净，切小块。❷ 丝瓜去皮，洗净，切段。❸ 锅中放入水，把丝瓜和鲫鱼一起放入锅中，再放入姜片，先用大火煮沸，后改用小火慢炖至鱼熟，加盐即可。

功效：鲫鱼富含优质蛋白质，且氨基酸齐全，有利于本月胎宝宝神经元的快速形成和发育。

棒骨海带汤

原料：海带100克，猪棒骨1根，香菜、葱段、姜片、米醋、盐各适量。

做法：❶ 海带洗净切丝或条。❷ 猪棒骨洗干净后，用开水焯一下，再放入热水锅中，加葱段、姜片同煮。❸ 猪棒骨六成熟时放入海带，加入适量米醋。❹猪棒骨煮至熟透，加盐调味，撒上香菜即可。

功效：海带是补碘佳品，猪棒骨含有营养丰富的骨髓，加入米醋则有助于营养物质的析出和吸收。

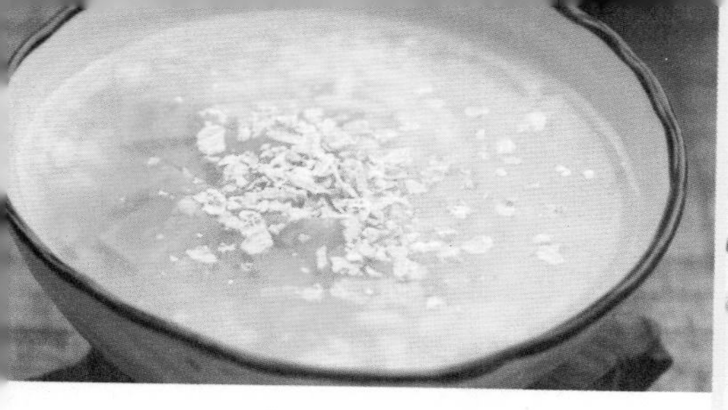

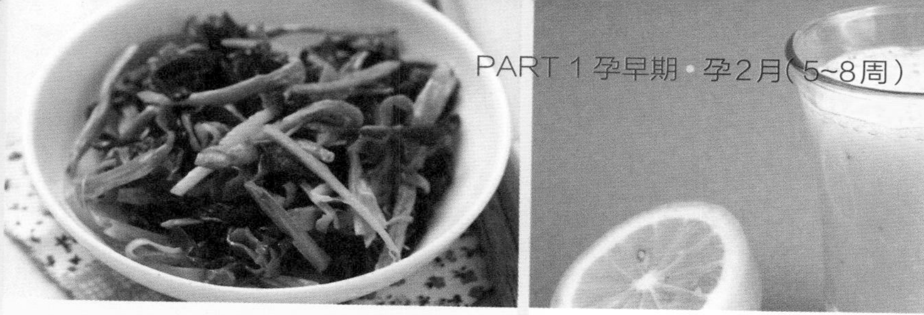

滋补粥

南瓜燕麦粥

原料：燕麦30克，大米50克，南瓜1小块。

做法：❶ 南瓜洗净削皮，切小块；大米洗净，用水浸泡半小时。❷ 大米加适量水大火煮沸，换小火煮20分钟。❸ 放入南瓜块，小火煮10分钟；放燕麦，小火再煮10分钟即可。

功效 燕麦富含可溶性膳食纤维，有促进排便的作用。燕麦脂肪低，味道清淡，适合孕吐期食用。

莲子芋头粥

原料：糯米、莲子、芋头各30克，白糖适量。

做法：❶ 糯米洗净，用水浸泡；莲子洗净，泡软；芋头洗净，去皮，切小块。❷ 将莲子、糯米、芋头一起放入锅中，加适量水同煮，粥熟后调入白糖即可。

功效 莲子含有较多的铁、锌等矿物质，能补肾安胎。芋头适合脾胃虚弱的准妈妈食用。

营养热炒

黑木耳炒黄花菜

原料：黑木耳20克，黄花菜80克，盐、水淀粉各适量。

做法：❶ 温水泡发黑木耳，洗净用手撕成片；冷水泡发黄花菜，洗净挤干。❷ 油锅烧热，放黑木耳、黄花菜煸炒，加适量水、盐煸炒至熟入味，用水淀粉勾芡，出锅即成。

功效 黑木耳含有丰富的维生素B_2，与富含铁、钙的黄花菜搭配，有益于胎宝宝的发育。

肉片炒蘑菇

原料：鸡脯肉、蘑菇各100克，青椒1个，盐、高汤各适量。

做法：❶ 将鸡脯肉、蘑菇、青椒洗净，切成薄片。❷ 油锅烧热，将鸡肉片用小火煸炒，放入蘑菇、青椒，改大火翻炒。❸ 加盐和适量高汤烹煮即可。

功效 蘑菇中丰富的B族维生素和叶酸，可抗疲劳，还能促进胎宝宝神经细胞发育。

健康饮品

鲜柠檬汁

原料：鲜柠檬1个，糖适量。

做法：鲜柠檬洗净去皮，去核，切小块，加适量水，用榨汁机榨汁，饮用前可根据个人口味，加糖调味。

功效 柠檬有开胃、止吐的功效，准妈妈食用鲜柠檬汁可以防治孕吐。

胡萝卜番茄汁

原料：番茄1个，胡萝卜半根，蜂蜜适量。

做法：❶ 将番茄、胡萝卜洗净切块，放入榨汁机中，加入适量纯净水，搅打成汁。❷ 调入蜂蜜即可饮用。

功效 这道蔬菜汁可以为准妈妈补充多种营养成分，既能排毒养颜，又能提高准妈妈的免疫力。

生活保健

帮宝宝办理准生证。准生证是宝宝合法降生的“通行证”，还关系到上户口及其他福利。

了解生育保险范围和流程。只要符合计划生育政策，就可申领生育保险。本月，生活中很多细节也需要你注意：怎样缓解严重呕吐，睡软床好还是睡硬床好，在注意这些细节的同时要适当休息，保证充足的睡眠。

准生证怎么办理

所需材料：夫妻双方户口本；夫妻双方身份证；结婚证原件和复印件；夫妻双方的婚育证明，可由工作单位或户口所在地居委会开具，加盖公章；女方1寸免冠照片1张。

办理单位：夫妻中一方户籍所在地乡镇（街道）计划生育办公室。

办理程序：夫妻双方由单位或户籍所在地街道办事处开具从未生育过子女的证明，持有该证明和结婚证原件及复印件、双方户口本、双方身份证，到夫妻中一方户籍所在地乡镇（街道）计划生育办公室进行办理。

知识链接

准生证办理各地程序有差异

一般来说，大部分地方都要求怀孕3个月左右办理准生证，因为3个月内流产的风险比较高，太早办理不利于管理。但有些地方会要求怀孕前就办理好，所以一定要提前了解本地政策，头胎宝宝和二胎、三胎宝宝的办理程序也有所不同。二胎、三胎宝宝准生证办理还需要填写《再生育申请表》。

生育保险报销范围

生育保险是国家立法规定的，由国家和社会及时给予物质帮助的一项社会保险制度。只要符合计划生育政策，属于计划内怀孕，就可以申领生育保险。

怀孕期间和分娩时的检查费用、接生费、住院费、医药费以及因生育引起的疾病的医疗费都可以报销，超出规定的医疗业务费和药费由自己负担、办理。

生育保险报销流程

在宝宝出生1年之内，你可以携带以下证件和资料到就近的社保中心申请生育保险金：

1. 你的身份证原件和复印件。
2. 结婚证原件和复印件。
3. 你和准爸爸的户口簿（集体户口的，携带户籍所在地公安部门出具的户籍证明）原件和复印件。
4. 医疗机构出具的《生育医学证明》原件和复印件。
5. 带有转账功能的实名制活期存折原件和复印件。

如果准妈妈所在的单位负责缴纳生育保险，自己就不需要去社保中心申请了，单位会有专人负责办理生育保险的申领和报销等相关事宜，有什么问题准妈妈直接与专人沟通就行了。

缓解严重呕吐 4 大招

饮食	见到想吃的东西马上吃，不要等拿回家吃或者凉了再吃。将鲜姜片含于口中，或者在饮水或喝牛奶时，冲入鲜姜汁，均可缓解恶心的症状
生活	随身携带一块手帕，在上面滴几滴你不会感到恶心的味道（如柠檬），当闻到“难闻”的气味时应急使用
运动	适当运动可以缓解孕吐。适当参加一些轻缓的活动，如室外散步，可改善心情，强健身体，减轻早孕反应
药物	每天遵医嘱服用维生素 B_6、维生素 C 等药剂，但要注意剂量

孕吐会影响胎宝宝的营养吸收吗

孕吐到来的时候，其实你不用太担心宝宝会吸收不到营养。因为此时胎宝宝的营养需求相对较少，而且会从你的血液里直接获得。在孕早期，由于孕吐的影响，你吃的东西少，而胎宝宝还小，有可能会出现体重减轻的状况，这属于正常现象。只要减轻的体重未超过怀孕前体重的5%，就不需要太过担心。

哪些孕妈妈孕吐比较严重

怀有双胞胎或多胞胎。这可能导致体内雌激素或其他激素的水平较高，所以症状比其他人更严重。不过，这并不是绝对的，有些怀双胞胎的准妈妈只有轻微恶心，或根本没有感觉。

上一次怀孕时出现过恶心或呕吐。上次妊娠出现严重的孕吐反应，那么，这次妊娠出现严重孕吐的机会也会大很多。

容易晕车、晕船、偏头痛的准妈妈。

准妈妈的母亲或姐妹有过孕吐的症状。如果准妈妈的妈妈或姐妹有严重的孕吐反应，那么准妈妈发生严重孕吐的可能性也比较大。

防晒霜，SPF15 就好

怀孕期间，肌肤黑色素本来就比较活跃，准妈妈的肌肤又对光特别敏感，因此无论是居家还是外出，都一定要防晒。选择防晒产品时应选择纯物理防晒产品，防晒值不宜过高，一般选择SPF15就好，不会有油腻感。除此之外还要注意：普通防晒霜含有化学防晒剂，孕妇不能用；仅靠防晒衣、遮阳伞防晒不够；涂抹防晒霜时要平涂，不要拍打或打圈。

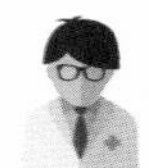

专家答疑

孕妇可以用清凉油、风油精吗？

夏季，除了做好防晒工作，还要避免经常使用清凉油、风油精等涂蚊虫叮咬处，因为这些用品中往往含有薄荷、樟脑、桉叶油等成分。这些成分可通过皮肤渗透进入人体内，并通过血液作用于胚胎，可能会影响胎儿正常发育。因此，准妈妈最好避免使用清凉油、风油精，尤其是怀孕前3个月。

B 超只是辅助检查手段

孕早期是胎宝宝器官分化的敏感期，如非必要，应尽量少做B超，减少不必要的外来刺激。B超是很好的辅助检查手段，但过分依赖并一切都以B超为准也是不对的。应把B超作为临床检查的参考，要以临床检查后医生的意见为准。

明明白白做 B 超

孕早期：在停经7周后，除了妇科常规检查之外，应通过B超确定宫内妊娠是否正常。如果宫腔内探查不到任何怀孕征象，而在子宫腔外探到异常的包块，结合其他的临床表现和实验室检查结果就可以考虑宫外孕的可能。

孕中期：孕12周可进行NT早期排畸检查，用于评估唐氏综合征的风险。在22~24周查1次B超，此时能够比较清晰地了解胎宝宝组织器官的发育情况，从而判断胎宝宝是否存在畸形。

孕晚期：孕32周评估胎儿大小，发育情况。从孕38周到预产期，为安全起见，可以做B超，以明确羊水多少和胎盘的功能，以及胎宝宝有无脐带绕颈。B超可以根据胎宝宝的头径、骨骼的测量估计胎宝宝的体重，明确胎宝宝的胎位，来推算准妈妈是否能够自然分娩。

知识链接

B 超对胎宝宝有影响吗

从原理上分析，B超是超声传导，不存在电离辐射和电磁辐射，是一种声波传导，对准妈妈没有伤害。一般来说，B超对胎宝宝是安全的，但是三维B超的辐射大、时间长，如果反复进行，对胎宝宝可能存在一定的影响。因此一般情况下，整个孕期准妈妈只需做4~5次B超就可以了。

避免用暖贴取暖

暖贴是一种新型方便的取暖产品，使用时只需往相应部位一贴，立刻就能发热，温度最高可达68℃，而且持续的时间较长。但如果你已经是准妈妈，就不适合用暖贴了。因为其温度过高，胎宝宝对温度比较敏感，会很不适应这一高温，这就会加大胎宝宝发生畸形、流产的危险。

先换好床，才睡得安

尽管现在是怀孕初期，身体变化还不明显，但是，你得撤走新婚燕尔时睡的软绵绵的床了。软床会影响准妈妈的身体和睡眠质量。准妈妈的脊柱较怀孕之前是前倾的，睡软床后，仰着睡时，脊柱呈弧形，使已经前屈的腰椎小关节摩擦增加；侧着睡时，脊柱也向侧面弯曲。长期下去，会增加腰肌的负担，产生腰痛。而且软床会使准妈妈深陷床中，不容易翻身。因此，准妈妈最好选用易于翻身活动的硬床，最好在上面铺9厘米左右厚的棉垫。此外，准妈妈也要尽量避免长时间躺在柔软舒适的沙发上。

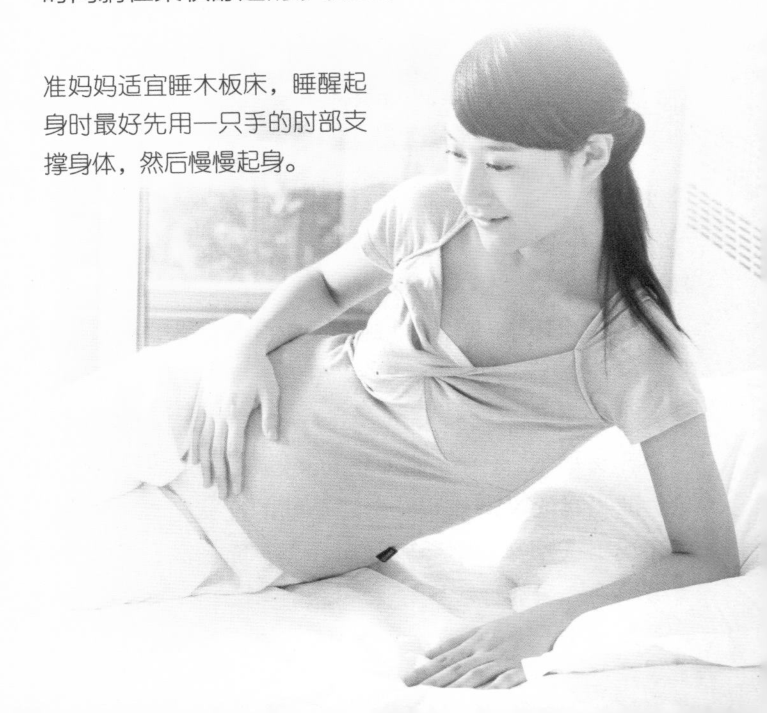

准妈妈适宜睡木板床，睡醒起身时最好先用一只手的肘部支撑身体，然后慢慢起身。

预防感冒小妙招

多喝温开水	孕早期感冒，医生多不建议服用药物，而是叮嘱准妈妈多喝温开水，多休息。多喝水可以加速新陈代谢，使病菌加速排出体外，1 个星期左右感冒就会转好
勤洗手	在去过医院，碰触了钱、门把手、水龙头之后，要及时洗手。准妈妈还要避免接触感冒的家人使用过的碗碟，以免传染
少去人群密集处	避免去人群密集的公共场所，防止被传染，出门时要尽量戴上纯棉的或棉纱材质的口罩
适宜的温度和湿度	居室要经常开窗通气，并且保持温度、湿度适宜。一般来说，适宜的室内温度为 17~23℃，湿度为 45%~60%。如果空气干燥，准妈妈可以在室内摆放一条湿毛巾或一盆水

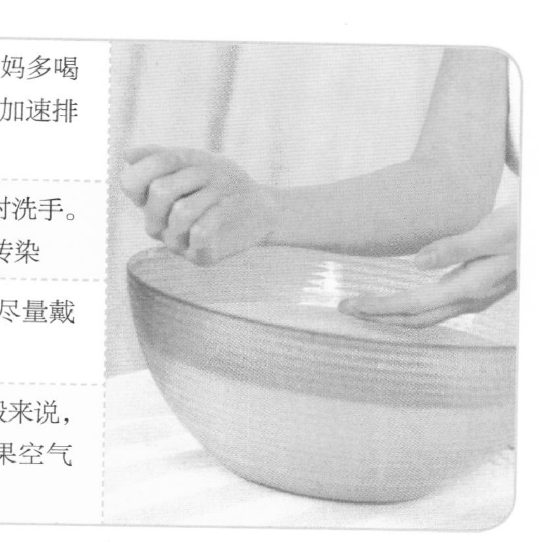

孕早期着装稍改变

孕2月，胚胎生长迅速，子宫也开始变大，准备为胎宝宝提供更好的发育空间，尽管此时你还不需换上宽大的衣裤，但以前过紧或者紧贴身的，尤其是腰部过紧的衣裤，最好不要穿了。即使要穿喜欢的牛仔裤，也宜选择那些腰部稍微肥一点，布料有些弹性的比较好。

洗澡宜选淋浴

一般来说，如果气候较温暖，有条件最好能每天洗一次澡，炎热的夏天每天洗2次都可以。即使在寒冷的冬季做不到每天都洗澡，也要尽量用温水擦洗身体，同时保证3~4天要洗1次澡。洗热水澡以不超过20分钟为最佳。

洗澡时应站立淋浴，避免坐浴。因为怀孕后，准妈妈内分泌发生了多方面的变化，使阴道里具有杀菌作用的酸性分泌物减少，防御能力降低，如果坐浴，脏水里的细菌、病毒可能进入阴道、子宫，引起阴道炎、输卵管炎或泌尿系统感染，对胎宝宝很不利。

洗澡水温 38~42℃为宜

准妈妈洗澡时水温一般以38~42℃为宜，喜爱热水澡的准妈妈可以适当提高1℃，但不宜过高。准妈妈血液循环改变，需氧量增加，而浴室都是密闭环境，水温过高产生蒸气过多，不利于准妈妈呼吸新鲜空气；同时，过热的水会刺激准妈妈皮肤，使血液更多流向皮肤，不利于向子宫内输送充足的氧气。此外，温度过高还会损害胎宝宝的中枢神经系统。

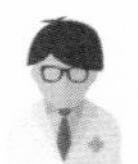

专家答疑

浴室可以用香薰吗？

有些准妈妈在怀孕前喜欢用香薰来给浴室增加气氛，但此时，这些气味很可能会加重你的妊娠反应，准妈妈最需要纯净自然的空气。保持浴室的通风，使用安全淡雅的洗护用品一样会给你好心情，那些味道浓郁的香薰用品也许会对胎宝宝有不良的影响，为保险起见，还是等产后再用。

孕早期（1~12周） 孕中期（13~28周） 孕晚期（29~40周）

1 2 3 4 5 6 7 8 9 10 11 12 13 14 15 16 17 18 19 20 21 22 23 24 25 26 27 28 29 30 31 32 33 34 35 36 37 38 39 40

你正处于孕2月

职场准妈妈须知

孕2月，由于胎盘发育不完善，胎宝宝处于不稳定的状态，准妈妈不可长时间站立及从事体力劳动。

不要对领导隐瞒自己怀孕的事实。应该考虑尽早找一个恰当的时机，将这件事告诉领导。你可以说清楚自己现在和稍长一段时间以后的身体状况，但不要急于讨论生育期间的工资待遇以及你生完孩子以后的工作计划。

怀孕了怎么跟老板说

在大多数情况下，你要做妈妈意味着上司将不得不改变工作安排和许多长期计划。

不要拿着自己的医院检查报告径直走进他的办公室，或者是在一起吃饭的时候装作漫不经心地“透露”出来。这是你和老板之间的一次重要谈话，因为它将影响到工作的方方面面。

提前跟老板约个时间，观察他的神情。如果你感觉时机不太合适，那么最好改期。

最好的时机是在一项工作圆满完成之后，因为这样做本身就传达了一个很有说服力的信息：“我虽然怀孕了，但是我的工作表现丝毫没有受到影响。”

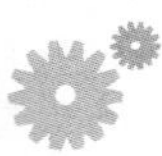

知识链接

1:4:2呼吸法

准妈妈每天的工作时间不宜超过8小时，工作量也不宜太大。建议职场准妈妈每隔1.5~2小时，就花5分钟时间做一次呼吸放松法，可大幅缓解压力。推荐1:4:2呼吸法，即1拍吸气，4拍吞气，2拍吐气，或者干脆深呼吸，同时什么都不去想，可以把焦虑的状况解除。

隐形眼镜不要戴了

怀孕后，一系列身体反应会引起各种黏膜水肿，眼角膜也会水肿。这时候，准妈妈的眼球形状都会跟孕前不一样，戴隐形眼镜会使眼睛容易受伤。此外，美瞳比普通隐形眼镜要厚，镜片中添加的色彩多为重金属离子，透气性差，会影响眼角膜的呼吸。除了会造成自身不适，隐形眼镜的护理液也可能会影响胎宝宝。

如果你是高度近视，就用框架眼镜。如果并不是高度近视，那么在日常生活中，果断地把眼镜摘下来吧。准妈妈在怀孕后，要及时更换成框架镜。如果有非得戴隐形眼镜的需要，可以选择日抛型或周抛型。尤其眼睛容易干或是有血丝的准妈妈，最好使用透氧度高的隐形眼镜。如果稍有不适，就要尽快找眼科医生诊治。

常备纸巾、塑料袋应对呕吐

上班的准妈妈，由于早孕反应，可能会在办公室、在路上突然感到恶心，这难免使准妈妈狼狈不堪。但职场准妈妈也不要恐慌，只要细心一些，就可以找到办法轻松应对。准妈妈要多放些手绢、纸巾和塑料袋在随身的包中，以备不时之需，避免尴尬。另外，上下班时注意沿途的公用设施，计算去卫生间的最快路程。

孕早期（1~12周） 孕中期（13~28周） 孕晚期（29~40周）

1 2 3 4 5 6 7 8 9 10 11 12 13 14 15 16 17 18 19 20 21 22 23 24 25 26 27 28 29 30 31 32 33 34 35 36 37 38 39 40

你正处于孕2月

情绪调节

你可能会考虑宝宝是什么样的，自己是否会变得很胖，如何协调怀孕和工作之间的矛盾，怎样克服孕期不适等。

90%左右的女性在怀孕后都会有心理焦虑。而一份平和稳定、积极乐观的心情，不仅能帮助你缓解孕期的压力，对胎宝宝的健康也很有帮助。一旦情绪波动难以自控的时候，偶尔和准爸爸撒娇耍赖也是你现在的“小特权”！

准妈妈情绪不稳定，胎宝宝会不安

你与胎宝宝有共同的血液循环，当你情绪不稳定，如受到惊吓、亢奋或压抑悲伤时，胎宝宝也会感到焦躁不安。良好的情绪可以使胎宝宝获得足够的安全感，准妈妈要学会控制和调节自己的情绪，尽量保持平静、稳定的心情。

给自己找一个快乐的理由

有心理压力的准妈妈，要给自己找一个快乐的理由，多想些开心的事情，多做些自己感兴趣的活动。

买本关于编织的书，买些五颜六色的毛线，学着为小宝宝织点小物件，这个过程会让你很兴奋，也很有成就感。

每天或每周记1次怀孕日记，你的体重变化，你的日常饮食安排，你的感受和变化，还有你对宝宝的畅想。

读一些自己感兴趣的书，如漫画书，或漂亮的图文书。选几本怀孕育儿的书，还可以浏览孕婴网站、论坛，和其他准妈妈交流。

当你怀孕后，你会发现自己的空闲时间要比以前富余多了，这时候充分利用这些空闲时间，你会发现孕期的另一种乐趣。

看动画片，缓解不良情绪

和准爸爸一起看一些幽默的动画片吧，这可以帮你缓解孕早期不舒服的感觉。经常触摸胎宝宝，跟他一起感受动画片的乐趣，把他当成一个有思想、有情感的谈话对象，使胎宝宝的感觉更加丰富和充实。同时还能缓解孕2月的恶心、呕吐等不良感受。或者，也可以听一些放松心情的音乐，转移注意力。

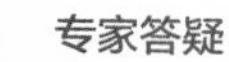

专家答疑

孕期可以去电影院看电影吗？

建议准妈妈尽量少去电影院观看电影，影院的音响效果、密闭环境可能让准妈妈不舒服。如果想看电影可以在家看，网上看或买碟都可以。看一些轻松、温暖、幽默的电影，不仅能满足准妈妈的观影需求，还能使准妈妈放松情绪。建议准妈妈不要长时间盯着屏幕，也不要长时间维持一个姿势。

孕早期（1~12周） 孕中期（13~28周） 孕晚期（29~40周）

1 2 3 4 5 6 7 8 9 10 11 12 13 14 15 16 17 18 19 20 21 22 23 24 25 26 27 28 29 30 31 32 33 34 35 36 37 38 39 40

你正处于孕2月

孕2月运动

准妈妈不要整天休息，要适当运动，到室外呼吸新鲜空气，和宝宝一起感受运动给身心带来的好处。

为自己和胎宝宝制订一个小小的运动计划。运动不仅可以增强你对自己身体的控制感，还可以使你感到精力充沛。适当的运动还可以加强肠蠕动，减少便秘的发生。同时能够增加胎宝宝血液供氧，促进其生长发育。

适合孕2月的运动

运动关键词：慢

适宜运动：散步、慢跑、台球

运动时间：每次不超过30分钟

以上运动，动作较缓慢，非常适合孕早期的准妈妈，前3个月，准妈妈的子宫增大不明显，几乎感觉不到胎宝宝的重量，因此运动起来不会太辛苦。散步和慢跑可以帮助消化、促进血液循环、增加心肺功能，而打台球是调节心情的安全运动方式。

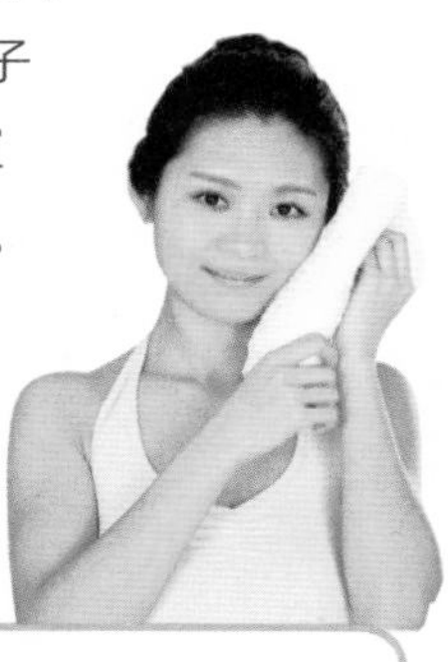

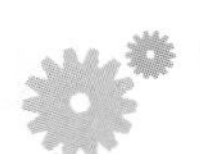

知识链接

运动前先热身

适当的热身活动可使身体更容易适应常规锻炼的要求。热身有助于减轻紧张感，慢慢地活动肌肉和关节，可防止肌肉过度伸展，减少受伤的危险。热身还能刺激血液循环，使准妈妈和胎宝宝供氧充足，否则可能引起肌肉强直和痉挛。而且运动要循序渐进，不要一开始就做大量的运动。

注意运动安全

准妈妈在运动时要注重安全。孕早期是自然流产的相对高发期，胎盘发育不完善，跳跃、扭曲或快速旋转等运动千万不能做，以免发生危险。准妈妈在进行运动的时候，还要注意衣服样式要宽松，穿合脚的平底鞋。尽可能到花草茂盛、绿树成荫、清新安静的地方呼吸新鲜空气。运动时要注意保暖，以免着凉，运动后要及时擦干汗水。

正确站立、坐、行走

不要长时间站立。站立时将两腿平行；两脚稍微分开，略小于肩宽；双脚平直，不要向内或向外。这样站立，重心落在两脚之间，不易疲劳。若站立时间较长，则将两脚一前一后站立，并每隔几分钟变换前后位置，使体重落在伸出的前腿上，可以减少疲劳。

准妈妈所坐的椅子高度应以40厘米为宜。坐时先稍靠前边，然后移臀部于中间，深坐椅中，后背笔直靠椅背，上身和大腿成直角，大腿水平放置，这样不易发生腰背痛。

准妈妈行走时要直背、抬头、紧收臀部，保持全身平衡，稳步行走，不要用脚尖走路。可能时借助扶手或栏杆行走。切忌快速急行。

孕早期（1~12周） 孕中期（13~28周） 孕晚期（29~40周）

1 2 3 4 5 6 7 8 9 10 11 12 13 14 15 16 17 18 19 20 21 22 23 24 25 26 27 28 29 30 31 32 33 34 35 36 37 38 39 40

你正处于孕2月

准爸爸必看

由于早孕反应，准妈妈脾气、习惯可能会发生改变，准爸爸要多体谅准妈妈，多抽出时间陪伴准妈妈。

和准妈妈一起做一些快乐的事。在这段特殊时期，准爸爸要多体谅、尊重准妈妈，尽量让准妈妈保持愉悦的心情，这样对胎儿的发育有利。准妈妈在孕早期会出现乏力、头晕等不适，准爸爸要多为准妈妈分担家务。

准妈妈孕吐，不要嫌脏躲一边

吃饭吐，走路吐，说话吐，清晨吐，中午吐，黄昏吐……吐得天昏地暗，吐得苦不堪言，这可能就是许多准妈妈的真实写照，呕吐不止，而且没有立竿见影的止吐方法。此时的准爸爸虽然不能帮着承受，但是也不能袖手旁观。

呕吐物看着确实不舒服，可是准爸爸千万不能抱怨，这样只会更加使准妈妈心烦意乱。如果准妈妈一大早起来，晨呕突然来袭，还没来得及冲进卫生间，就吐了一地。那么，无论准爸爸多么睡意朦胧，也应该起床帮助准妈妈打扫卫生了。千万别让身心疲乏的她在房间独自清理这一切。

陪准妈妈出去走走

随着孕期反应越来越大，准妈妈赖在沙发和床上的时间也越来越多。但长此以往将不利于准妈妈和宝宝的健康。准爸爸要坚持每天陪准妈妈出去散散步，不要让准妈妈一个人外出。在怀孕期间，散步可以帮助准妈妈锻炼背部、臀部和大腿的肌肉，减轻腰酸背痛。它可以帮助准妈妈消除紧张和不安的情绪，有助睡眠。所以，每天吃完饭半小时后，准爸爸可以陪着准妈妈一起散会儿步。

主动进厨房

一直以来，做饭洗碗可能都是准妈妈在做，这个时候准妈妈就可以理直气壮地坐在沙发上，看着准爸爸在厨房里手忙脚乱，享受一下饭来张口的滋味。厨房里的高浓度二氧化碳可能会影响胎宝宝，厨房里还有让准妈妈闻了就想吐的油烟味。

整理衣橱、搬动重物、爬高或弯腰拿东西，这些也是准妈妈不适合做的，准爸爸在整理房间时，应将准妈妈常用的物品放在合适的高度，免得折腾准妈妈和肚子里的小宝贝。

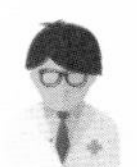

专家答疑

放防滑垫有必要吗？

孕早期是自然流产的相对高发期。磕磕碰碰以及突然的摔倒都可能成为流产的原因。为了避免准妈妈意外摔倒，家中最好做好防滑措施，这需要准爸爸来完成。在家中容易滑倒的场所，如浴室、厨房等门口放上吸水防滑的垫子。此外，浴室内的沐浴露、洗发水或者肥皂沫，如果洒在地上，一定要及时清理。

孕早期（1~12周）												孕中期（13~28周）																孕晚期（29~40周）											
1	2	3	4	5	6	7	8	9	10	11	12	13	14	15	16	17	18	19	20	21	22	23	24	25	26	27	28	29	30	31	32	33	34	35	36	37	38	39	40

你正处于孕2月

孕2月胎教

怀孕2个月左右，正好是胎宝宝器官发育成形的关键时期，胎宝宝能够敏锐地感受到妈妈的舒适与不快。

本月胎教重点：保持和平淡定的情绪。伴随着准妈妈知道怀孕消息时的喜悦，早孕反应也随之而来。为了肚中的胎宝宝，准妈妈一定要学会快速地从负面情绪中调整过来。用良好的心态面对将要到来的奇妙孕程。

心情不好时说出来

平和，是指准妈妈心境的宁静，即不急躁、不郁闷、情绪稳定、心情愉悦等精神状态。准妈妈情绪不安不仅影响胎宝宝的体重，也会影响胎宝宝的智商。

准妈妈正常的有节律的心音是胎宝宝最动听的音乐，准妈妈规律的肠蠕动声音也会给胎宝宝稳定的感觉，处在良好的子宫内环境之中，胎宝宝能得到良好的生长发育。情绪低落的时候，准妈妈可以把心中所想的说给准爸爸、其他家人甚至好朋友听，无论他们的建议怎样，说出来都会让准妈妈感觉好很多。

泡准妈妈论坛

不但可以在生活中多和身边的过来人交流，准妈妈同样可以在网上找到知音。在孕育亲子论坛上，你会发现有那么多的“同道中人”，发表疑惑、想法、感受，有那么多的姐妹热心相助。和天南海北的孕友们分享自己的感受，给自己的胎宝宝“建楼”，准妈妈会发现怀孕了也不错！

手指健脑操

双手动作：用右手的拇指指尖与左手的食指指尖相触，右手的食指指尖与左手的拇指指尖相触，使两手手指在交替相触中得到运动。动作熟练后加快速度。再以右手拇指指尖与左手中指指尖，左手拇指指尖与右手中指指尖交替做相触的动作，做时四指相触成“8”字形，依次类推直做到小指。

单手动作：拇指指尖与食指指尖相触→拇指指尖与小指指尖相触→拇指指尖与中指和无名指的根部相触→拇指指尖与中指指尖相触→拇指指尖与无名指指尖相触，重复。

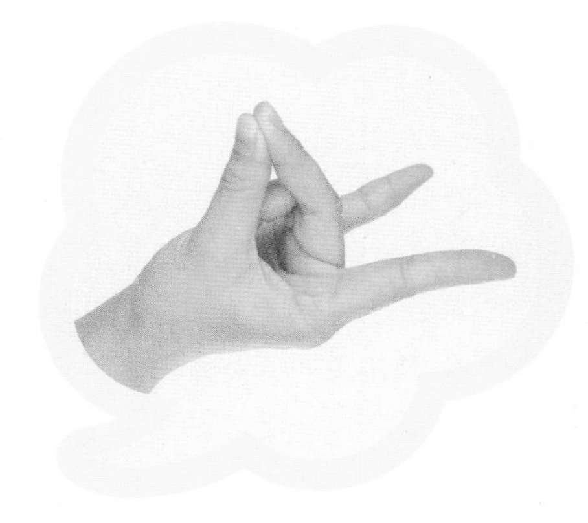

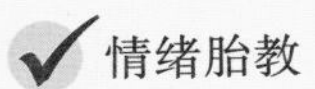 情绪胎教 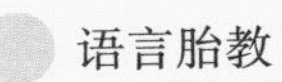 语言胎教 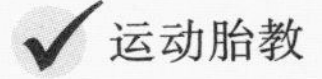 运动胎教 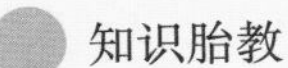 知识胎教 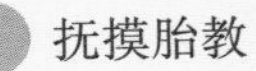 抚摸胎教

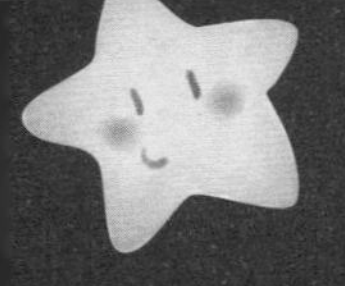

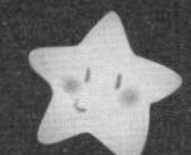

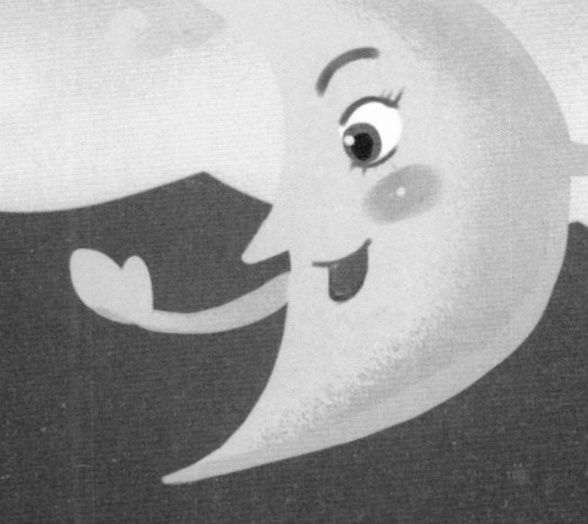

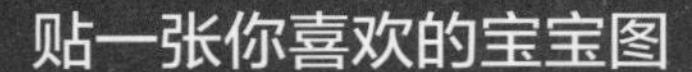

贴一张你喜欢的宝宝图

能够拥有一个健健康康、漂漂亮亮的宝宝，是所有爸爸妈妈的心愿。为了更好地实现这个心愿，准妈妈可以在家中贴一张自己喜欢的宝宝图，每天多看一看，还可以根据这张宝宝图进行联想，想象自己宝宝的样子。这种联想会使准妈妈的情绪达到最佳状态，从而促进体内具有美容作用的激素增多，使胎宝宝面部器官的结构组合及皮肤的发育良好，从而塑造出自己理想的胎宝宝。

用歌声传递你的爱意

准妈妈为胎宝宝唱首歌吧！用歌声传递你对宝宝的爱意，只要饱含对宝宝的殷殷深情，就是世界上最美的歌声，向胎宝宝传递“爱的信息”。让你的胎宝宝在妈妈的歌声中幸福地成长。可能一开始很难做到一边唱歌一边想着胎宝宝，你可以先选几首自己熟悉的歌曲进行练习，慢慢习惯了就会越来越顺利。

聆听《小星星变奏曲》

莫扎特的《小星星变奏曲》音乐主题出自一首古老的欧洲民谣。那首“一闪一闪亮晶晶，满天都是小星星”就是用此曲编写而成。这首曲子旋律单纯质朴，可爱又富有魅力，愉快生动地表现了小星星活泼可爱、变幻多端的模样。

准妈妈感到紧张烦躁的时候，不妨搜索此曲听听，是不是很容易就联想到一个可爱的小宝宝在朝你眨眼睛呢？

搭乘“想象”之旅

最不受限制的方式就是人类的想象了，也许因为客观原因不能到南美洲旅游，但是这不妨碍你“看”到亚马逊丛林中的大嘴鸟和金刚鹦鹉以及铺天盖地充满神秘色彩的绿。想象是最奇妙的放松方式，哪怕是几分钟的独处，闭上眼睛肆意地想象也会带给你快乐、宁静、释然的感受。千万不要小看想象的神奇力量，这些“想象”给你带来更多美好的体验，使你在孕期所遇到的一切困难也会变得容易克服了。

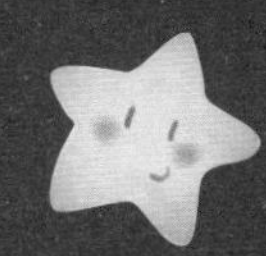

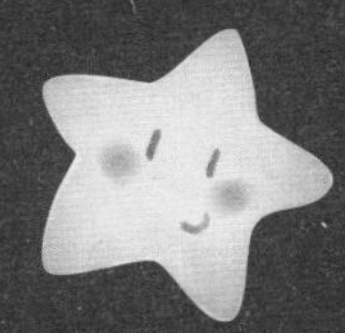

孕早期（1~12周） 孕中期（13~28周） 孕晚期（29~40周）

1 2 3 4 5 6 7 8 9 10 11 12 13 14 15 16 17 18 19 20 21 22 23 24 25 26 27 28 29 30 31 32 33 34 35 36 37 38 39 40

你正处于孕2月

常见不适与用药

这个时候的准妈妈身体有了一些变化，主要是出现一些不适的症状，这些都是正常的生理变化，时时刻刻在告诉你小生命的存在。

本月是准妈妈用药的高度敏感期。准妈妈要避免药物影响，尽量不要自行服用药物。孕2月是孕早期的关键时期，也是需要准妈妈多加注意的时期。不过，只要小心处理，即使出现意外也能平安度过。

不可自行服用止吐药

在这个阶段，由于恶心、呕吐等反应，可能你会出现体重减轻的状况，但因为胎宝宝在初期所需要的营养有限，所以只要减轻的体重未超过怀孕前体重的5%，就不需要太过担心。但如果妊娠呕吐过于厉害，会严重影响准妈妈的营养摄入，导致体重下降、抵抗力降低，进而会影响胎宝宝的营养需求。有些准妈妈可能会自行服用止吐药物，但是过多或长期服用止吐药物会使胎宝宝产生依赖性，导致宝宝出生后容易兴奋或哭闹不安等。所以，即便早孕反应强烈，也要由医生根据症状来决定是否需要服用止吐药物。

知识链接

没有孕吐也正常

孕吐是个人体质对怀孕的反应，有的人吐得很厉害，有的人完全没有。有些准妈妈本来吐得很厉害，后来不吐了，就会质疑胎宝宝的发育情况。其实，怀孕3个月之后，孕吐症状会慢慢消失。并不是说呕吐的就表示胎宝宝发育得比较好，没吐的就代表胎宝宝发育有问题。

下列情况要赶紧去医院

如果在孕期中遇到了以下情况，一定不要掉以轻心，也不要轻信网络或者其他过来人给的建议，最好的方法就是赶紧去医院。

剧吐：孕早期的呕吐是一种正常的反应，但如果孕期频繁呕吐，不能进食，明显消瘦，全身乏力，就要被列入妊娠呕吐之列。严重呕吐会影响孕期的营养吸收，可引起血压下降、尿量减少、失水、电解质紊乱等不良反应，更重要的是也会影响胎宝宝发育，准妈妈应该及时去医院，听从医生的建议。

阴道流血：如果是少量断断续续的流血但无腹痛，可以先卧床休息。如果流血不止，出血量比月经期还多，或者还排出了大血块、组织样物质，准妈妈应该马上平躺下来，保持冷静，并赶紧就医。必须要记住出血的时间、血的颜色、出血量等，如果排出了组织样物质，要用干净的小塑料袋将其装好，带去医院给医生诊断。

腹痛：怀孕早期出现腹痛，特别是下腹部痛，首先应该想到是否是妊娠并发症。如果症状是阵发性小腹痛，伴有见红，可能是先兆流产的迹象。如是单侧下腹部剧痛，伴有见红及昏厥，可能是宫外孕。出现上述两种腹痛，一定要及时去医院治疗。

准妈妈的变化：口渴、尿频、胃灼热

口渴：怀孕之后，身体会不断发出口渴的信号，提醒准妈妈随时补充水分来防止脱水。一般来说，准妈妈每天需要喝1~1.5升水，除了白开水之外，新鲜的蔬果汁也是不错的选择。此时，子宫内的羊水也在不断增加，准妈妈需要补充更多的液体来满足它的需求。大量喝水还有利于排尿，将妈妈和宝宝产生的代谢物排出体外，减少妊娠斑，有助于保持羊水透明清亮。

尿频：尿意不断，一个上午就去了好几趟厕所。不要惊讶，这是因为准妈妈的子宫在不断长大，不断压迫膀胱。此外，经常喝水也是尿频的一个重要原因。但千万不要因为怕跑厕所而控制喝水量，也不要因为不想动而憋尿，尿频会从怀孕之初一直持续到怀孕第3个月，之后会有所缓解。但到了孕晚期，尿频又会回来骚扰准妈妈了。

胃灼热：许多准妈妈在饭后不久常会有胃灼热的感觉，这是激素在作怪。激素会减缓消化道的蠕动速度，造成食物不消化，使食物在胃里停留的时间增长。激素还会使分隔食管与胃的“阀门”松弛，使胃酸反流到食管，引起让人不舒服的胃灼热。当胎宝宝越来越大，向上压迫到胃时，这种情况会更加明显。应少食多餐，吃饭前半小时左右喝1杯牛奶，饭后站立或散步半小时。

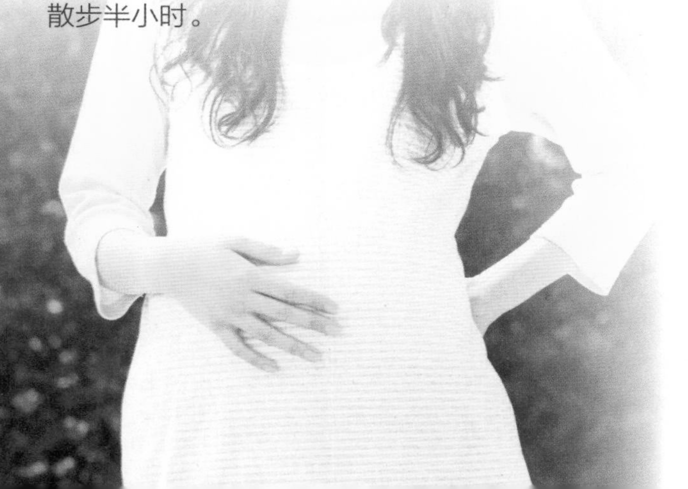

先兆流产还能继续妊娠吗

船在大海航行会遇到礁石，女性怀孕也会遇到“礁石”，先兆流产就是“礁石”之一。如果是由于过度劳累、从事重体力劳动、腹部外伤等引起的先兆流产，经过医生诊断胚胎发育正常，就可以继续妊娠。有些准妈妈出现先兆流产后，由于担心药物会影响到胎宝宝，干脆放弃妊娠，其实这是不对的。准妈妈发现有先兆流产的迹象，应尽快去医院检查。因为导致先兆流产的原因有很多，治疗方法也因人而异。

孕早期阴道出血，可能是先兆流产的表现，也可能是胚胎停育或宫外孕的表现。如果没有确认出血原因，盲目选择保胎药，就会对胎宝宝造成不利影响。准妈妈在保胎期间，除了卧床休息、停止性生活外，还要保持情绪稳定、避免紧张。

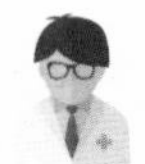

专家答疑

先兆流产要治疗到什么时候？

这是保胎准妈妈最关注的一个问题。轻微的先兆流产，经过休息以及黄体酮治疗，3~5天没有症状就可以考虑停止用药，之后注重休息调养就可以。

如果是因为卵巢功能不良引起的先兆流产，时间就相对长一些，需要到孕10周以后，胎盘功能逐渐完善起来，才可以考虑停用保胎药。

如果是因为宫颈功能不全引起的习惯性流产，要在上次妊娠流产孕周以前进行宫颈环扎术。不管是哪种情况的保胎，准妈妈都要听取医生的建议。

孕3月(9~12周)

孕3月是孕早期的最后1个月，若孕3月平安度过，胎盘完全形成，准妈妈就可以轻松地进入相对稳定的孕中期了。孕3月也是胚胎器官形成的关键期，胎宝宝已经告别“胚胎”时代，成为真正意义上的“胎宝宝”。随着胎宝宝长大，准妈妈情绪起伏也很大。而第3个孕月的前2周是妊娠反应最厉害的阶段，过了这一阶段妊娠反应随着孕周的增加会开始减轻，不久就会自然消失。

胎宝宝变化

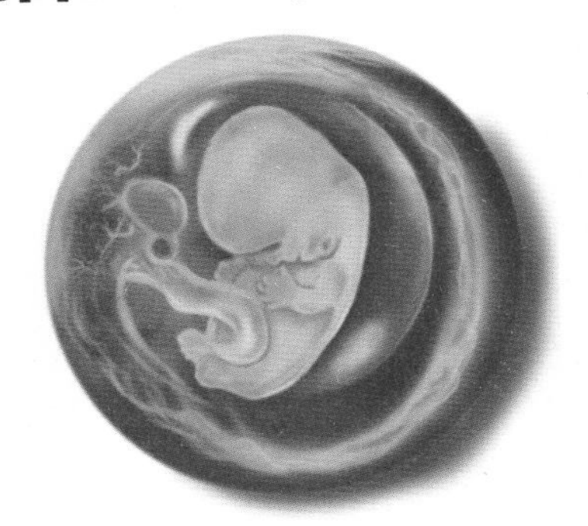

第9周 眼帘开始覆盖住眼睛：胎宝宝的小尾巴已经完全消失了，而且所有的神经器官都开始工作。手腕部位稍微有些弯曲，双脚开始摆脱蹼状的外表，眼帘开始覆盖住眼睛。

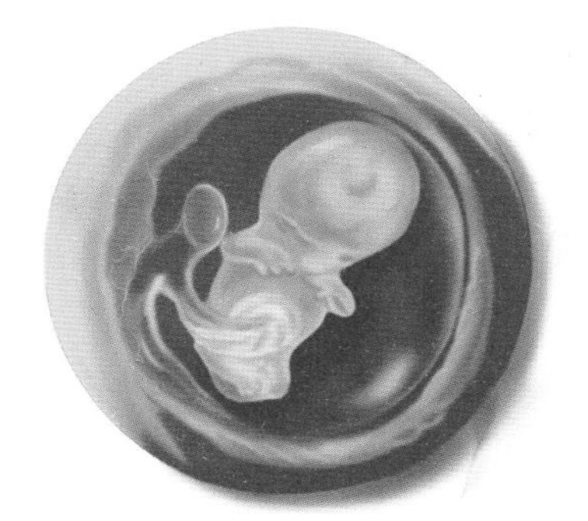

第10周 大脑重量不断增加：胎宝宝现在就像一个豌豆荚，通过胎盘和母体之间进行物质交换。妊娠的3~6个月是胎宝宝的“脑迅速增长期”。

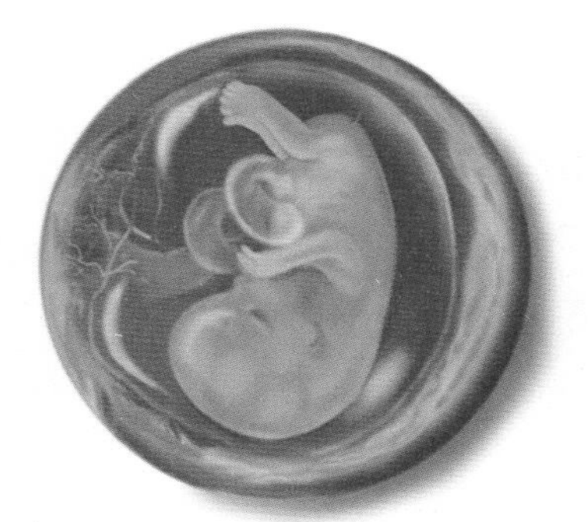

第11周 能吮吸、吞咽、踢腿：胎宝宝开始能做吸吮、吞咽和踢腿动作了，不但维持生命的器官，如肝脏、肾、肠、大脑已开始工作，连手指甲和绒毛状的头发等细微之处也开始发育了。

妈妈寄语

过完这个月，最危险的流产期过去了，准妈妈和宝宝都将迎来一个新的生命阶段。

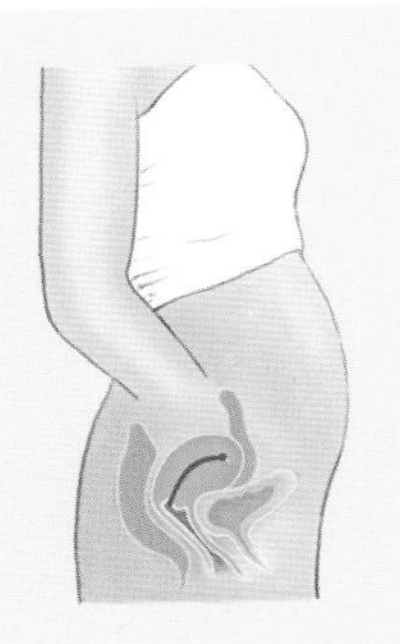

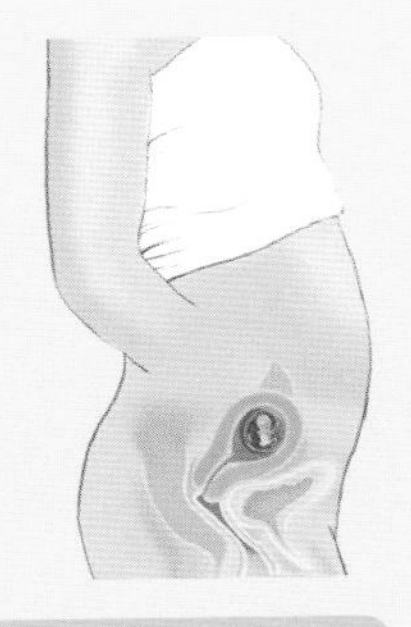

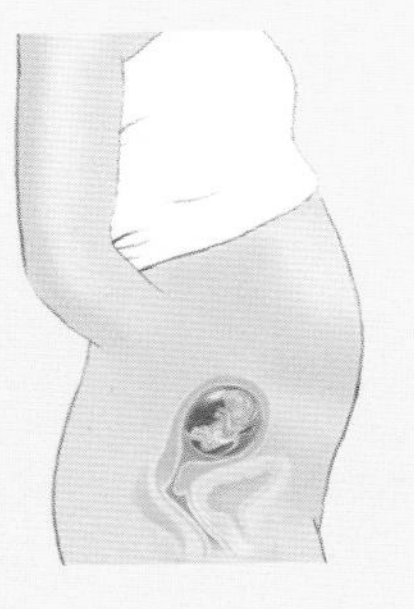

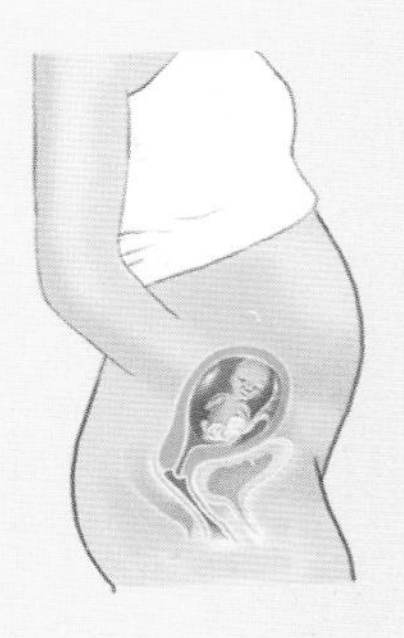

1 2 3 4 5 6 7 8 9 10 11 12 13 14 15 16 17 18 19 20

孕早期(1~12周) 孕中期(13~28周)

准妈妈变化

孕3月是准妈妈孕育新宝宝最关键也最辛苦的一个月。随着胎宝宝长大，准妈妈也许会感到腹部疼痛，早孕反应也会越加强烈。

准妈妈的感觉：准妈妈的身体正在不断发生着变化，已经能明显感觉到胎宝宝的存在了。大多数准妈妈的妊娠反应越发强烈，头发、头皮会失去光泽，妊娠斑开始出现，情绪起伏变化明显。

激素使身体变化：妊娠初期就开始柔软胀大的乳房，现在继续变大，乳头和乳晕的色素加深，有时会感到有些疼痛。从阴道流出的乳白色分泌物也有所增多。属于准妈妈的美丽弧线慢慢出现了。

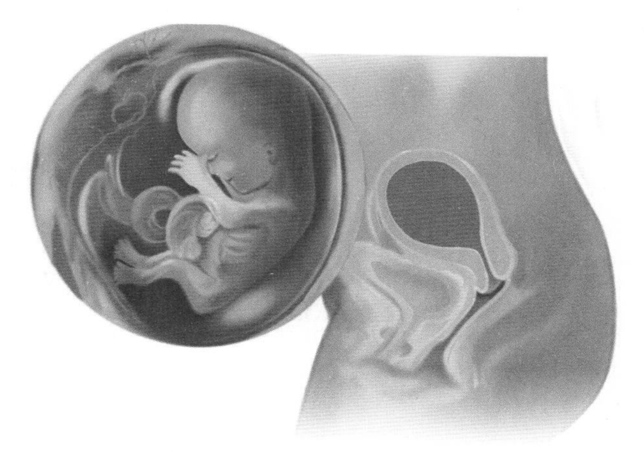

第12周 胎盘完全形成了：胎宝宝手指和脚趾已经完全分开，部分骨骼开始变得坚硬，并出现关节雏形。现在的胎宝宝在准妈妈体内偶尔踢踢腿，舒展一下身体，就像是在跳舞。此时脐带旁的肠道进入体腔，心脏、肝脏、肾脏等器官都开始最初的工作。胎盘也已完全形成。

体重管理

体重变化很小

到本月末，胎宝宝会长到6厘米左右，体重约7克，相当于2个圣女果的重量，体重变化依旧很小。这个月，准妈妈的外形不会有明显改变，增加的体重可能连自己都不易察觉，也有的准妈妈到了第3个月体重非但没有增加，反而出现了下降的趋势，这是因为食欲缺乏和孕吐导致的。孕吐反应期，准妈妈不用过分地控制体重，只要能吃下去就可以，但也不要吃得过多，尤其是油炸、高糖等高热量的食物。

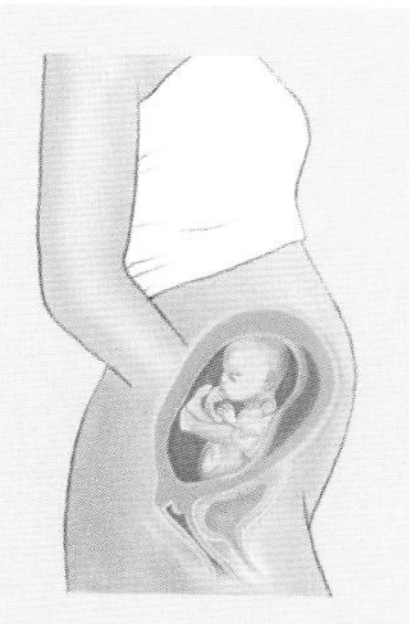

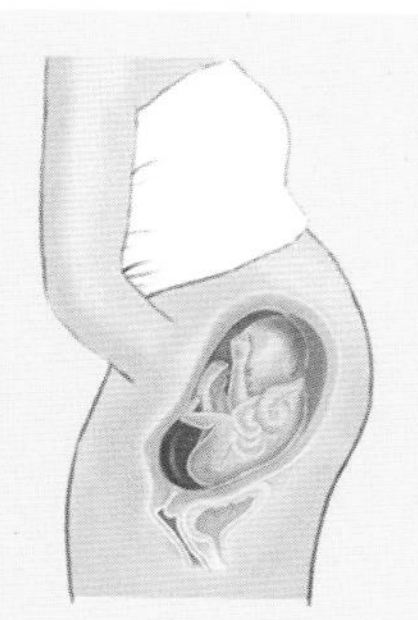

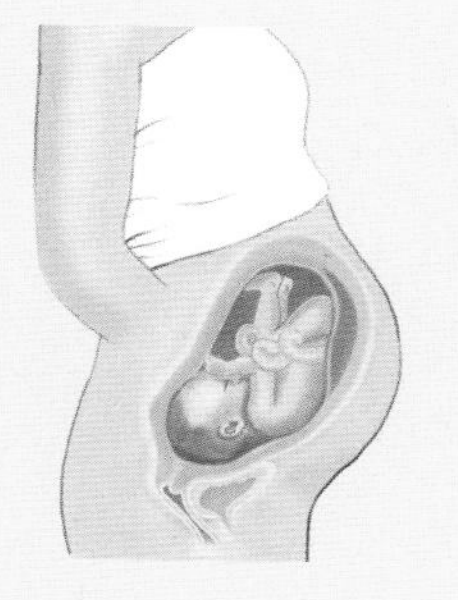

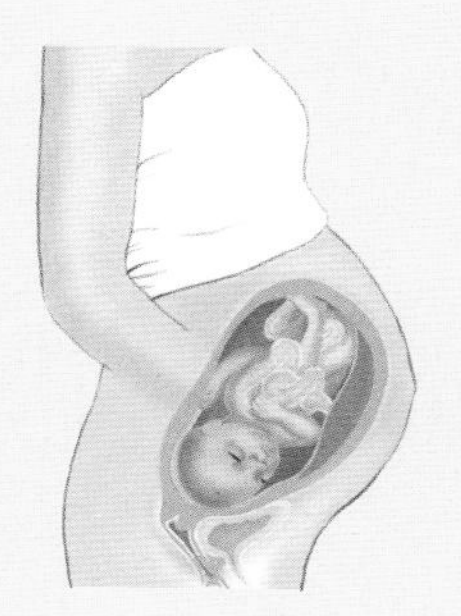

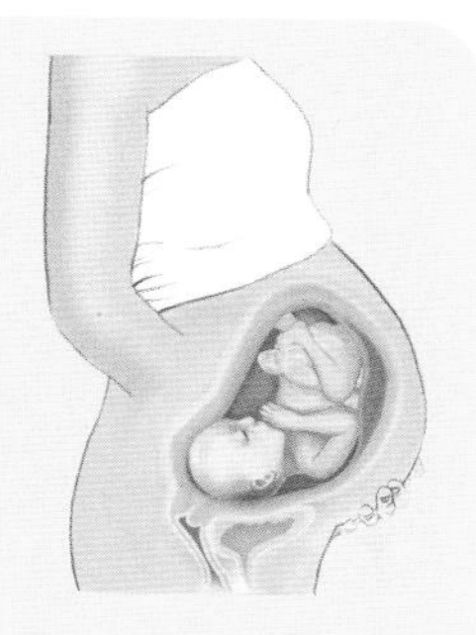

21 22 23 24 25 26 27 28 29 30 31 32 33 34 35 36 37 38 39 40

孕晚期（29~40周）

孕早期（1~12周）												孕中期（13~28周）																孕晚期（29~40周）											
1	2	3	4	5	6	7	8	9	10	11	12	13	14	15	16	17	18	19	20	21	22	23	24	25	26	27	28	29	30	31	32	33	34	35	36	37	38	39	40

你正处于孕3月

本月产检

第11~12周做第1次产检，产检又称围产保健，能帮助准妈妈及时了解身体情况及胎宝宝的生长发育情况，保障准妈妈和胎宝宝的健康。

孕11~14周是NT检查的最佳时间。NT检查可以帮助筛查唐氏儿的风险，但这项检查并不是孕期必做的项目，准妈妈可以根据自己情况和医生的建议进行选择。顺利度过孕前3个月是保证胎宝宝健康的第一步。

孕11~14周NT早期排畸检查

NT（Nuchal Translucecy）是胎宝宝颈部透明层的缩写，是孕11~14周围绕在胎宝宝颈项后部流动性的透明蛋白膜。胎宝宝颈部透明层厚度，与唐氏综合征缺陷正相关，所以被认为是筛查唐氏儿最有效的早期指标。

NT检查最好在孕11~14周做，比唐氏综合征的检查时间更早。超过14周，胎宝宝皮下的积水可能会被正在发育的淋巴系统吸收，检查会不准确。在孕11~14周，98%~100%的胎宝宝可以检测出NT厚度，而过了14周就会降低到11%。

NT检查主要通过超声来进行测定，最终测量值小于3毫米为正常，超过3毫米就要考虑做进一步检查，比如羊膜腔穿刺等。NT检查配合抽血化验，唐氏综合征的检出率能达到85%以上。

检查图象：

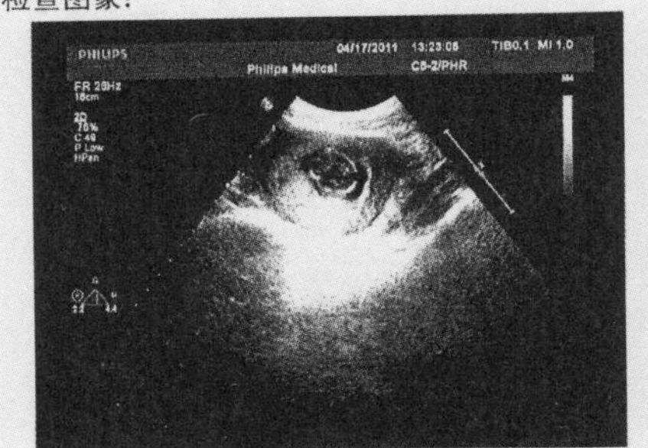

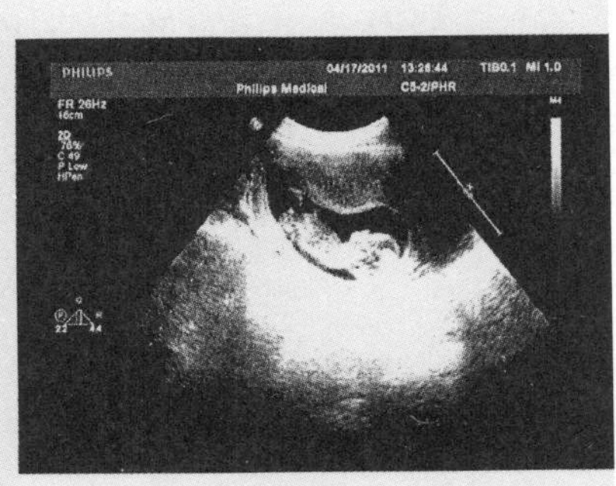

检查所见：宫内胎儿双顶径2.0cm，头围8.55cm，腹围7.34cm，脊柱排列未见异常，股骨长0.9cm，肱骨长0.87cm，胎心169次/分，胎动好，胎儿颈后透明隔（NT值）厚度：1.2mm。
胎盘后壁，厚1.4cm，内部回声均匀。
羊水暗区深：2.5cm　　透声好

NT值：在这张彩超检查报告单中，胎宝宝颈部透明层的厚度为1.2毫米，在正常范围内。表示胎宝宝出现唐氏综合征的风险很低，准妈妈可以放心。

检查结果为高危风险怎么办

即使检查结果呈现高危风险，绝大多数情况也会生下健康的宝宝。确切诊断胎宝宝患有唐氏综合征或其他缺陷的方法就是做绒毛活检或羊膜腔穿刺。NT检查的一个好处就是它的检查时间比较早，一旦检查出问题，还可以做绒毛活检，并提早知道结果。

第1次产检项目表

产检当天不可吃早餐，需要空腹抽血。记住自己的末次月经。带些牛奶和其他早餐，抽血完马上吃点。如果做B超检查，需要憋尿，最好带上水杯。

类别	项目检查	检查目的
体格检查	身高、体重	通过体重的变化，了解准妈妈饮食是否均衡
	血压	正常值：不应超过140/90毫米汞柱，或与基础血压（孕前）相比增加不超过30/15毫米汞柱
	骨盆检查	了解产道情况，判断能否自然分娩
	妇科内诊	检查子宫大小、位置
	胎心	正常范围：120~160次/分钟
	乳房	了解乳腺发育情况，有利于在产前纠正乳头凹陷等问题
实验室检查	早期唐氏筛查	通过B超，检测胎宝宝颈后透明带的厚度，再结合验血结果来筛查唐氏儿
	心电图检查	了解准妈妈的心脏情况
	血常规	通过检查血液中的血红蛋白含量，了解身体内造血情况，孕期血红蛋白在110克/升以上时为正常，否则为贫血
	血型	为分娩时做可能输血的准备，同时检测有无血型不合的可能
	肝功能	包括乙丙肝抗体。当准妈妈患有乙肝时，可通过胎盘感染胎宝宝，需在宝宝出生后立即注射乙肝免疫球蛋白进行乙肝母婴阻断
	尿检	了解准妈妈的肾功能，及早发现妊娠高血压综合征和肾脏病变
	阴道分泌物	白带清洁度、念珠菌和滴虫检查。正常情况下白带清洁度为I~II度，III~IV度为异常白带，表示阴道炎症。念珠菌或滴虫阳性说明有感染，需进行相应的治疗，正常值为阴性
	B超检查	检查胎宝宝的发育情况，确定孕周及排除宫外孕或葡萄胎的可能性

注：第1次产检后，每4周产检1次，直至孕28周。孕28~36周每2周产检1次，最后1个月每周产检1次。

孕早期（1~12周） 孕中期（13~28周） 孕晚期（29~40周）

1 2 3 4 5 6 7 8 9 10 11 12 13 14 15 16 17 18 19 20 21 22 23 24 25 26 27 28 29 30 31 32 33 34 35 36 37 38 39 40

你正处于孕3月

营养与饮食

由于孕早期胎儿发育所需要的营养量不多，准妈妈孕3月的饮食营养依然是食品安全和营养均衡。

本月饮食以质取胜，不必追求量。准妈妈应尽可能选择自己喜欢的食物，不必刻意多吃或少吃什么，饮食要多样化。若早孕反应大，可适量增加饮食中富含矿物质和维生素食物的比例。

孕3月营养饮食指导

在妊娠反应强烈的本月，准妈妈的膳食以清淡、易消化吸收为宜。可食用一定数量的粗粮如小米、玉米、红薯等。

如果准妈妈的妊娠反应严重影响了正常进食，可在医生建议下适当补充综合维生素片。同时，为保证蛋白质的摄入量，在有胃口的时候多补充些奶类、蛋类、豆类食物。

想吃厚味食物时，可选择红肉烹制；想吃清淡的就选择鱼、虾等清蒸、清炒；如果什么肉都吃不下去，可以选择口蘑、鸡腿菇等菌类，来补充蛋白质和必需氨基酸。

体重剧烈变化要就医

孕早期的食欲不振和孕吐，致使孕早期体重下降也是常见的现象。如果准妈妈的体重突然发生剧烈的变化，比如一周内下降或增加了5千克，那就一定要立刻告诉医生，因为这意味着身体可能存在某些潜在问题。

本月重点营养素

碳水化合物

碳水化合物和脂肪是准妈妈重要的能量来源，可以防止准妈妈因低血糖而造成晕倒等意外。这个月的准妈妈如果实在不愿意吃脂肪类食物，也不必强求自己。碳水化合物的主要食物来源有糖类、谷物类、薯类等。平时多吃一些面食、点心、红薯、土豆等，这些都可以补充一定量的碳水化合物。

镁

镁对胎宝宝肌肉和骨骼的健康发育至关重要。另外，有些准妈妈小腿抽筋，医生也会建议补镁，因为镁对钙的吸收有促进作用。准妈妈每天镁的摄入量约为**310毫克**。绿叶蔬菜、坚果及大豆、南瓜、甜瓜、葵花子、花生和全麦食品中都含有镁，准妈妈可以适当食用。

特别关注 孕3月不宜吃什么

不宜吃腌制食品

腌制食品（如香肠、腌肉、熏鱼、熏肉等）中含有可导致胎宝宝畸形的亚硝胺，所以准妈妈不宜多吃、常吃这类食品，最好不吃。

不宜吃生食

生鱼、生肉、生鸡蛋以及未煮熟的鱼、肉、蛋等食品，不仅营养不易吸收，而且细菌未被全部杀死，会对准妈妈和胎宝宝的健康造成威胁。

不宜多吃西瓜

准妈妈不可随便吃西瓜。西瓜性凉且利尿，准妈妈体质虚弱，吃太多容易损伤脾胃。饭后吃一两块就够了，胎动不安和有先兆流产的准妈妈要忌吃。

不宜用水果代替正餐

水果含有丰富的维生素，但是它所含的蛋白质和脂肪却远远不能满足准妈妈子宫、胎盘和乳房发育的需要，用水果代替正餐，并不能满足每天所需。

DHA

准妈妈如果缺少DHA，胎宝宝的脑细胞膜和视网膜中脂质就会不足。DHA的摄入量不是越多越好，要**合理摄入**。含DHA多的食物包括：鱼虾类，如鲈鱼、鲤鱼、沙丁鱼、三文鱼、虾等，禽类，如鸡、鸭等。另外，坚果类，如核桃仁、葵花子中含有的α－亚麻酸也是制造DHA的原材料，准妈妈也不能忽视。

维生素E

维生素E又称为生育酚，具有保胎、安胎、预防流产的作用，还有助于胎宝宝的肺部发育。虽然维生素E对准妈妈很重要，但是日常饮食足以满足孕期每天**14毫克**的需要。植物油、坚果和葵花子都含有维生素E。

维生素A

整个孕期，胎宝宝的健康发育都离不开维生素A。维生素A对胎宝宝的皮肤、胃肠道和肺的健康发育尤其重要。怀孕初期3个月，胎宝宝自身还不能储存维生素A，因此准妈妈一定要多吃些富含维生素A的食物。本月准妈妈每天维生素A的摄入量为**770微克**。

维生素A广泛存在于动物性食物当中，尤其在动物肝脏及蛋黄、瘦肉等食物中。如果准妈妈能正常进食，不偏食、不挑食，维生素A的摄入一般不成问题，不必过于担心。对于部分素食主义者，则需要补充维生素A，服用剂量应遵医嘱。

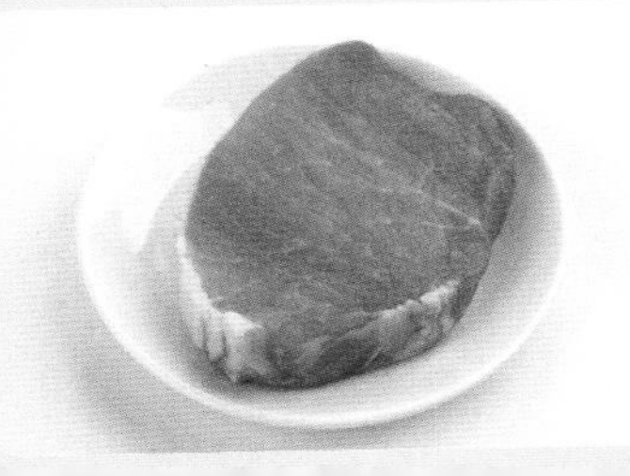

宜吃富含膳食纤维的食物

准妈妈吃富含膳食纤维的食物可刺激肠的蠕动，使废弃物能及时排出体外，减少体内毒素的累积，胎宝宝会更加白净漂亮。食物中膳食纤维体积大，其中的水分不易被吸收，可促进肠蠕动，从而有通便作用，适合孕期便秘的准妈妈。

孕期学会正确喝水

多喝水对准妈妈有好处，但是孕期喝水不仅仅是“多喝”那么简单。

每天8杯水：一般准妈妈每天可喝1~1.5升水，但不能超过2升，孕晚期以1升左右为宜。每做1个小时的轻微运动要多喝1杯水。

早晨1杯新鲜水：早饭前30分钟，以小口慢喝的方式喝200毫升25~30℃的新鲜开水，可以温润胃肠，刺激肠胃蠕动，有利于定时排便，防止痔疮、便秘。

不渴也要常喝水：口渴说明体内水分已经失衡，体内细胞脱水已经到了一定的程度。准妈妈喝水无须定时，次数不限。

反复煮沸或久沸的水不能喝：反复煮沸的水，水中的亚硝酸盐以及砷等有害物质的浓度相对增加。喝了久沸的开水以后，有可能会导致血液中的低铁血红蛋白转化成不能携带氧的高铁血蛋白，从而导致中毒。

不宜长期喝纯净水：纯净水几乎不含任何矿物质，一段时间喝纯净水是不会有任何问题的，但如果长期喝纯净水，可能会从某种程度上造成微量元素的缺乏。所以建议准妈妈不要长期饮用纯净水。

不宜喝在热水瓶中贮存超过24小时的开水。

孕妇奶粉怎么喝

孕妇奶粉对营养素进行了一定的调整，所以比普通奶粉的营养更均衡全面，相对也更容易消化吸收。但从价格和味道上来说并不占优势。所以如果饮食均衡，食欲不错，宝宝发育良好的准妈妈不一定必须选择孕妇奶粉。

如果准妈妈每天都喝牛奶，可以按照每天1袋牛奶加上1杯孕妇奶粉的量。如果准妈妈不喝牛奶，建议一般每天2杯孕妇奶粉就可以了。对于需要摄入更多孕妇奶粉的准妈妈，应咨询一下医生或营养师的意见，针对其具体情况进行指导。

素食妈妈要注意补充蛋白质

有一些准妈妈是素食者，素食者分为两类：只是不吃肉的素食者和不吃所有与动物有关的食物的素食者。蛋白质是细胞组成的基础成分，是建造宝宝机体不可或缺的“砖瓦”，而肉类食品则是优质蛋白质的最佳来源。

只是不吃肉的素食者，可以从鸡蛋和奶制品当中摄入足够的蛋白质。如果不吃所有与动物有关的食品，就很难保持膳食平衡。为了胎宝宝的健康，建议素食的准妈妈适量进食蛋类、乳制品及豆制品。

不要对食物挑三拣四

宝宝的偏食很大程度上受准妈妈的影响，而偏食不利于宝宝的身体发育，即使出生后纠正起来也比较困难。

不同的食物中有不同的营养成分，肉类食物多含蛋白质、脂肪、铜、铁、锌等营养物质。而蔬菜水果主要含糖、维生素、膳食纤维，不吃哪一类食物都会造成相应的营养缺乏。不管你原先是素食主义者，还是无肉不欢的吃货。为了宝宝的健康，改改吧。

多吃豆腐，促进宝宝大脑发育

豆腐含有丰富的营养元素，如优质蛋白、不饱和脂肪酸、钾、钙、镁等，其消化吸收率达95%以上。豆腐中的蛋白质含量为5%~12%，脂肪含量为2%~5%，可为胎宝宝大脑发育提供充足的营养。准妈妈可定期食用豆腐、冻豆腐、豆腐干等。

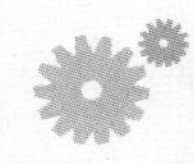

知识链接

准妈妈不宜完全用豆浆来代替牛奶

豆浆是一种高蛋白低脂肪的健康饮品。但从钙的角度来说，牛奶中含钙量大约为100毫克/100克；而豆浆仅约为10毫克/100克。所以完全用豆浆来代替牛奶可能会导致准妈妈钙的摄入不够充分。

交替食用植物油

科学吃油是准妈妈需要掌握的一种饮食观念。准妈妈在平时吃油时应交替使用几种食用油，或是隔一段时间就换不同种类的食用油，这样才能使准妈妈体内所吸收的脂肪酸种类丰富、营养均衡，避免单一。

吃辣的，胎宝宝也不舒服

在孕前你是一个无辣不欢的人吗？不管再怎么喜欢吃辣，在孕期都要“忍痛割爱”，特别是巨辣的食物或麻辣酱要少吃。辛辣食物容易消耗肠道水分，使胃肠腺体分泌减少，造成肠道干燥，孕期本来就容易便秘，吃辣椒尤其干辣椒太多，容易加重。

辛辣食物会随着准妈妈的血液循环进入胎宝宝体内，可能会给胎宝宝造成不良影响。尤其属于前置胎盘的准妈妈要绝对禁止吃辣椒。市售的辣椒酱准妈妈也不要吃，因为里面含有亚硝酸盐和防腐剂，会对胎宝宝的发育造成影响。

不宜喝长时间煮的骨头汤

动物骨骼中所含的钙质，不论多高的温度也不能溶化，过久烹煮反而会破坏骨头中的蛋白质。骨头上总会带点肉，熬的时间长了，肉中脂肪析出，会增加汤的脂肪含量。熬骨头汤1个小时左右就可以了。

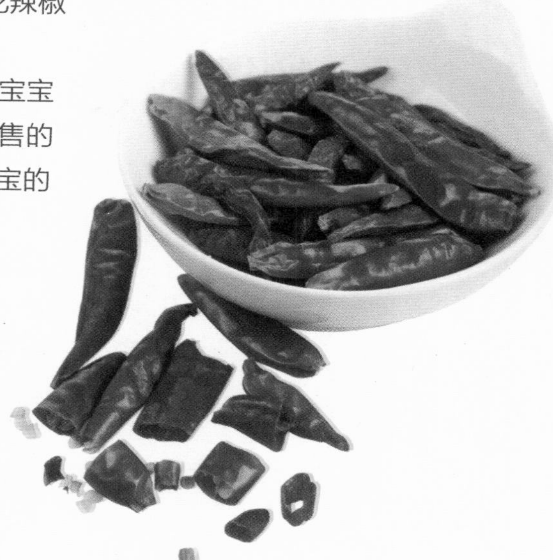

准妈妈少吃或不吃干辣椒，以免加重便秘。

健康食谱推荐

孕3月

一天饮食参考

早餐7点~8点
花卷50克，豆浆1杯，鸡蛋1个，蔬菜适量

加餐10点左右
麦麸饼干2片，苹果1个

午餐12点~12点半
米饭100克或南瓜饼，酱牛肉或白切鸡肉75克，大拌菜（生菜、彩椒、紫甘蓝、圣女果、黄瓜）适量，玉米1根

加餐15点
坚果若干，酸奶250毫升

晚餐18点半~19点
清蒸皖鱼1份（鱼75克），蒜蓉茄子1份，面条1碗（面75克）

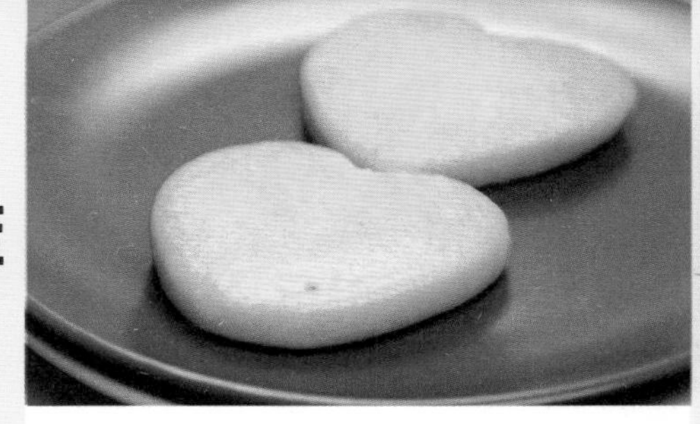

南瓜饼

原料：南瓜250克，糯米粉200克，白糖、红豆沙各适量。

做法：❶ 南瓜去子，洗净，包上保鲜膜，用微波炉加热10分钟。❷ 挖出南瓜肉，加糯米粉、白糖和成面团。❸ 将红豆沙搓成小圆球，包入豆沙馅成饼胚，上锅蒸10分钟即可。

功效 南瓜饼口感细腻，营养丰富，还有润肺益气、解毒止呕的作用，有益准妈妈健康。

花样主食

什锦果汁饭

原料：大米100克，鲜牛奶250毫升，苹果丁、菠萝丁、蜜枣丁、葡萄干、青梅丁、碎核桃仁各25克，白糖、番茄酱、水淀粉各适量。

做法：❶ 将大米淘洗干净，加入鲜牛奶、水，焖成饭。❷ 将番茄酱、苹果丁、菠萝丁、蜜枣丁、葡萄干、青梅丁、碎核桃仁放入锅内，加水和白糖烧沸，用水淀粉勾芡，制成什锦沙司，浇在米饭上即成。

功效 什锦果汁饭富含多种维生素和矿物质，营养全面，能满足胎宝宝对各种营养素的需求。

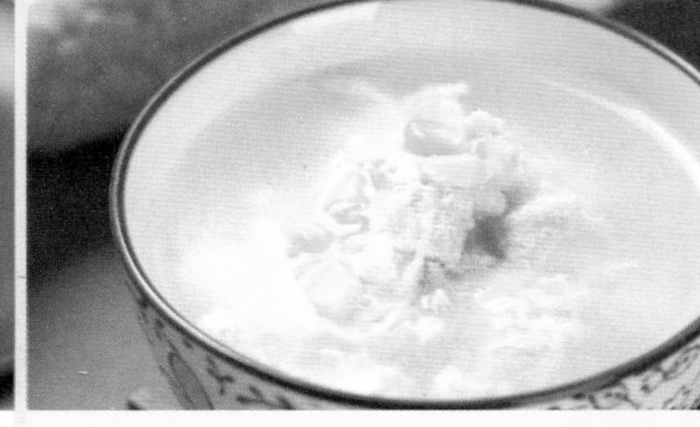

鸡蓉玉米羹

原料：鸡肉丁100克，玉米粒50克，鸡蛋1个（打成蛋液），盐适量。

做法：❶ 把玉米粒、鸡肉丁放入锅内，加水，用大火煮开，并撇去浮沫。❷ 将鸡蛋液沿着锅边倒入，一边倒入一边进行搅动。❸ 煮熟后加盐调味即可。

功效 玉米有助改善准妈妈的睡眠，此外也有健脑功效，有利于胎宝宝发育。

美味汤羹

虾肉冬瓜汤

原料：鲜虾250克，冬瓜150克，鸡蛋2个，姜片、盐、白糖、香油各适量。

做法：❶ 鲜虾处理干净，隔水蒸8分钟，取出虾肉。❷ 冬瓜洗净，去皮，切片，放入锅中与姜片同煲。❸ 放入虾肉，加盐、白糖、香油略煮，淋入鸡蛋清即可。

功效 虾肉中含有丰富的镁，能很好地保护心血管系统，帮助准妈妈预防妊娠高血压。

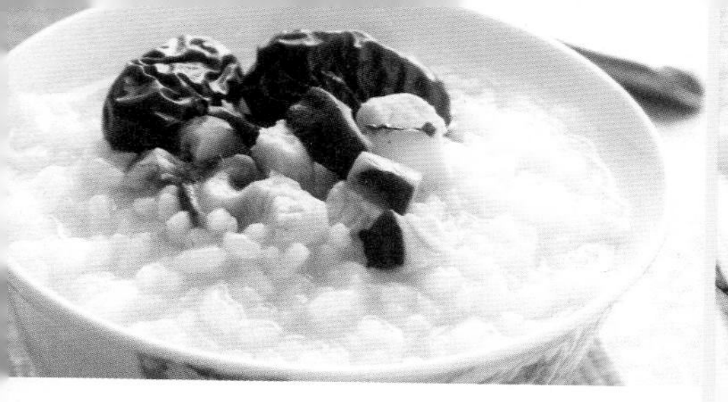

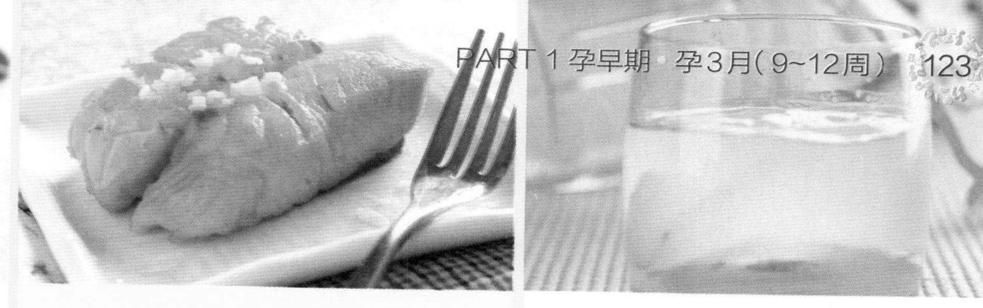

养胃粥

原料：大米30克，红枣4颗，莲子20克。

做法：❶ 大米淘洗干净；红枣洗净；莲子用温水泡软，去心。❷ 将大米、红枣、莲子放入锅内，加适量水，大火煮开，转小火熬煮成粥。

功效 此粥含有丰富的碳水化合物、矿物质、维生素，可养胃健脾，滋补强身。

香煎三文鱼

原料：三文鱼350克，葱花、姜末、盐各适量。

做法：❶ 三文鱼处理干净，用葱花、姜末、盐腌制。❷ 平底锅烧热，倒入油，放入腌入味的鱼，两面煎熟即可。

功效 三文鱼中富含的维生素A和DHA是胎宝宝视网膜及神经系统发育所必不可少的物质。

甘蔗生姜汁

原料：甘蔗1节，生姜4片。

做法：❶ 甘蔗去皮，切小段，用榨汁机榨汁。❷ 汁中加入生姜片，冲入热水即可。

功效 甘蔗生姜汁不仅能帮助准妈妈缓解妊娠呕吐，同时也能提神醒脑。

滋补粥

玉米鸡丝粥

原料：鸡肉150克，大米30克，玉米粒、芹菜各50克，盐适量。

做法：❶ 大米、玉米粒洗净；鸡肉洗净，煮熟后，捞出，撕成丝；芹菜择洗干净，切丁。❷ 大米、玉米粒放入锅中，加适量水，煮至快熟时加入鸡丝、芹菜丁，稍煮后加盐调味即可。

功效 此粥富含蛋白质和可促进消化的膳食纤维。大米仍是蛋白质的重要来源。

营养热炒

蒜蓉茄子

原料：紫皮长茄子400克，香菜末、蒜蓉、盐、酱油、白糖、香油、花椒各适量。

做法：❶ 茄子切段，放入盐水中浸泡5分钟，捞出，一剖为二，放入热油中炸软捞出。❷ 用油爆香花椒后，捞出花椒，放入蒜蓉炒匀。❸ 放入茄子、酱油、白糖和盐，烧至入味，放入香油、香菜末即可。

功效 茄子富含维生素E，还富含磷、铁、胡萝卜素和氨基酸，可提高机体免疫力。

健康饮品

鸡蛋益血安胎饮

原料：桑寄生100克（中药店有售），鸡蛋1个，红糖适量。

做法：❶ 鸡蛋洗净，同桑寄生一起放入瓦煲，加适量水煲1.5小时。❷ 加入红糖，取出蛋去壳。❸ 食蛋饮桑寄生汁，可饮数次。

功效 此饮具有安胎、强壮筋骨、养血祛风的功效。适合准妈妈饮用。

生活保健

这个月，准妈妈的早孕反应会到达顶峰，情绪容易激动、易怒或多愁善感，出现晨昏乏力、恶心呕吐等不适情况，但一般到12周后会慢慢减弱。

从本月开始，准妈妈会有明显变化。乳房逐渐膨胀，乳头和乳晕的色素加深，有时会感到有些疼痛，腰围也开始增大。另外，本月也是宝宝器官发育的关键期，一些影响胎宝宝健康的细节，千万不能忽略。

慎用美白祛斑化妆品

美白祛斑化妆品效果再好都不要用。其含有无机汞盐和氢醌等有毒的化学药品，经常接触会导致染色体畸变率升高，还可能导致DNA分子损伤。这些有毒物质可经母体胎盘转运给胎宝宝，使细胞生长和胚胎发育速度减慢，导致胚胎异常。所以，准妈妈最好不要用美白祛斑的化妆品，尤其在孕期前3个月内。

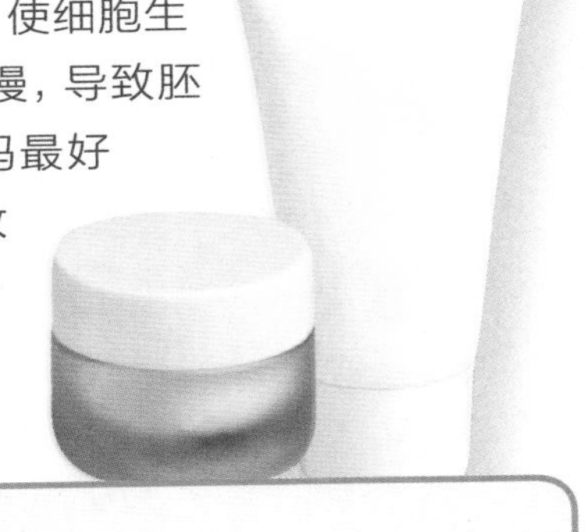

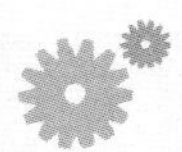

知识链接

为什么会长妊娠斑

出现妊娠斑是由于孕期脑垂体分泌的促黑色素细胞激素增加，以及大量孕激素、雌激素的作用，致使皮肤中黑色素细胞的功能增强，并产生色素沉淀。准妈妈产后几个月色素细胞的沉着会变浅，直到消失，但是也有可能消退不全，留下淡淡的茶色痕迹。

妙招应对妊娠斑

洗脸时，冷水和热水交替使用，以促进面部血液循环，降低妊娠斑出现的概率。

多吃富含维生素C的蔬菜水果，如番茄、猕猴桃、圣女果等，能够防止色素沉淀，美白皮肤。

将柠檬汁加糖水适量饮用。柠檬中含有大量维生素C、钙、磷、铁等。常饮柠檬汁不仅可美白肌肤，还能防止黑色素沉淀，达到祛除妊娠斑的作用。

夏季外出时，要戴上遮阳帽，或涂抹相对安全的防晒霜，避免阳光直射面部，加重妊娠斑。

自制祛斑面膜。冬瓜适量，去皮捣烂，加入1个蛋清、半匙蜂蜜，搅匀敷面20分钟左右。或者黄瓜捣成泥，加入1匙牛奶和面粉，调匀敷面，20分钟后洗净脸部。

12周内建小卡

准妈妈第1次产检时要建好小卡，即《孕产妇健康手册》。首先，准妈妈要在居住的街道居委会或计划生育办公室（计生办）办理《人口生育联系卡》。然后再去所属医院做常规检查，领小卡。小卡不是用于做检查，而是建档案，记录一些基本信息，但医生也会在上面记录一些简单的孕期情况。小卡由准妈妈自己保存。如果是外地户口的准妈妈，还要去户口所在地办理准生证和流动人口婚育证明。

准妈妈的床上用品选择

床	准妈妈适宜睡木板床，可铺上较厚的床垫，避免因床板过硬，缺乏对身体的缓冲力，从而辗转过频，多梦易醒
枕	枕头过高迫使颈部前屈而压迫颈动脉。颈动脉受阻时会使大脑血流量降低而引起脑缺氧。枕头以9厘米（平肩）高为宜
被褥	理想的被褥是全棉布包裹棉絮，不宜使用化纤混纺织物做被套及床单，以免刺激皮肤，引起瘙痒
蚊帐	夏天使用蚊帐更有利于睡眠，不仅可以避蚊防风，还可吸附飘落的尘埃，过滤空气

做家务的正确姿势和动作

对准妈妈而言，姿势不正确很容易引起整个身体的疲劳与不适。因此，准妈妈在日常生活中必须保持正确的姿势，特别是在做家务的时候。

做饭：尽量不要把手直接浸入冷水中，尤其是在冬春季节更应注意。厨房最好安装效果好的抽油烟机，因为油烟会危害肚中的胎宝宝。炒菜时，油温不要过高。早孕反应严重时不要到厨房去，以免加重恶心、呕吐症状。此外，买菜时不要一次买太多，最好不要超过5千克，不宜到人群过于拥挤的菜市场去。

搞卫生：可以从事一般的擦抹家具和扫地、拖地等家务，但不可登高，不可上窗台擦玻璃，更不要搬抬笨重家具。擦抹家具时，尽量不要弯腰，孕晚期更不可弯腰干活，拖地板不可用力过猛，打扫卫生时也要避免使用冷水。

洗衣：手洗衣服时不要下蹲压迫腹部，以免胎宝宝受压。不宜使用洗衣粉，最好使用性质温和的洗衣液，使用温水。晾晒衣服时不要向上用力伸腰，晾衣绳尽量低一些。

该买孕妇内衣了

在孕期的3~5月，你的胸部会增大一个尺码。而到了7~9月，罩杯又会升级一个尺码。胸部不是向前隆起，而是乳房的下半部分向两侧变大。普通的文胸不一定适合这样的变化，所以最好到母婴用品专卖店购买适合这种变化的那一款。孕期每个阶段，都要准备2~3件文胸轮流穿，以便经常更换清洗。

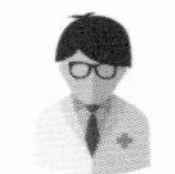

专家答疑

如何选择孕妇内衣？

准妈妈应选择较透气、吸汗、舒适且具有一定伸缩性的棉质内衣，避免选购可能会引起皮肤过敏的化纤材质内衣。内衣的肩带应尽量宽松，以免勒入皮肤。此外，带有钢圈的内衣会压迫已经增大的乳房组织，影响乳房的血液循环，也不适合准妈妈。最好选择支撑力较强的内衣，以免在孕期胸部变大后自然下垂。

二胎、三胎妈妈感觉更轻松

很多准妈妈会觉得怀二胎、三胎时害喜的感觉没有那么明显，孕早期都过得很舒服。在遇到孕期中的很多不适症状也会变得轻松。头胎时遇到阴道少量出血时，可能会手忙脚乱，每天心绪不宁；当准妈妈怀二胎时就会知道应第一时间去医院检查，也会知道该如何处理。但如果再次怀孕的时候年纪比较大，准妈妈会发现自己的体力明显不如怀头胎的时候，特别是在孕早期，会经常感觉到累，想休息。如果感觉到累，二胎、三胎妈妈应多休息，特别是中午的时候一定要保证1个小时左右的休息时间。

精油，咨询清楚了再用

精油是大自然中各种各样植物的精华，不仅有改善容颜的功效，还可以帮助准妈妈改善睡眠。但是准妈妈要避免使用有通经功效的精油，某些较危险的精油，如迷迭香、牛膝草、欧芹等精油也不可使用。为求谨慎，准妈妈最好先向专业人士咨询清楚，在专家指导下使用精油。

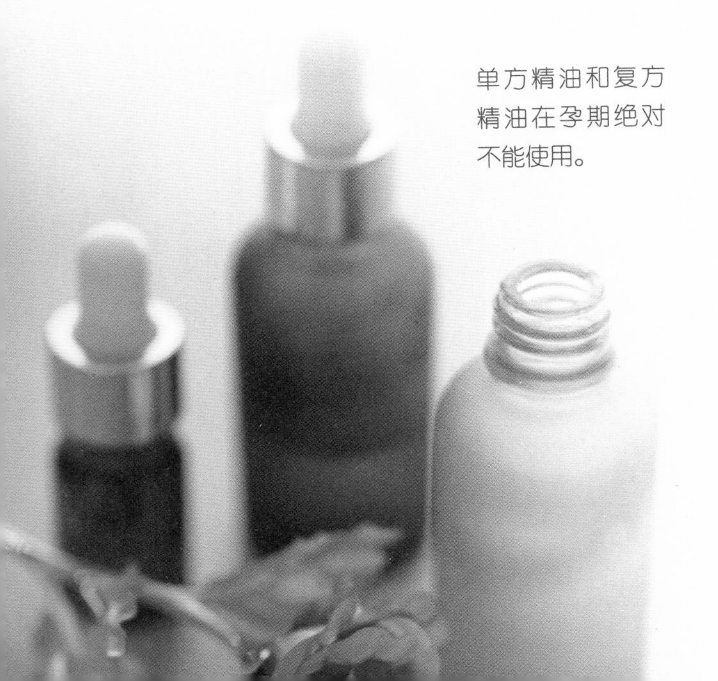

单方精油和复方精油在孕期绝对不能使用。

关上空调，让自然风吹拂

也许宝宝到来的时候，不是春暖花开，也不是秋高气爽。准妈妈也就有更多的借口贪恋空调了。可是，长期在空调环境里容易出现头痛和血液循环方面的问题，而且特别容易感冒。

准妈妈担负着两个人的健康，即使在空调房待着，也一定要注意避免过凉导致感冒。可以将空调的温度定在24~28℃，室内感觉微凉就可以了，切忌温度太低，和室外温差太大。

此外，准妈妈不妨定时关上空调，开开窗，通通风。或者每隔一段时间，出来呼吸呼吸新鲜空气；或者在微风正好、阳光不强的时候，出来溜达溜达。

不要用老式电吹风

2005年之前生产的电吹风中大多含有石棉隔热层，这种电吹风吹出的热风含有微量的石棉纤维，可以通过准妈妈的呼吸道和皮肤进入血液，经胎盘而进入胎宝宝体内，对胎宝宝有不利影响，所以最好把这种电吹风淘汰掉，换一个新的电吹风。洗完头发可以用干发帽、干发巾先吸水，再用新的电吹风吹干，淋浴后就能马上睡觉，还能防止感冒。

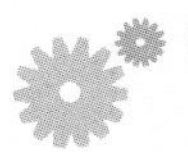

知识链接

哪些精油可以使用？

基础油一般没有太多气味，功效也非常简单，通常被用在头发的保养和妊娠纹的预防上，不过，最好在医生的指导下使用。单方精油是某种植物萃取的精油，复方精油是两种以上的单方精油，与一种基础油混合后的产品，比单方精油更加危险，这两种精油孕期绝对禁止使用。

远离过敏

穿棉质衣服	皮肤过敏的准妈妈衣服穿着以宽松为主，腰带勿过紧，以免皮肤受压迫。避免穿毛料衣物及使用毛毯，因为会刺激皮肤，且毛絮及毛毯中的灰尘会引起哮喘发作，所以衣物应该改用棉质为佳
避免搔抓止痒	不断搔抓后，皮肤往往发红且出现抓痕，使表皮脱落出现血痂，日久会导致皮肤增厚、色素加深，继而加重瘙痒，甚至还会引起化脓性感染
警惕家中的过敏原	要丢弃的食物必须密封，以免引来蟑螂，其排泄物会引起过敏。床上用品要经常换洗，出太阳的时候全部拿出去暴晒，以除螨杀菌。夏天，霉菌的孢子会随空气飘浮，所以要注意空气清洁，家中多通风透气
户外活动戴口罩	去户外散步，特别是春暖花开的时候，一定要小心那些不起眼的小植物，因为一些野草及花朵不明显的花，必须靠大量花粉传播繁殖，所以花粉比较多。准妈妈不妨戴上棉质口罩以避免吸入花粉

避开恼人的噪音污染

如果准妈妈每天接触50~80分贝的噪音2~4小时，便会感到烦闷、紧张，呼吸和心率增快，心肺负担加重，头痛、失眠，消化功能受损，免疫力下降，并易患病毒或细菌感染性疾病。噪音不仅让你觉得心烦，还会对胎宝宝造成不良影响。

妊娠期理想的声音环境是10~35分贝。必要时可临时调换居住地点，尽量不要到交通拥挤、人流量大的闹市区去，更不要去歌舞厅等喧闹嘈杂的娱乐场所。看电视、听广播时把音量调小。

可以穿孕妇内裤了

阴道分泌物增多的孕期，宜选择透气性好、吸水性强、手感柔和的纯棉内裤。纯棉材质对皮肤无刺激，不会引发皮疹。最好根据腹围的大小来选择内裤，可以购买纽扣式的内裤，也可以购买整个孕期都可以穿的能调节松紧带的内裤。孕妇内裤有高腰和低腰两种款式，高腰的内裤可将整个腹部都包裹好，能够很好地保护肚脐，也有保暖的作用，适合冬季穿。低腰内裤则适合其他几个季节穿。

每3个月就应更新内裤

孕期每3个月就应更新内裤，一般孕期每个阶段应购买4~5条内裤。内裤应保持清洁，最好每天更换和清洗，建议将换下的内裤用60℃以上的热水浸泡，必要时煮沸5~10分钟以达到消毒目的，并将洗好的内裤暴晒，不要阴干。准妈妈最好穿白色内裤，清洗内裤前要注意查看，如发现轻微出血也要及时就医。

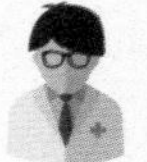

专家答疑

何时选择托腹内裤?

怀孕进入8~10个月时，准妈妈身体腹壁扩张，尤其进入第9个月时，变大的子宫会往前倾而使腹部更突出。此时，选择一些有前腹加护的内裤较为舒适。托护部位的材质应富有弹性，不易松脱，即使到了孕后期也不觉得勒。托腹裤的特点在于可起到托腹的作用，对预防并减轻腰酸背痛也很有用。

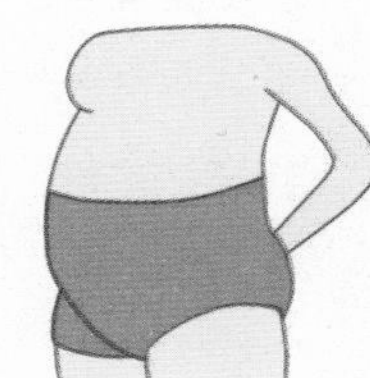

孕早期(1~12周)												孕中期(13~28周)																孕晚期(29~40周)											
1	2	3	4	5	6	7	8	9	10	11	12	13	14	15	16	17	18	19	20	21	22	23	24	25	26	27	28	29	30	31	32	33	34	35	36	37	38	39	40

你正处于孕3月

职场准妈妈须知

写字楼里办公环境优雅、舒适，远离风吹日晒，但你有没有想过，装修精美、设备先进的写字楼，其实存在各种各样的危险源。

每隔2~3小时到室外走动走动。准妈妈要经常活动一下，不要整日待在空调房内。避免危险的工作场所和繁重的体力劳动，减少使用固定电话和复印机的次数，如果有一些不适，及时向同事寻求帮助。

减少接固定电话的次数

使用固定电话是办公室里传播感冒和腹泻的主要途径。如果办公室里有人患感冒，或是如厕后未把双手洗干净，疾病就会通过固定电话蔓延开来。所以你最好拥有一部独立的电话机。如果不得不和其他同事共用，也应减少打固定电话的次数，或者干脆勤快一点，经常用酒精擦拭听筒和按键。

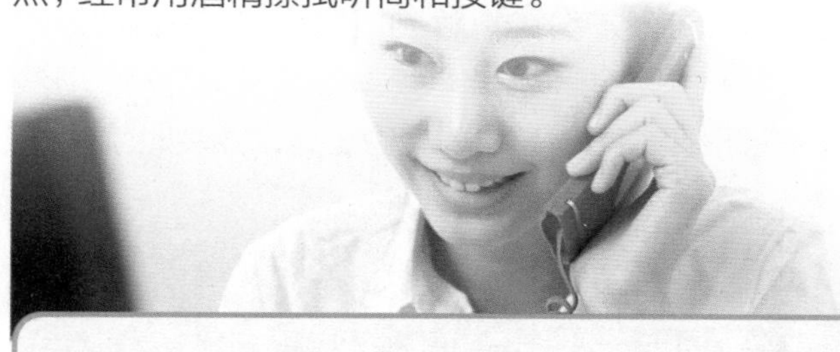

知识链接

少与复印机打交道

复印机使用时会产生臭氧，使人头痛和眩晕；启动时，还会释放一些有毒的气体。如果准妈妈的办公室里有一台复印机，可以和同事商量，把它放在一个空气流通比较好的地方，并要避免阳光直接照射。同时，复印机的辐射对胎宝宝的影响不可忽视，所以要尽可能避免与复印机打交道。

用笔记本作备忘

孕早期，准妈妈易疲倦、嗜睡，此时没必要硬撑，想睡就睡吧，对胎宝宝和自己的身体也有好处，劳逸结合才能更好地工作。准妈妈可以选择在状态好的时间段把一天中比较重要的工作完成，并把这个情况告诉领导及同事，赢得他们的体谅。另外，怀孕后记忆力不如从前，请放轻松些，这也是孕期的表现之一。

上班犯困，适当喝点下午茶

怀孕了依然坚持上班的你，是否经常会感觉到昏昏沉沉，这时候要不要喝提神的下午茶呢？其实，在孕期适当地喝些淡淡的绿茶，是有益健康的。

绿茶所含的各种维生素、氨基酸、蛋白质较红茶高，维生素C的含量也很丰富。红茶的热性比绿茶强，有利于补充身体热量，温胃散寒，提神暖身，准妈妈也可以根据自己的身体状况，适量饮用。一些活血化瘀的花茶就不要喝了。

但是，准妈妈一定不能多喝茶，也不要喝浓茶，因为茶里含有鞣酸，在肠道内易与食物中的铁、钙结合沉淀，影响铁和钙的吸收。若过多地饮用浓茶，有可能引起妊娠缺铁性贫血，宝宝也可能出现先天性缺铁性贫血。

孕早期(1~12周)												孕中期(13~28周)																孕晚期(29~40周)											
1	2	3	4	5	6	7	8	9	10	11	12	13	14	15	16	17	18	19	20	21	22	23	24	25	26	27	28	29	30	31	32	33	34	35	36	37	38	39	40

你正处于孕3月

情绪调节

由于胎盘激素的作用，你的情绪可能会剧烈波动，但不必过于焦虑，这是大部分准妈妈都要经历的过程。

和其他准妈妈交流，放松心情。理智的准妈妈只要做到心平气静，烦躁、消极的情绪就能得到很好的控制。还有什么能比孕育一个宝宝更让女人幸福的？所以准妈妈应该主动享受这种快乐。

和自己的妈妈谈心

和自己的母亲一起度过孕期吧，和她谈谈心，会让你觉得很温暖，容易忘记那些不愉快的感受。怀孕阶段所遇到的困扰也可以问问妈妈，你会更加理解你的母亲，也会让自己变得更加乐观和坚强，同时也让你更加有勇气去迎接即将出生的宝宝。

也可以和其他妈妈一起交流。经常与经历过分娩并在养育宝宝的妈妈们交流，向她们请教令自己担心的孕期问题，会让你获得更多知识，对稳定自己的情绪很有帮助。

深呼吸和冥想的方法

通过深呼吸、冥想甚至看书或听轻音乐等，都可以让自己放松，有效减压。深呼吸时，用鼻子进行自然地吸气，腹部扩张，想象着空气充满自己的腹部。之后再通过鼻子缓慢地呼气，呼出时间比吸入时间长一些。准妈妈可以保持深呼吸1分钟，节奏舒缓，但不要强求自己。冥想则选在一个自己觉得很舒适的环境下，两耳静静地听自己的呼吸声，排除杂念，呼气时默念“松”字，吸气时默念“静”字，或默念呼吸次数，从一到十到百，奇数念“呼”，偶数念“吸”。在练习时不要强求呼吸的节奏和时间，一切以放松心情为主。

多给自己一些心理暗示

将要成为妈妈的你，应时常提醒自己要坚强。面对暂时的困难，准妈妈要尽量坚持，要相信自己可以应付，并有能力最终渡过这个难关。想吐的时候，不要马上跑到水池边去吐，先稳一稳，也许只是一时的恶心。吃东西的时候，多想一想肚里的胎宝宝，告诉自己：“这些食物很好吃，都是我一向很喜欢的，吃一些我就不会再恶心、呕吐了。”这些心理暗示会对准妈妈有所帮助。理智的准妈妈只要常常这样暗示自己，把这看作是宝宝对妈妈的一种考验，就能很好地控制孕期这些不适的生理反应。

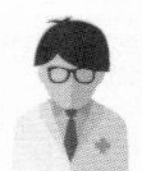

专家答疑

怎样尽早发现孕期抑郁症？

准妈妈不能闭门不出，或用长时间睡眠来逃避问题，也不要用不吃饭或者暴饮暴食等方式来对抗压力。定期进行深呼吸或冥想，身体会自然将压力释放出去。但如果连续2周出现失眠、食欲差、悲伤、哭泣等问题，或者对一些有趣的活动失去兴趣，就要警惕孕期抑郁症找上门，需要及时找心理医生谈一谈。

孕早期(1~12周)	孕中期(13~28周)	孕晚期(29~40周)
1 2 3 4 5 6 7 8 9 10 11 12	13 14 15 16 17 18 19 20 21 22 23 24 25 26 27 28	29 30 31 32 33 34 35 36 37 38 39 40

你正处于孕3月

孕3月运动

怀孕第3个月，幸运的是你已经过了妊娠反应最强烈的时期，身体各方面机能也都逐渐恢复正常。准妈妈此时可以进行一些安全、舒缓的运动。

剧烈的运动会增加流产的危险。虽然此时运动量可以适量增加，但仍应切记不可进行跑、跳等容易失去平衡的剧烈运动。如果感觉身体不太好，准妈妈也不要勉强运动。由于有流产危险和早孕反应，准妈妈最好不要去长途旅游。

适合孕3月的运动

运动关键词：静

适宜运动：散步

运动时间：20~30分钟

散步可以锻炼准妈妈的肌肉，改善心脏的承受能力，从而使准妈妈在分娩时有足够的能力控制自己的呼吸，减少疼痛。特别是当遇到分娩不顺利时，平日的散步将帮助准妈妈提高耐力，平安渡过难关。

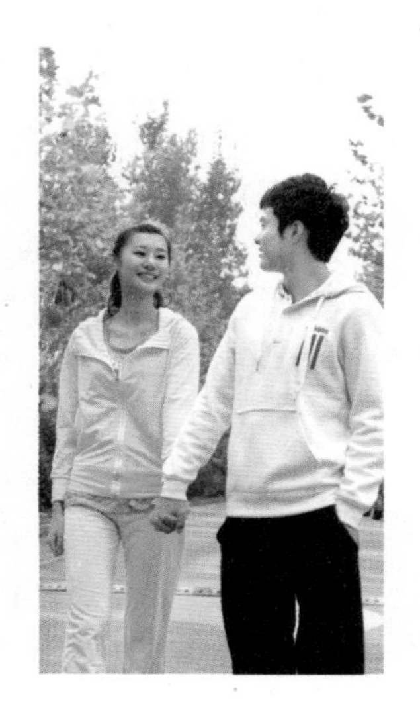

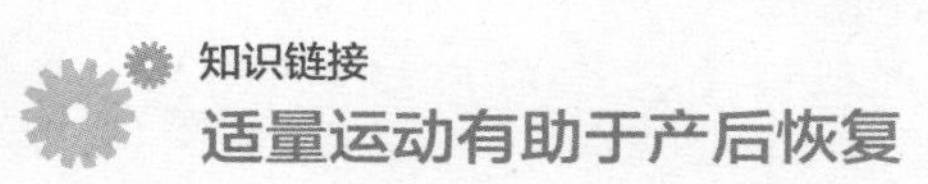

知识链接

适量运动有助于产后恢复

一般来讲，在妊娠期间坚持运动能够使准妈妈减少脂肪的积累，从而有利于产后体形的恢复。但准妈妈切忌通过妊娠期间的运动达到减肥的目的。对于准妈妈来讲，妊娠期间的运动主要是为了让自己能够健康安全度过妊娠期，保持最后分娩所需要的体力和精神状态。

准妈妈不宜打麻将

糟糕的环境：对于胎宝宝来说，“方城之战”的环境很难保证安全、健康，如果供氧不足极易发生畸形或出生后发育迟缓、体重轻、行为异常等情况。

病菌多：一副麻将牌，你抓我抓，难免沾有多种致病菌，一旦由此患上传染性疾病，则可殃及胎宝宝。

情绪波动大：准妈妈在玩麻将时，常常处于大喜大悲的不良情绪中。这样会使准妈妈体内的激素分泌异常，影响胎宝宝的大脑发育。

适合做脚部运动

由于胎宝宝的发育，准妈妈体重日益增长，也增加了脚部的负担。因此，准妈妈最好每天做脚部运动。主要是活动踝骨和脚尖的关节。活动的时候准妈妈可以穿着鞋子坐在椅子上，双腿自然下垂，脚尖着地，以脚尖为中心，转动脚腕。也可以让准爸爸帮忙做脚部按摩，按摩时动作轻柔，不可用力揉压。

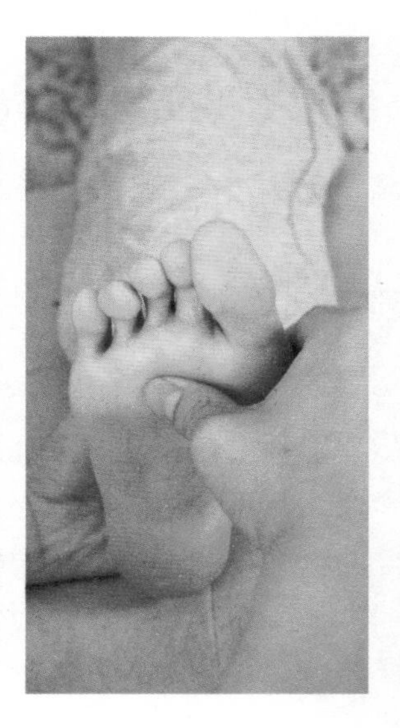

孕早期（1~12周）												孕中期（13~28周）																孕晚期（29~40周）											
1	2	3	4	5	6	7	8	9	10	11	12	13	14	15	16	17	18	19	20	21	22	23	24	25	26	27	28	29	30	31	32	33	34	35	36	37	38	39	40

你正处于孕3月

准爸爸必看

有些准妈妈会因早孕反应而对怀孕产生恐惧，准爸爸可以通过和准妈妈一起学习有关妊娠、育儿知识，缓解准妈妈的恐惧。

做合格的“后勤部长”。家务要从细微处着眼，多承担一些，让因早孕反应辛苦的准妈妈多休息。由于激素的影响，准妈妈情绪波动剧烈，有可能会出现不良情绪。准爸爸应对准妈妈积极开导，加倍关心。

理解准妈妈的矛盾心情

准爸爸用良好的情绪、积极的态度鼓励和支持准妈妈的日常活动，帮助她顺利度过孕期。还要对准妈妈的情绪波动尽量多包容，帮助准妈妈排遣不良情绪，可以多陪伴她，多赞美她的母性魅力，告诉她，无论怀孕之后她变成了什么样子，在自己眼里依然是最美的。

关注准妈妈和胎宝宝的变化

怀孕初期，准妈妈会出现一系列的早孕反应，如恶心、呕吐、倦怠等。妊娠期的一系列生理变化和对分娩的恐惧会使准妈妈产生一些心理反应，如矛盾、焦虑、情绪波动等。准爸爸如能关注和理解这些心理变化，并很好地帮助妻子适应和调整，不仅能顺利度过孕期，还能加深夫妻感情。准妈妈难受时，准爸爸可以和她聊聊天，分散其注意力。

妊娠一开始，准妈妈并未真实地感受到“宝宝”的存在。随着腹部的隆起和胎动的出现，才使准妈妈真正激发出母性。同时她非常在意准爸爸对“宝宝”是否认可，她会对准爸爸触摸胎动和倾听胎心感到很满足。准爸爸对“宝宝”的接受程度越高，准妈妈对不适的耐受程度就越高。

为准妈妈留盏夜灯

从现在开始，准妈妈每天晚上排尿的次数会越来越多。准爸爸可以在卧室通往厕所的路径中留一盏小小的夜灯，好让她能看清楚。在上床睡觉之前检查一下这条路径，把一切危险障碍物都清理干净，保证准妈妈不会磕着绊着。

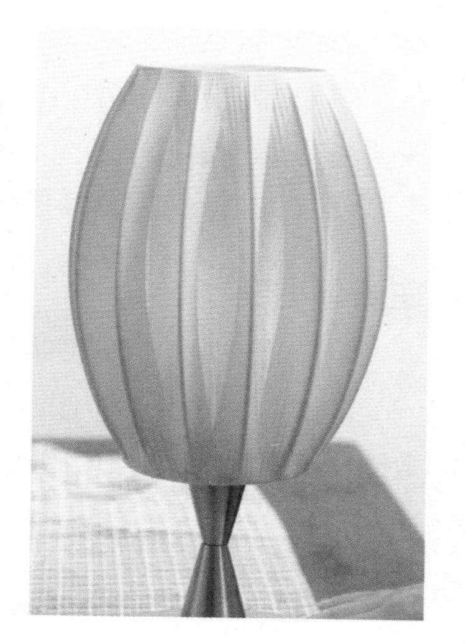

做好后勤服务

准妈妈一个人要负担两个人的营养及生活，身体非常劳累，如果营养不足或食欲不佳，不仅会体力不支，而且会严重地影响胎宝宝的发育，所以准爸爸要关心准妈妈孕期的营养问题，尽心尽力当好准妈妈和胎宝宝的“后勤部长”。在她感觉难受的时候随时递过去一瓣橘子或削好的苹果；如果准妈妈这时还在上班，有条件的最好开车接送她上下班；去医院做检查，一定要陪着准妈妈一起去。要花更多的时间陪准妈妈，让准妈妈感受到满满的爱意。

孕早期（1~12周） 孕中期（13~28周） 孕晚期（29~40周）

1 2 3 4 5 6 7 8 9 10 11 12 13 14 15 16 17 18 19 20 21 22 23 24 25 26 27 28 29 30 31 32 33 34 35 36 37 38 39 40

你正处于孕3月

孕3月胎教

最危险的流产期马上就要顺利度过，准妈妈可以稍微松一口气了。这个月的胎教，相信你会做得更好。

情绪胎教仍是重点。母爱能使人感到幸福，准妈妈稳定的情绪是给胎宝宝的良好胎教。准妈妈不妨在心情不好的时候把手放在腹部，这会提醒你，为了这个小家伙，你也要快乐、平静。

看一部喜欢的电影

想放松的时候，看一部自己喜欢的电影吧。无厘头也好，文艺片也罢，喜剧片、动画片都可以，只要你喜欢，只要没有暴力等不好的情节就可以。喜欢动画片的，推荐看《机器猫》；喜欢温馨细腻的，推荐看《初恋这件小事》；喜欢无厘头的，推荐看周星驰的电影……

在清晨微笑

虽然现在胎宝宝还不能看见妈妈的微笑，但是你发自内心的微笑，是胎宝宝不可缺少的胎教内容。微笑不但能够改善心情，更能促进身体分泌对怀孕有益的物质。在每一个清晨微笑吧，用微笑去迎接一天的开始，用微笑去笑看人生。当你微笑的时候，说不定胎宝宝也在腹中朝你微笑呢！

写下对胎宝宝的期待

微微隆起的小腹似乎在提醒你，胎宝宝已经在里面安家3个月了，每天都有无数的话想对他说，也有无限的期待……

想象宝宝的样子：是像爸爸多一些还是像妈妈多一些呢？

如果是男宝宝，准妈妈将来给他打扮成什么样子；如果是女宝宝，会是怎样的乖巧可爱……

他的职业：准妈妈是不是对宝宝将来的职业也充满了各种期望，是从事艺术、体育、还是学术？

他的童年：每一个人都有一个属于自己的快乐童年，准妈妈想象着宝宝会有怎样的童年呢？怎么样给予宝宝更多的关爱和最合理的教育，让宝宝从童年期就建立良好的学习基础？还是让宝宝尽情享受属于他自己的童年时光……

做一幅漂亮的拼贴画

闲来无事，做一幅拼贴画吧！既可以怡情养性，又能够美化家居，同时也是孕期难得的纪念之一。常用的拼贴画材料有：鸡蛋壳、果核、贝壳、羽毛、树皮、布帛、皮毛、通草、麦秆等，就连孕期常吃的坚果类小零食的皮儿，都能成为拼贴画的材料。做拼贴画的目的不在于完成后是否漂亮、精致，而在于制作过程中显示出的独创性，以及讲给胎宝宝听时，想象力对胎儿所起的作用。

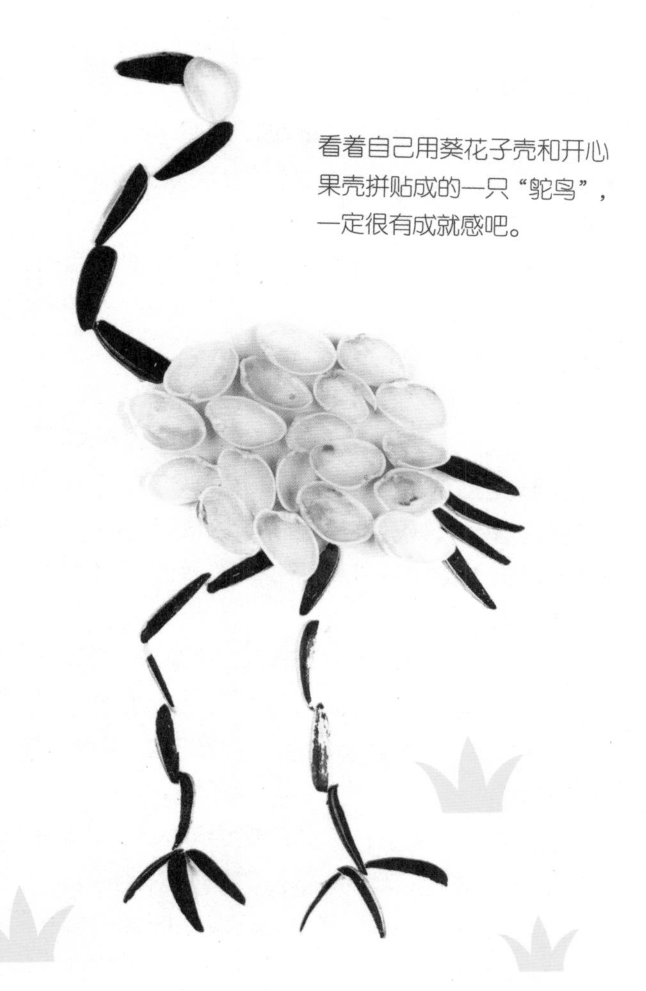

看着自己用葵花子壳和开心果壳拼贴成的一只“鸵鸟”，一定很有成就感吧。

聆听《花之圆舞曲》

柴科夫斯基的芭蕾舞剧《胡桃夹子》中最为著名的《花之圆舞曲》，选自舞剧第2幕中糖果仙子与众仙女群舞时的音乐，舞会在竖琴的华丽序奏之后展开，圆号吹奏出圆舞曲主题，糖果仙子与仙女们翩翩起舞，乐曲的主题抒情优美，异彩纷呈。听这首曲子的过程中，你可以伴随优美的节奏与糖果仙子和众仙女一起跳舞。你的小宝宝一定非常喜欢，因为他也是个小精灵。

做自己的居家设计师

尝试自己亲手布置房间，将生活中的美进行到底。让胎宝宝和你一起参与到美的创造中来，这是一件多么有意思的事情！

在居室内一角摆上一束鲜花，可给人以充满生机、优美、温馨的感觉。在一蓬绿叶里点缀着几朵浅红的、嫩黄的、洁白的或紫兰色的花，有的光彩夺目，有的含苞待放，让斑斓的色彩美化准妈妈的生活环境，使准妈妈在幽幽清香的滋润中感受人间的温情。

与胎宝宝慢舞

给胎宝宝哼歌的时候，也给胎宝宝跳一支舞吧！慢三、慢四、恰恰都可以，准爸爸也要一起跳哦！舞蹈可以帮助准妈妈和胎宝宝的身体达成协调，整合听觉和肢体的活动，提高平衡能力。就着一曲优美、快乐的乐曲起舞吧，让音乐和羊水的振动一起爱抚胎宝宝，让你的心也翩翩起舞。不过那种动作比较激烈的舞蹈可不是现在的准妈妈可以选择的，安全还是最重要的。

孕早期（1~12周）												孕中期（13~28周）																孕晚期（29~40周）											
1	2	3	4	5	6	7	8	9	10	11	12	13	14	15	16	17	18	19	20	21	22	23	24	25	26	27	28	29	30	31	32	33	34	35	36	37	38	39	40

你正处于孕3月

常见不适与用药

马上就要度过孕早期了，这时候千万不可掉以轻心，对这一时期你的任何不适症状，都不可大意，当然草木皆兵也大可不必。

孕3月的胎儿对致畸因素依然敏感。此时你依然要重视周围环境中的致畸因素，不随意自行用药，不乱吃补药和补品。对于食品和饮品应该尽量购买相对安全的，能自己做或者让家人帮忙做最好。

防止体重增长过快

每天宜少吃多餐。每顿吃正餐的时候，要不断问问自己："还饿吗？"如果不饿，就可以停止进食。每天在上午10点、下午3点、晚上睡前加些食物，如坚果类、牛奶、鸡蛋、豆制品、酸奶等，这样不过量又不饥饿。食物的精华用于胎宝宝发育，就不会有过多的糖分转化为脂肪囤积在母体里了。

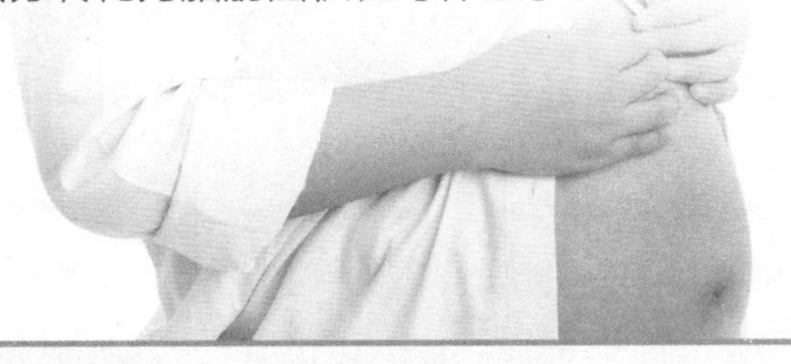

知识链接

体重降低了怎么办

孕3月，有的准妈妈因为早孕反应严重，食欲不振，会出现体重不增反降的情况。遇到这种情况，准妈妈不用过于惊慌，只要没有出现明显的营养不良症状，就不需要采取特殊措施。待准妈妈度过这段早孕反应期，胃口渐好时，适当增加营养摄入，体重很快就会补上来。

4招消除孕期口气

虽然是在这个特殊的时期，但追求完美的你一定无法忍受嘴里有怪味，这里教你几招消除口中怪味的小窍门。

清洁舌苔：当嘴里出现怪味时，在刷牙后可以顺便清洁一下舌苔，并彻底清除残留在舌头上的食物，这有助于消除口腔内的怪味。

避免食用辛辣、生冷食物：为了顾及准妈妈口味的改变和爱好，各种酸甜苦辣的食物，孕期都可以酌量食用，但应避免食用过于辛辣的食物，以免肠胃无法负荷。有些准妈妈吃太多辛辣或过于生冷、不够新鲜的食物，也会引起口气不清新，严重者还会导致剧烈腹泻。

常漱口、喝水：准妈妈可以常漱口，将口中的怪味去除，也可以喝温开水和果汁，吃几粒生花生或者喝牛奶，同时注意饮食前后的口腔卫生，让难闻的口气彻底消失。

追踪特殊病史：很多疾病会引发味觉改变或口臭，如上呼吸道、喉咙、鼻孔、支气管、肺部发生感染的时候都会有此现象，而患糖尿病，肝或肾有问题者，也会有口气改变的问题。因此准妈妈若有特殊疾病史，或发生口气及味觉显著改变，应由医生做鉴别诊断。

教你读懂高危妊娠的评分标准

项目	异常情况	评分	项目	异常情况	评分
一般情况	年龄≤ 18 岁或≥ 35 岁	5	本次妊娠异常	过期妊娠（孕周≥ 42 周）	10
	身高≤ 1.45 米	5		妊娠期高血压	10
	体重≤ 40 千克或≥ 85 千克	10		前置胎盘	10
过去史	不孕症	10		孕期阴道出血原因未明	10
	高血压病史	10		孕晚期胎动异常	10
	心脏病手术史	10		多胎	10
孕产史	人工或自然流产 2 次	10		先兆流产	10
	产次≥ 3 次	10		羊水过多或过少	10
	人工或自然流产≥ 3	10		估计巨大儿	10
严重合并症	贫血（血红蛋白HGB≤90克/升）	10		羊水早破	10
	糖尿病	10		临产前未接受产前检查	10

国际上根据高危因素出现的概率，筛选出100条高危因素，以上表格是从中选出的常见的、具有共性的高危因素，供准妈妈参考。怀孕期间医生会对准妈妈进行多次评分，一般5分为轻度高危；10~15分为中度高危，由当地医院自行决定是否转至二三级医疗保健机构；如果高危评分超过20分，则必须转至三级医疗保健机构。

高危妊娠准妈妈需要做的

选择条件好的医院和保健机构进行产前检查，并且积极配合医生的治疗。学会自我监测技能，如数胎动、识别胎动异常、掌握产检时间。听从医生的建议，适度锻炼也是必要的，可以预防妊娠的各种并发症。其实，只要在怀孕期间按时做好产前检查，密切配合医生的治疗，就能安全度过孕期。

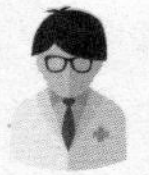

专家答疑

准妈妈可以抹祛痘药膏吗？

在怀孕的前3个月，受激素的影响，皮肤的皮脂腺分泌量会增加，有些准妈妈脸上会长痘痘，怀孕前就属于油性皮肤的准妈妈更多见。由于怀孕的前3个月是胚胎发育的重要阶段，所以不可随意涂抹祛痘药膏。在这个阶段，准妈妈尽量不要用含水杨酸成分的洗面奶、水乳等。

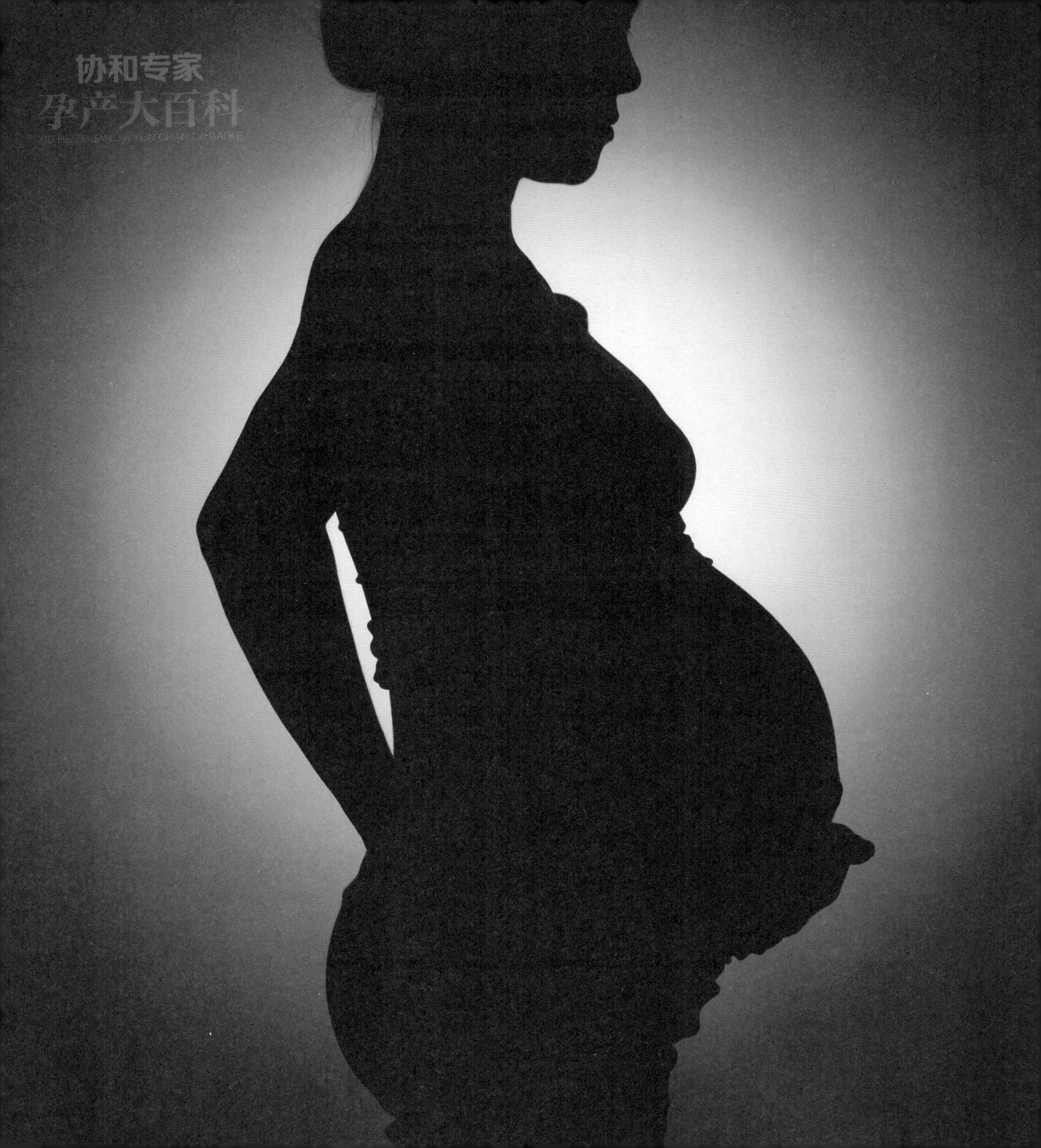

PART 2
孕中期

孕4月（13~16周）

从孕4月开始，准妈妈终于度过了孕早期的危险，开始进入相对舒适、稳定、安全的时期了。孕4月胎儿重要的内脏器官基本上已经形成，相对于孕早期，胎儿此时发育的器官没有那么多，也没有那么密集，外界环境对胎儿的影响也变小了。从这个月开始，大多数准妈妈的早孕反应消失，胃口大开，“孕味”也越来越明显了。胎宝宝把你的肚子撑起来，圆鼓鼓的，充溢着满满的幸福。

胎宝宝变化

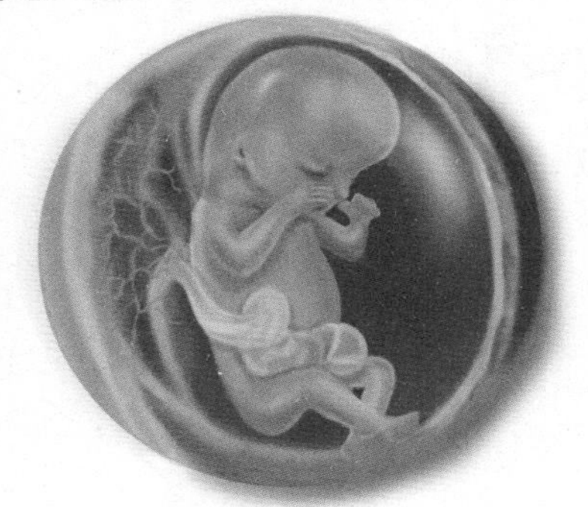

第13周 肝肾开始工作：胎宝宝两眼之间距离开始拉近，肝脏、肾脏开始工作。此时胎宝宝已经能够聆听声音了，如果用手轻触准妈妈的腹部，胎宝宝就会在里面蠕动起来。

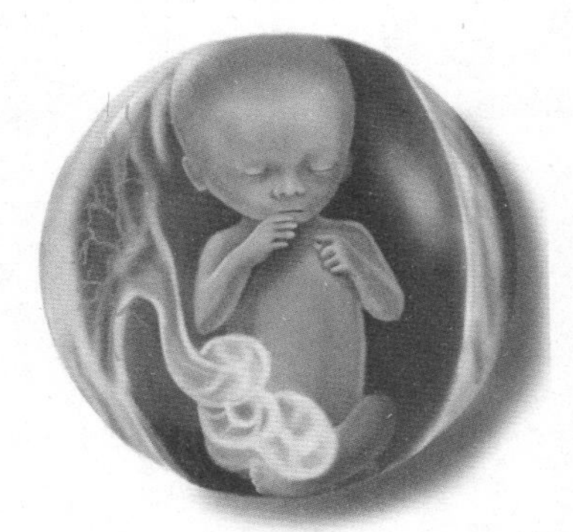

第14周 长指纹了：胎宝宝的眼睑仍然紧紧地闭着。胎宝宝的肝脏开始工作，肾脏日渐发达，血液循环开始进行。最神奇的是，胎宝宝的手指上已经长出指纹了。

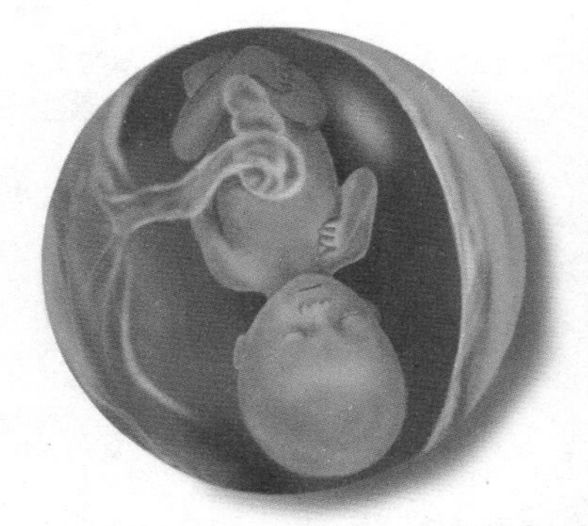

第15周 身上长出一层绒毛：胎宝宝身上长出了一层细细的绒毛，会在妈妈肚子里做许多小动作，握拳、眯眼斜视、皱眉头、吸吮大拇指，这些小动作会促进胎宝宝的大脑发育。

妈妈寄语

度过了危险的孕早期，准妈妈可以松口气，好好享受甜蜜的孕中期了，在这期间，你还将感受到第1次胎动。

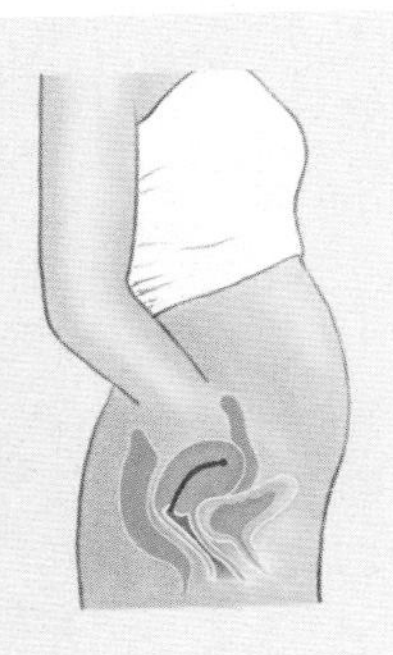

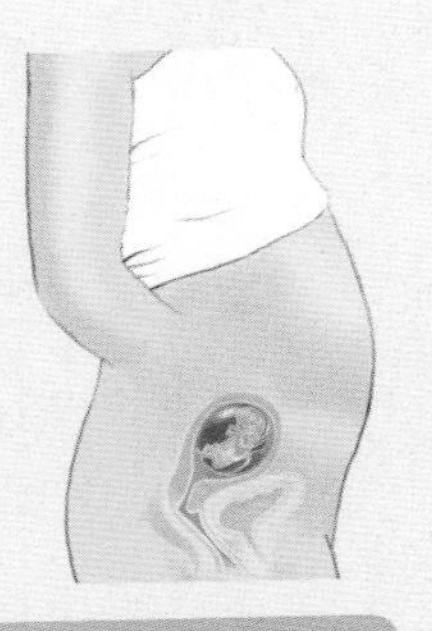

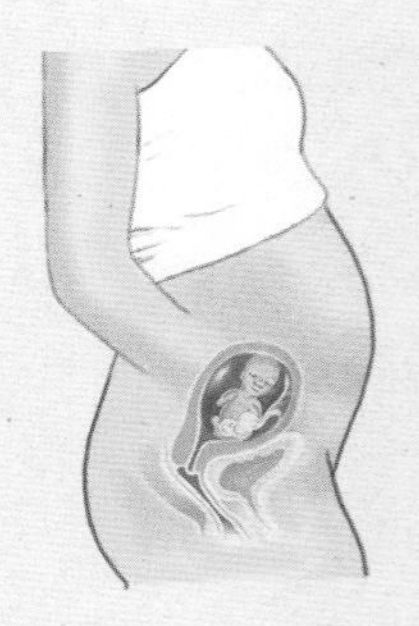

1 2 3 4 5 6 7 8 9 10 11 12 13 14 15 16 17 18 19 20

孕早期（1~12周） 孕中期（13~28周）

准妈妈变化

这个时期，准妈妈会发现别人注视的目光了，因为准妈妈的肚子已经大了起来，开始显山露水了。这是正常现象，不必遮遮掩掩地感到不好意思，可以理直气壮地接受别人的帮助。

准妈妈的感觉：从现在开始，准妈妈会发现痛苦的孕吐渐渐消失，再过2个星期甚至更短的时间，准妈妈就彻底不会再感觉恶心了。

激素促使身体变化：由于孕期性激素分泌增加，牙龈组织的血管扩张、敏感度增强，所以刷牙时牙龈会出血。有些准妈妈的腹部，从肚脐到耻骨会出现一条垂直的妊娠线，脸上也可能会出现黄褐色的妊娠斑。

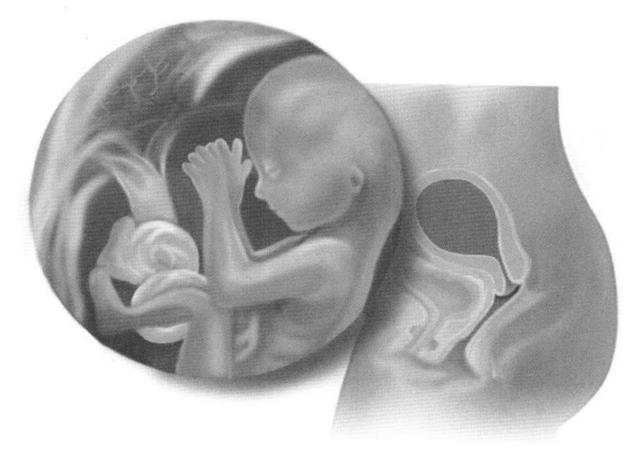

第16周 手指甲已经形成：第16周的胎宝宝越来越有小模样了，腿的长度超过了胳膊，手指甲已经形成，手指关节开始运动了，骨头也开始硬化，呈现出暗红色。最让人惊喜的是，胎宝宝开始打嗝了，这是呼吸的先兆。

体重管理

控制体重

到本月末，胎宝宝会发育到身长12厘米左右，体重约70克，相当于1个橘子的重量。因为妊娠反应减轻，这个月很多准妈妈会出现体重增长过快的情况，有的甚至1个月就能长2~2.5千克。而正常情况下，应该是每周体重增加不宜超过350克，整个月不宜超过1.4千克。此时体重如果不加控制，会导致营养过剩或者巨大儿的出现。

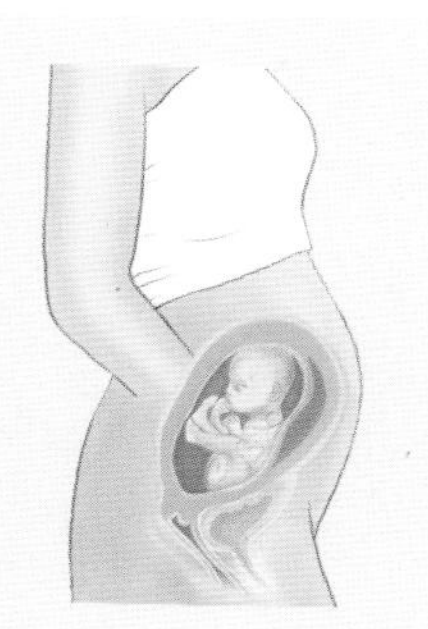
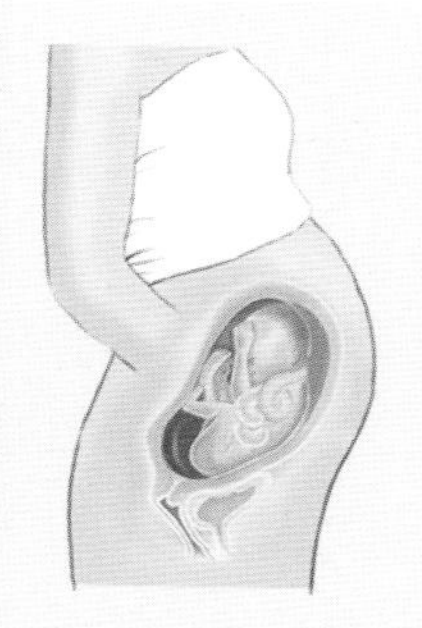
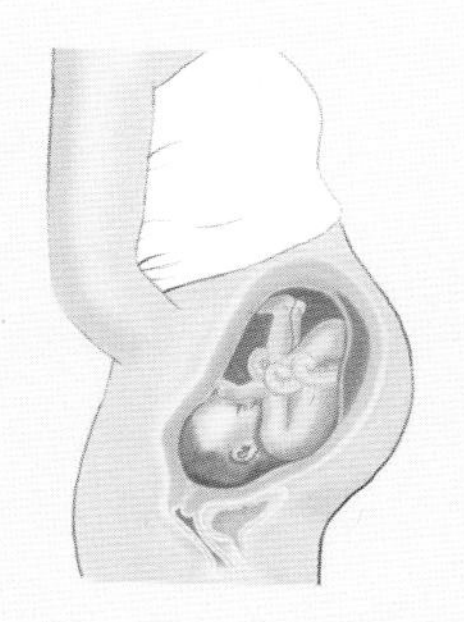
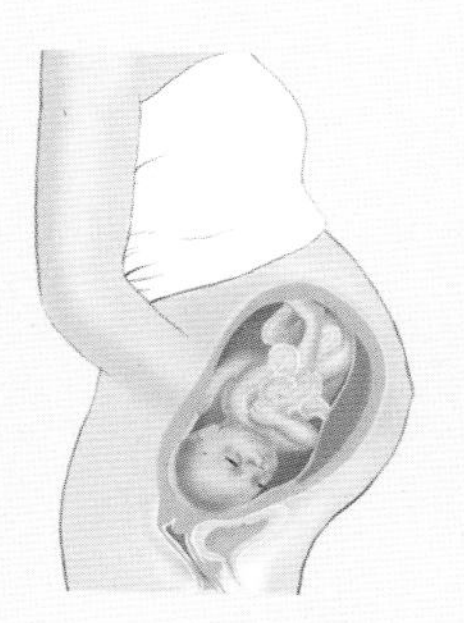
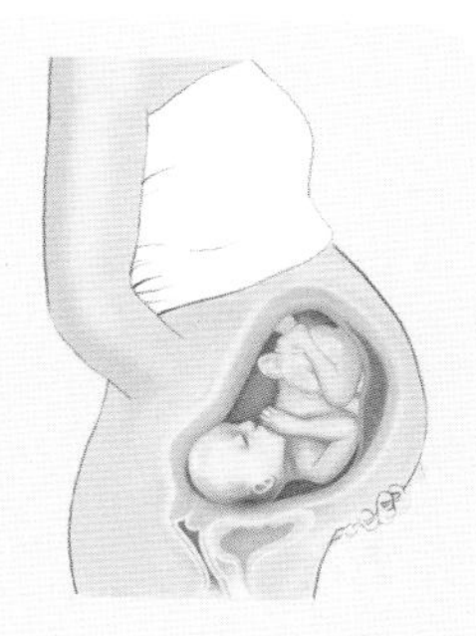

21 22 23 24 25 26 27 28 29 30 31 32 33 34 35 36 37 38 39 40

孕晚期(29~40周)

孕早期（1~12周） 孕中期（13~28周） 孕晚期（29~40周）

1 2 3 4 5 6 7 8 9 10 11 12 13 14 15 16 17 18 19 20 21 22 23 24 25 26 27 28 29 30 31 32 33 34 35 36 37 38 39 40

你正处于孕4月

本月产检

从这个月起，准妈妈要开始定期进行产检了，准妈妈可以及时了解胎宝宝和自己的身体健康状况。

做唐氏综合征产前筛选检查。从怀孕16周开始，就要做一个非常重要的筛选检查，就是唐氏综合征的筛查。每一位准妈妈都有可能生出“唐氏儿”，因此准妈妈需要尽早做这项检查，排除唐氏儿的可能性。

唐氏综合征产前筛选检查

唐氏综合征又称21-三体综合征，是一种常见的染色体疾病，患上唐氏综合征的宝宝被称为“唐氏儿”。胎宝宝唐氏综合征产前筛选检查（简称“唐氏筛查”）的目的，就是为了计算胎宝宝是唐氏儿的危险系数，在一定程度上规避生出先天愚型宝宝的风险。

但是，如果检查的结果为“高危”，准妈妈也不要惊慌，因为这并不代表胎宝宝就一定患了唐氏综合征，这只是可能发生的概率，还需要进一步确诊。唐氏筛查只是个筛查试验，不是确诊实验，它的准确率约80%。

知识链接

唐氏筛查怎么做

唐氏筛查需要抽取准妈妈2毫升静脉血，通过检测血清中甲胎蛋白(AFP)、人绒毛膜促性腺激素(HCG)和游离雌三醇(uE3)的浓度，并结合准妈妈的预产期、年龄、体重和采血时的孕周等，计算生出唐氏儿的危险系数。做唐氏筛查抽血不需要空腹。准妈妈一般在检查2周后就能拿到检查的结果。

唐氏筛查的最佳时间是孕16~20周

唐氏筛查的最佳时间是孕16~20周，如果错过了最佳时间，则无法补检，只能通过羊膜腔穿刺抽羊水或无创DNA测定来做唐氏儿测定了。不过近年来也提倡在孕早期检查一次，孕早期检查的时间段为9~13周，最佳时间为11~12周。具体检查时间听从医生安排。

唐氏综合征与这些因素有关

年龄：35岁以上的准妈妈是高危人群。

病毒感染：有研究指出，孕前的病毒感染是诱发唐氏综合征的原因之一。

环境污染：环境污染、接触有害物质，有吸烟、喝酒等不良嗜好也容易使精子或卵子发生畸变，从而导致染色体变异。

高龄准妈妈宜做羊膜穿刺术

35岁或35岁以上的准妈妈，在孕4月末时可做一项羊膜腔穿刺检查。因为随着女性年龄的增加，胎儿出现染色体异常的概率也增加，而羊膜腔穿刺能检测到胎儿有无染色体异常，并能发现胎儿是否有重大缺陷。羊膜腔穿刺听起来吓人，但实际上很安全，操作过程简单、穿刺前不需麻醉、不需住院，也没有想象中那么疼。

唐氏筛查报告单怎么看

唐氏筛查报告单主要看两部分，第一部分是甲胎蛋白(AFP)、人绒毛膜促性腺激素(HCG) 和游离雌三醇（uE3）的浓度是否在正常范围内，第二部分是唐氏儿的风险计算结果。

AFP（甲胎蛋白）：AFP是女性怀孕后胚胎干细胞产生的一种特殊蛋白，若胎儿有开放性神经管缺陷，AFP数值会升高。

HCGb：即β-HCG。其值小于HCG，不要误当成了HCG。

uE3（游离雌三醇）：如果胎宝宝先天愚型，uE3会降低。但如果只是偏低一点，并不能说明什么。唐氏筛查结果准确性并非100%，若结果为阳性，准妈妈可以进一步做羊水染色体检查等确诊。

21-三体综合征：风险截断值为1:270。此项检查结果为1:40 000，远低于风险截断值，表明患唐氏综合征的概率很低。

18-三体综合征：风险截断值为1:350。此项检查结果为1:100 000，远低于风险截断值，表明患爱德华氏综合征的概率很低。

低风险：“低风险”表明低危险，“高风险”表明高危险。即使结果出现了高风险，准妈妈也不需要惊慌。高风险人群中也不一定都会生出唐氏儿，需要进行羊水细胞染色体核型分析确诊。

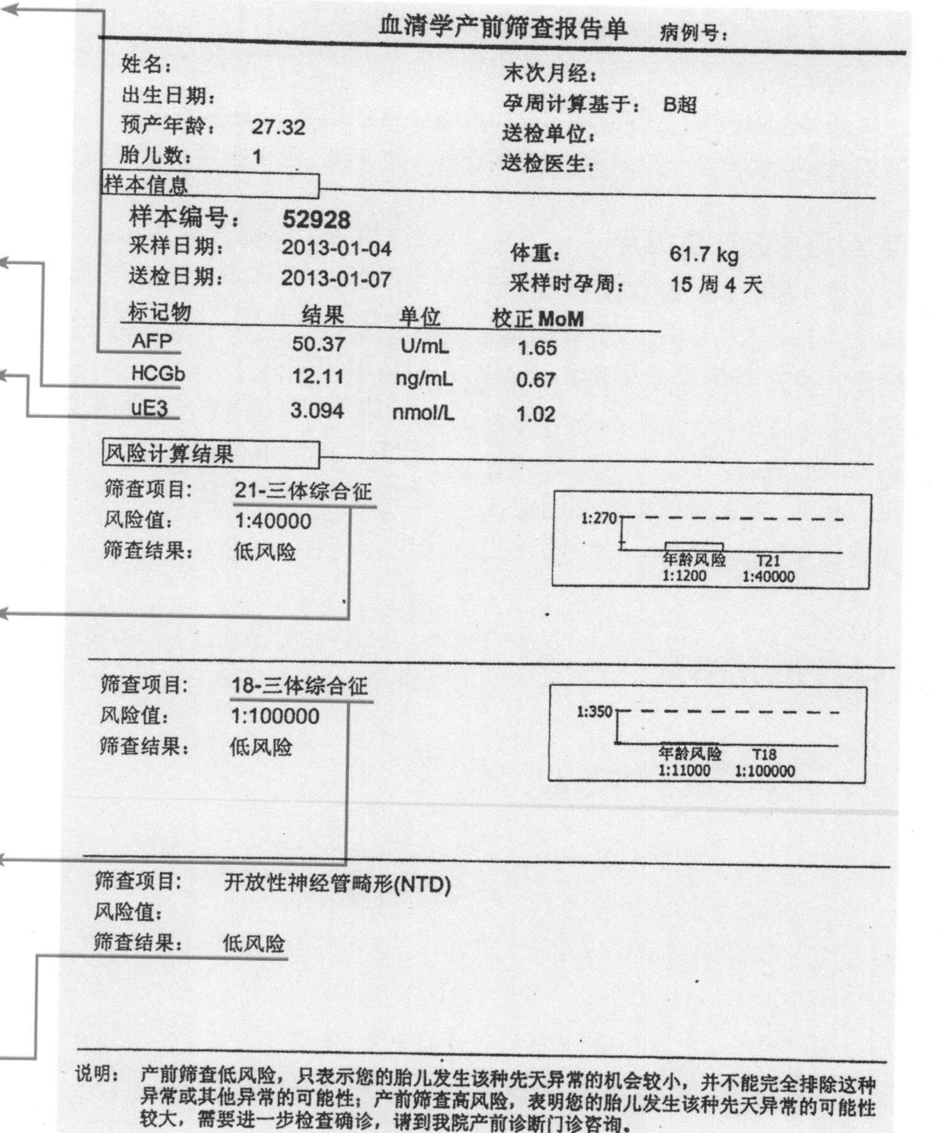

血清学产前筛查报告单 病例号：

姓名：
出生日期：
预产年龄： 27.32
胎儿数： 1
末次月经：
孕周计算基于： B超
送检单位：
送检医生：

样本信息

样本编号： 52928
采样日期： 2013-01-04
送检日期： 2013-01-07
体重： 61.7 kg
采样时孕周： 15 周 4 天

标记物	结果	单位	校正 MoM
AFP	50.37	U/mL	1.65
HCGb	12.11	ng/mL	0.67
uE3	3.094	nmol/L	1.02

风险计算结果

筛查项目： 21-三体综合征
风险值： 1:40000
筛查结果： 低风险

筛查项目： 18-三体综合征
风险值： 1:100000
筛查结果： 低风险

筛查项目： 开放性神经管畸形(NTD)
风险值：
筛查结果： 低风险

说明： 产前筛查低风险，只表示您的胎儿发生该种先天异常的机会较小，并不能完全排除这种异常或其他异常的可能性；产前筛查高风险，表明您的胎儿发生该种先天异常的可能性较大，需要进一步检查确诊，请到我院产前诊断门诊咨询。

（**注：**检查报告单参考数值因医院和仪器不同会有一定差异。）

孕早期（1~12周） 孕中期（13~28周） 孕晚期（29~40周）
1 2 3 4 5 6 7 8 9 10 11 12 13 14 15 16 17 18 19 20 21 22 23 24 25 26 27 28 29 30 31 32 33 34 35 36 37 38 39 40
你正处于孕4月

营养与饮食

进入孕4月，大多数准妈妈的早孕反应逐渐消失，胃口也渐渐变好，而胎儿的发育开始加速，所需营养大大增加。

逐步增加所需营养。为了胎儿健康，准妈妈要全面地摄入营养。不过，再好吃、再有营养的食物都不要一次吃过多，也不要一连几天大量食用同一种食品，否则会导致营养摄入的单一化，不利于胎儿发育。

孕4月营养饮食指导

孕4月时，胎宝宝的生长开始加快。根据《中国居民膳食指南》建议，孕中期每天增加蛋白质15克，即从这个月开始，准妈妈每天应增加总量为50~100克的鱼、禽、蛋、瘦肉，以满足准妈妈和胎宝宝对优质蛋白质的需要。同时，每天至少摄入250毫升的牛奶或者相当量的乳制品以满足钙的需要。不喜欢牛奶的孕妈妈可在医生指导下服用钙制剂。

铁增加至25毫克，其他营养素如碘、锌、维生素A、维生素D、维生素E、维生素B_1、维生素B_2等也相应增加。

• 孕中期（4~7月）每天膳食构成参考

米、面主食	250~300克
蛋类	50~100克
畜、禽、鱼肉类	100~150克
动物内脏（每周1~2次）	50克
豆类及豆制品	50~100克
新鲜蔬菜	500克
水果	200克
植物油	20克

本月重点营养素

维生素

为了帮助准妈妈对铁、钙、磷等营养素的吸收，孕4月要相应增加维生素A、维生素B_1、维生素B_2、维生素C、维生素D和维生素E的供给。维生素D有促进钙吸收的作用，每天的维生素D需要量为**10微克**。准妈妈应选择各种蔬菜和水果，如番茄、茄子、白菜、葡萄、橙子等。蔬果中还含有大量的膳食纤维，可以防止便秘。

胡萝卜素

本月胎宝宝腿的长度会超过胳膊，这就意味着准妈妈应适当摄入**β-胡萝卜素**了。β-胡萝卜素可以在体内转化成维生素A，能够促进胎宝宝的骨骼发育，有助于细胞、黏膜组织、皮肤的正常生长。增强准妈妈的免疫力，对准妈妈产后的乳汁分泌及视力恢复也有益处。

特别关注 孕4月不宜吃什么

• 不宜多吃火锅

火锅原料多是羊肉、牛肉等生肉片，还有海鲜等，这些都有可能含有弓形虫的幼虫及其他寄生虫，短暂的热烫不能杀死幼虫及虫卵。

• 忌吃未成熟的番茄

青色的番茄含有大量的有毒番茄碱，准妈妈食用后会出现恶心、呕吐、全身乏力等中毒症状，对胎宝宝的发育有害。

• 不宜摄入过多的热量

这个月胎宝宝发育迅速，孕妈妈也容易长体重。本月大部分准妈妈都“胃口大开”。很多准妈妈就是从本月开始体重增长过量。糖及甜食、油多及油炸食物、过量的主食、过量的水果及坚果，热量高，准妈妈在选择时一定要注意，并要密切关注和监测体重的变化。如果体重增加过快，就应适当限制上述食物，以保证体重的增长始终处于正常范围内。

脂肪

本月胎宝宝进入急速生长阶段，准妈妈应格外关注脂肪的补充。脂肪可以被人体储存，因此准妈妈无须刻意增加摄入量，只需要按平常的量摄取即可，每天大约为**60克**。日常生活中，准妈妈只要正常吃花生、芝麻、蛋黄、动物内脏、动物类皮肉、花生油、豆油等富含脂肪的食物就足够了。

钙

胎宝宝的恒牙胚在孕4月时开始发育，及时补钙对宝宝拥有一口好牙极其重要。如果钙摄入不足，胎宝宝就会从准妈妈的骨骼中夺走钙。每天饮用500毫升牛奶再加上其他食物中的钙，就能满足孕中期每天**1 000毫克**钙的需求。

碘

从本月开始，胎宝宝的甲状腺开始起作用，能够自己制造激素了。甲状腺功能活跃时，碘的需求量增加。孕期母体摄入碘不足，可造成胎宝宝甲状腺激素缺乏，使胎宝宝发育期大脑皮质中主管语言、听觉和智力的部分不能得到完全分化和发育，出生后智力低下。

准妈妈每天碘摄取量应在**230微克**左右，最好由蔬菜和海产品供给。富含碘的食物有海带、紫菜、海虾、海鱼等海产品，谷类、豆类、根茎类和果实类食品中也含有微量的碘。在孕后期，每周进食1~2次海带或其他海产品，就能为准妈妈补充足够的碘。食用碘盐是简单、安全、有效和经济的补碘方式，可以预防碘缺乏。

早午晚餐热量分配

随着胎宝宝的生长，准妈妈胃部受到挤压，容量减少，应选择体积小、营养价值高的食品。要少食多餐，可将全天所需食品分五六餐进食。可在正餐之间安排加餐，当机体缺乏某种营养时，可在加餐中重点补充。热量的分配上，早餐的热量占30%，要吃得好；午餐的热量占全天总热量的40%，要吃得饱；晚餐的热量占30%，要吃得少。

适量吃樱桃，增强体质

樱桃含有β-胡萝卜素、维生素C、维生素E及钙、铁、磷等矿物质，可促进血红蛋白再生，既可防治缺铁性贫血，又可增强体质，健脑益智，非常适合准妈妈食用。

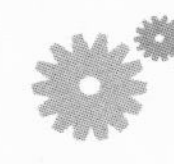

知识链接

每次吃樱桃不超过10个

樱桃虽好，也要适量食用，否则会增加胃肠的额外负担。其中除了含铁多以外，还含有一定量的氰苷，若食用过多会引起不适，每次吃10个左右为宜。一旦吃多了樱桃发生不适，可用甘蔗汁清热解毒。

常吃西葫芦不水肿

准妈妈中晚期很容易发生水肿，进而造成烦躁的心情，而西葫芦在中医理论中具有清热利尿、除烦止渴、润肺止咳、消肿散结的功能，水肿的准妈妈可适当多吃。西葫芦还含有一种干扰素的诱生剂，可刺激机体产生干扰素，提高免疫力。此外，西葫芦口味很好，有利于增进准妈妈的食欲。

吃香蕉，每天最好不超过2根

香蕉味道甜美，同时含有多种维生素和矿物质，钾含量较高，可适量食用。但香蕉润肠通便的作用并不明显，且未成熟的香蕉含有鞣酸，吃了可能加重便秘。香蕉同时属于糖及碳水化合物含量较多的水果，大量吃香蕉会摄入较多的糖分。所以建议经常吃香蕉的准妈妈每天吃香蕉以不超过2根为好。

不管是否贫血，都要补铁

怀孕期间，准妈妈的血容量会比孕前平均增加50%，但红细胞的增加跟不上血液总量的增加速度，血液被稀释，就会出现贫血症状。因此，所有准妈妈在孕期都应补铁。

如果准妈妈贫血不严重，医生会建议通过食物来补充铁，如动物肝脏、动物血、红色瘦肉、红枣、黑木耳等。多吃富含维生素C的食物，如橙子和番茄等，有助于铁的吸收。重度贫血通过食补效果不佳，就需要口服硫酸亚铁等补铁剂来补铁了。一般医生会建议在孕4月之后服用硫酸亚铁补血，并与维生素C同服，或用果汁送服，促进其吸收。硫酸亚铁应在饭后或餐中服用，不可用牛奶送服，以免干扰铁的吸收。

预防营养过剩

有些准妈妈吃得多锻炼少，其实这样易使胎宝宝过大，不利于分娩。如果营养过剩，易导致准妈妈血压偏高和胎宝宝长成巨大儿。如果准妈妈过胖，易造成哺乳困难，不能及时给宝宝喂奶，乳腺管易堵塞，引起急性乳腺炎。

因此，在饮食中要时刻注意预防营养过剩，可在饮食内容上注重粗细搭配，分餐进食，细嚼慢咽，每天吃五六餐，每次食量要适度，吃饱就好了。同时，在身体允许的情况下，准妈妈应多散散步，进行适量的运动。

忌喝没煮开的豆浆

大豆中含有的抗营养因子遇热不稳定，可以通过加热完全消除。此外，生豆浆中含有皂苷，易导致恶心、呕吐等中毒反应。所以豆浆不仅必须要煮开，煮的时候还要敞开锅盖，煮沸后继续加热3~5分钟，使泡沫完全消失，让豆浆里的有害物质随着水蒸气挥发掉。准妈妈每次饮用250毫升为宜。如果是自制豆浆，尽量在2小时以内喝完。

水果虽好，不可多吃

不少准妈妈喜欢吃水果，甚至还把水果当蔬菜吃。有的准妈妈为了生个健康、漂亮、皮肤白净的宝宝，就在孕期拼命吃水果，她们认为这样可以充分补充维生素，将来出生的宝宝还能皮肤好，其实这种认识是片面、不科学的。虽然水果和蔬菜都有丰富的维生素，但是两者还是有本质区别的。水果中的膳食纤维成分并不高，但是蔬菜里的膳食纤维和矿物质成分却很高。过多地摄入水果，而不吃蔬菜，直接减少了准妈妈膳食纤维摄入量。另外，有的水果中糖分含量很高，孕期过量摄入糖分，还可能引发准妈妈肥胖或血糖过高等问题。

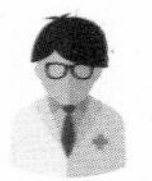

专家答疑

怎样清洗蔬果最好？

用淡盐水洗蔬果很常见，但不科学。淡盐水很难有效去除蔬果表面的农药残留，其实用小苏打水清洗、浸泡生吃的蔬果，是安全有效的洗涤方法。因为小苏打水呈弱碱性，可加速大多数农药分解。不过，用小苏打水清洗后的蔬果不宜保存，所以准妈妈最好即洗即食。

药物补钙要讲方法

对于仅从食物中摄取满足不了钙质的需求（最突出的表现就是腿部抽筋现象越来越频繁），或有乳糖不耐受症的准妈妈来说，额外补充钙片比较重要。咨询医生，选择服用一些适合孕期服用的钙剂。切不可盲目乱补或补钙过量，否则会产生很多难以预见的危害。

市售的钙片一般以元素钙含量来计算。按钙量来分，常见的钙片有两种，一种为每片元素钙含量300毫克，另一种为每片600毫克。准妈妈可以根据自己从食物中摄入的钙量来选择。如果每天喝1袋牛奶，可以选300毫克的钙片。如果基本不喝牛奶，可以选择600毫克的钙片。

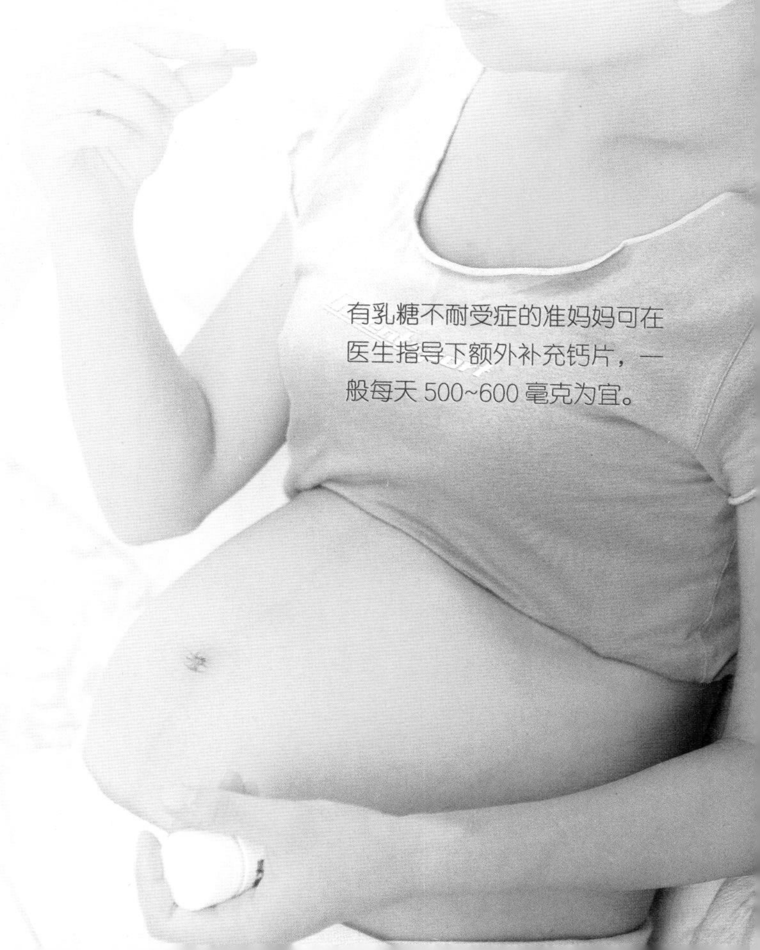

有乳糖不耐受症的准妈妈可在医生指导下额外补充钙片，一般每天500~600毫克为宜。

健康食谱推荐

孕4月

一天饮食参考

早餐7点~8点
芝麻烧饼1个(面粉50克),豆浆250毫升,鸡蛋1个,蔬菜适量

加餐10点左右
酸奶布丁150克,烤土豆半个

午餐12点~12点半
米饭100克,虾仁西葫芦1份(虾仁75克),清炒油麦菜1份

加餐15点
橙子1个,坚果适量

晚餐18点半~19点
红豆饭100克,番茄炒鸡蛋1份(鸡蛋半个),抓炒鱼片1份(鱼肉50克)

花样主食

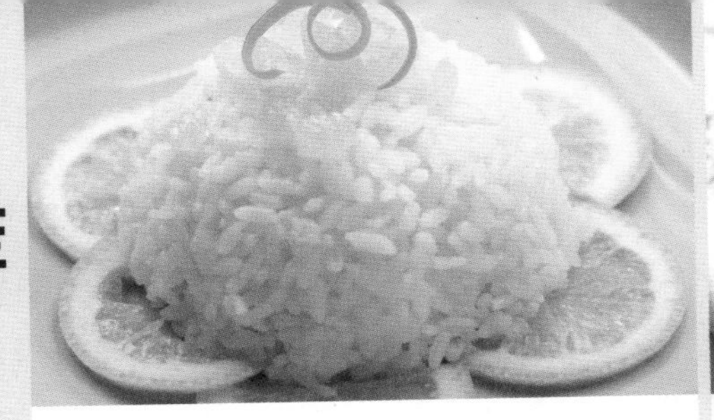

柠檬饭

原料: 大米200克,柠檬1个,盐适量。

做法: ❶ 柠檬洗净,切成两半,一半去皮,将皮切成末,另一半切成薄片。❷ 大米淘洗干净,放入柠檬皮末,加入适量的盐和水,放入电饭煲中煮成米饭。❸ 饭煮好后放入盘里,盘边放上柠檬片即可。

功效 柠檬富含维生素C,且可增进食欲、开胃,特别适合喜好酸味的准妈妈食用。

海带焖饭

原料: 大米100克,海带50克,盐适量。

做法: ❶ 将大米淘洗干净;海带洗净,切成小块。❷ 锅中放入大米和适量水,用大火烧沸后放入海带块,小火煮至米粒熟软,加盐调味。❸ 最后盖上锅盖,用小火焖15分钟即可。

功效 海带能为胎宝宝补充充足的碘,同时促进胎儿的生长发育,维持其正常的生理活动。

美味汤羹

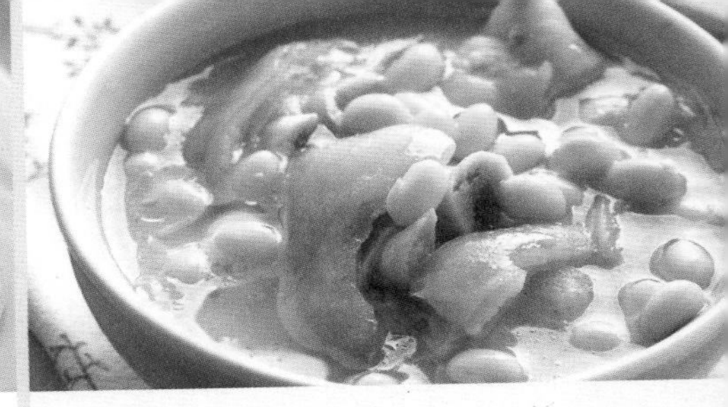

大豆猪蹄汤

原料: 大豆100克,猪蹄1只,葱段、姜片、盐、料酒各适量。

做法: ❶ 大豆浸泡1小时;猪蹄处理干净。❷ 锅中倒入适量水,放入猪蹄、大豆、葱段、姜片、料酒,炖至猪蹄熟烂。❸ 加盐调味即可。

功效 猪蹄含有丰富的胶原蛋白,可以帮助准妈妈对抗妊娠纹,而且对抽筋现象也有一定缓解作用。

咖喱蔬菜鱼丸煲

原料: 洋葱、胡萝卜、鱼丸、西蓝花、苹果、樱桃各30克,盐、白糖、咖喱各适量。

做法: ❶ 将洋葱、胡萝卜、苹果分别去皮、洗净、切块;西蓝花、樱桃分别洗净,再将西蓝花切小朵。❷ 油锅烧热,倒入洋葱、胡萝卜,调入咖喱,翻炒至熟。❸ 加水烧沸,放入鱼丸、西蓝花、苹果块和樱桃,熟后加盐、白糖调味。

功效 此煲营养丰富,为准妈妈提供充足的维生素,能提高准妈妈的免疫力。

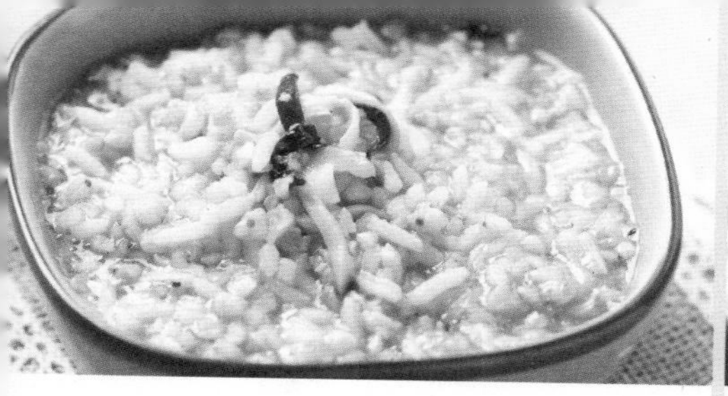

香菇荞麦粥

原料： 大米100克，荞麦50克，香菇2朵。

做法： ❶ 香菇浸入水中，泡开，切成丝。❷ 大米和荞麦淘洗干净，放入锅中，加适量水，大火煮开。❸ 沸腾后放入香菇丝，转小火，慢慢熬至粥成即可。

荞麦富含多种营养素，对准妈妈和胎宝宝的健康有利，但一次不宜多食。

滋补粥

百合粥

原料： 鲜百合30克，大米100克，冰糖适量。

做法： ❶ 鲜百合洗净，掰成瓣；大米洗净。❷ 将大米放入锅内，加适量水用大火烧开后，转用小火煮，快熟时，加入百合、冰糖，煮成稠粥即可。

功效 此粥有清热去火、滋阴养肺以及止咳的功效，可改善牙龈出血的症状。

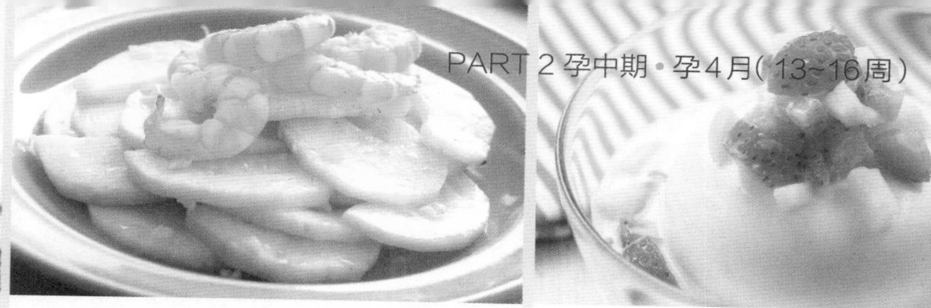

虾仁西葫芦

原料： 西葫芦200克，虾仁30克，蒜末、盐、白糖、水淀粉各适量。

做法： ❶ 虾仁洗净，用沸水焯熟；西葫芦洗净，切片。❷ 油锅烧热，爆香蒜末后放西葫芦翻炒，放入虾仁，熟后加盐、白糖调味，以水淀粉勾芡即可。

功效 虾仁含有丰富的蛋白质和矿物质，常吃可满足孕中期胎宝宝对蛋白质的需求。

营养热炒

抓炒鱼片

原料： 草鱼1条，蛋清1个，葱花、姜末、蒜末、盐、料酒、水淀粉、酱油、醋、白糖各适量。

做法： ❶ 将草鱼处理干净。❷ 鱼肉切片，放入葱花、姜末、蒜末、盐、料酒，用水淀粉、蛋清挂糊，用热油炸熟。❸ 把盐、酱油、料酒、醋、白糖倒入锅中，加水淀粉勾芡成糊状，将炸好的鱼片倒入，推匀即成。

功效 此菜营养开胃，富含蛋白质、钙、磷等营养元素，易于准妈妈消化吸收。

酸奶布丁

原料： 酸奶、牛奶、各色水果丁、冰糖、明胶粉各适量。

做法： ❶ 牛奶加适量明胶粉、冰糖煮化，晾凉后加入酸奶，倒入玻璃容器中混匀。❷ 加入各色水果丁后冷藏，以促进凝固。❸ 从冰箱取出放一会儿，等温度适宜再吃。

酸奶布丁的钙质丰富并且很好吸收，同时含有一定量的维生素D。

健康饮品

杧果柳橙苹果汁

原料： 杧果、苹果各半个，柳橙1个，蜂蜜适量。

做法： ❶ 杧果取果肉；苹果洗净，切块；柳橙取肉切块，与杧果肉块一同放入榨汁机中。❷ 加入150毫升纯净水，搅拌30秒左右。❸ 搅拌完毕后，加入蜂蜜搅匀即可食用。

含有丰富的β-胡萝卜素、维生素C等营养成分，准妈妈常喝具有健齿明目的功效。

孕早期（1~12周） 孕中期（13~28周） 孕晚期（29~40周）

1 2 3 4 5 6 7 8 9 10 11 12 13 14 15 16 17 18 19 20 21 22 23 24 25 26 27 28 29 30 31 32 33 34 35 36 37 38 39 40

你正处于孕4月

生活保健

孕中期，准妈妈依然可以在适当的时期享受和谐的性生活，这不仅有助于稳定夫妻间的亲密度，对胎宝宝的成长也有一定益处。

从这个月开始预防妊娠纹。妊娠纹在产后只会变淡，不太可能完全消除，因此准妈妈在孕期的“抗皱行动”就显得格外重要。通过适度按摩皮肤、控制体重增长过快、保持肌肤滋润，可以有效预防妊娠纹。

孕中期，做“爱”做的事

怀孕中期，胎盘已形成，妊娠较稳定；早孕反应也过去了，性欲增加，可以适度地过性生活。孕中期适度地进行性生活，有益于增进夫妻感情，并促进胎宝宝的健康发育。国内外的研究表明：孕期夫妻感情和睦恩爱，准妈妈心情愉悦，能有效促进胎宝宝的生长和发育，生下来的胎宝宝反应敏捷。

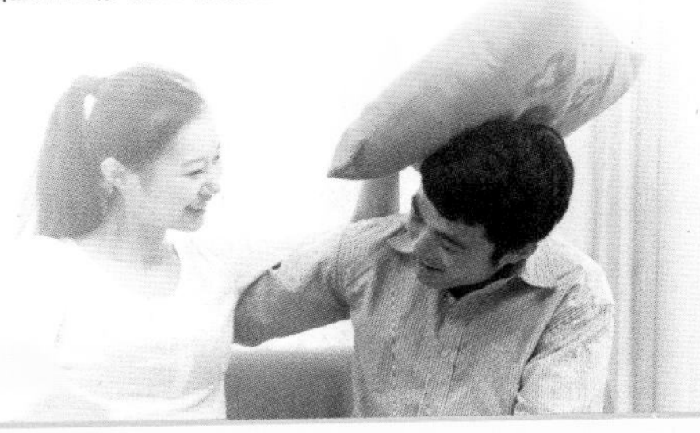

知识链接

孕早期、孕晚期避免性生活

妊娠前3个月，一方面由于胎盘尚未发育成熟，胎盘与子宫壁的连接还不紧密，另一方面孕激素分泌不足，不能给予胚胎强有力的维护，此时进行性生活，可能会造成流产。怀孕后期，子宫敏感性增加，任何外来刺激，即使是轻度冲击都易于引起子宫收缩，引发早产。

停止担心，大胆爱

担心性生活伤害到宝宝？停止担心，好好享受你的性生活吧。在正常妊娠中，性生活不会产生危害——胎宝宝在子宫里被羊水很好地保护着，宫颈口还有黏性栓塞，可以将子宫同外界分离开。如果孕期不能同房，医生会告诉你相应的理由，如果医生没有相关警告，不用避免性生活。但是享受性生活的同时准爸爸和准妈妈还是不能忘了，有了宝宝，一切要适可而止，不能过于随心所欲。

害怕性高潮会导致流产和阵痛？高潮之后子宫确实会收缩，甚至有些准妈妈甚至收缩感非常明显，在与准爸爸性爱后可能会持续半小时。但这种收缩并不是分娩迹象，对正常的孕期也没有什么危害。但有早产风险或者有胎盘问题的准妈妈，医生一般会建议尽量不要进行过于激烈的性生活。

担心宝宝能看到或感觉到？这是不可能的。虽然胎宝宝喜欢性高潮时子宫收缩引起的轻微摇晃，但他不会看到你在做什么，也不知道是怎么回事，更不会对此有记忆。胎宝宝只会对激素和子宫的变化作出行为反应。在你和准爸爸性爱时，他会缓慢地运动，随后是激烈地踢腿和扭动，而在你高潮后他的心跳会加快。

头发变浓密，护发要趁早

护理发丝	洗发后，用橄榄油或护发素擦拭头发，油性发质可以适当减少使用量。洗发后，最好轻轻擦干、低温吹干或自然晾干。夏季外出时使用遮阳帽或遮阳伞，避免头发直接暴露在阳光下，以减少紫外线的伤害
修剪发梢	定期修剪可以避免发梢分叉，不仅能使发丝保持健康亮泽的状态，还能刺激毛发细胞的新陈代谢，刺激头发的生长
按摩头皮	每天用指腹按摩头部10~15分钟，能够改善头部血液循环，促进皮脂腺、汗腺的分泌，从而改善发质

第16周建大卡

在16周左右做第2次产检时，准妈妈可去选定的生产医院建大卡。建大卡要准备夫妻双方身份证、《孕产妇健康手册》（小卡）。具体细节根据所在地不同有所差别，建议准妈妈们在建大卡前做好咨询工作。大卡是准妈妈产检信息的记录册，卡上的产检内容比较全面，一般由医院保存。千万不要忽略建卡的手续办理，因为如果不小心在医院的期限之内还没有办理，孕晚期出现意外的时候，医院不能保证正好有病床留给准妈妈，医生也无法根据以往检查状况及时地进行治疗。

牙龈问题，先咨询医生

由于内分泌改变，雌激素需求增加，准妈妈多有牙龈充血或出血症状。同时，由于饮食结构不当，可能出现牙周炎。还有些准妈妈口腔常出现个别牙或者全口牙肿胀现象。如果这个时候牙痛加重，建议准妈妈先咨询口腔医生，用点局部消炎药或者进行补牙术。

虽然怀孕3~7个月拔牙相对安全些，但是为了防止细菌通过创面进入血液，影响胎宝宝的健康，准妈妈最好等生产后再进行治疗。

远离二手香水

在香水广告里，广告商给女性描绘天然香料带来的奇幻享受，但是却不会告诉你香水产品里的化工香料有多少。事实上，许多香水中添加的化工香料（或称人工香味）都具有一定的毒性，会影响胎宝宝的正常发育。天然香料大部分都有活血通经的作用，对准妈妈会有一定影响，所以不但自己不要使用香水，还要尽量远离身边的二手香水。

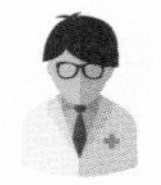

专家答疑

如何远离二手香水危害？

由于工作环境的影响。职场准妈妈接触二手香水的时间可能会多一些。这时可以把空气净化器放在办公桌旁，在桌上多放几盆小盆栽，每天早上放一大杯水在桌子上，净化一下周围的空气。如果办公室空气流通比较差，那么准妈妈可以选择工作一段时间之后到外面呼吸一下新鲜空气。

只要妊娠，不要“纹”

进入孕中晚期，胎儿和子宫快速变大，准妈妈的体重也快速增加，皮肤的代谢速度无法跟上子宫增长速度，皮肤纤维发生断裂，妊娠纹就出现了。妊娠纹一旦形成，几乎是不可能完全修复的。早干预是减少或预防妊娠纹的主要手段，而在孕4月早期进行防护，对防止妊娠纹形成还不算晚。

预防妊娠纹，3招并进

坚持按摩：适当按摩肌肤，尤其是按摩那些容易堆积脂肪产生妊娠纹的部位，如腹部、臀部下侧、腰臀之际、大腿内外侧、乳房、腋下等，可以有效地增加皮肤和肌肉的弹性，保持血液流畅，避免过度撕拉皮肤中的胶原蛋白弹性纤维，减轻或阻止妊娠纹的产生。

配合抗妊娠纹按摩油或按摩乳液一起使用，效果会更好。如果准妈妈想要使用妊娠纹霜，最好选择含天然成分的孕妇专用的，而且尽量在孕3个月以后使用，从而避免对胎宝宝的不利影响。

控制体重：妊娠纹是因为子宫逐渐增大，使腹壁皮肤张力过大而形成的裂纹，多出现于初次怀孕准妈妈的脐下、耻骨联合处、大腿内侧等。准妈妈孕期体重增长过快，皮下组织会被过分撑开，皮肤中的胶原蛋白弹性纤维断裂，就容易产生妊娠纹。因此准妈妈适当控制体重，可以有效防止和减少妊娠纹的产生。

保持皮肤滋润：如果肌肤干燥，皮肤被拉扯的感觉会格外强烈。在怀孕初期，准妈妈就可以选用合适的孕妇专用乳液，再做重点部位按摩。做好肌肤的保湿护理，可增加肌肤的柔软度和弹性，使皮肤组织在脂肪堆积扩张时，更加能够适应。

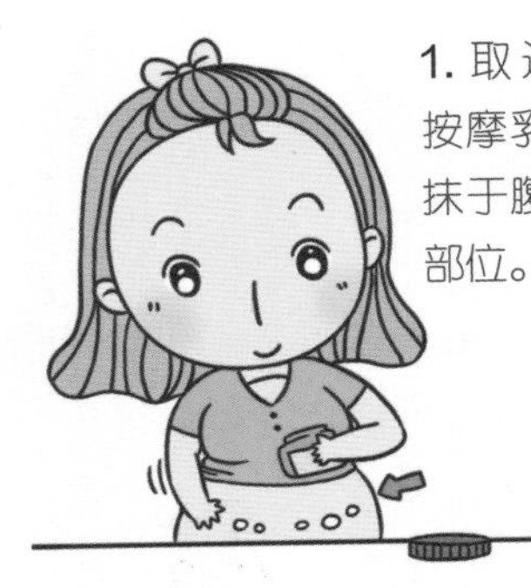

1. 取适量妊娠纹按摩乳液，均匀涂抹于腹部等易长纹部位。

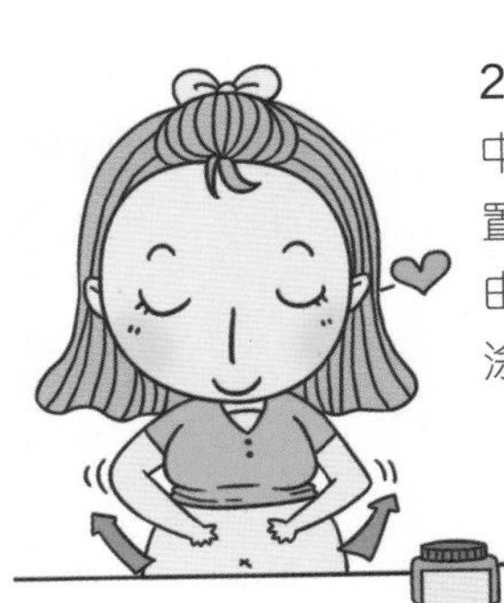

2. 双手手心由腹部中心（肚脐以下位置），自下向上，由中心向两侧轻轻涂抹。

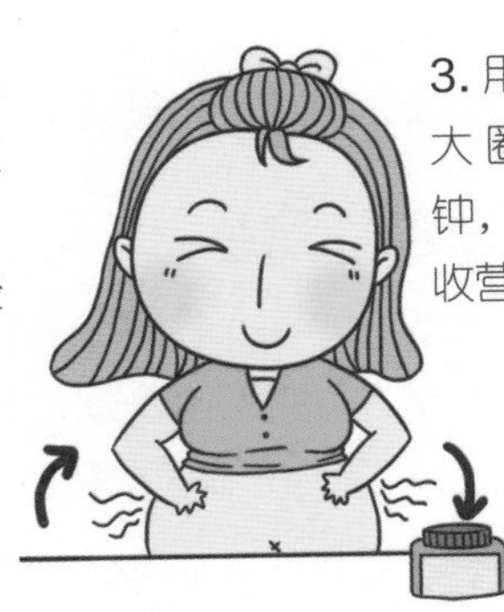

3. 用掌心按顺时针大圈按摩3~5分钟，让肌肤充分吸收营养精华。

知识链接

不要来回按摩肚皮

整个怀孕过程都可以“从左到右”抚摸肚皮，而“由上至下”抚摸只适合怀孕的前8个月，8个月后就换过来，“由下至上”抚摸，洗澡的时候也一定要这样，切记这里说的抚摸是不允许来回的。

吃对食物，对抗妊娠纹

番茄	对抗妊娠纹火力最强的武器就是番茄，它含有的番茄红素有较强的抗氧化能力
西蓝花	含有丰富的维生素 A、维生素 C 和胡萝卜素，能增强皮肤的抗损伤能力，保持皮肤弹性
三文鱼	三文鱼肉及鱼皮中富含的胶原蛋白是皮肤最好的“营养品”，能减慢机体细胞老化，使皮肤丰润有弹性，并远离妊娠纹的困扰
猪蹄	猪蹄中丰富的胶原蛋白可以有效对付妊娠纹，增强皮肤弹性，延缓皮肤衰老
大豆	大豆中所富含的维生素 E 能抑制皮肤衰老，增加皮肤弹性，防止皮肤黑色素沉着

三文鱼中还含 Ω-3脂肪酸，有助于宝宝视力发展，但准妈妈不宜生吃三文鱼。

选择天然卸妆产品

使用卸妆产品前要看一下成分表中是否含有酒精等成分，最好用天然成分的卸妆产品。比如，妊娠纹护理橄榄油可以作为卸妆油，加上平时用的豆乳洁面乳就可以轻松又彻底地卸妆了。

巧用妊娠纹护理橄榄油卸妆

1. 取适量橄榄油均匀涂抹于面部，适当揉搓。

2. 再将适量洁面乳倒于掌心，加温水，打出细腻的泡沫。

3. 以画圈的方式清洁双颊、额头。

4. 闭眼，以画圈的方式轻柔地按摩眼部周围。

5. 打圈清洁下巴，彻底除掉脏东西；以画圈方式继续清洗鼻子、鼻翼部分。

6. 脖子也要顺带按由下向上画圈的方式清洁，发际线也不要忘了洗。最后用温水充分冲洗面部即可。

孕期开车穿运动鞋或布鞋

最好选择相对安全的孕中期开车。开车时应避免紧急刹车、转向，此外，开车最好穿运动鞋或布鞋，这样踩油门和刹车时才能更到位，也不会打滑。车内空调一般以26℃为佳，不是太热时，可以改吹自然风。新车里会有一些气味，最好放些竹炭包、菠萝皮等吸收异味。

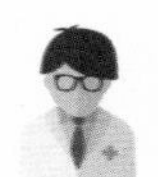

专家答疑

准妈妈怎样正确系安全带?

横带一段箍在腹下及大腿骨之上，将安全带紧贴骨盆，最好在身后加一个靠垫以减轻腰背的压力。许多准妈妈驾车时习惯前倾的姿势，这样容易使子宫受到压迫，产生腹部压力，特别是在怀孕初期和怀孕七八个月时，最容易导致流产或早产。

孕早期(1~12周)												孕中期(13~28周)																孕晚期(29~40周)											
1	2	3	4	5	6	7	8	9	10	11	12	13	14	15	16	17	18	19	20	21	22	23	24	25	26	27	28	29	30	31	32	33	34	35	36	37	38	39	40

你正处于孕4月

职场准妈妈须知

如果你想继续做一个上班族女性，就不要在上班时过多地抱怨怀孕的辛苦，不要拿怀孕做推脱本职工作的借口。

保持良好的职业形象。既然你要继续工作，尽量保持自己干练的形象吧。另外，工作间歇时要尽量多休息，以免过度疲劳；如果总是像以前那样满负荷工作，会把自己搞得很紧张，甚至焦虑不堪，对自己和胎宝宝都没有好处。

工作餐要把关

你可以从家里带一些营养的饭菜，用微波炉热过之后吃。此外，蔬菜最好是当天早上炒的，不可吃隔夜的蔬菜。如果准妈妈在办公室吃饭，饭后要站起来走动一会儿，不可一直坐在电脑前。可以约上同事一起到外面去呼吸新鲜空气，放松心情，消除疲劳。

知识链接

在外就餐饮食要注意

如果你实在不愿意从家里带饭，也可以去单位的食堂或附近的小饭店吃。在点餐时，要注意不要吃太咸的食物，以防止体内水钠潴留，引起血压上升或双脚水肿。其他辛辣、重口味的食物也应该明智地拒绝。此外，慎吃油炸食物。为了弥补工作餐中新鲜蔬菜的不足，最好在午饭后1小时吃个水果。

保持良好的工作状态

既然选择继续工作，就要保持良好的工作状态。怀孕毕竟只是你的个人问题，以此为借口请太多假或者推脱应做的工作，对你的职场形象可不太好，给大家留下不好的印象不利于以后的职业发展。

避免把工作带回家

做妈妈了，再也不能像以前那样忘我地工作了，在工作时间全心全意地工作，下班的时候就应马上回家休息。为了肚子里的胎宝宝，准妈妈要合理地作息，这样才能做个快乐轻松的职场准妈妈。其实工作也是胎教的一部分，说不定胎宝宝不经意间就喜欢上你的工作和专长呢。

保持良好的形象

在工作中吃东西弄得声响很大，时常在座位上用镜子照妊娠斑，因为皮肤发痒而常常挠挠肚子，微闭着眼睛想象未来宝宝的模样，和同事为了一点小事争吵，每天和家人打上好几通长长的电话……这些都是准妈妈在孕期可能会做的，但千万不要在上班时间这样做。

如果在上班时感觉疲劳，可以稍休息一会儿，但不能要求大家都保持绝对的安静，尤其不要趾高气扬地命令他人。

孕早期（1~12周）												孕中期（13~28周）																孕晚期（29~40周）											
1	2	3	4	5	6	7	8	9	10	11	12	13	14	15	16	17	18	19	20	21	22	23	24	25	26	27	28	29	30	31	32	33	34	35	36	37	38	39	40

你正处于孕4月

情绪调节

准妈妈来到最为舒服的孕中期了，心情自然也会变好，能切身体会到孕育一个小生命的美好。

你对胎宝宝的影响远远超过你的想象。他不仅每天通过脐带从准妈妈那里获得营养和氧气，健康成长，还能够准确地感受到准妈妈的心理变化。那么，就请准妈妈保持快乐的心情，你的宝宝也会跟着快乐起来。

孕期也能穿得漂亮

孕妇装就是肥大的裤子？怀孕了就买不到好看的衣服了？当然不是，怀孕也能穿得漂亮。色调明快、款式别致的服装在孕期你都可以尝试。

要知道，专门的孕妇装只有在怀孕中后期才用得着，之前长达五六个月的时间，完全可以用宽松的时装来代替，休闲裤、运动外套都很实用。那种不强调腰身、裙摆稍长的裙子也是时尚准妈妈的必备，像娃娃裙、帐篷式印花长衫和短裙，都可以代替孕妇裙一直穿到孕中后期，大大的肚子为时装平添可爱。更重要的是，等你生完宝宝，它仍然是一条时髦的裙子。

准妈妈的衣服在面料上以天然、透气型的棉质为主。为了舒适和安全，准妈妈应尽量选择平底鞋或低跟、坡跟的鞋子。

准妈妈避免过分依赖

过分的依赖容易影响夫妻间的感情。当然，身体的变化给了准妈妈最大的筹码，从未如此理直气壮地让准爸爸屈服于你，听从你的任何意愿，甚至完全不考虑他也是有情绪的自然人。过分娇气并不利于胎宝宝的心理发育，过分依赖只会加重周围人的负担。这时准妈妈应避免在心理上过分依赖，与准爸爸做到相互理解。

准妈妈的情绪会影响胎动

准妈妈的情绪会影响到胎宝宝，从而影响到胎动出现的次数。比如准妈妈生气的时候，胎宝宝也会变得烦躁，从而拳打脚踢。如果准妈妈在舒适的环境中放松心情，宝宝的情绪也会很平稳。如果准妈妈处于饥饿状态，胎动的次数会减少，力度也会减弱。

但是准妈妈也不宜太松懈。平安度过孕期的前3个月，准妈妈已经开始习惯怀孕的状态，看到自己身体和胎宝宝都很健康，容易松懈，认为可以不到医院做定期检查。这是一种错误心理，太过放松警惕，容易出现流产和其他问题。

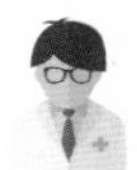

专家答疑

情绪紧张影响抵抗力吗？

专家指出，长期情绪紧张的准妈妈，身体会变得衰弱，很容易感染疾病。因为情绪紧张会对免疫力产生不良影响，引起大脑发生一系列反应。当下丘脑受到紧张情绪刺激后，脑垂体也受到刺激，促使肾上腺分泌糖皮质激素增高，导致抗体产生减少，大大削弱准妈妈对疾病的抵抗力。

孕早期（1~12周）												孕中期（13~28周）																孕晚期（29~40周）											
1	2	3	4	5	6	7	8	9	10	11	12	13	14	15	16	17	18	19	20	21	22	23	24	25	26	27	28	29	30	31	32	33	34	35	36	37	38	39	40

你正处于孕4月

孕4月运动

孕中期，准妈妈腹部开始隆起，孕味更加明显，此时不宜进行剧烈的活动。准妈妈孕前没有做过的运动，在孕后最好不要做。

不要尝试孕前没有做过的运动。孕后的运动宜是孕前熟悉的，这样身体更容易适应。运动中的准妈妈如果突然有严重的腹痛出血，或者发生胸痛或严重呼吸困难，请立即停止运动并且就医。

适合孕4月的运动

运动关键词：舒展

适宜运动：游泳

最佳运动时段：10:00~14:00

怀孕早期和后期都不适合游泳，而对怀孕4~7个月的准妈妈来说，游泳不但能增强心肺和神经系统功能，促进血液循环，还能锻炼腰背、大腿、骨盆底等处的肌肉，使之更加适应分娩，并能缓解孕期腰背疼痛、痔疮、下肢水肿等症状。另外，水的浮力不仅减少了准妈妈的负担，胎宝宝也不容易受到震动。

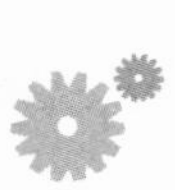

知识链接

准妈妈游泳的注意事项

准妈妈游泳前首先要咨询医生，一般情况下，准妈妈一周可以游1~2次，每次游500米左右。游泳时水温要求在29~31℃，若低于28℃，子宫易收缩，造成早产或流产。游泳的时间最好选择上午10：00到下午2:00之间，这段时间内子宫不那么紧张。

腹式呼吸操

使用腹式呼吸，会刺激人体分泌微量的激素，准妈妈心情愉悦，也会把好心情传递给宝宝，使宝宝感觉很舒服。腹式呼吸操，还可以帮助准妈妈减轻分娩时的阵痛。

第1步：盘腿而坐，拉伸背部肌肉，双手放在下腹部。首先呼气，放松双肩，然后用鼻子吸气，待腹部胀满后再用嘴慢慢呼出。如此反复练习2~3次。练习时双肩放松，注意力要集中在呼气上，时间尽量长一些。

第2步：双手分别放在两膝上，上体前倾，一边呼气，一边轻轻向下按压双膝，然后再直起上体，一边吸气，一边慢慢恢复两膝至原来的位置。如此反复练习。

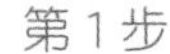

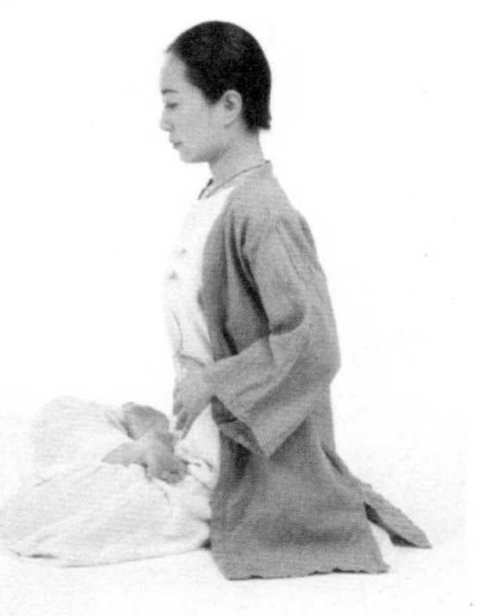

第2步

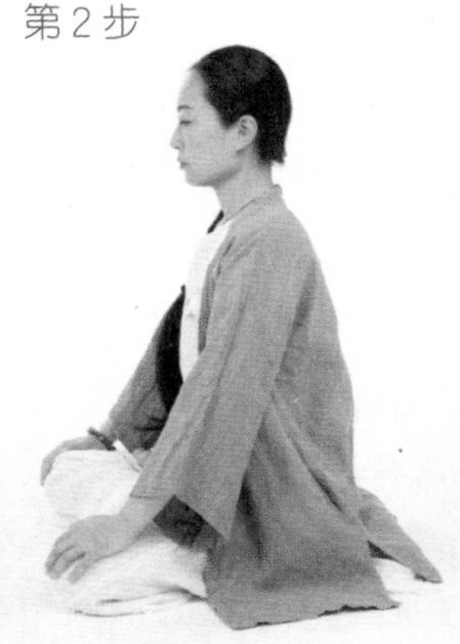

孕早期（1~12周）												孕中期（13~28周）																孕晚期（29~40周）											
1	2	3	4	5	6	7	8	9	10	11	12	13	14	15	16	17	18	19	20	21	22	23	24	25	26	27	28	29	30	31	32	33	34	35	36	37	38	39	40

你正处于孕4月

准爸爸必看

不要因看到准妈妈已不被早孕反应所折磨，就又恢复以往的生活嗜好，如喝酒等，这样容易使夫妻间发生不愉快，也不利于胎宝宝的发育。

每天抽出时间陪准妈妈散步。在孕期，准妈妈时常会感觉到腰酸背痛，而到了孕中晚期还会出现水肿，所以准爸爸还可以每天花几分钟为准妈妈做些肩背和足部、腿部的按摩。

少睡半小时给妻子按摩

孕期第3个月后，适度地按摩可改善准妈妈孕期的种种不适。准爸爸学会为准妈妈按摩，对准妈妈及胎宝宝都是极为有利的。按摩的房间环境要舒适，可在沐浴后临睡前按摩，按摩时选用性质温和的孕妇专用润肤油或润肤露做按摩油用，可减轻按摩时对肌肤的摩擦，亦有助于滋养肌肤。

坐位	准妈妈两臂放在身后撑住身体，准爸爸用右手轻轻地握住妻子的膝盖，左手握住妻子的脚腕。保持这种体位，准爸爸按照关节运动的方向，将准妈妈的膝部反复蜷曲、伸直。按摩时要先轻后重、速度先慢后快
仰卧位	准爸爸在妻子的头顶处，用双手轻轻地托住妻子的脖子，保持这种体位，再慢慢放下，如此反复进行。按摩结束后，准妈妈应先依靠准爸爸进行放松，待呼吸平静后轻轻转身或起身，不宜立刻走到室外，以免受风着凉

丰富准妈妈的孕期生活

这段时间，准爸爸要每天陪妻子到附近的公园散步，呼吸新鲜空气，督促妻子多晒太阳。除此之外，还可以主动安排准妈妈的孕期生活，比如和妻子一起读读书，这样可以锻炼准妈妈的思维，感染到胎宝宝。

可以给准妈妈准备的零食

妊娠周数	零食	原因
准妈妈能吃的零食	葵花子、芝麻糊	养颜
	花生	补充蛋白质
	核桃	补脑
	红枣	预防坏血病
	葡萄干	益气补血
准妈妈不能吃的零食	冷饮	易引起腹泻、腹痛
	膨化食品	致肥胖
	过甜的食物	糖尿病患者尤其禁食
	烧烤、煎炸食物	热量过高
	高盐食物	易引起水肿、高血压

孕早期（1~12周）												孕中期（13~28周）																孕晚期（29~40周）											
1	2	3	4	5	6	7	8	9	10	11	12	13	14	15	16	17	18	19	20	21	22	23	24	25	26	27	28	29	30	31	32	33	34	35	36	37	38	39	40

你正处于孕4月

孕4月胎教

不要因为没有得到胎宝宝的及时回应而苦恼，其实现在所做的一切，胎宝宝都是可以感受到的，准妈妈和准爸爸多一些耐心吧。

系统胎教开始了。进入孕4月，处于大脑发育高峰期的胎宝宝有了记忆能力，可以系统地开始语言胎教、美学胎教等。同时准妈妈要学会调节情绪，远离因身体不适带来的担忧和烦躁。

哼唱儿歌、童谣

儿歌、童谣旋律优美，节奏和谐，情感真挚，可以给人带来美的享受和情感的熏陶，不但深受儿童的欢迎，很多成年人也很喜欢，胎宝宝自然也不例外。

对于准妈妈而言，哼唱儿歌、童谣，还会情不自禁地憧憬宝宝出生后的美好时光，也会回想起自己儿时的欢乐时光，让准妈妈和胎宝宝在儿歌中获得愉快的情感享受。儿歌、童谣语言浅显明快，通俗易懂，有节奏感，便于吟诵，更容易被胎宝宝听懂。

到户外散步

户外散步不但有利于准妈妈的身心健康，也方便胎宝宝通过妈妈的眼睛去认识这个世界。胎宝宝通过妈妈的身体去感知世界上美妙的一切，可以预先掌握生活中的智慧和一般常识，同时这也是母子共同体验的一种方式。

宝宝还在妈妈肚子里的时候，通过妈妈的眼睛和手，认识到什么是树木，什么是小草，什么是天空中飞过的小鸟，什么是路旁行驶过的自行车……准妈妈把看到的、听到的一一讲给胎宝宝听，这对胎宝宝的大脑发育有很好的促进作用！

欣赏一朵花

一花一世界，准妈妈带胎宝宝来仔细欣赏一朵花吧！一朵花，就是大自然里的一幅画啊！准妈妈还可以借此机会给胎宝宝讲一讲自然百科知识。总之，要把握生活中每一个可以和胎宝宝分享美、分享知识的时刻。

长在泥土里，
它的茎是什么样的？
有没有刺？
叶子是什么形状的？
有多大？
颜色是深绿还是有些嫩黄？
开在阳光下，
它有没有香味？
是淡淡的味道还是比较浓郁的香？
花瓣是尖还是圆，是单瓣还是双瓣？
是什么颜色的？鲜红、明黄还是紫色？
颜色是深还是浅？
……

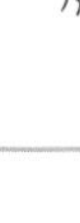

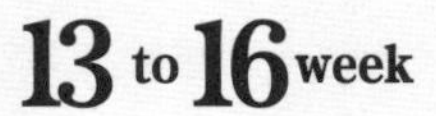

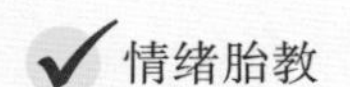
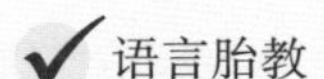
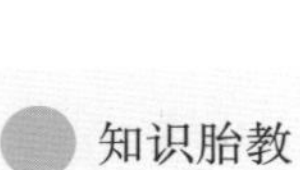
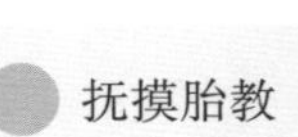

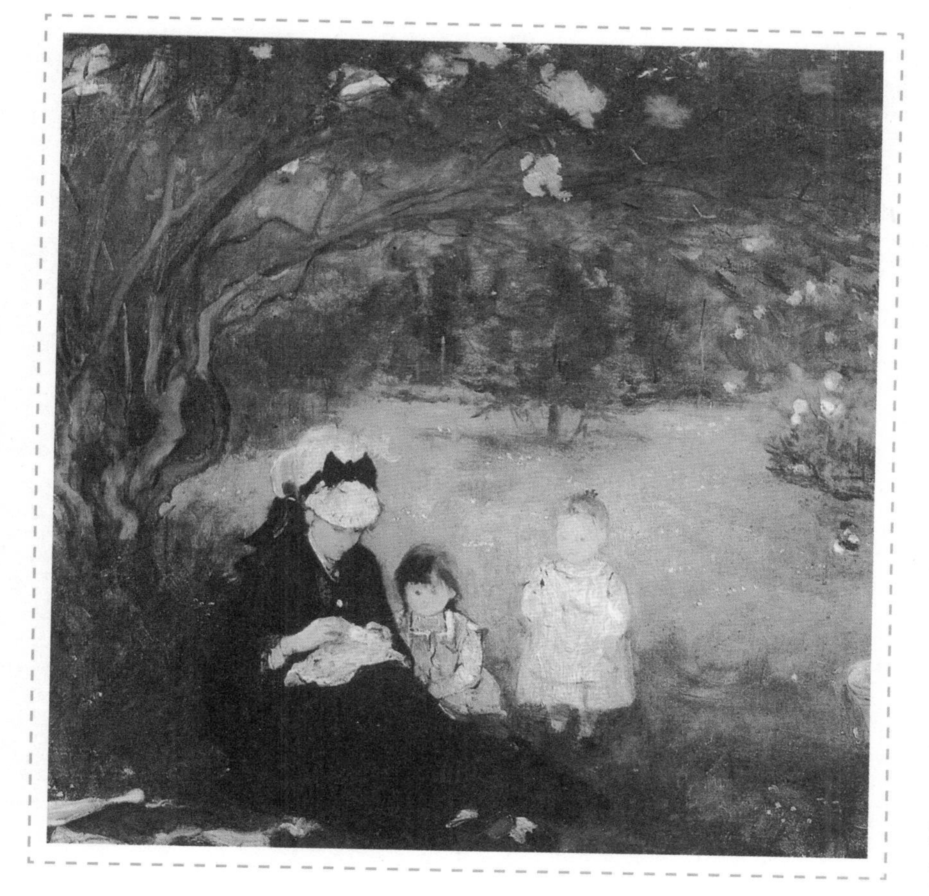

名画欣赏：《丁香树下》

这幅画是印象派女画家贝尔特·莫里索的作品。莫里索擅长刻画优雅娴静的女性形象，善于描写母子之间的亲情，营造温馨亲切的气氛。丁香树下，温柔的母亲身边依着两个可爱的儿童，阳光透过树隙铺下来。这样的画面，让人安详而幸福。

聆听《勃兰登堡协奏曲》

古典音乐最有利于胎宝宝的大脑发育，推荐为胎宝宝放一曲巴赫的《勃兰登堡协奏曲》。《勃兰登堡协奏曲》饱含音乐天才巴赫饱满的情绪和自然奔涌的艺术灵感，融合了意大利协奏曲的热情欢快和德国音乐的冷静均衡，整体表现出一种理性与欢乐向上的人文精神，呈现出一种金色的辉煌。作为巴赫的经典曲目，相信胎宝宝一定会喜欢的。

聊一聊今天的天气

告诉宝宝，今天是阴是晴，如果是下雨天，雨丝是什么样子的，雨水落到地面上，地上有什么变化，空气中掺杂了一股泥土的清香，那是下雨天特有的味道。如果是晴天，是否有云彩，云彩是什么样子的，如果有太阳，太阳晒不晒，如果有风，风是吹绿了树叶还是吹开了花朵，树叶上是不是有珍珠一样的露珠。如果下雪了，雪花是什么样子的，窗台和大地又有什么变化……

练练书法吧

练习书法能丰富自己的头脑，修身养性，对培养人的耐心和毅力特别有帮助。准妈妈在闲暇时，铺开纸张，备好笔墨，在挥毫中自得其乐吧！唐诗宋词、儿歌童谣、小散文诗、给胎宝宝读过的文学作品，都可以作为书法的练习内容。不但能磨炼心性，还能增强胎宝宝的语言印象呢！

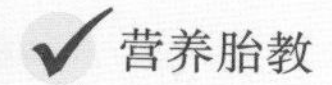
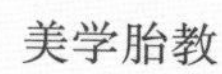
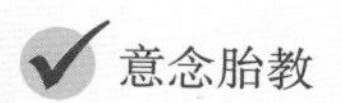
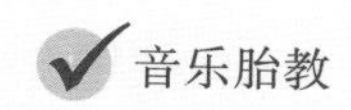

孕早期(1~12周) 孕中期(13~28周) 孕晚期(29~40周)

1 2 3 4 5 6 7 8 9 10 11 12 13 14 15 16 17 18 19 20 21 22 23 24 25 26 27 28 29 30 31 32 33 34 35 36 37 38 39 40

你正处于孕4月

常见不适与用药

4个多月的肚子，怎么也藏不住了，因为子宫已经长到一个皮球一样大小，妊娠反应开始逐渐消失，胃口好转，现在是最为舒服的孕中期了。

坐骨神经痛，不要提拿重物。虽然流产的危险性减小了，但是依然要谨慎对待。有的准妈妈会出现头晕、胀气、眼睛干涩、坐骨神经痛等症状，此时不要惊慌，而是要了解缓解这些不适的方法，正确对待和处理。

孕期口腔疾病从何来

怀孕后血液中雌激素和孕激素水平上升，牙龈处于充血状态，牙龈水肿、脆软、牙齿之间的龈乳头呈紫红色突起，轻轻一碰，就会出血，医学上称作“妊娠期牙龈炎”。孕期的饮食结构发生了改变，进食碳水化合物的数量增加了，为细菌繁殖提供了基础。孕吐反应导致的反流胃酸也会腐蚀牙齿表面。

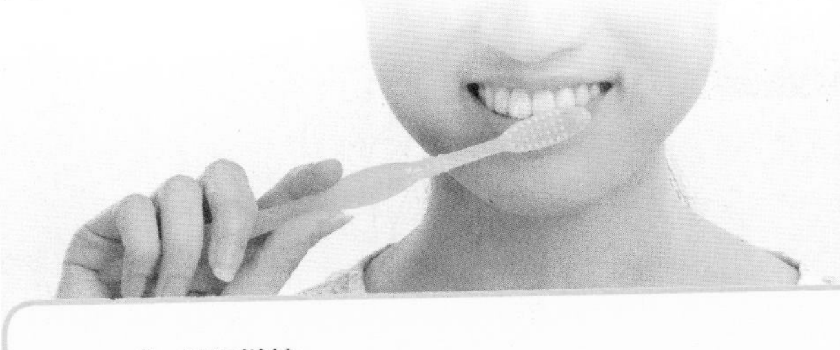

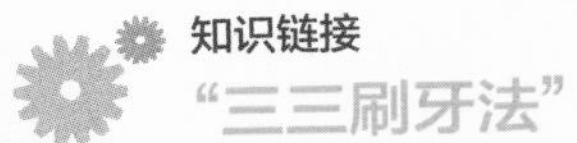

知识链接

“三三刷牙法”

准妈妈口腔组织敏感性增高，刷牙时要选用刷头小、刷毛软的保健牙刷。准妈妈要掌握“三三刷牙法”，即每天刷3次、饭后3分钟之内刷、每次刷牙不少于3分钟。根据个人爱好买上一瓶漱口水，在饭后、孕吐以后、睡觉之前含漱3~5分钟，可以起到很好的清洁作用。

准妈妈要做好口腔护理

可以买一些棉签或者用纱布缠绕在手指上，蘸牙膏或盐水、漱口水拭擦牙体，清洁效果要更好些。到了孕中期，准妈妈最好到医院去做一次口腔检查或者处理，在整个孕期，孕4~7个月去口腔科做检查处理是最理想的。

对于容易感染龋齿的准妈妈，可以适当采用一些局部使用的氟化物，如氟化物漱口液、氟化物涂膜等。使用不含蔗糖的口香糖清洁牙齿，如木糖醇口香糖。

坐骨神经痛，少提重物

关节和韧带的放松会使准妈妈腰部稳定性减弱。而且，怀孕中后期，胎宝宝发育得很快，使腰椎负担加重。如果胎宝宝的头正好压在准妈妈的坐骨神经上，准妈妈的臀部、背部以及大腿等处就会出现疼痛、麻木，甚至伴随有针刺样的感觉。

有坐骨神经痛的准妈妈要注意休息，不要提拿重物；补充钙和B族维生素，可以避免骨质疏松和缓解坐骨神经痛；同时要避免睡软床。如果准妈妈以前有过腰肌劳损和扭伤，就很可能发生腰椎间盘突出，势必压迫坐骨神经，产生坐骨神经痛。这种坐骨神经痛一旦发生，常常会持续存在，准妈妈要立即就医。

准妈妈头晕，怎么办

原因	解决方法
供血不足，血压偏低	怀孕的早中期，由于胎盘形成，血压会有一定程度的下降，流至大脑的血流量就会减少，造成脑供血不足，使脑缺血、缺氧，从而引起头晕。因此，准妈妈站起来动作要慢，并避免长时间站立
体位不对，压迫血管	一般在仰卧或躺坐于沙发中看电视时头晕发作，是由于怀孕时子宫增大压迫下腔静脉导致心脑供血减少引起的。只要避免仰卧或半躺坐位，即可防止头晕发生
血容量增加，缺铁贫血	血容量增加，准妈妈的血液被稀释，引起生理性贫血。贫血也是引起准妈妈头晕的常见原因。准妈妈平时应摄入含铁丰富的食物，如动物肝脏、动物血、瘦肉等

眼睛易干涩，缓解有窍门

怀孕后，你可能会发现自己眼睛特别容易累，经常出现眼睛酸涩的情况，此时不注意保护眼睛易导致视力下降。

准妈妈感到眼睛干涩时，不可随意用眼药水和眼药膏。如果眼睛干涩症状很严重，可以在医生的指导下适量用药。富含维生素A的食物可以预防眼睛干涩，如胡萝卜、番茄、红枣等蔬果。准妈妈还要避免长时间面对电脑或看书，最好的方法是每连续工作2个小时后，就抽空闭目养神5分钟，或者眺望远处的绿景。眼睛难受时，不要用手揉眼睛，注意用眼卫生。

预防静脉曲张，从细节做起

准妈妈静脉曲张多发生于小腿，不断增大的胎宝宝和子宫，压迫骨盆腔静脉和下肢腔静脉，使下肢血液回流受阻，造成静脉压升高，曲张的静脉越来越明显。在生活细节上，准妈妈应多加注意。

应避免久坐或站立；坐着时在脚下垫个小凳子；睡觉时采取左侧卧位睡觉；穿护腿的长袜（夏季除外），但不能高过膝盖。不要用力揉或搓那些可见的血管，否则可能损坏静脉或引起血栓。

孕期胀气，少食多餐

很多准妈妈不管吃什么都胀气，其实这是孕期的正常反应，而且是暂时的。准妈妈胀气严重时，不妨通过少食多餐的方式来缓解。从一天吃3餐改至6~8餐，用每餐分量减少的方式来进食。应多选择半固体食物进食。多吃蔬菜、水果等膳食纤维含量高的食物。此外，适当的运动也可以促进肠胃蠕动。

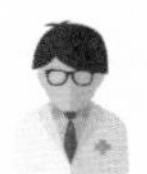

专家答疑

为什么孕期容易胀气？

随着孕期准妈妈子宫的扩大，压迫大部分的消化系统，而消化系统也不示弱，会本能地产生气体与之抗衡。这时准妈妈又会有胀气的感觉了，到孕34周后症状会逐渐减轻。如果准妈妈本身就有肠胃方面的不适，如便秘、肠蠕动能力较差等，孕期胀气的时间会持续更久。

孕5月（17~20周）

孕5月，是准妈妈孕期最为平静、舒适的月份之一。这个月内准妈妈身体和胎儿已彼此适应，准妈妈和胎儿将开始一段“紧密相连”又“相安无事”的时光。随着胎宝宝的生长发育，准妈妈的子宫不断增大，大肚子愈加明显，身体的重心开始转移，准妈妈会觉得行动有些不便了，没有以前反应敏捷，甚至会感觉自己“笨手笨脚”的，放宽心态，对自己说：“我没有问题！”

胎宝宝变化

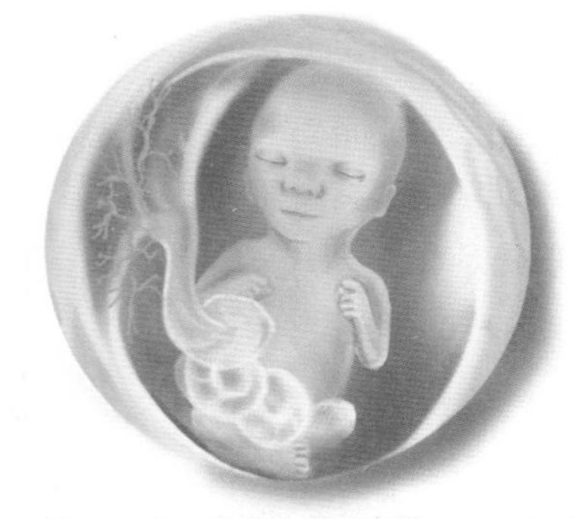

第17周 用手抓住脐带玩：这个时候的胎宝宝，看上去像一只梨，胎动非常活跃，不但不断地吸入和吐出羊水，还经常用手抓住脐带玩，而且胎宝宝可以真切地听到声音了。

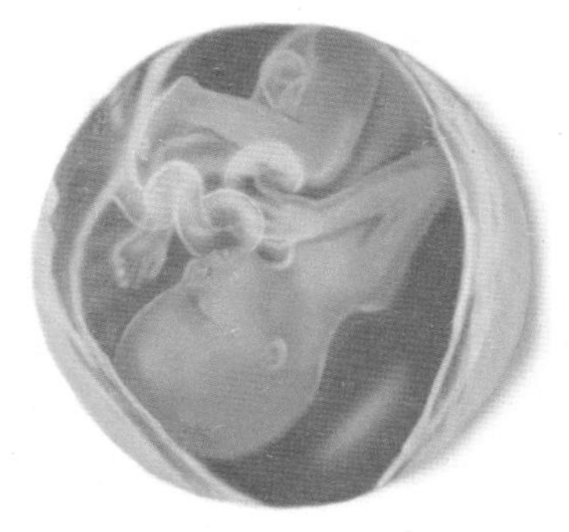

第18周 会皱眉、挤眼睛：进入本周，胎宝宝的活动增多，他不但会皱眉、挤眼睛，还可能会用更加活跃的胎动来回应周围的声音。很多准妈妈这周可以比较明显地感受到胎动。

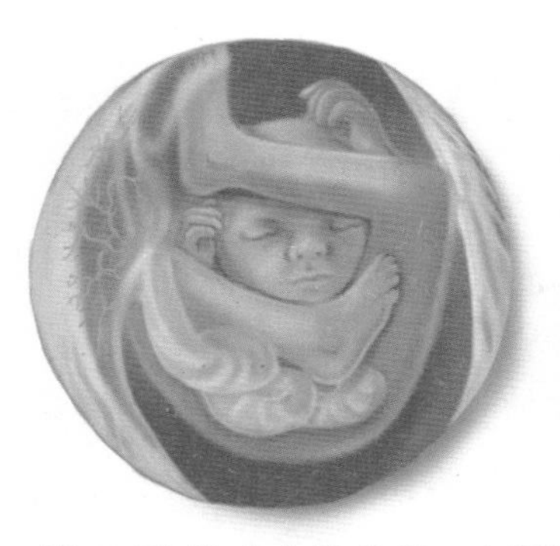

第19周 长出少许头发：本周胎动更加频繁，胎宝宝不但会踢腿、屈体、伸腰、吸吮手指，还会做整体滚动这样的“高难度”动作。胎宝宝全身布满胎毛，已经长出少许头发了。

妈妈寄语

宝宝的胎动刚开始轻轻的，像微风拂过莲花；再后来，悄悄的，像鱼儿掠过水面。准妈妈用心感受吧。

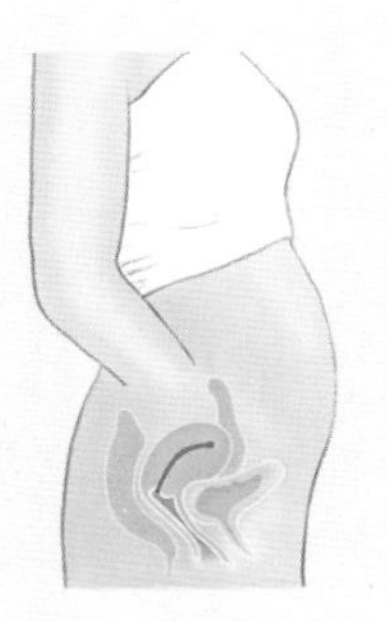

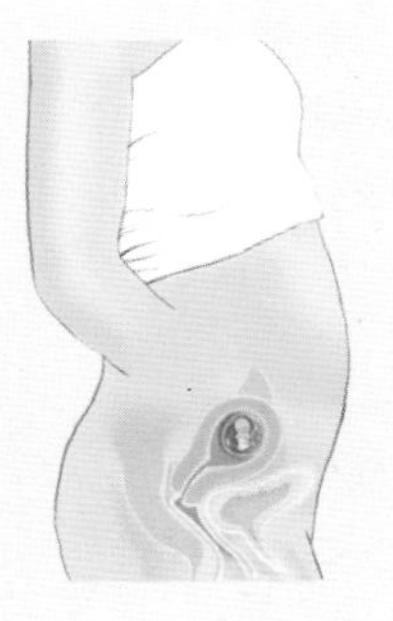

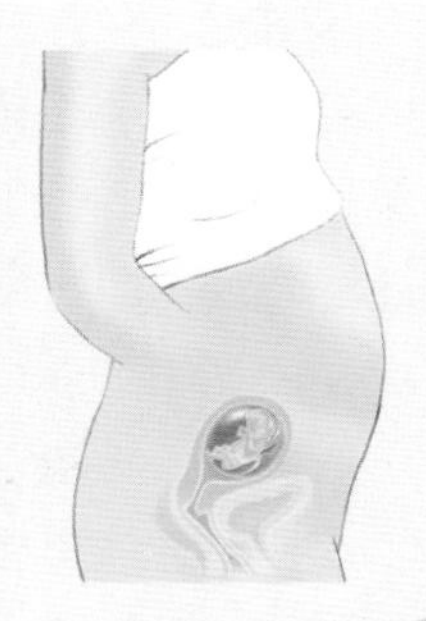

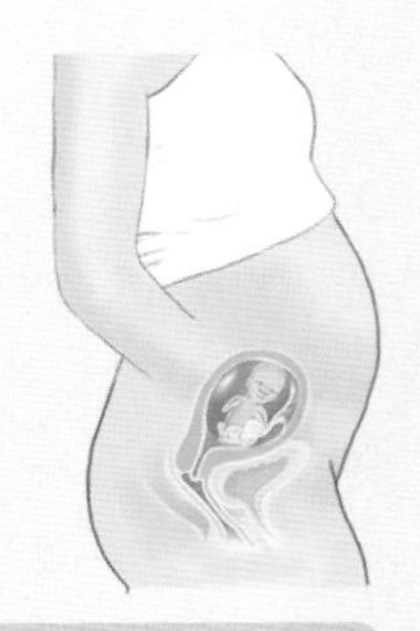

1 2 3 4 5 6 7 8 9 10 11 12 13 14 15 16 17 18 19 20

孕早期（1~12周） 孕中期（13~28周）

准妈妈变化

第1次感受到胎宝宝踢你的那一瞬间，那种无以言表的喜悦，足可以抵过所有的不适。接下来的日子里，胎宝宝踢你的动作会越来越明显，他在宣告他的存在呢。

准妈妈的感觉：妈妈能够明显感觉胎宝宝在腹中做滚、蹬、踢的动作，有时，因为胎动强烈甚至会影响睡眠。由于肺部受子宫的压迫，准妈妈会感觉呼吸变快，特别是上楼梯的时候，走不了几步就气喘吁吁。

激素促使身体变化：乳房迅速膨胀，臀部日渐浑圆，体态更加丰满。有时会感到腹部一侧有轻微的触痛，这是子宫及子宫两边的韧带和骨盆为适应胎宝宝的变化而迅速增大引起的反应，不必担心。

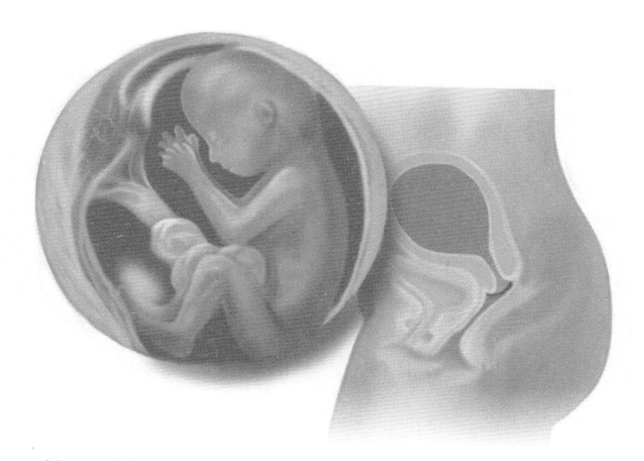

第20周 吞咽羊水：胎宝宝现在开始吞咽羊水了，肾脏已经能够制造尿液，头发也开始迅速生长起来。他的感觉器官开始按区域迅速发育，神经元之间的关联开始增多。眉毛和眼睑完全发育成熟，视网膜形成了，眼睛很活跃，会对光线作出反应，但眼睑依然闭着。

体重管理

本月增重1~1.5千克即可

现在胎宝宝的身长在20厘米左右，体重大约250克，相当于一个大鸭梨的重量，比上个月大约增加了1倍。很多准妈妈在这个月每周体重平均增长会超过350克这个标准值。一般来说，本月体重增加1~1.5千克即可。怀孕前就偏胖的准妈妈一定要严格控制体重，多摄入优质蛋白质和蔬菜水果，并注意适度运动，少吃甜食，饮食和睡眠要规律，定期产检，防止妊娠并发症的发生。

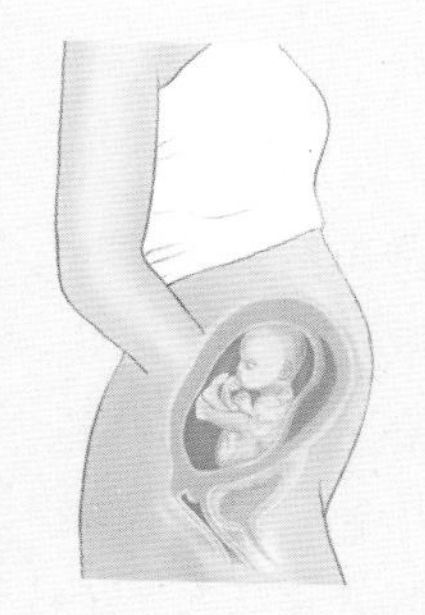
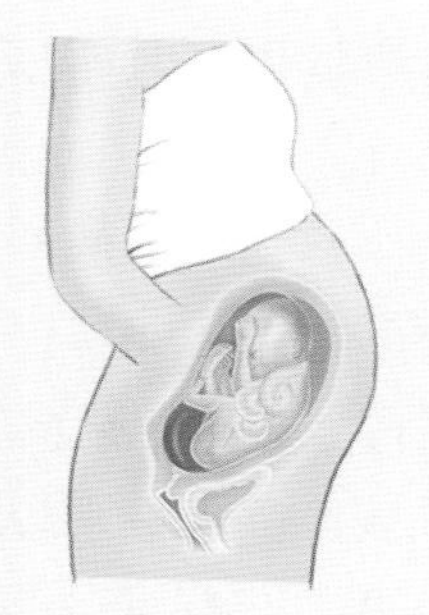
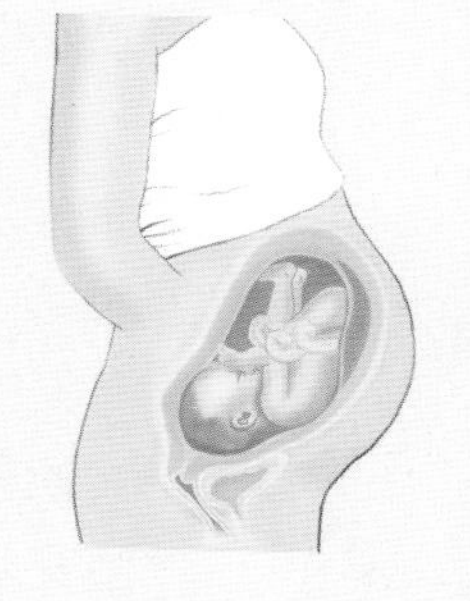
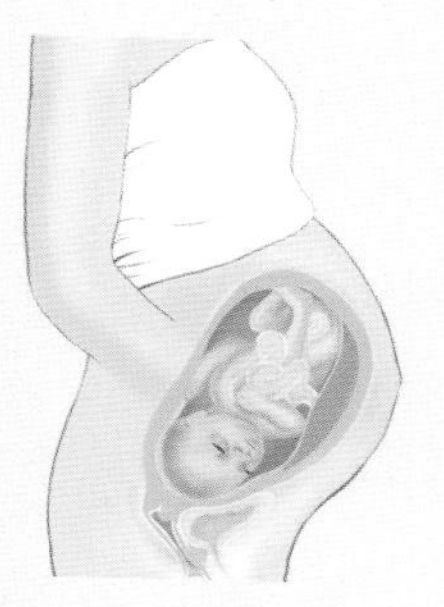
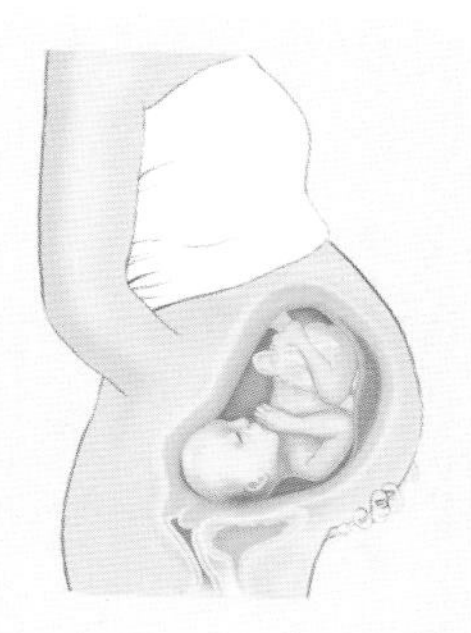

孕早期（1~12周） 孕中期（13~28周） 孕晚期（29~40周）

1 2 3 4 5 6 7 8 9 10 11 12 13 14 15 16 17 18 19 20 21 22 23 24 25 26 27 28 29 30 31 32 33 34 35 36 37 38 39 40

你正处于孕5月

本月产检

若在前4个月没有漏检，你将会度过一个平静而放松的孕5月。不过，从这个月开始，准妈妈会明显地感觉到胎宝宝的存在。

本月适宜做羊膜穿刺术： 羊膜穿刺术是目前常用的一种产前诊断手术。胎宝宝较小，羊水多，而且在B超的引导下，不会刺伤胎宝宝，准妈妈腹部也不会留下瘢痕。

孕16~20周适合做羊膜穿刺术

做羊膜穿刺术的最佳时间是孕16~20周。因为这时胎宝宝小，羊水相对较多，胎宝宝漂在羊水中，周围有较宽的羊水带，用针穿刺抽取羊水时，不易刺伤胎宝宝。而且这个时期羊水中的活力细胞比例最大，细胞培养成活率高，可供制片、染色，做胎儿染色体核型分析、染色体遗传病诊断和性别判定，也可用羊水细胞DNA做出基因病诊断、代谢病诊断，还可诊断胎宝宝开放性神经管畸形等。

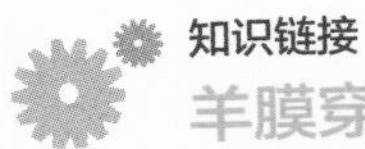

知识链接

羊膜穿刺术

羊膜穿刺术通常被用于染色体疾病的确诊检查以及某些遗传疾病的判定。在B超的引导下，用穿刺针穿过准妈妈的腹壁刺入宫腔，取出约20毫升羊水样本，然后通过7~14天的培育得到染色体核型，再通过观察分析染色体来判断胎宝宝是否是唐氏儿或是否有其他染色体异常。

做羊膜穿刺术不使用麻药

多数准妈妈在刚刚刺入时只会感觉轻微疼痛，类似于刺手指取血的痛感，是可以承受的。不过不必担心会对胎宝宝造成伤害，在这个过程中，医生会在B超监控下小心避开胎宝宝。由于不使用麻药，有些准妈妈在羊膜穿刺术时可能会感觉到腹部有点儿紧，或是有刺痛或压迫感，而有些准妈妈可能会感觉不到任何不适，是否感觉到疼痛因人而异。

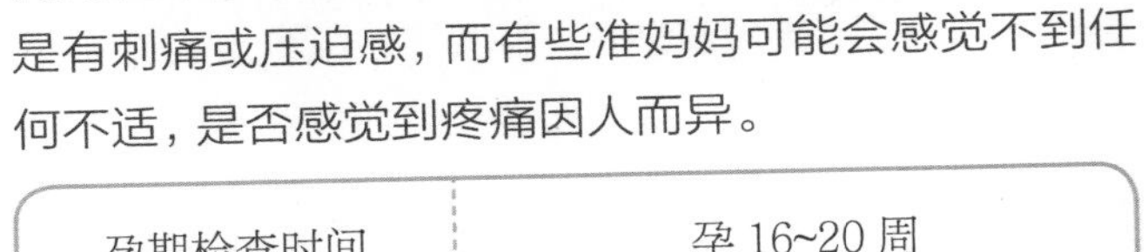

孕期检查时间	孕16~20周
穿刺耗费时间	5~10分钟
疼痛感	酸酸麻麻的感觉

哪些准妈妈需要做羊膜穿刺术

并不是所有的准妈妈都需要做羊膜穿刺术，如果你有以下任一种情况就要考虑是否做羊膜穿刺术：35岁以上的高龄产妇；曾经生过有缺陷的宝宝；家族里有出生缺陷史；超声检查发现胎儿颈部透明带异常或其他异常；唐氏筛查结果为高危，医生也会建议做羊膜穿刺术。虽然羊膜穿刺的危险性较小，但还是存在一定的风险，要到正规大医院去做。

羊膜穿刺术会刺伤胎宝宝吗

一般羊膜穿刺术适用于16~20周的准妈妈，有的准妈妈担心做羊膜穿刺术会伤到胎宝宝。其实，做羊膜穿刺术时，胎宝宝还不是很大，有充足的羊水包围着，穿刺时用穿刺针穿过准妈妈的腹壁，刺入宫腔吸出少许羊水，不会刺伤到胎宝宝，而且针眼几乎是看不到的。对准妈妈和胎宝宝都非常安全，也不必担心穿刺后会留瘢。

做完羊膜穿刺术后需要住院吗

羊膜穿刺术一般是不需要住院的，准妈妈在检查后应该至少静坐休息2小时再回家。家比较远的准妈妈，最好在医院附近的旅馆休息一晚，隔天后再回家，避免术后过于劳累。羊膜腔穿刺的结果出来较慢，因为要进行细胞培养，一般至少要半个月左右。

羊膜腔穿刺后当天不能洗澡。术后回家要静养，多休息，同时注意不能太过劳累或提拿重物。术后也不能立即同房，最好半个月后再考虑。另外，在扎针的地方可能会有疼痛感，有的准妈妈可能会有阴道出血症状，只要多休息几天，这些症状就会消失，不需要服用药物治疗。但是，如果在羊水穿刺后3天内有腹痛、腹胀、阴道流血或流水、发热的症状，都要及时去医院就诊。

无创 DNA 产前检测

除羊膜穿刺术外，进行产前诊断的技术还有无创DNA产前检测等。无创DNA产前检测技术是通过采集准妈妈静脉血，利用新一代DNA测序技术对母体外周血浆中的游离DNA片段（包含胎儿游离DNA）进行测序，分析宝宝的染色体情况，从而检测胎宝宝是否患21-三体综合征（唐氏综合征）、18-三体综合征（爱德华氏综合征）、13-三体综合征（帕陶氏综合征）三大染色体疾病。

无创DNA产前检查的准确率可达99%以上，目前适用于如病毒携带者、胎盘前置、羊水过少、流产史、先兆流产或珍贵儿等不适宜进行有创产前诊断或者对产前诊断有心理障碍的准妈妈。无创DNA产前检测取样方法简单，不需要长时间预约和排队，而且只需约1周时间就能出结果，有利于早期妊娠干预。

唐氏筛查、羊水检查、无创 DNA 产前检测对比

名称	唐氏筛查（血清学筛查）	羊水检查	无创 DNA 产前检测
最佳检查时间	11~12 周（孕早期）、16~20 周（孕中期）	16~20 周	12~26 周
检出率	60%~80%	99%	99%
风险	5% 的假阳性率	0.5%~1% 流产率	无流产感染风险
准确率	50%	99%	99%
安全性	无创（非侵入性）	有创（侵入性）	无创（非侵入性）
检出结果时间	1 周	半个月	1 周

孕早期（1~12周）												孕中期（13~28周）																孕晚期（29~40周）											
1	2	3	4	5	6	7	8	9	10	11	12	13	14	15	16	17	18	19	20	21	22	23	24	25	26	27	28	29	30	31	32	33	34	35	36	37	38	39	40

你正处于孕5月

营养与饮食

孕5月你需要更多的营养。由于胎儿骨骼的发育，准妈妈血容量的增加，需要增加钙、铁等各种营养素的摄入。

重点摄入5种营养素。孕5月胎宝宝需要维生素C、维生素D、硒、钙、铁等营养，准妈妈需要适量增加相应食物的摄入。同时继续保持营养均衡，荤素、粗细搭配要均匀，食物应多样化。

孕5月营养饮食指导

为配合胎宝宝的生长发育，准妈妈要重视加餐和零食的作用，红枣、板栗、花生、葵花子都是很好的选择，可以换着吃，满足口味变化的需要。

本月准妈妈在饮食上有比较广泛的选择，也可凭借自己的喜好来选择食物。但也不宜暴饮暴食，因为这种不良饮食习惯可导致准妈妈体重大增，营养过剩，对准妈妈和胎儿发育都没有好处。

饮食宜粗细搭配、细嚼慢咽、少食多餐，每天吃四五餐，或者在正餐之间加零食。每次食量要适度，不宜过饱。

• 吃猪肝宜少量多次

猪肝中富含铁和维生素A。为了使猪肝中的铁更好地被吸收，建议准妈妈坚持少量多次的原则，每周吃2~3次，每次吃25克。因为大部分营养素一次性的摄入量越大，它的吸收率反而越低，所以不要一次大量食用。

本月重点营养素

硒

硒不仅可以促进胎宝宝的生长发育，还对其智力发育起着重要的作用。准妈妈补硒不仅可以预防妊娠高血压综合征、流产，而且还能减少畸形宝宝的出现。准妈妈每天应补硒**65微克**。硒含量高的动物性食物有猪腰、鱼、海虾、羊肉、牛肉等。硒含量高的植物性食物有芝麻、杏仁、枸杞子、花生、黄花菜、豇豆等。

维生素D

孕期如果缺乏维生素D，可导致准妈妈骨质软化，造成胎宝宝及新生儿的骨骼钙化障碍以及牙齿发育出现缺陷，甚至使胎宝宝发生先天性佝偻病。对于准妈妈来说，维生素D的每天摄入量为**10微克**。因为照射阳光有助于人体自身合成维生素D，准妈妈最好每天有1~2小时的户外活动，多晒太阳。

特别关注　孕5月不宜吃什么

• 不宜吃过冷的食物

5个月的胎宝宝感官知觉非常灵敏，对冷刺激也十分敏感。过冷的食物还可能使准妈妈出现腹泻、腹痛等症状。准妈妈应尝试着平复心情，心静自然凉。

• 不宜多吃松花蛋

准妈妈的血铅水平高，可直接影响胎宝宝正常发育。有些松花蛋及罐头食品等含有铅，在无法鉴别是否安全的情况下，准妈妈尽量不要食用。

• 不宜吃热性香料

大料、茴香、花椒、胡椒、桂皮、五香粉、辣椒粉等都属于热性香料，具有刺激性，很容易消耗肠道水分，使胃肠腺体分泌减少，加重孕期便秘。

• 慎吃生蚝

生蚝里可能含有细菌或病毒，处理不干净可能会引起病毒感染性腹泻，建议准妈妈怀孕期间慎吃生蚝。实在要吃，要确保将它们做熟了再吃。

维生素C

胎宝宝对维生素C的分解率较高，故应适当增加维生素C补给量。准妈妈如果缺乏维生素C，容易贫血、出血，也可导致早产、流产，建议孕中期每天摄入**115毫克**。富含维生素C的蔬菜有小白菜、油菜、西蓝花、芹菜、苦瓜、花菜、等；水果有柚子、橘子、橙子、柠檬、草莓、杧果、猕猴桃、石榴等。

铁

准妈妈每天不但要供给自身需要的铁，还要为胎宝宝的生长发育提供足够的铁。动物肝脏是补铁首选，鸡肝、猪肝可一周吃两三次，每次**25克左右**。动物血、瘦肉也不错。水果中的维生素C，可以促进铁的吸收。

钙

本月是胎宝宝身高生长的关键时期，准妈妈应适当补钙。钙是胎宝宝骨骼和牙齿发育的必需物质，胎宝宝缺钙易发生骨骼病变、生长迟缓，以及先天性佝偻病等。正常情况下，准妈妈每天所需钙为**1 000毫克**。

含钙量高的食物包括奶制品、鱼、虾、蛋黄、海藻、芝麻等，对于有足量乳类饮食的准妈妈，一般不需要额外补充钙。对于不常吃动物性食物和乳制品的准妈妈，应根据需要补充钙。同时，还需注意补充维生素D，以保证钙的充分吸收和利用。含钙高的食物要避免和草酸含量高的食物如菠菜、芹菜、小白菜等一同烹饪，以免影响钙的吸收。另外，虽然孕期补钙很重要，但是盲目补钙不可取。

适当吃野菜，防便秘和妊娠糖尿病

大多数野菜富含植物蛋白、维生素、膳食纤维及多种矿物质，营养价值高，而且污染少。准妈妈适当吃些野菜，可预防便秘，还可以预防妊娠糖尿病。

常见的野菜中，蕨菜可清热利尿、消肿止痛；小根葱可健胃祛痰；荠菜可凉血止血、补脑明目、治水肿便血。准妈妈应根据自身身体状况适量食用。

多吃对胎宝宝大脑有益的食物

孩子聪明的先决条件之一是胎宝宝大脑的发育情况，而现在胎宝宝脑部物质的形成变得愈来愈复杂。因此，准妈妈要多吃对胎宝宝大脑有益的食物。

鲜鱼	含有丰富的钙、蛋白质和不饱和脂肪酸，可以保护准妈妈的心脏，促进胎宝宝大脑发育
蛋黄	含有卵磷脂等脑细胞发育所需要的营养物质，准妈妈常吃蛋黄能给胎宝宝大脑带来活力
香蕉	堪称极佳的“大脑食物”，除含淀粉、糖分外，还含有蛋白质、多种维生素以及钾、镁、磷等微量元素，它所富含的叶酸是保证胎宝宝神经管正常发育的关键物质
圆白菜	含有丰富的 B 族维生素，多吃能很好地预防大脑疲劳
海带	富含磷、镁、钠、钾、碘等，有很好的健脑作用
核桃	含有较多的蛋白质及人体必需的不饱和脂肪酸，可为胎宝宝的大脑发育提供充足的养分

每天吃1~2个鸡蛋

鸡蛋蛋白质含有各种人体必需的氨基酸，是常见食物中蛋白质较优的食物之一。一个中等大小的鸡蛋与200毫升牛奶的营养价值相当，不仅有益于胎宝宝的脑发育，而且有利于提高产后母乳的质量。但是，如果准妈妈过量吃鸡蛋，摄入蛋白质过多，就会在体内产生大量硫化氢、组织胺等有害物质，引起腹胀、食欲减退、头晕、疲倦等现象。同时，高蛋白饮食可导致胆固醇增高，加重肾脏的负担，不利于孕期保健。建议每天吃1~2个就可以了。

常吃花菜，对妈妈和宝宝都有益

蔬菜水果普遍具有防癌抗癌的作用。但十字花科蔬菜的防癌抗癌作用尤为明确和突出。花菜属于十字花科的蔬菜。这类蔬菜中含有植物化学物质——异硫氰酸酯和吲哚等，已经被证实具有很好的抗癌作用。除此之外，花菜还富含维生素K，是促进骨质发育及血液凝固过程中的重要物质。

常吃莴笋，有助宝宝正常发育

莴笋是一种低热量、高营养价值的蔬菜，它含蛋白质、碳水化合物、β－胡萝卜素、B族维生素、维生素C等。莴笋中还含有天然的叶酸，准妈妈多吃莴笋有助于胎宝宝正常发育，可以减少胎宝宝发生神经管畸形的危险。

凉拌莴笋能极大地保留其中所含的营养素，但体质虚寒的准妈妈不宜吃莴笋。

饮食不要太咸，防止孕期水肿

准妈妈这个时期容易产生水肿，这时应该注意，饮食不宜太咸。要定期产检，监测血压、体重和尿蛋白的情况，注意有无贫血和营养不良，必要时要进行利尿等治疗。准妈妈应注意休息，每天卧床休息至少9~10小时，中午最好平卧休息1小时，左侧卧位利于水肿消退。已经有些水肿的准妈妈，如果睡觉时把下肢稍垫高可缓解症状。

此外，还要进食足够量的蔬菜、水果。蔬菜和水果中含有人体必需的多种维生素和矿物质，可以提高人体的抵抗力，加快新陈代谢，还有解毒、利尿等作用，所以孕妈妈每天均应适量进食蔬菜和水果。

知识链接

忌多吃火腿

火腿本身是腌制食品，含有大量亚硝酸盐类物质。亚硝酸盐如摄入过多，人体不能代谢，蓄积在体内会对健康产生危害。准妈妈多吃火腿，火腿里的亚硝酸盐就会进入身体里，并进入胎宝宝体内，给胎宝宝的健康发育带来潜在的危害。所以，准妈妈不宜多吃火腿。

只吃精米精面易致营养失衡

许多准妈妈不喜欢吃粗粮，在怀孕期间只吃经过精细加工后的精米、精面，殊不知这样容易导致营养失衡。长期食用精米或出粉率低的面粉，如富强粉，会造成维生素和矿物质的缺乏，尤其是B族维生素的缺乏，影响准妈妈的身体健康和胎宝宝的生长发育。准妈妈多吃些粗粮，无论对母体还是胎宝宝的发育均有益处。建议日常饮食要做到粗细搭配，精米、精面作为调剂生活的食品是可以的，但不要过多食用。

准妈妈怎样健康吃鱼

鱼不仅含有丰富的优质蛋白质，还含有丰富的维生素A、维生素D，另外，矿物质含量也较高。因此，准妈妈应多吃鱼。可是鱼的种类繁多，该怎么选择呢？

常吃带鱼、黄花鱼等体积小的深海鱼以及鲫鱼、鲤鱼等淡水鱼。

少吃体积较大的深海鱼，这些鱼类汞含量较高，食用过多不利于身体健康。

建议买鱼时，要看鱼体颜色是否鲜亮，鱼鳃是否鲜红而清晰，肉质是否结实有弹性以及有无异味等。谨防买到变质鱼类。此外，经常变换鱼的品种，不要在一段时间内只吃一种鱼。值得注意的是，每周350克左右的鱼肉就能基本满足孕期营养需求。

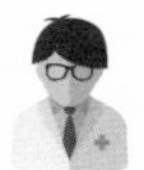

专家答疑

孕期需要禁甜食吗？

甜食吃多了容易发胖，甜食中除能量外其他营养素含量并不高，甜食可以为我们提供碳水化合物，但米、面等谷类也可以担当这个“重任”，而且比甜食更加健康。那么是不是可以说准妈妈就完全不要吃甜食了呢？其实也未必。因为大多数的人都喜欢甜食，对于喜欢甜食的准妈妈来说，吃些甜食所带来的愉悦感是其他食物所不能替代的。所以对于没有妊娠糖尿病，体重不超标的准妈妈来说，适当吃些甜食是完全可以的。

健康食谱推荐

孕5月

一天饮食参考

早餐7点~8点
番茄鸡蛋面1碗(鸡蛋1个),酱猪肝25克

加餐10点左右
火龙果1个,坚果半把,煮蚕豆25克

午餐12点~12点半
米饭100克,黑木耳娃娃菜1份,胡萝卜烧排骨1份(排骨100克)

加餐15点
牛奶250毫升,坚果半把

晚餐18点半~19点
豆包2个(面粉75克),芝麻圆白菜1份,清蒸鲈鱼1份(鱼50克),丝瓜鸡蛋汤1碗(鸡蛋半个)

花样主食

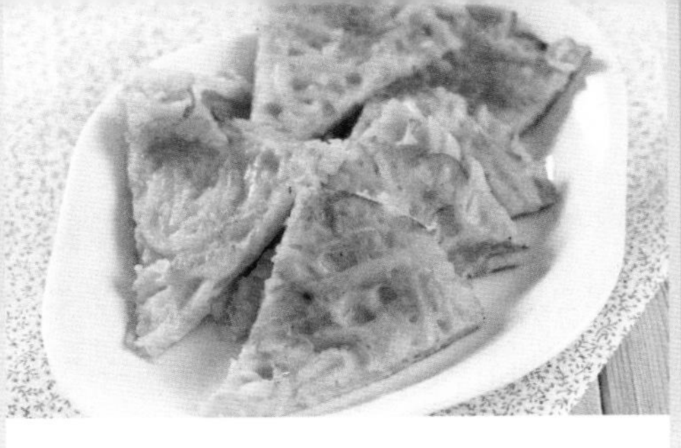

西葫芦饼

原料: 西葫芦1个,面粉400克,鸡蛋2个,盐适量。

做法: ❶ 鸡蛋打散,加盐调味;西葫芦去皮,洗净,切丝。❷ 将西葫芦丝、蛋液倒入面粉里,搅拌均匀。❸ 锅里放油,加入适量面糊,煎成两面金黄的饼即可。

功效 西葫芦富含碳水化合物、蛋白质、钙,特别适合此阶段胎儿大脑的发育。

荠菜黄鱼卷

原料: 荠菜25克,油皮50克,鸡蛋(取蛋清)3个,黄鱼肉100克,水淀粉、料酒、盐、香油各适量。

做法: ❶ 将荠菜择洗干净,切末;用1个鸡蛋清与水淀粉调成稀糊备用。❷ 黄鱼肉洗净,切细丝,放入荠菜中,再加入剩下的蛋清、料酒、盐、香油混合成肉馅。❸ 将馅料包于油皮中,卷成长卷,抹上稀糊,切段,放入油锅中炸至金黄色即可。

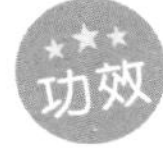

功效 荠菜黄鱼卷中富含蛋白质和铁,是准妈妈防治缺铁性贫血的保健佳肴。

美味汤羹

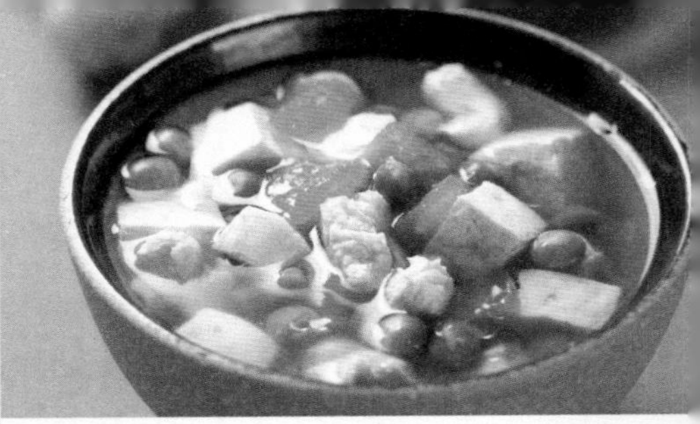

番茄豆腐羹

原料: 豆腐1块,鸡脯肉150克,番茄半个,豌豆1把,盐、香油各适量。

做法: ❶ 豆腐切块,在开水中煮1分钟;鸡脯肉、番茄洗净,均切成小丁。❷ 将豆腐块、鸡肉丁、番茄丁、豌豆放入锅中,大火煮沸后,转小火煮20分钟;出锅时加入盐,淋上香油即可。

功效 此羹富含蛋白质、钙和维生素C,有助于胎儿骨骼、牙齿和大脑的发育。

芦笋鸡丝汤

原料: 芦笋、鸡肉各100克,金针菇20克,鸡蛋1个,高汤、干淀粉、盐、彩椒丝、香油各适量。

做法: ❶ 鸡肉洗净,切丝,用鸡蛋清、盐、干淀粉拌匀腌20分钟。❷ 芦笋洗净沥干,切段;金针菇洗净沥干。❸ 锅中放入高汤,加鸡肉丝、芦笋、金针菇同煮,待沸后加盐,淋香油,撒上彩椒丝,稍煮片刻即可。

功效 此汤富含氨基酸和硒、钙等营养成分,能够增强准妈妈的抵抗力和体力。

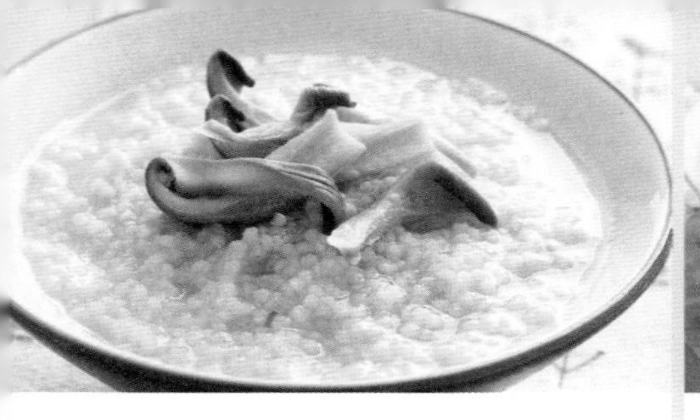

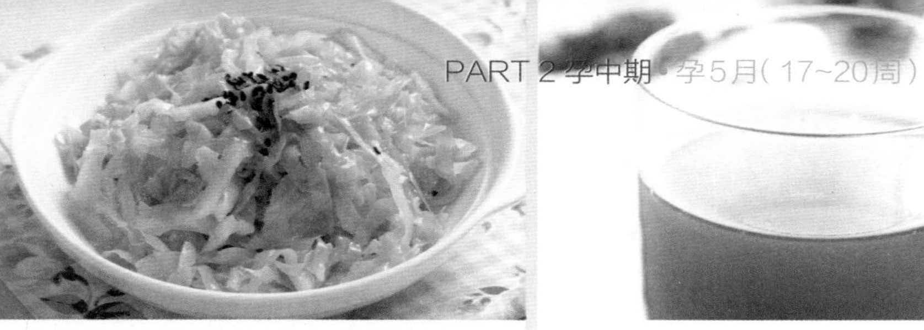

滋补粥

平菇小米粥

原料：大米15克，小米20克，平菇30克，盐适量。

做法：❶ 平菇洗净，焯烫后切片。❷ 大米、小米分别淘净沥干。❸ 将大米、小米加适量水，用大火烧沸，改小火熬煮，再沸时加入平菇拌匀，下盐调味，煮熟即可。

功效 小米具有滋阴养血的功能，还可以帮助准妈妈保持体力。

花生排骨粥

原料：大米100克，排骨2块，花生仁、盐、香油、香菜末各适量。

做法：❶ 大米洗净，泡2小时；排骨洗净切块，汆烫。❷ 锅内放适量的水，放入大米、排骨块、花生仁，大火烧开后改用小火煮1小时。❸ 煮至米烂成粥，排骨酥软，加入盐，淋上香油，撒上香菜末即可。

功效 花生与排骨同煮，能促进肉类蛋白质的吸收，为胎宝宝发育提供能量。

营养热炒

芝麻圆白菜

原料：圆白菜半颗，黑芝麻1把，盐适量。

做法：❶ 用小火将黑芝麻炒出香味。❷圆白菜洗净，切粗丝。❸起锅热油，放入圆白菜，翻炒至熟透发软，加盐调味，撒上黑芝麻拌匀即可。

功效 圆白菜富含叶酸，芝麻含有丰富的蛋白质、碳水化合物和维生素等，孕期可常吃。

清蒸鲈鱼

原料：鲈鱼1条，香菇4朵，熟火腿40克，笋片30克，香菜叶、盐、料酒、酱油、姜丝、葱丝各适量。

做法：❶鲈鱼处理干净放入蒸盘中；香菇泡发，切片，摆在鱼身内及周围处。❷火腿切片，与笋片一同码在鱼身上，将姜丝、葱丝放入鱼盘，加盐、酱油、料酒。❸锅中加适量水，大火烧开，放入蒸屉、鱼盘，大火蒸8~10分钟，鱼熟后取出，撒上香菜叶即可。

功效 鲈鱼肉热量不高，且富含抗氧化成分。准妈妈不必担心因吃太多而营养过剩。

健康饮品

芹菜茼蒿汁

原料：水芹200克，茼蒿100克。

做法：❶ 水芹择洗干净，浸烫约5分钟后，取出切碎，捣后绞汁。❷ 再将茼蒿洗净，切碎，捣烂取汁，与水芹汁调匀，每次饮20毫升，可用温水送服。

功效 此饮可缓解失眠症状，让准妈妈保持旺盛的精力，同时增进食欲。

火龙果柠檬酸奶汁

原料：火龙果150克，酸奶1盒，柠檬小半个。

做法：❶ 火龙果切小块后去皮待用。❷ 柠檬去皮后榨成汁。❸ 将柠檬汁倒入搅拌器中，再加入火龙果、酸奶拌匀即可。

功效 此汁含有丰富的维生素和矿物质，其中叶酸可预防胎宝宝神经管畸形。

孕早期（1~12周）												孕中期（13~28周）																孕晚期（29~40周）											
1	2	3	4	5	6	7	8	9	10	11	12	13	14	15	16	17	18	19	20	21	22	23	24	25	26	27	28	29	30	31	32	33	34	35	36	37	38	39	40

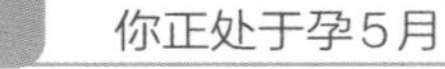
你正处于孕5月

生活保健

由于胎儿的成长，有些准妈妈身体会出现一些变化，给准妈妈带来不适的同时，可能会影响胎儿的发育，准妈妈应有所警惕。

孕中期是旅行的最佳时期。此时你的身体处于相对稳定阶段，既不像孕早期那样呕吐强烈，也不用过分担心流产。但居家、出行都要注意自我防护，避免一些孕期疾病，为胎宝宝和自己的身体健康继续加油。

孕5月可以去旅行

准妈妈出行、旅游或者是出差，在妊娠18~32周这段时间相对安全。这个阶段，孕吐的现象已经过去，流产的风险也降低了，准妈妈的精神状态也比较好。不过，在旅游过程中，饮食要特别注意。要避免吃生冷、不干净或没吃过的食物。奶制品、海鲜等食物若不能确定是否新鲜，最好不要吃。

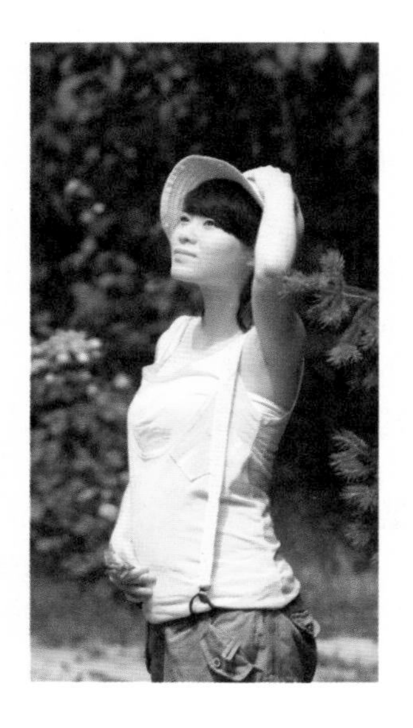

知识链接

选择正确的交通方式

如果是短途，坐汽车出行，要系好安全带，每2个小时最好在服务站或安全的地方下车休息，活动一下。如果是长途，则最好选择普通火车、动车或飞机。普通火车旅行，时间长的话就要选择卧铺的下铺，如果有动车则更好。坐飞机，则最好选择靠近洗手间或过道的地方。

准妈妈坐飞机有限制

孕中期属于相对稳定时期，准妈妈的精神状态也比较好。准妈妈在身体健康的情况下，可以和其他人一样乘飞机旅行。为防患于未然，准妈妈最好征求妇产科医生意见，进行孕期各项检查，并将自己的体检报告随身携带。另外，怀孕超过32周，但不足35周的准妈妈乘机要办理乘机医疗许可。怀孕35周（含）以上者，预产日期在4周（含）以内者，预产期临近但无法确定准确日期者，已知为多胎分娩或预计有分娩并发症者，产后不足7天者，航空公司一般不予承运。

奇妙的胎动来了

如果你是二胎妈妈，可能早在15~16周，甚至更早的时候就能感觉到胎动了，头胎准妈妈一般要等到第18周以后才会感觉到。第1次胎动的感觉对每个准妈妈来说都是不相同的。有的准妈妈把它比做冒气泡，有的说像小翅膀在扇动，还有的甚至把它描绘成爆米花爆开的感觉……

胎动是胎宝宝生命的征象，同时，也能反映胎宝宝在妈妈肚子里的安危状况。有人形象地把胎动比作是胎宝宝健康的晴雨表。因此，准妈妈可以从有胎动开始就每天数胎动。

记录胎动的方法

方法一	每天空闲时间，如早饭后、午休后和晚饭后，左侧卧床或坐在椅子上，记录下宝宝1小时内胎动的次数。每天记录3次，将每次的胎动次数相加之后乘以4，就是12小时的胎动次数，乘积不少于30次，说明胎宝宝正常。如胎动少于10次以下，说明胎宝宝有危险，需要马上去医院检查
方法二	累计每天的胎动次数做一个简单的表格，每天早上8点开始记录，每感觉到一次胎动，就在表格里做个记号，累计10次后不用再做记录。如果从早8点到晚8点，胎动次数都没有达到10次的话，建议尽快去医院检查

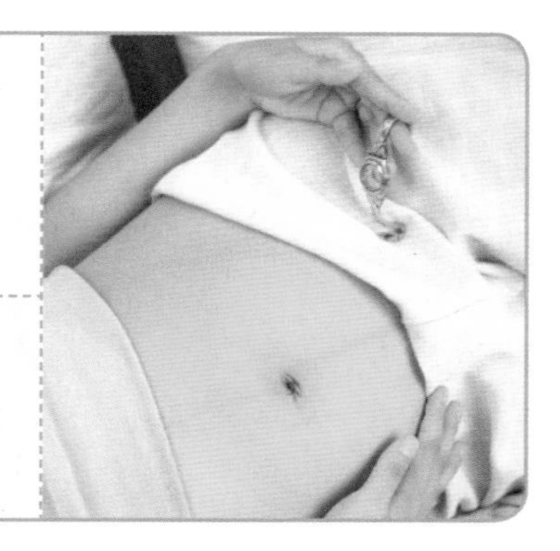

连续4小时无胎动要就医

一般每小时胎动3~5次，12小时内胎动约为30次。但胎动的次数和强弱，个体差异很大。有的12小时多达100次以上，有的只有30次。但只要胎动有规律，有节奏，变化曲线不大，就说明胎宝宝的发育是正常的。如果选在晚饭后测量，还可以每隔1小时记1次胎动数，这样就可以知道宝宝在哪个时间段更加活跃。如果胎宝宝连续4个小时没有胎动，应及时就医。如果在一段时间内感到胎动变得异常，动得特别频繁，这是子宫内缺氧的表现，也要立即去医院检查。

睡觉前和吃饭后，胎宝宝最爱动

一般来说，胎宝宝会在心情愉快或营养充足的时候动得频繁。

1.晚上睡觉前：通常，胎宝宝在晚上动得最多，主要是因为准妈妈往往在这个时间才能静下心来感受胎宝宝的胎动，所以会觉得动得特别多。

2.吃饭以后：准妈妈体内血糖含量增加，胎宝宝也“吃饱喝足”有力气了，所以胎动会变得较频繁一些。

3.洗澡的时候：可能是因为在洗澡时准妈妈会觉得比较愉悦，这种情绪会传达给胎宝宝，所以胎动会多一点。

4.听音乐的时候：受到音乐的刺激，胎宝宝会变得喜欢动，这是传达情绪的一种方法。

不要用药水清洗外阴

正常的白带并不会影响准妈妈的身体健康，准妈妈不要过分清洁。使用碱性肥皂、浴液，甚至高锰酸钾、酒精等药品进行外阴清洁，会破坏准妈妈身体作为天然屏障的酸性环境，反而引起细菌感染，引发阴道炎。日常清洗只需要用清水洗即可。如果准妈妈不小心患上了阴道炎，要在医生的指导下用药。在同房时，应使用安全套，防止交叉感染、反复感染。此外，准妈妈也要加强锻炼，提高自身的免疫力，免疫力提高了，疾病自然也就不见了。

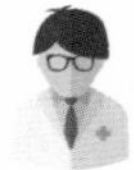

专家答疑

孕期要不要用护垫？

准妈妈在孕期最好不要用护垫，因为阴道细菌都是厌氧菌，在没有氧气的情况下就会泛滥。长期使用护垫，加上湿润的阴道环境，反而加剧了细菌的繁殖速度。准妈妈应选择穿棉质内裤，有利私处的“通风透气”。到了孕晚期，准妈妈会出现漏尿的现象，可以根据情况使用护垫，但每1~2小时要更换1次。

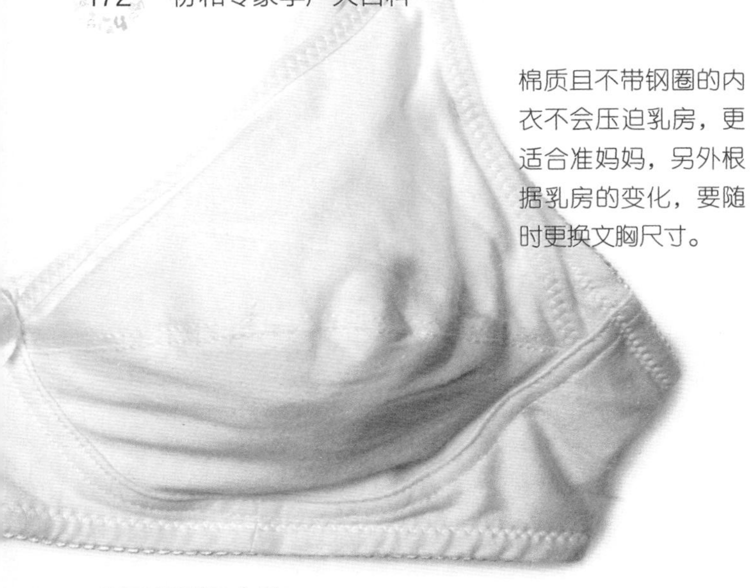

棉质且不带钢圈的内衣不会压迫乳房，更适合准妈妈，另外根据乳房的变化，要随时更换文胸尺寸。

知识链接

慎用香皂洗乳房

孕期，准妈妈乳房上皮脂腺的分泌增加，乳晕上的汗腺也随之肥大，乳头变得柔软，而汗腺与皮脂腺分泌物的增加也使皮肤表面酸化，导致角质层被软化。如果总是用香皂类的清洁物，乳头及乳晕上的这些分泌物被洗去，对准妈妈乳房的保健是不利的。因此最好选择温水清洗。

随时更换文胸

从怀孕到生产，乳房约增加2个尺码，准妈妈应根据自身乳房的变化，随时更换不同尺寸的文胸，不能为了省事，一个尺码用到底。尺码太小、过紧的文胸会导致乳腺增生，影响乳房发育，还会与皮肤摩擦造成不适，引起产后无奶或少奶。

相反，如果一开始就选一个超过自己乳房实际尺码的宽松文胸，也是不明智的。这是因为怀孕期间乳房的重量增加，下围加大，如果不给予恰当的支持与包裹，日益增大的乳房就会下垂，乳房内的纤维组织被破坏后也很难再恢复。

孕中期，注意清洁乳房

孕中期，准妈妈乳晕颜色加深，变黑，乳晕腺突出，乳房继续增大，表皮的纹理更加清晰。由于雌性激素水平上升，乳头的敏感度也会增加。由于乳房的增大，妊娠纹可能会出现。黄色的初乳在这个时候也有可能渗出，当然，更晚一些时候渗出的情形更多见一些。此时开始要注意乳房的清洁，并在清洁完之后进行适当的乳房按摩，坚持到宝宝出生的时候，就能顺利地进行母乳喂养了。

孕期不要纠正乳头凹陷

有些说法建议妈妈在孕中晚期开始纠正乳头凹陷。其实孕期不需要进行纠正，因为孕期干预并没有帮助。如果在分娩后，妈妈乳头凹陷的情况不能得到改善，再用乳头矫正器辅助治疗。

如果在孕期想进行乳头凹陷矫正，一定要先咨询医生，在医生的指导下进行。

摒弃这些不良姿势

这些不良姿势足以将之前护理带来的好处抵消掉。从现在开始，准妈妈应和这些不良姿势说“拜拜”!

驼背：时间长了会压迫胸部组织，影响胸部健康。准妈妈应该保持昂首挺胸的姿势。

弯腰：常常不由自主地塌腰，会增加腰椎负担，阻碍血液循环，进而影响到胸肌的发育。准妈妈要经常直直腰，累了靠墙站立几分钟，会让胸部舒畅很多。

抱臂：将双手怀抱于胸前会加重胸部负担。平时将手自然垂放于腿两侧，常伸伸懒腰，有助于改善胸形。

家庭胎心监护的方法

家用胎心监护仪器	留心孕检时医生听胎心音的位置，在家中自己用家用胎心监护仪找到胎心的位置，重复听 1 次。注意由于胎宝宝随时移动，胎心的位置也会随之变化
家用胎心听诊器	主要是在大锥形的双输口听头顶面的两个输口各接有胶管，胶管另一端各接有 1 只耳塞，双输口听头侧面装有 1 只电子计时器。极大地方便了准妈妈随时自己听胎心音
准爸爸亲耳听	妊娠 6 个月后，准爸爸用耳朵在准妈妈腹部就可以听到胎宝宝的胎心音了，听到的正常胎心音就像钟表的“滴答”声，每分钟 120~160 次

找准胎心位置

胎宝宝小于5个月时，听胎心音的位置通常在脐下、腹中线的两侧。随着胎宝宝长大，6~8个月时，胎心的位置也会上移。由于胎动通常是胎宝宝手脚在动，所以右侧感到胎动频繁时，胎心一般在左侧；左侧感到胎动频繁时，胎心一般在右侧。头位和臀位也可以影响胎心的位置。头位时胎心在脐下，臀位时胎心在脐上。

上下楼梯，注意安全

准妈妈在怀孕中后期，行动上会很不方便。尤其是爬楼梯时，需要分外小心。

如果你的家或办公室在楼上，那么每天上下楼梯不要过多。除了散步，或到市场买菜，到商店买各种物品，尽量减少上下楼梯的次数。

准妈妈往上爬楼梯时，腰部要挺直，脚尖先踩地，脚后跟再落地，落地后立即伸直膝关节，并将全身的重量移到该脚上，这时再以同样的方式抬起另一脚。如果楼梯有扶手，最好扶着扶手慢慢爬梯而上，这样比较安全。下楼梯时，要踩稳步伐，手仍然要攀着扶手，不要过于弯腰或挺胸凸肚，看准脚前阶梯再跨步，看得准自然就走得稳。

靠背坐姿洗头最宜

在妊娠期，准妈妈的头发会看起来格外浓密亮泽。由于孕期身体的特殊性，准妈妈应该尽量采取靠背坐姿，两脚自然张开，冲水时，头及上身前倾约45°，两手肘可支撑在洗脸台、澡盆边或大腿上。如果习惯站姿洗头的准妈妈，务必使用防滑垫、扶手，以防重心不稳而跌倒。洗头水温应在37~40℃，不要过热或过冷，也不宜冷热水交替洗。

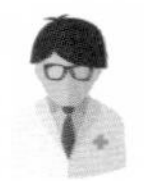

专家答疑

怀孕后要换洗发水吗？

为了防止刺激头皮、影响胎宝宝，准妈妈要选择适合自己发质且性质温和的洗发水。怀孕前用什么品牌的洗发水，如果发质没有因为激素发生太大的改变，最好继续延用。突然换用其他品牌的洗发水，特别是以前从未使用过的品牌，皮肤可能会不适应，或发生过敏现象。洗完头发最好擦干或吹干后再出门或者上床休息。

孕早期（1~12周） 孕中期（13~28周） 孕晚期（29~40周）
1 2 3 4 5 6 7 8 9 10 11 12 13 14 15 16 17 18 19 20 21 22 23 24 25 26 27 28 29 30 31 32 33 34 35 36 37 38 39 40
你正处于孕5月

职场准妈妈须知

还在坚持工作的准妈妈，应量力而行，不要经常加班、熬夜，要尽量减少工作量并且善用上班时间完成工作，避免将工作带回家中。

工作的同时要随时自我调适。午休小憩、换双平跟鞋、换把舒适的座椅、避免整天一个姿势对着电脑，这些都能让准妈妈的孕期工作舒服些。同时职场准妈妈也要注意自己的职业形象。

孕妇职业装提升形象

职业装的选择对很多职场准妈妈来说很重要，简洁大方的款式可以为你增色不少，在这特殊的日子里，博得上司的赏识和信任非常重要。款式简洁、色彩柔和的套装是不错的选择，面料上要讲究精良舒适，紧绷在身上的款式和弹性面料尽量少用，“有款有型”会让你充满自信。另外，准妈妈接见客户时最好要选择孕妇职业装，既符合职业身份又不妨碍工作，也不会显得身材很臃肿，对于你的孕期形象会有所加分。

注意办公场所的安全

椅子	小心使用带着滑轮的转椅，避免失去平衡而跌倒
电脑	孕早期尽量远离台式电脑主机，距离半米以上最好。怀孕3个月后，使用电脑时也要适时适度，并经常起身活动或到通风良好的地方做简单的体操和深呼吸
复印机	尽量不要使用复印机，需要时最好请身边的同事帮忙
定时换气	每隔一两个小时到室外去呼吸一下新鲜空气，不仅能够放松心情、促进血液循环，更有利于消除疲劳

办公室舒适午睡的妙招

孕中期，疲倦来袭。此时，在家睡眠的时间可能已经不能满足准妈妈的需求了。所以，利用上班的时间，睡个舒适的午觉吧。

自带折叠床：准妈妈可以自备一个折叠床，中午睡觉时铺开，不用时就收起来，放在桌子下面，什么也不影响，安心地午睡吧。

自己带个褥子铺在椅子（沙发）上，然后用靠垫当枕头，这样就舒服多了。最好再准备一个眼罩或耳塞，用来降低亮度和噪声，会使你更快地入睡。

避免伏案而睡：伏案睡眠并不能使身体得到放松。头部长时间枕在手背上，手背的血液循环和神经传导受影响，容易麻木、酸痛。而且伏案会压迫眼球，使眼压升高，醒后会出现短暂的视力模糊。

上下班途中可适当步行

职场准妈妈在办公室坐的时间比较长，每天上下班可以步行一段距离再乘车。适当步行也是一种锻炼，有助于增强准妈妈的体质，提高体力，而且还有利于将来顺产。准妈妈步行时间不宜过长，一般以半小时为宜，以准妈妈不感觉累为前提。

孕早期（1~12周）												孕中期（13~28周）																孕晚期（29~40周）											
1	2	3	4	5	6	7	8	9	10	11	12	13	14	15	16	17	18	19	20	21	22	23	24	25	26	27	28	29	30	31	32	33	34	35	36	37	38	39	40

你正处于孕5月

情绪调节

怀孕除了带给准妈妈身体上的变化，还会给心理带来一定的压力，所以准妈妈一定要提前做好减压的心理准备。

激素的变化使准妈妈比以往更容易感觉焦虑。应时刻提醒自己，这些都是怀孕期间的正常反应。不妨找一些能让你开心的事情来做，或者给好朋友们打打电话诉诉苦，千万别憋在心里自己生闷气。

远离孕期抑郁

如果没有得到充分重视和及时治疗，孕期抑郁症也具有相当的危险性。准妈妈要掌握下面的小方法，积极面对自己的不良情绪，化解孕期抑郁症。

和准爸爸多多交流：保证每天有足够的时间和准爸爸在一起，并保持亲密的交流。如果身体允许，可以考虑一起外出度假，尽可能营造温馨的家庭环境。

把坏情绪表达出来：向亲人和朋友们说出自己对于未来的恐惧和担忧，告诉他们自己对怀孕感到恐慌和害怕。

转移注意力：准妈妈可以在孕期为胎宝宝准备一些出生后要用的东西，比如衣服、帽子和鞋袜等，看着这些可爱的小物品，想着宝宝出生后的幸福生活，准妈妈会感觉心情愉快，对缓解孕期抑郁有帮助。

孕期抑郁的症状

如果在一段时间（至少2周）内有以下4种或以上的症状，你就可能已患有孕期抑郁症。如果其中的一两种情况近期特别困扰你，则需引起重视：

不能集中注意力；非常容易疲劳，或有持续的疲劳感；焦虑；不停地想吃东西或者毫无食欲；极端易怒；对什么都不感兴趣，总是提不起精神；睡眠不好；持续的情绪低落，想哭；情绪起伏很大，喜怒无常。

孕期抑郁其实是激素在捣乱

怀孕期间体内激素水平的显著变化，会引起准妈妈情绪波动变大，导致孕期抑郁。准妈妈很可能在怀孕6~10周时初次经历这些变化，然后在孕中晚期再次体验到这些变化。激素的变化将使准妈妈比以往更容易感觉焦虑。因此，当准妈妈开始感觉比以往更易焦虑和抑郁时，应提醒自己，这些都是怀孕期间的正常反应，避免为此陷入痛苦和失望的情绪中不能自拔。

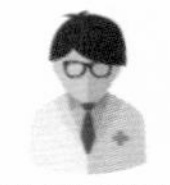

专家答疑

容易导致孕期抑郁症的诱因有哪些？

除了激素水平的显著变化外，另外一些容易导致孕期抑郁症的诱因有：家族或个人的抑郁史。如果家族中或准妈妈本人曾有过抑郁史，那么当准妈妈怀孕时，就更容易患上孕期抑郁症。人际关系方面出现问题，也是准妈妈在孕期和产后患抑郁症的主要原因之一。

孕早期（1~12周） 孕中期（13~28周） 孕晚期（29~40周）

1 2 3 4 5 6 7 8 9 10 11 12 13 14 15 16 17 18 19 20 21 22 23 24 25 26 27 28 29 30 31 32 33 34 35 36 37 38 39 40

你正处于孕5月

孕5月运动

孕中期，随着胎盘的形成，流产可能性降低，准妈妈可以稍微增加一些运动量。但切记不要做剧烈的运动，也要避免过高或过低体位的运动。

注意足部运动，锻炼足部肌肉。孕中期，应该随时注意足部的运动，以增强肌肉力量，维持身体平衡。足部肌肉运动可以借脚趾的弯曲进行，如用脚趾夹小石头、小玩具或左右摆动双脚，都可以达到锻炼足部肌肉的目的。

适合孕5月的运动

运动关键词：轻

适宜运动：散步、游泳、慢舞、瑜伽

运动时间：每次不超过30分钟

孕中期准妈妈可以根据自己的情况进行适度的体育锻炼。如游泳能增强心肺功能，还能减轻关节的负荷，消除水肿，缓解静脉曲张，不易扭伤肌肉和关节，是一项非常适合准妈妈的运动。散步、跳慢舞也是运动量适宜的方式。

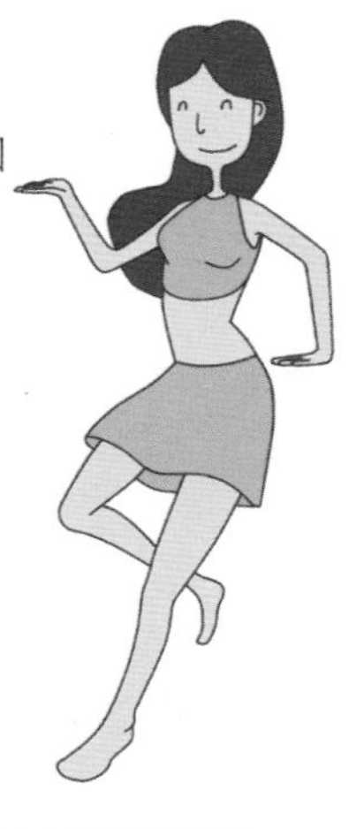

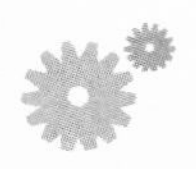

知识链接

准妈妈运动注意事项

孕中期运动宜避免跳跃和震荡性运动。跳跃或震荡性运动易使胎儿遭受撞击。禁止做仰卧运动。仰卧运动会压迫腹部，给胎儿发育造成影响。运动前要热身。即使是非常舒缓的游泳运动，也宜先热身再做。运动强度要适当。准妈妈在运动15分钟左右时，即使不觉得累，也宜稍事休息。

运动前吃点小零食

为了避免运动导致脱水，准妈妈最好在运动前喝1杯温开水或果汁。此外，运动前适当吃一点小零食可以避免血糖偏低。如果中途感到疲劳，应停止运动，稍微休息一会，并感觉胎动情况。若运动后数小时没有胎动，要立即就医。

缓解肩背不适的小运动

随着胎宝宝日益增大，准妈妈颈肩和背部的负担也会越来越大。此时可以适当做一些慢节奏的运动，放松全身的肌肉，缓解酸痛。

缓解颈肩不适方法：下巴靠在胸部，头部按顺时针和逆时针方向各转动2~3次，放松颈部和肩部的肌肉，缓解肌肉紧张。注意要缓慢地转动，直到颈部和肩部的肌肉紧张时停止。

缓解上背部疼痛方法：两手臂弯曲，手指尖置于双肩处，肘关节向前做画圈动作，然后再向后做，各做10次，感到上背部和肩部肌肉紧张时停止。

孕早期（1~12周） 孕中期（13~28周） 孕晚期（29~40周）

1 2 3 4 5 6 7 8 9 10 11 12 13 14 15 16 17 18 19 20 21 22 23 24 25 26 27 28 29 30 31 32 33 34 35 36 37 38 39 40

你正处于孕5月

准爸爸必看

在怀孕的全过程中，让准妈妈保持良好心情是准爸爸义不容辞的责任。研究表明，胎宝宝发育迟缓或不正常，与父母感情不和有关。

一些直接的精神刺激往往来源于准爸爸。准爸爸应认识到：温存、体贴、快乐、幽默、理解、包容，安排好准妈妈的物质生活与精神生活，是稳定准妈妈情绪的良方，也是帮助准妈妈远离孕期抑郁的法宝。

胎宝宝更喜欢爸爸的声音

从孕5月开始，胎宝宝就有了味觉和听觉，并渐渐开始发育视觉。这个时候准爸爸每天和胎宝宝说说话，可以让胎宝宝感觉安心和愉快。相比较而言，准爸爸低沉、宽厚的声音总是能让胎宝宝更喜欢。除了经常跟胎宝宝说说话，准爸爸还可以给胎宝宝朗诵诗歌，唱儿歌或讲故事。

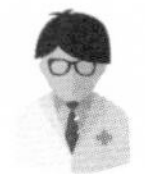

专家答疑

准爸爸胎教要注意什么？

和胎宝宝说话、唱歌和讲故事时，准爸爸不要离准妈妈太远，但也不要紧紧地贴着肚皮。太远胎宝宝会听不到准爸爸的声音，太近会妨碍准爸爸把情感和眼神通过准妈妈的眼睛传递给胎宝宝，最好是可以牵手的距离。

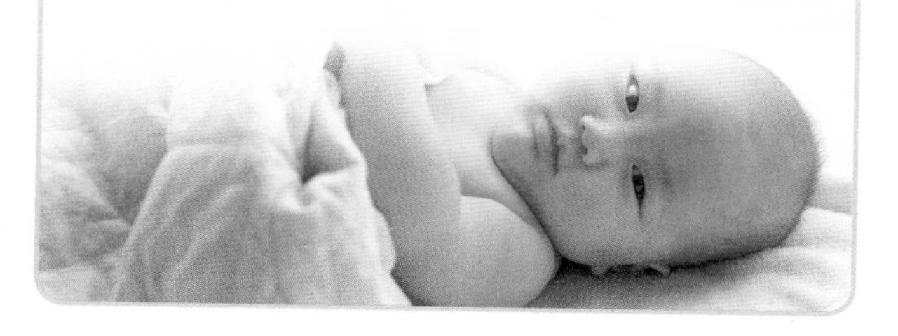

孕中期性生活不要过于激烈

孕中期过性生活时准爸爸不要过于激烈，要慢慢抽动，进行中不要频繁变换体位。在做爱过程中不要刺激准妈妈的乳房，以免引起宫缩。准妈妈如果有不适的感觉，比如腹部肿胀或疼痛、眩晕等，都可能是动作不够温柔造成的，此时应该暂时中断，休息一会儿。

性生活需合理安排，对姿势与频率要加以注意，避免对胎宝宝产生不良影响。此期间，性生活以每周1次为宜，不要压迫妻子凸起的腹部，可采用前侧体位、侧卧体位、前坐体位或后背体位。

套套还是要戴的

事实上，本来精液是可以直接射入准妈妈体内的，但是若准爸爸患有生殖或泌尿道感染等疾病就应避免。因为性行为本身就是感染的来源。例如膀胱炎、阴道炎、性病等的传染，都可能是经由性行为感染。从安全的角度考虑，孕期性生活最好使用避孕套或做体外排精，总之，以精液不入阴道为好。另外，精液中的前列腺素被阴道黏膜吸收后，可促使怀孕后的子宫发生强烈的收缩，不仅会引起准妈妈腹痛，还易导致流产、早产。

孕早期(1~12周) 孕中期(13~28周) 孕晚期(29~40周)

1 2 3 4 5 6 7 8 9 10 11 12 13 14 15 16 17 18 19 20 21 22 23 24 25 26 27 28 29 30 31 32 33 34 35 36 37 38 39 40

你正处于孕5月

孕5月胎教

胎宝宝进入了活跃期，而准妈妈也可以清晰地感觉到他的存在了，这个时期如果接受外界的刺激，胎宝宝会储存记忆，一直到出生。

从本月开始可以对胎宝宝进行知识胎教了。可以让胎宝宝认识数字，从最简单的开始，一天学1~2个数字，把胎宝宝引入自然科学之门。准爸妈的爱和适当刺激，都会让胎宝宝受到积极的影响。

为胎宝宝写首诗

你心中的小天使，正在你的腹中茁壮成长，你对他有着许多许多美好的祝愿，那么就为胎宝宝写首诗吧！无所谓文采，无所谓韵律，只要能够传递你的爱、你的祝愿，字里行间自然蕴含着浓浓的母子深情。

欣赏自然之美

郊游的时候、踏青的时候、参观植物园的时候，准妈妈都可以给胎宝宝讲述自然之美。看看山有多少造型，看看树叶有多少形状，看看鲜花有多少颜色，听听鸟儿有多少唱法。即便同样是水，有的成为溪流，有的成为江河，有的成为湖泊，有的成为大海；有的美叫作静谧，有的美叫作雄伟，有的美叫作险峻，有的美叫作秀气，有的美叫作梦幻……感受每一处的自然美景，给心灵不同的熏陶，和胎宝宝一起尽情放松，共同享受。

学习数字1和2

和胎宝宝一起学习数字的时候，先将要学习的数字制成颜色鲜艳的卡片，卡片的底色与卡片上的字分别采用对比鲜明的颜色，如黑白、红绿等。今天就让我们从阿拉伯数字1和2开始吧！

凝神贯注卡片上的数字，用手指临摹，然后告诉胎宝宝："这个数字念'1'。"重复多遍，然后和胎宝宝一起想想："1像什么？"在脑海中联想，棍子？手指？铅笔……越多越好。如果手头上有铅笔或者筷子的话，一边摸一边告诉胎宝宝，这是直的，和"1"挺像的。那么"1"是什么意思呢？"1"就是一个，代表独一无二的意思，好比伸出一根手指，就是"一个"那么多，和一个手掌上的手指数目是不一样的。胎宝宝自己是一个"1"，准妈妈自己也是一个"1"。用同样的方法，学习数字"2"。

提肛运动

准妈妈在做这套运动时，可以跟着舒缓的轻音乐来做，身心同时运动，效果会更好。

安静坐稳，两腿交叉向内侧靠紧，紧闭肛门，收紧会阴肌肉，然后放松，重复10次。把两腿上下交换，再重复10次。日常站立或坐着时，可随时做提肛运动：收紧会阴，像憋住大小便那样，5~10秒钟后放松。重复10次。这个简单的运动不仅可以预防痔疮，缓解尿频、尿失禁的症状，而且还有助于分娩。

自我放松的小方法

下面的放松方法最好每天能做1~2次，每次15分钟，但要在饭前或饭后1小时进行。

平躺在床上或铺了垫子的地板上，闭上双眼，深吸气，屏气并慢慢从1数到5，然后呼气。

放松全身肌肉：依次放松脚趾、脚背、脚跟、脚踝、小腿、膝关节、大腿、髋关节、骨盆、腹肌及腹部脏器、臀肌、腰背肌肉、胸腔器官、肩膀、手臂、左（右）手、颈部、头部。

聆听《秋日私语》

钢琴王子理查德·克莱德曼的经典曲目《秋日私语》，琴声轻柔曼妙，优美典雅，无论何时听，都令人心旷神怡，有如一个秋天里的童话，温馨烂漫，亦幻亦真。准妈妈在听这首曲子的时候，脑海中跟随乐曲自由联想，仔细想象那清新的画面，这样腹中的胎宝宝就能更好地理解这首曲子了。

讲述生活常识

夏天的白天长，天亮得早黑得迟，扇扇子可以给我们带来习习凉风；冬天的白天短，天黑得早亮得迟，摩擦双手可以让我们感觉到温暖。烧开水的时候，听见咕咕咕的声响并有白气儿从壶嘴冒出来，表示水已经烧开了。香蕉表面出现芝麻似的黑点儿的时候，表示它已经熟透了，吃起来会更甜了……准妈妈多给胎宝宝讲生活中的常识，有助于宝宝将来更快地熟悉这个世界。

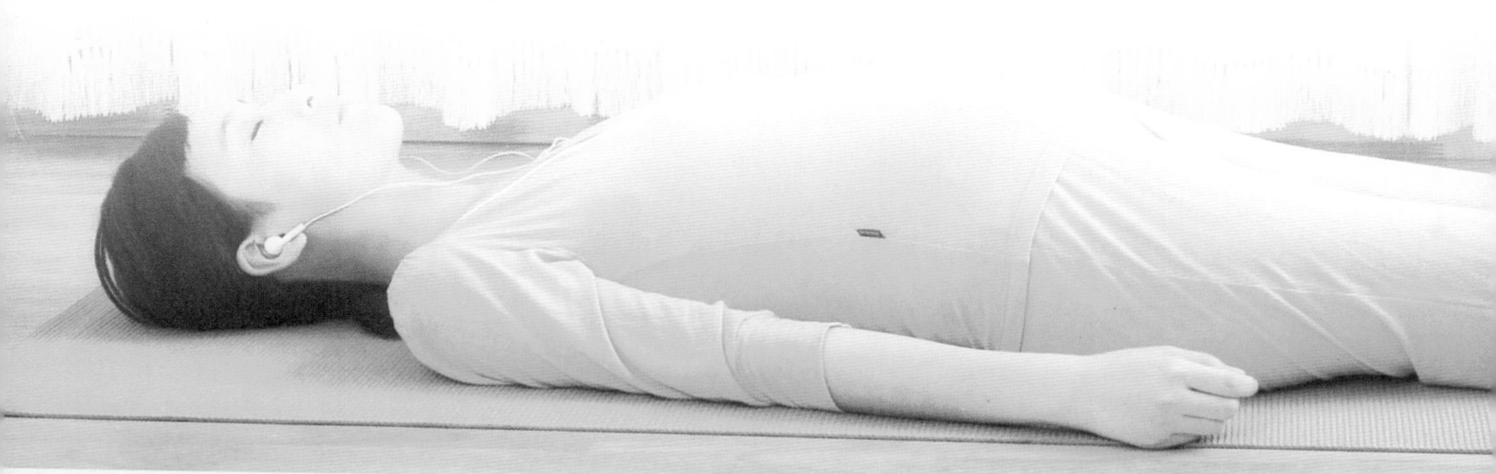

边听音乐边放松全身肌肉，胎教效果更好。

孕早期（1~12周）												孕中期（13~28周）																孕晚期（29~40周）											
1	2	3	4	5	6	7	8	9	10	11	12	13	14	15	16	17	18	19	20	21	22	23	24	25	26	27	28	29	30	31	32	33	34	35	36	37	38	39	40

你正处于孕5月

常见不适与用药

孕5月后，胎宝宝各脏器基本已发育，对药物敏感性降低，用药后一般不会出现明显畸形，但可出现程度不一的发育异常或限制性损害。

孕中期易出现失眠、皮肤瘙痒、便秘等症。由此造成的种种不适与痛苦，使准妈妈难以轻松度过孕中期。面对这些困扰，准妈妈所要做的就是坚强一些，放松心态，尝试一种适合你的能减轻不适和疼痛的好方法。

孕期缺铁性贫血的原因

很多准妈妈在怀孕前因月经失血，造成怀孕后体内铁贮存量不足；而胎盘和胎宝宝的发育都需要增加血液量，以至铁的供给量要达到孕前的2倍；加上准妈妈怀孕后胃酸降低也影响了饮食中铁的吸收，而孕后又未能通过饮食摄取足量的铁。以上多种因素均易使准妈妈发生缺铁性贫血。缺铁性贫血一般从怀孕5~6个月开始发生。孕期血红蛋白低于110克/升可以诊断为贫血。

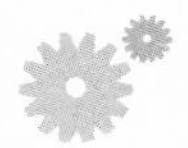
知识链接

缺乏叶酸也会贫血

叶酸缺乏性贫血又称营养性大细胞性贫血，主要由于怀孕后身体缺乏叶酸而引起。怀孕后，准妈妈的身体对叶酸的需求量增大，却因为胃酸分泌减少，胃肠蠕动减弱而影响了身体对叶酸的摄入。如果动物性蛋白质和新鲜蔬菜进食得少，就更容易缺乏叶酸，由此引发叶酸缺乏性贫血。缺乏叶酸的症状并不太明显，准妈妈可能会腹泻、没有胃口、体重减轻，也可能出现身体虚弱、嗓子疼、头疼、心跳加快和易怒等状况。

皮肤瘙痒，保湿是王道

由于准妈妈肚皮在增大，皮肤会变得薄且脆弱，会导致皮肤瘙痒，特别是在冬天的时候。准妈妈要加强清洁、保持湿润，能有效缓解皮肤干燥和瘙痒。

洗澡、洗脸时要控制水温，最好不要超过42℃，太热的水会洗掉皮肤的油脂，加剧皮肤的干燥状况，冬天要适当减少洗澡的次数。洗完澡之后，可用孕妇专用的保湿乳液涂抹身体，也可用橄榄油、维生素E软胶囊、婴儿油来保湿。

此外，准妈妈在空调房时，室温保持在24~28℃，相对湿度在45%~60%，如果感觉皮肤很干，可以放一盆水或在椅子上搭一条湿毛巾。此外也不要经常使用空调，过度使用空调不但不利于准妈妈体温的自我调节，还有可能引起感冒和皮肤干燥。

留心孕期肝内胆汁淤积症

如果准妈妈怀孕时因激素的变化导致皮肤痒得受不了，可在医生指示下使用止痒剂或药膏。如果孕中晚期出现局部甚至全身瘙痒，同时伴随皮肤发黄、恶心呕吐，很有可能是孕期肝内胆汁淤积症，准妈妈不应疏忽大意，要及时到医院检查。

5 种助眠小妙招

给胎宝宝做一个枕头	做一个弯月形的枕头，侧睡时，将枕头垫在膨凸的腹部下面，能够缓解腹部左、右下坠的不适，可有效缓解在妊娠期的睡眠困扰。双胞胎和大胎的准妈妈使用效果更好
养成正确的睡姿习惯	左侧睡可避免胎宝宝压迫准妈妈的腹部大血管，使血液自下肢向心脏回流顺畅，减少心脏负担，保证睡眠质量
适当的运动	坚持散步、做一些舒缓的运动，好身体容易有好睡眠
睡前少喝水	晚饭时到入睡前控制水分的摄取，可减少半夜起床方便的次数
调节心理，学会精神放松	睡前喝些牛奶，或是和准爸爸在轻松的状态下聊聊天，都有利于睡眠

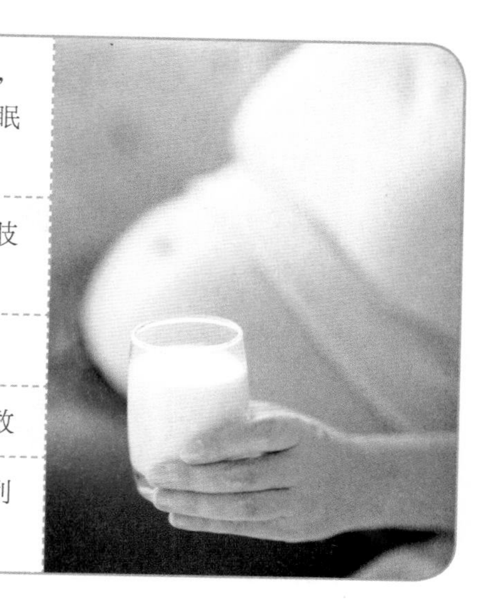

失眠了，不能服用安眠药

怀孕的最初阶段，准妈妈常处于瞌睡状态，但到五六个月后则可能出现失眠，由“睡不醒”转为“睡不着”。有些准妈妈为了免受失眠的困扰，会选择服用安眠药，这是绝对禁止的事情。因为大多数具有镇静、抗焦虑和催眠作用的药物都会对胎宝宝产生不利影响。如果睡眠质量差到忍无可忍，一定要及时就医。

令人坐立不安的阴道炎症

准妈妈怀孕后卵巢的黄体便会分泌大量雌性激素和孕激素，致使白带增多，这是正常现象。但是这时候准妈妈也非常容易感染阴道炎。

如果白带呈脓样或带有红色，有难闻的气味，或混有豆腐渣一样的东西，加之外阴瘙痒时，可能是阴道炎，应立即进行治疗。

灭滴灵是治疗滴虫性阴道炎的首选药物，可在医生的指导下，口服灭滴灵，每次200毫克，每天3次，7天为一个疗程。以阴道分泌物显微镜下检查3次未见滴虫为治愈。

孕期易便秘

有数据表明，有近半数的准妈妈正在经历便秘痛苦。那便秘了应该怎么办呢？

早餐后1小时左右为最佳排便时间。平时多活动来增强胃肠蠕动，睡眠充足、心情愉快、精神压力得到缓解等都是减轻便秘的好方法。排便时要保持放松的心态。禁食辛辣食物，多吃富含膳食纤维的食物，如苹果、梨、柚子、蜂蜜、豆类等。每天至少喝1 000毫升水，让体内水分补充充分，是减轻便秘的重要方法。

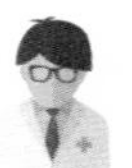

专家答疑

便秘时可以喝通便茶吗?

准妈妈便秘时不可自行喝通便茶。如果准妈妈便秘严重，经常2~3天都不能排便，应及时和医生沟通，听从医生的指导服用通便的药物。不可随意喝通便茶或泻药，特别是孕晚期。因为这些通便的药会影响胎宝宝的正常发育，严重者会引起子宫收缩，导致早产或流产。

孕6月（21~24周）

现在你挺着大肚子，行动也变得迟缓笨拙。也许你会经常感到疲惫，不要紧，打起精神，想象一下：那是因为胎宝宝正在长大，他想快快出来与你见面。到本月末，胎宝宝就会相当于3个苹果的重量了。胎宝宝会经常在羊水中变换姿势，只要胎宝宝动作舒缓，你就不用担心。如果胎宝宝受到你坏情绪的影响，会紧张、躁动，就会发些小脾气，踢你的肚子，所以准妈妈一定要保持好情绪。

胎宝宝变化

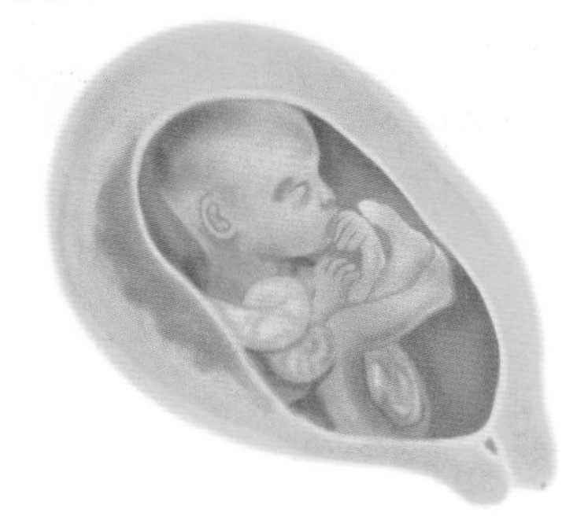

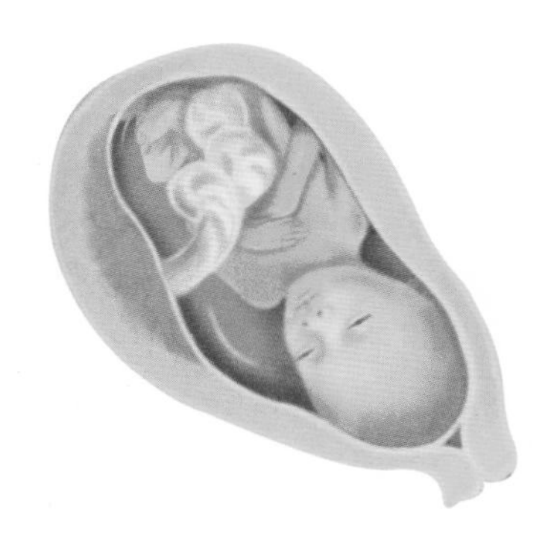

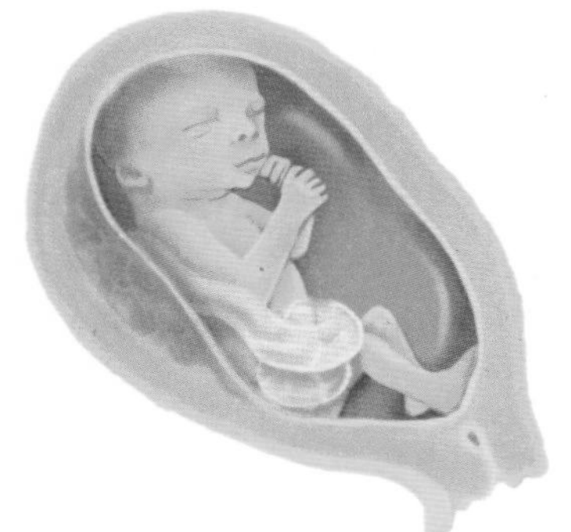

第21周 身上长出胎脂：胎宝宝这周不但体重增加了，身上还出现了一层白色的、滑腻的胎脂。胎脂可以保护胎宝宝免受羊水浸泡带来的伤害，有的胎宝宝出生之后还带着这层胎脂。

第22周 长出小眉毛：本周的胎宝宝手指甲长出来了，小眉毛也长出来了，听声音的本事更大了。不但准妈妈的声音他能够听得见，还能听见外界的一些声响了。

第23周 有了微弱的视觉：这一周，胎宝宝的皮下脂肪还没有生成，现在的皮肤还是皱巴巴的。不过胎宝宝视网膜已形成，具备了微弱的视觉，恒牙的牙胚开始发育，胎动更明显。

妈妈寄语

轻轻抚摸着肚子，畅想胎宝宝的模样，与他互动游戏。不知不觉，这个小生命成了你生活的全部。

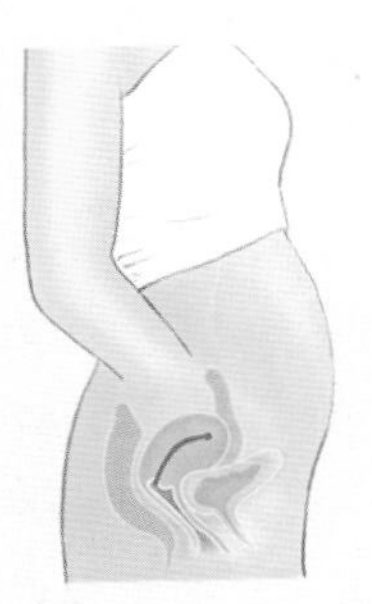

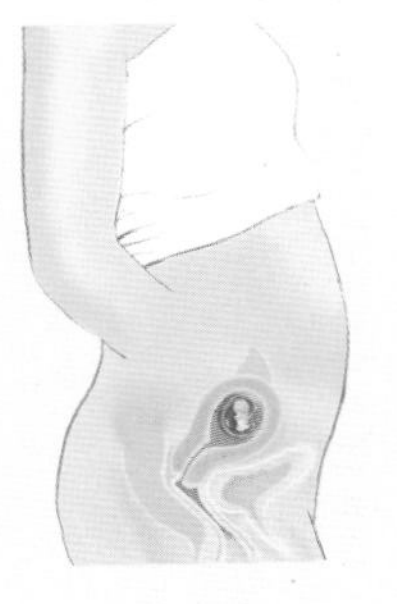

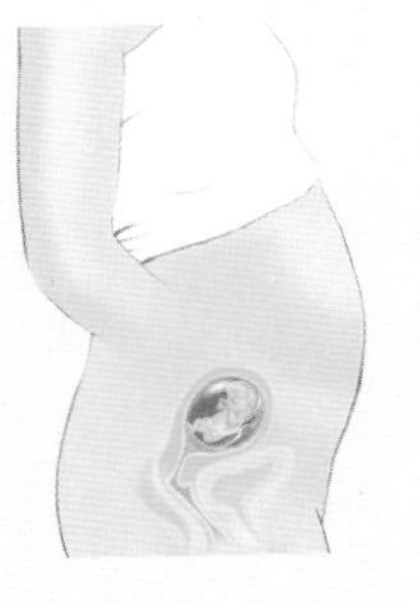

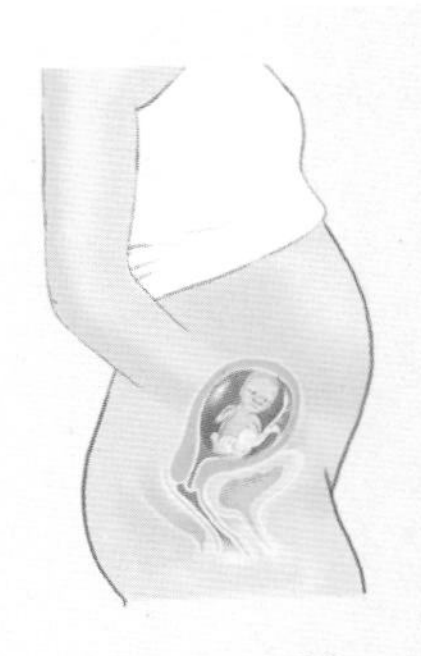

1 2 3 4 5 6 7 8 9 10 11 12 13 14 15 16 17 18 19 20

孕早期（1~12周）　孕中期（13~28周）

准妈妈变化

到了孕6月，准妈妈的怀孕之旅已经度过一大半了。你和胎宝宝都已习惯了彼此的存在，甜蜜和欣喜成为了你生活中的主题。

准妈妈的感觉：准妈妈容易感到疲劳。因为腹部越来越沉重，为保持平衡，需要腰部肌肉持续向后用力，腰腿痛因而更加明显。有些准妈妈这时会感到眼睛不适，也容易感到疲惫，这是比较典型的孕期反应。

激素促使身体变化：由于激素的作用，准妈妈的手指、脚趾和关节韧带都会变得更加松弛，会让准妈妈觉得全身不太舒服，行动也变得有些笨拙。准妈妈的双腿也会开始水肿，要避免长时间站着。

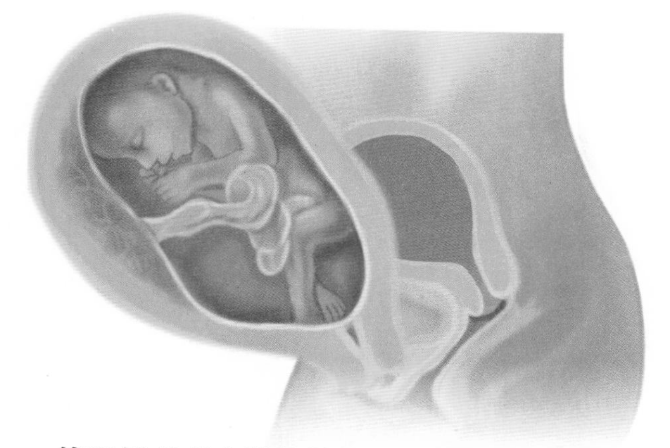

第24周 为储备脂肪做准备：本周胎宝宝身体的比例开始变得更加匀称，皮下脂肪也开始出现，但增长速度还赶不上皮肤的增长速度。由于色素的沉淀，皮肤越来越不透明，胎毛依然覆盖着全身。胎宝宝现在对外界声音更加敏感，可能会通过踢腿或小手捅的方式来回应。

体重管理

警惕体重增长过慢

现在准妈妈体重每周正常增加依然不超过350克，但如果体重增长过慢也有问题，可能表示准妈妈缺乏健康的饮食，营养摄取不足，就会影响胎宝宝的发育。

到了本月末，胎宝宝会长到27厘米，体重约500克，差不多有3个苹果那么沉。判断自己是不是营养过剩或营养不良，要依据体重、宫高、腹围这3个方面综合衡量。

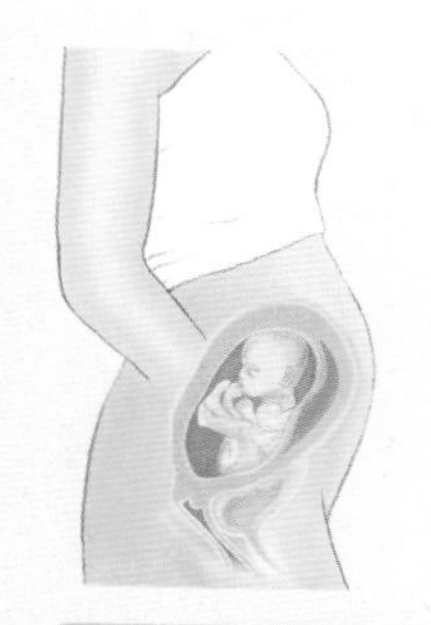

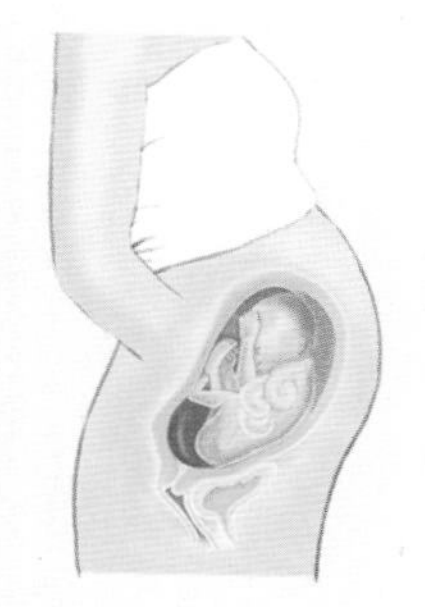

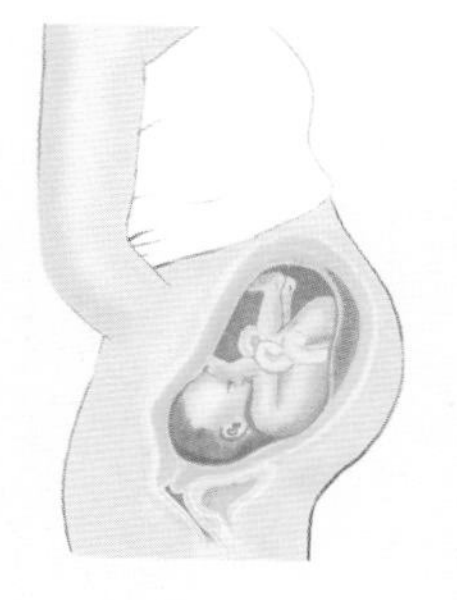

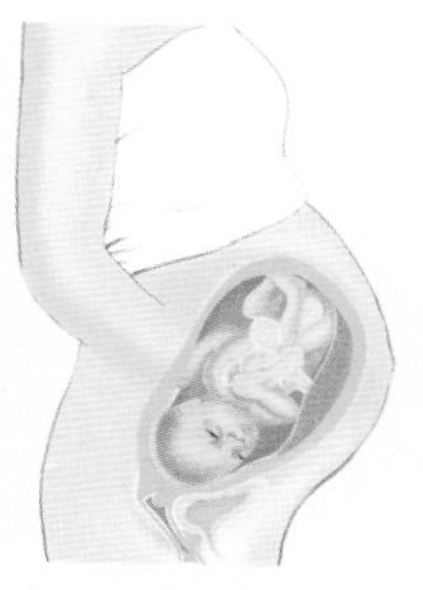

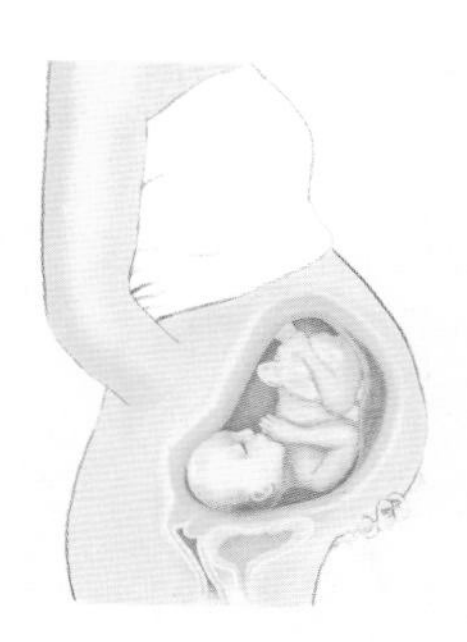

孕早期（1~12周）	孕中期（13~28周）	孕晚期（29~40周）
1 2 3 4 5 6 7 8 9 10 11 12	13 14 15 16 17 18 19 20 21 22 23 24 25 26 27 28	29 30 31 32 33 34 35 36 37 38 39 40

你正处于孕6月

本月产检

本月仍需做一些常规检查，以确保胎宝宝的正常生长和发育。此外，还要通过做B超排畸检查，看胎儿发育是不是存在严重畸形。

做彩超能看出肢体、心脏、嘴唇等大方面的畸形。虽然三维彩超与四维彩超都可以排畸，但四维彩超会更精确、图像也更清楚一些，而且可以实时观察胎儿动态的活动。因此，准妈妈在选择做彩超时，可根据实际需求选择。

B超大排畸

在孕21~24周再复查一次B超，通过B超能够比较清晰地了解胎宝宝组织器官发育的情况，从而了解胎宝宝是否存在畸形。如有心脏病、唇裂、泌尿系统畸形等，应寻找相关专科医生和产科医生分别进行病情诊治的咨询和遗传咨询。

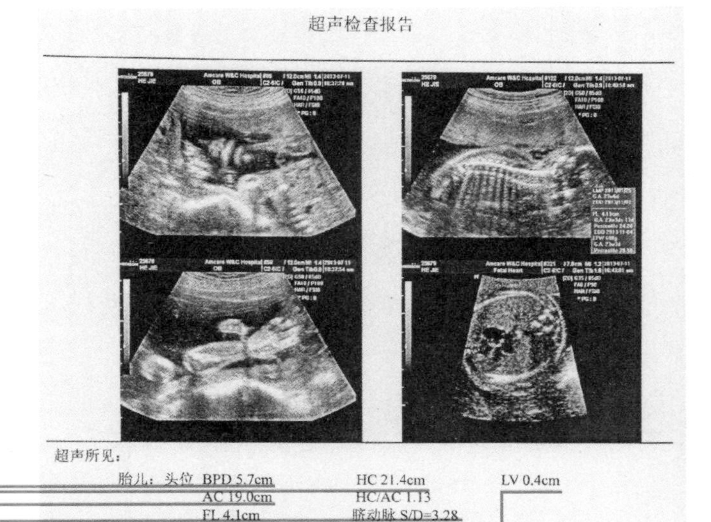
超声检查报告

超声所见：

胎儿：头位 BPD 5.7cm　HC 21.4cm　LV 0.4cm
AC 19.0cm　HC/AC 1.13
FL 4.1cm　脐动脉 S/D=3.28
胎心率：154 次/分
羊水:最大深度 5.7cm
胎盘:位于子宫前壁,下缘位置不低。
其他:胎儿口唇外形及鼻未见明显异常。胎儿颅内结构未见明显异常。
心脏四腔心存在，胃泡、膀胱充盈，双肾可显示，未见明显异常。
脊柱排列整齐，四肢存在，可见活动，双上肢尺、桡骨及双下肢胫、腓骨均可见，未见明显异常。
胎儿可见两根脐动脉回声；脐带与腹壁连接处可见，未见明显异常。
胎儿颈周可见脐带环状血流。

BPD（双顶径）：是胎宝宝头部左右两侧之间最宽部位的长度。孕中期以后，在推算胎宝宝体重时，也需要测量BPD。孕5月以后，双顶径基本与怀孕月份相符合。比如，孕7月时，双顶径约为7厘米；孕8月时，双顶径约为8厘米；孕足月一般应达到9.3厘米或以上。

HC（头围）：是测量胎宝宝头的一周的长度数值，用于确认胎宝宝的发育状态。

AC（腹围）：也称腹部周长，测量的是胎儿腹部一周的长度。

S/D指数：是胎宝宝脐动脉收缩压与舒张压的比值，正常情况下，随着孕周增加，S下降，D升高，使比值下降，近足月妊娠时S/D小于3。

FL（股骨长）：大腿骨的长轴，用于推断孕中、晚期的妊娠周数。

LV（侧脑室）：正常应在1厘米以下，1~1.5厘米算轻微危险，1.5厘米以上就有点危险了。

胎盘：胎盘位置在子宫的宫底、前壁、后壁、上部、中部都属正常，形态圆形、椭圆形、清晰为正常。

羊水深度：羊水3~7厘米为正常，超过7厘米提示羊水过多，少于3厘米提示羊水过少。羊水过多或过少都是异常的。

脐带：在正常情况下，脐带应漂浮在羊水中，如果在胎宝宝的颈部见到脐带影像，可能为脐带绕颈。大概有三分之一的宝宝有脐带绕颈。

三维彩超和四维彩超都能排畸

简单说，普通B超就像是黑白照片，彩超就是高清晰度的黑白B超再加上彩色多普勒。二维彩超并非彩色照片，左图一般显示子宫情况，为黑白色，右边胎宝宝图像会有显示血管信息的红色和蓝色等；三维彩超的颜色是土黄色；而四维彩超就像是摄像机拍的VCR。

三维彩超和四维彩超一样有排畸的作用。很多准妈妈觉得越高级越好，想着四维彩超能看得更明白，都愿意去预约四维彩超，导致很多医院的四维彩超早早就约满了。其实三维彩超和四维彩超都是用普通的B超来观察胎宝宝，然后通过仪器中的一个特定的转换软件将观察到的平面图像换成三维的图片和四维的视频，让看不懂普通B超图像的准爸爸准妈妈能看出胎宝宝的模样和动作。如果准妈妈想要预约四维彩超，一定要提前了解医院从孕几周就可以开始预约，并及时约好。如果没能约上，用三维彩超也一样可以进行排畸，看清胎宝宝的模样。

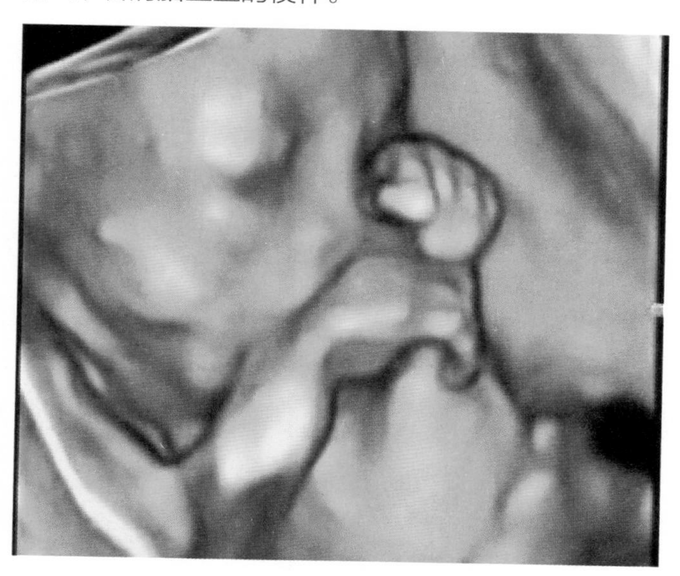

四维彩超中能清晰看到胎宝宝面部表情，还能诊断是否有体表畸形。

孕24~28周时三维彩超排畸

胎宝宝24周左右时正是大脑突飞猛进的发育时期，这个时期胎宝宝的身体结构已经形成，宝宝的大小及羊水量适中，在子宫内的活动空间较大，胎宝宝骨骼的回声影响比较小，B超图像也比较清晰。此时医生会为准妈妈安排一次三维彩超排畸检查。

孕26~30周可做四维彩超

做四维彩超最佳的时间是在孕26~30周之间。在这个阶段胎宝宝的基本发育已经完整，而且胎宝宝大小和羊水量都很适合进行四维彩超。在这个时候做四维彩超，得到的图像比较清晰。在孕26周之前，胎宝宝皮肤下的脂肪还非常少，所以脸部的骨骼会透过皮肤突显出来。而孕30周以后，胎宝宝的头可能会进入骨盆，这样就看不到他的脸了。

准妈妈在做B超之前，需要憋尿才能检查，但是做四维彩超不需要憋尿的准备，只要准妈妈选择合适的服装即可，比如可穿孕妇裤。

做四维彩超时，医生会仔细地对每个部位做检查，包括头部、大脑、心脏、肾、脊柱、骨骼等，如有唇裂、脊柱裂、骨骼发育不良等异常，以便尽早地进行治疗，因此检查时间可能会较长，大概需要40分钟。

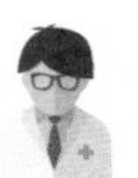

专家答疑

彩超对胎宝宝有影响吗？

彩超是用来监测胎宝宝的发育情况，在整个怀孕期间一共需要做3~4次彩超。彩超对胎宝宝没有辐射。准妈妈如果有妊娠期并发症的话，做彩超的次数会相应增加。相对X线等放射性检查来说，彩超对胎宝宝来说是没有影响的，准妈妈不必担心。不过准妈妈在怀孕期间最好按产检医生的建议做。

孕早期（1~12周） 孕中期（13~28周） 孕晚期（29~40周）

1 2 3 4 5 6 7 8 9 10 11 12 13 14 15 16 17 18 19 20 21 22 23 24 25 26 27 28 29 30 31 32 33 34 35 36 37 38 39 40

你正处于孕6月

营养与饮食

孕6月胎宝宝快速发育，准妈妈消耗也大幅度增加，此时准妈妈要注意摄入充足的营养。同时，有所侧重地增加骨骼生长发育所需的营养。

为胎宝宝储备脂肪做准备。孕6月，大多数准妈妈都会出现胃胀、消化不良的现象，可喝些低脂酸奶，减少胃胀、消化不良现象；也要多补充能量、蛋白质、维生素等营养，并保持体重的正常增长。

孕6月营养饮食指导

孕6月，胎宝宝通过胎盘吸收的营养是初孕时的五六倍，准妈妈比之前更容易感觉到饿，除了正餐要吃好之外，加餐的质量也要给予重视。少食多餐是这一时期饮食的明智之举。

准妈妈是不是在刷牙时发现牙龈总是出血呢？这主要是由于孕期激素水平变化引起的。此时多吃些蔬菜和含维生素C的水果如橘子，有助于得到改善。

这段时间容易便秘，应常吃富含膳食纤维的蔬果。酸奶是非常有利于排便的一种乳制品，还能够补充钙质，准妈妈应该多饮用。

● 控制饮食中盐的摄入

因为吃得多，会在不知不觉中摄入很多盐分，这一点准妈妈必须注意。在家烹饪时要把握咸淡，在外就餐时要叮嘱少放盐，以免加重肾脏的负担或升高血压。除了控制盐的摄入，也要警惕高糖食物的摄入量，如蛋糕、巧克力、糖。

本月重点营养素

铁

孕中期，准妈妈的新陈代谢加快，母体铁需要量增加，用以供给胎宝宝血液和组织细胞日益增长的需要，并有相当数量贮存于胎宝宝肝脏内。准妈妈自身也要储备铁，以备分娩时失血和产后哺乳的需要。含铁丰富的食品首推动物性食物，特别是**红肉**、动物肝脏及动物血。另外，植物性食物，如黑木耳、海带、芝麻酱等含铁也较多。

维生素B_{12}

维生素B_{12}是准妈妈抗贫血所必需的，还有助于防治胎宝宝神经损伤，促进正常的生长发育和防治神经脱髓鞘。通常情况下，准妈妈从**肉类**等动物性食品中摄取的维生素B_{12}，足以满足孕期的需要。富含维生素B_{12}的食物有猪肝、猪腰、鸡肝、牛肉、青鱼、虾、鸡蛋、比目鱼、牛奶、奶酪等。

特别关注　孕6月不宜吃什么

• **不宜吃饭太快**

食物未经充分咀嚼，进入胃肠道会影响人体对食物的消化、吸收，久而久之，准妈妈就得不到足够多的营养，会形成营养不良，健康势必受到影响。

• **不宜饮用汽水**

汽水中多含磷酸盐，进入肠道后易与准妈妈体内的铁元素发生反应，使铁元素流失，从而造成缺铁性贫血，影响胎儿正常发育。

• **不宜吃含添加剂的食品**

过量摄入某些食品添加剂是导致准妈妈流产和胎宝宝畸形的危险因素，因此怀孕期间不宜大量食用含较多色素、增香剂及亚硝酸盐的加工食品。

• **不宜用开水冲调营养品**

研究证明，有些配方食品加温至60~80℃时，其中大部分营养成分会发生分解变化。不宜用开水冲调的营养品有孕妇奶粉、多种维生素、葡萄糖等。

蛋白质

现在胎宝宝的身体器官在迅速发育，作为造就躯体的原材料，蛋白质必不可少。中国营养学会建议，准妈妈在孕中期，每天增加优质蛋白质**15克**，200毫升牛奶加10克瘦肉或1个鸡蛋，即可补充15克蛋白质。

脂肪

孕5月以后，胎宝宝的大脑进入发育高峰期。脂肪是构成脑组织极其重要的营养物质，此时必须重视**优质脂肪**的摄入。鱼、坚果、玉米中含有的不饱和脂肪酸，就是非常有益于胎宝宝大脑发育的物质。

膳食纤维

从本月开始，准妈妈摄入足够的膳食纤维，能增强自身的免疫力，保持消化系统的健康，为胎宝宝提供充足的营养。膳食纤维可以把有害、有毒的物质带出体外，准妈妈每天摄入膳食纤维还能延缓糖的吸收，降低血糖，预防妊娠糖尿病。建议准妈妈每天膳食纤维的摄入量以**20~30克**为宜，而超重或有便秘症状的准妈妈则应摄入30~35克。准妈妈宜从大量不同的食物中获得膳食纤维。

膳食纤维在蔬菜水果、五谷杂粮、豆类及菌藻类食物中含量丰富。准妈妈可以多吃一些全麦面包、麦麸饼干、菠萝片、四季豆、红豆、豌豆、薯类和裙带菜等。此外，根菜类的膳食纤维也较多，如牛蒡、胡萝卜等。

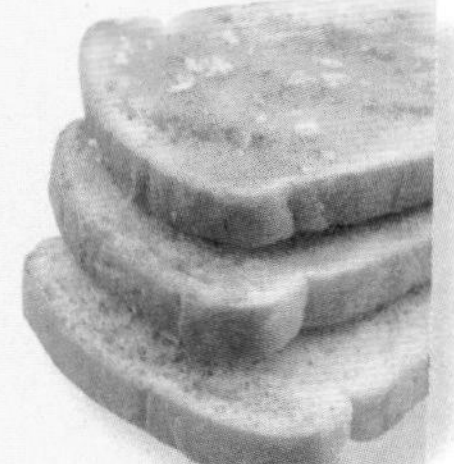

怎样长胎不长肉

孕中期，如果准妈妈体重增长过快，或者在孕前就已经偏重，可以多吃一些营养丰富而脂肪含量低的食品。

低脂酸奶	富含钙和蛋白质，而且有助于胃肠健康，缓解便秘。即便是患有乳糖不耐受症的准妈妈，酸奶也还是容易吸收的
麦片	能让准妈妈一上午都保持精力充沛，而它丰富的膳食纤维能降低体内的胆固醇水平。最好选择天然的、没有任何碳水化合物或其他添加成分的麦片
绿叶蔬菜	绿叶蔬菜是很好的叶酸和锌的来源。喜欢吃沙拉的准妈妈，多加入一些深颜色的蔬菜，如莴笋、紫甘蓝等，颜色越深的蔬菜维生素含量越高
瘦肉	富含铁，在人体血液转运氧气和红细胞合成的过程中，起着不可替代的作用，孕期准妈妈的血容量会增加，以保证能够通过血液供给胎宝宝足够的营养，因此孕期对于铁的需要就会大大增加
豆制品	对于那些坚持素食的准妈妈，豆制品是一种再好不过的健康食品了。它可以为准妈妈提供很多营养物质和膳食纤维

多种味道的食物都尝尝

准妈妈不妨在此时进行饮食胎教，促进胎宝宝味觉发育。准妈妈可以将喜欢的、不喜欢的味道都尝一尝。如此表率，有利于宝宝出生后形成健康的饮食习惯。

怎样控制盐分而不影响食欲

在孕期控制盐的摄入，应视自身情况而定。有些人平时吃得就很清淡，再强调低盐，会导致食欲缺乏甚至妨碍电解质平衡；有些人平时口味重、吃盐较多，则必须在孕中后期控制盐分的摄入。

在孕期形成低盐饮食习惯，有利于将来宝宝养成良好饮食习惯，也有助于减轻肾脏负担，降低水肿的可能。要做到控制盐分而不影响食欲，准妈妈可以参考以下做法。

把每天所需用盐量准备好，一般以6克为宜，每次做菜从中取用，用完不追加；做菜时加少量的酱油，比单纯用盐的味道要好一些，能激发食欲；烹饪时巧妙运用醋、柠檬、番茄等做调料，既可以少用盐，还能提升菜的味道；利用本身带有香味的食材，如香菜、芹菜、青蒜苗等来调理菜的味道；可以把花生、芝麻等富含脂肪的坚果捣碎，混在菜里一起吃以增香调味；利用鱼汤、肉汤等高汤烹调菜肴，可以减少酱油和盐的用量，且不失蔬菜的营养。

适量吃茼蒿，预防便秘

茼蒿含有膳食纤维、脂肪、蛋白质及较高量的镁、钾等矿物质，能调节体内水液代谢，可消除准妈妈水肿，有助于促进肠道蠕动，及时排除有害毒素，达到通腑利肠、预防便秘的目的。

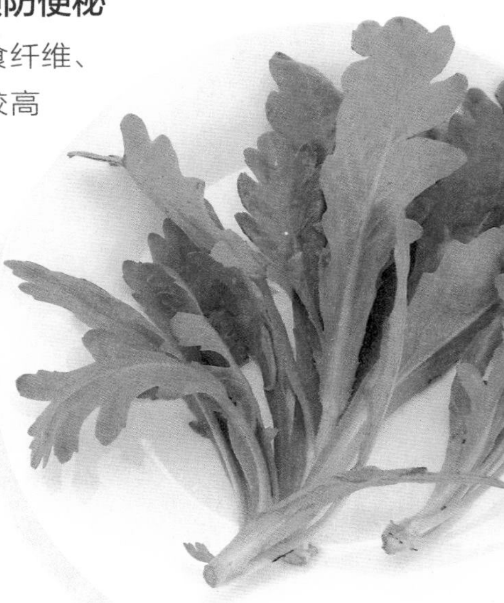

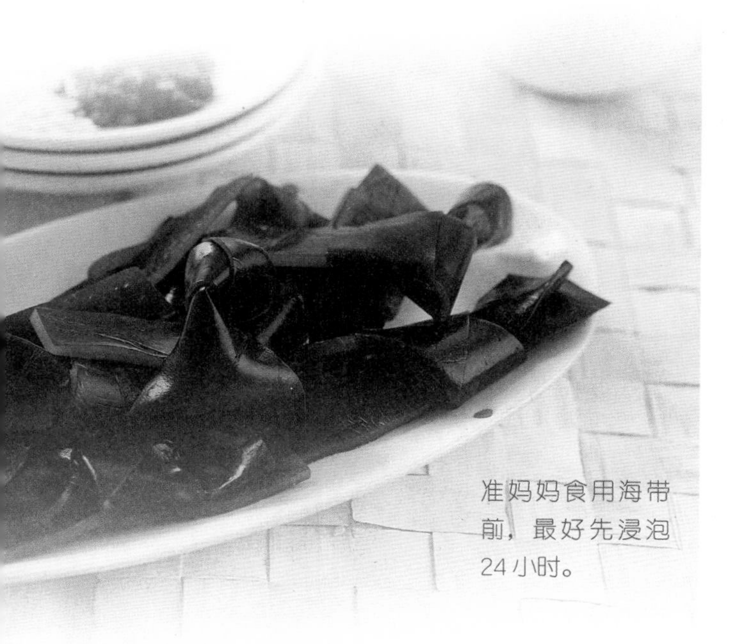
准妈妈食用海带前，最好先浸泡24小时。

过量吃海带易引起碘摄入过量

吃过多海带可能会增加碘摄入过量的风险，对胎宝宝产生不良影响。而且，由于近些年来环境污染严重，海带也深受其害，成为铅、汞、砷等重金属“含量丰富”的食物，准妈妈长期大量食用对身体有害。准妈妈食用海带时，最好将海带浸泡24小时，并且在浸泡过程中勤换水。泡好后的海带如一时吃不完，可以晒干存储。

服用鱼肝油要遵医嘱

鱼肝油的主要成分是维生素A和维生素D。维生素A和维生素D对于胎宝宝的骨骼发育都是必不可少的。特别是维生素D，是促进宝宝骨骼发育、预防和治疗佝偻病的重要维生素。但这两种维生素都属于脂溶性维生素，大量服用会发生蓄积中毒，从而对胎宝宝的器官发育和智力发育造成损害。所以如果服用鱼肝油最好在医生指导下进行，采用合适的量。

准妈妈也可以通过吃些富含维生素A和胡萝卜素的食物来补充维生素A；并经常到户外晒晒太阳，通过紫外线照射皮肤，来自身制造维生素D。

忌加热酸奶

酸奶中对人体有益的成分乳酸菌和其他大多数细菌一样很怕热，超过70℃就很可能被杀灭，而失去营养价值。因此，酸奶在食用前不要加温，这样既可保持其营养成分，又不失去其所特有的风味。如果天气过于寒冷，为了防止酸奶温度低带来的不适，可以把酸奶瓶放进温水温一温。但须注意的是，水温不宜超过人体体温，否则就会降低酸奶的营养价值。

妊娠高血压，饮食要“三高一低”

患有妊娠高血压的准妈妈应在饮食上尤为注意，遵守“三高一低”的饮食规则，即高蛋白、高钙、高钾及低钠饮食。准妈妈应多吃鱼、肉、蛋、奶及新鲜蔬菜，少食过咸食物。

戒酒、辛辣食品	含有酒精的各种饮料，辛辣的调味品以及含挥发油、辣素、草酸多的各种蔬菜不宜吃
少喝浓汤	过浓的鸡汤、肉汤、鱼汤，经代谢后可产生过多的尿酸，也会加重肾脏的负担。所以，上述汤汁宜淡不宜浓
宜吃新鲜蔬菜水果	绿叶蔬菜和水果中含有较多的维生素C，尤其是番茄、橘子、新鲜红枣等，可以适量吃
宜吃些润肠食物	准妈妈怀孕后膨大的子宫压迫肠管，加上喜静厌动，因此孕期便秘尤为多见。应吃些润肠食物，如蜂蜜、黄瓜、白萝卜等
少吃盐	专家建议，高血压准妈妈要严格控制食盐的摄入量，轻者可控制在每天2克左右，重者每天不可超过2克，甚至不放盐

健康食谱推荐

孕6月

一天饮食参考

早餐7点~8点

五仁大米粥1碗，奶汁烩生菜100克

加餐10点左右

香蕉1根，坚果半把

午餐12点~12点半

米饭100克，干煎带鱼100克，鸭血豆腐菠菜汤1碗

加餐15点

酸奶100克，黄瓜1根，坚果半把

晚餐18点半~19点

鲜虾菜粥1碗，三鲜包子100克，蔬菜沙拉1份

花样主食

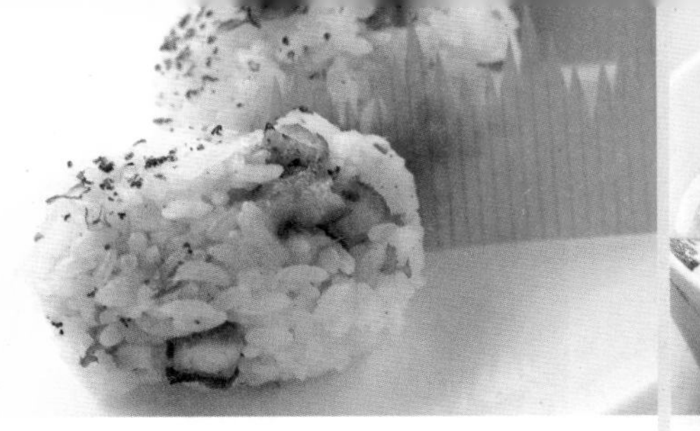

烤鱼青菜饭团

原料：米饭100克，熟鳗鱼肉（鳗鱼肉用微波炉烤脆而成）150克，鲜青菜叶50克，盐适量。

做法：❶ 将熟鳗鱼肉抹匀盐，切碎；青菜叶洗净切丝。❷ 青菜丝、熟鱼肉末拌入米饭中。❸ 取适量米饭，根据喜好捏成各种形状的饭团。❹油锅烧热，将捏好的饭团稍煎，口味更佳。

功效 鳗鱼中富含蛋白质、脂肪、钙、磷等营养素，搭配青菜营养全面，是准妈妈的美味佳肴。

红薯饼

原料：红薯1个，糯米粉200克，豆沙、蜜枣、白糖、枸杞子、葡萄干各适量。

做法：❶ 红薯洗净、煮熟，捣碎后加入适量糯米粉和匀成红薯面团。❷ 葡萄干、枸杞子用水泡后沥干水，加入蜜枣、豆沙、白糖拌匀。❸ 将红薯面团揉成丸子状，包馅，压平。❹锅内放油烧热，放入红薯饼煎至两面金黄熟透即可。

功效 红薯饼含有丰富的膳食纤维，能保证准妈妈消化系统的健康。

美味汤羹

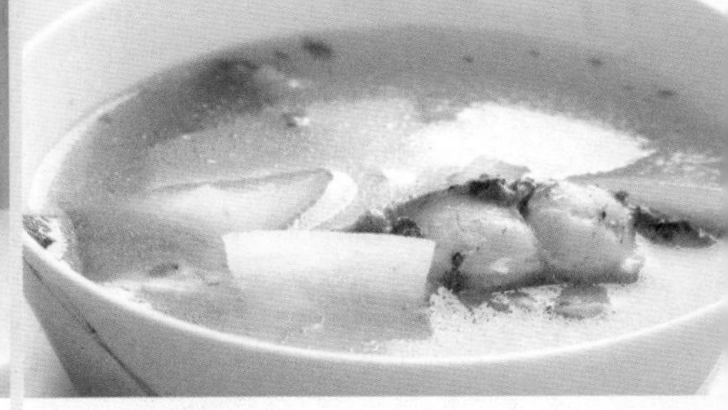

鲤鱼冬瓜汤

原料：鲤鱼1条，冬瓜250克，葱段、盐各适量。

做法：❶ 鲤鱼去鳃，去鳞，去内脏，收拾干净；冬瓜去皮、瓤，洗净，切成薄片。❷ 将鲤鱼、冬瓜、葱段同放锅中，加适量水，大火烧开，转小火炖煮约20分钟，熟后加盐即可。

功效 鲤鱼的优质蛋白质含量高，并能供给人体必需的氨基酸、矿物质。

鸡肝枸杞子汤

原料：鸡肝250克，青菜1棵，竹笋2根，枸杞子15粒，高汤、料酒、盐、藕粉各适量。

做法：❶ 竹笋洗净、切片；青菜洗净，焯水后捞起，切段；鸡肝洗净，切片。❷ 在高汤内加入枸杞子煮30分钟，再放鸡肝和笋片同煮。❸ 大约煮15分钟，加藕粉使之成胶黏状，并加适量盐和料酒，最后加入青菜段即可。

功效 鸡肝富含铁和维生素B_{12}，枸杞子有滋阴补血的功效。此菜可以帮助准妈妈防治贫血。

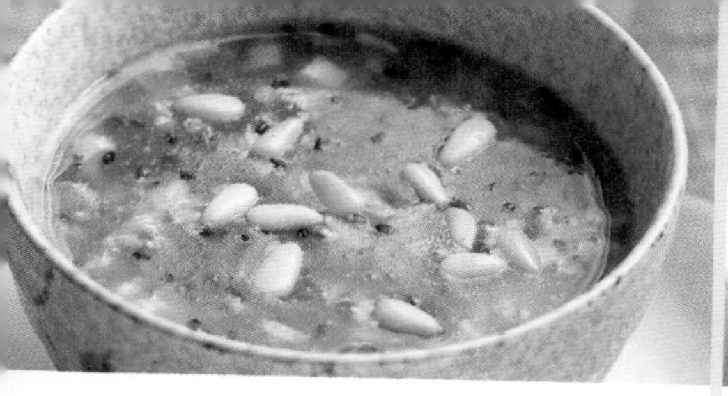

五仁大米粥

原料：大米100克，芝麻、碎核桃仁、碎杏仁、碎花生仁、葵花子仁、冰糖水各适量。

做法：❶ 大米煮成稀粥。❷ 加入芝麻、碎核桃仁、碎杏仁、碎花生仁、葵花子仁。❸ 加入适量冰糖水，煮10分钟即可。

功效 这些坚果仁中含有丰富的不饱和脂肪酸，补益大脑的同时还有润肠作用。

滋补粥

肉末菜粥

原料：大米30克，猪肉末20克，青菜、葱花、姜末、盐各适量。

做法：❶ 将大米熬成粥；青菜洗净，切碎。❷ 油锅烧热，加入葱花、姜末煸香，倒入切碎的青菜，与肉末一起炒散。❸ 将肉末和青菜放入粥内，加入盐调味，稍煮即可。

功效 此粥含有丰富的优质蛋白质、脂肪酸、钙、铁和维生素C，能促进血液循环。

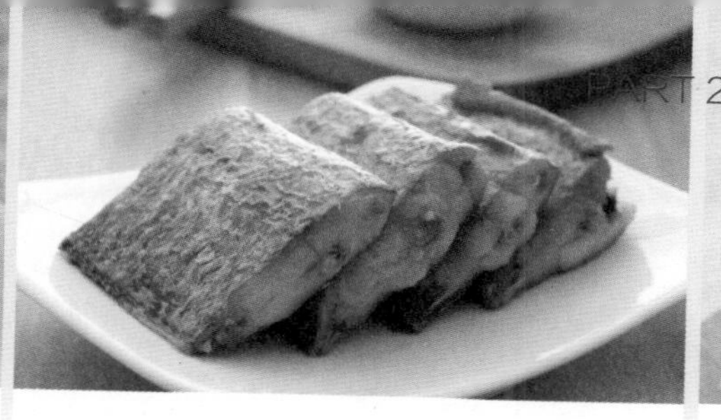

干煎带鱼

原料：带鱼500克，五香粉、盐、姜片、料酒各适量。

做法：❶ 带鱼洗净切块抹干，用料酒、盐和五香粉腌20分钟。❷ 锅烧热，放3汤匙油，加入姜片和鱼块，煎至两面金黄色即可。

功效 带鱼富含不饱和脂肪酸、卵磷脂，对胎宝宝的大脑和神经系统发育非常有益。

营养热炒

奶汁烩生菜

原料：生菜150克，西蓝花100克，牛奶250毫升，水淀粉、盐、高汤各适量。

做法：❶ 把生菜、西蓝花洗净，切小块。❷ 油锅烧热，倒入切好的菜翻炒，加盐、高汤等调味，盛盘。❸ 煮牛奶，加一些高汤、水淀粉，熬成浓汁浇在菜上即可。

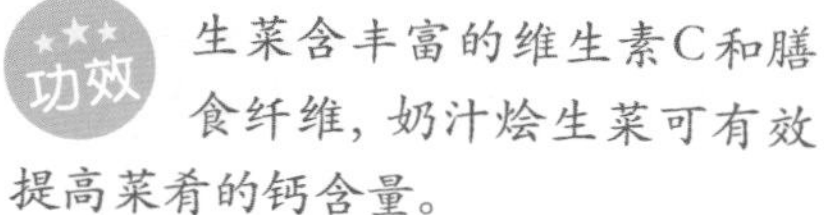

功效 生菜含丰富的维生素C和膳食纤维，奶汁烩生菜可有效提高菜肴的钙含量。

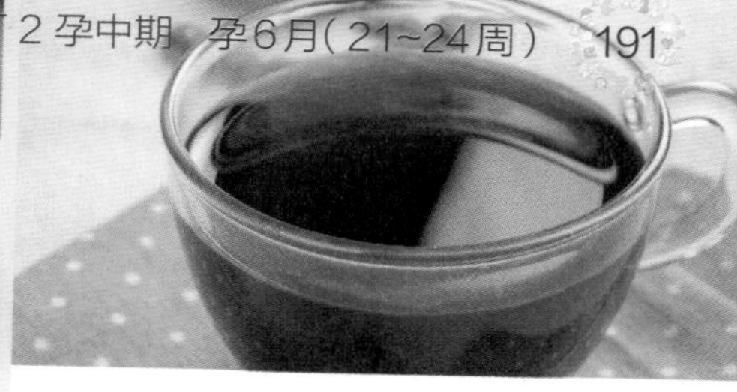

桑葚汁

原料：桑葚15颗，冰糖适量。

做法：❶ 桑葚择洗干净后放入锅中，倒入适量的水，大火煮开后转中小火；煮的过程中，用勺子碾碎果肉。❷ 加几块冰糖同煮5~10分钟即可。

功效 桑葚汁可帮助准妈妈和胎儿摄入更多的营养素并顺利消化、吸收。

健康饮品

草莓汁

原料：草莓8颗，蜂蜜适量。

做法：❶ 将草莓洗净，去蒂，放入榨汁机中，加适量温开水榨取汁液。❷ 汁倒入杯子内，加入蜂蜜即可。

功效 草莓含有丰富的B族维生素及人体必需的矿物质、膳食纤维等。

生活保健

这个月，虽然你正处于相对舒适的孕中期，不过在生活上也不能大大咧咧的，要更加注意生活起居、身体健康指标。

不要做对腰腹施加压力的大动作。现在，你的体重在一点点增加，肚子越来越大了，身体已经明显不方便，行动变得迟缓。要避免身体的震动，保持孕期正确的取物、捡拾动作，不要独自出远门和过度劳累。

尽量避免俯身弯腰

孕6月后，膨大的腹部会给你的脊椎造成很大压力，并引起背部疼痛，因此，准妈妈要尽量避免俯身弯腰，以免给脊椎造成过重的负担。若准妈妈必须要俯身弯腰时，应注意正确的姿势：扶住腹部，屈膝并把全身的重量分配到膝盖上，蹲下后，慢慢地、轻轻地向前俯身。准妈妈在捡拾东西时，一定要蹲稳了才能进行，以免没控制好重心摔倒。

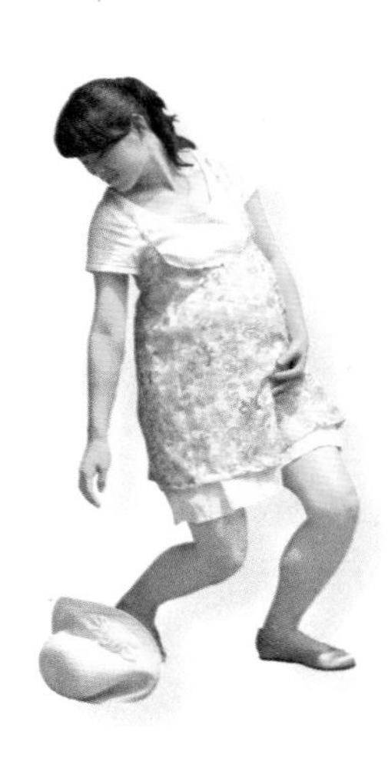

知识链接

家中不要用发泡地垫

许多人喜欢把发泡地垫铺在地板上，这些花花绿绿的发泡地垫，很可能是空气污染的源头。抽查显示，市场上很大一部分发泡地垫都属于不合格产品，它们会缓慢释放甲醛，成为居家生活的“定时炸弹”，准妈妈一定要慎用。另外，为了有一个健康而安全的环境，室内的地毯也应暂时拿掉。

在家自测宫高、腹围

通过测量宫高和腹围，可以估计胎宝宝的体重。所以，做产前检查时每次都要测量宫高及腹围，以估计胎宝宝宫内发育情况。借助手测宫底高度或尺测耻上子宫长度，判断胎宝宝是否与孕周相符合。

在两次产检之间，准爸妈可以通过自己监测宫高、腹围来估计胎儿的发育情况。

宫高的测量：将尺子放在肚脐上，从下腹耻骨联合处至子宫底间的长度为宫高。

腹围的测量：通过尺子测量平脐部到环腰腹部的长度即可得到。需要注意的是，如果连续2周腹围没有变化，准妈妈需立即去医院检查。

宫高、腹围会因人而异

不少准妈妈自己在家量腹围后再跟标准表一对照，发现不对，就很紧张，担心胎宝宝发育不好，有的甚至特地为这个跑趟医院。实际上，排除误测量情况，腹围的增长情况不可能完全相同。这是因为怀孕前每个人的胖瘦不同，腹围也不同。有的准妈妈孕后体重迅速增加，腹部皮下脂肪较快增厚，腰围、腹围增长都比别人快；有的准妈妈妊娠反应较重，进食少，早期腹围增加不明显，等到反应消失，体重增加后腹围才开始明显增加。

• 宫高正常标准表（单位：厘米）

妊娠周数	下限	标准	上限
满 20 周	15.3	18	21.4
满 24 周	22	24	25.1
满 28 周	22.4	26	29
满 32 周	25.3	29	32
满 36 周	29.8	32	34.5
满 40 周	30	32	34

• 腹围正常标准表（单位：厘米）

妊娠周数	下限	标准	上限
满 20 周	76	82	89
满 24 周	80	85	91
满 28 周	82	87	94
满 32 周	84	89	95
满 36 周	86	92	98
满 40 周	89	94	100

科学摆放脚，缓解下肢水肿

孕中期准妈妈易出现下肢水肿，久坐的准妈妈可以在座位底下放个脚凳，若没有脚凳，也可用鞋盒代替。坐着时，将脚放到脚凳上，可缓解脚部和下肢的压力。准妈妈也可以准备一双舒适柔软的拖鞋，工作时穿着宽松的拖鞋也能缓解足部压力。坐一段时间后，适当地做伸展运动，抬腿并适当按摩小腿，以缓解压力。

腿部水肿比较严重时，应该多卧床休息，采取左侧卧姿势，这样可以避免压迫到下肢静脉。另一方面，为了消除水肿，准妈妈必须保证血液循环畅通、气息顺畅，所以在注意保暖的同时尽量避免穿过紧的衣服。

挺直站立，可矫正驼背

怀孕其实是矫正体形的最好时机，如果准妈妈以前有点驼背，可以借此机会矫正。因为怀孕使准妈妈身体的各关节韧带都趋于松弛状态，这时，挺直站立，可有效地矫正驼背。

方法是：尽量保持头部与屋顶呈垂直的状态，臂膀自然下垂，肩膀放松，双脚自然分开与肩同宽。注意臀部不要翘起来，让身体的重心移至臀部。准妈妈能感觉到身体的大部分重量是在自己的大腿上而不是在脚跟上。需要说明的是，这个姿势不适合穿高跟鞋，也不适合孕晚期。站立要适度，如果时间太长，就容易导致脚和脚踝的肿胀。

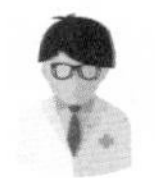

专家答疑

水肿了是不是要减少饮水量？

其实，孕期水肿和饮水量并没有直接的关联，水肿主要是因为准妈妈摄入盐分或糖分太多或是由于内分泌的改变引起的。一旦出现水肿的情况，应该要在饮食上进行控制，以清淡的蔬菜、水果为主，不要吃难消化和易胀气的食物，如红薯、洋葱等。

区分正常水肿和异常水肿

正常水肿	妊娠期准妈妈常发生下肢水肿，正常水肿是由于胎宝宝发育、子宫增大而压迫下肢，使血液回流受影响，这样的水肿经过卧床休息后就可以消退，不需要担心
异常水肿	如果卧床休息后仍不消退，称为妊娠水肿，是不正常的现象，应该引起重视。当准妈妈的体重每周增长超过500克以上，就要考虑是否妊娠水肿了。这种水肿一般由踝部开始，腿看起来像萝卜一样，逐渐上升至小腿、大腿、腹部至全身。准妈妈会感觉相当疲惫

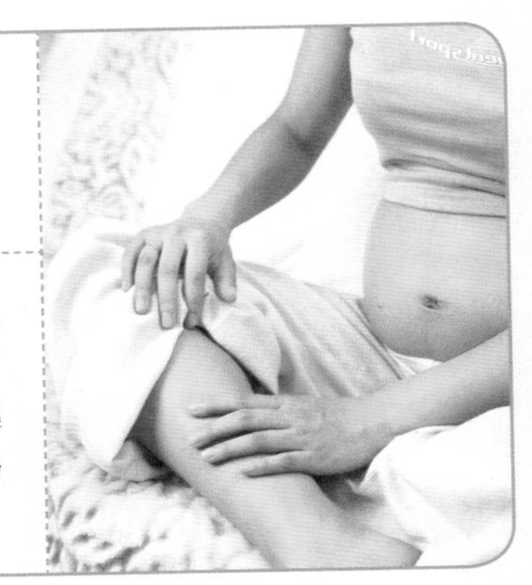

规律作息，预防妊娠高血压

准妈妈如果患有妊娠高血压综合征，母体也就不能顺利向胎盘供给营养，致使胎盘功能低下，造成胎宝宝所需的营养和氧气供应不足，严重者甚至危及胎宝宝和准妈妈自己的生命安全。有妊娠高血压的准妈妈注意不能过度劳累，作息要有规律，每天的睡眠时间保证至少8小时。另外，精神放松、保持平和的心态对预防血压升高也大有帮助。

在妊娠早期进行定期检查。避免热量摄入过多，以每周增重500克为宜，控制食盐摄入量。

注意既往史。曾患有肾炎、高血压等疾病，以及上次怀孕有过妊娠高血压综合征的准妈妈，要在医生指导下进行重点监护。

注意休息和营养。争取每天卧床10个小时以上，并以侧卧位为佳，以增进血液循环，改善肾脏供血条件，及时纠正异常情况。如发现贫血，要及时补充铁质；若发现下肢水肿，要增加卧床时间，把脚抬高休息；血压偏高时要按时服药。症状严重时要考虑终止妊娠。注意血压和体重：可每天测量血压并作记录，如有不正常情况，应及时就医。

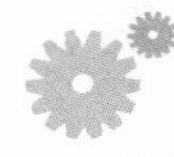

知识链接

妊娠高血压高发人群

超过35岁的初孕准妈妈是妊娠高血压综合征的高发人群，需格外注意。除此之外，先前患有高血压、心脏病、糖尿病、肥胖症、贫血或怀双胞胎的准妈妈，也是妊娠高血压的高发人群。

患妊娠高血压能顺产吗

怀孕后高血压分几种情况，有一种是轻度的子痫。如果血压不是很高可以做阴道试产，如果是重度的子痫需要选择剖宫产。如果血压高达160/110毫米汞柱，尿蛋白3个加号，分娩的时候发生子痫和其他并发症的可能性要大一些，所以应该选择剖宫产。

妊娠高血压的准妈妈究竟能不能选择顺产，其实并不是绝对的，要看准妈妈的病情发展到了什么程度，还要看胎宝宝的发育状况是不是良好。一般情况下，医生都会建议妊娠高血压的准妈妈选择剖宫产，但如果准妈妈具备一定的顺产条件且妊娠高血压症状轻微，听取医生的建议，是可以顺利生下健康宝宝的。

准妈妈逛街安全守则

准备工作	穿着宽松舒适的衣物和弹性好的运动鞋，不要穿拖鞋，否则容易滑脱绊倒。此外，要做好防晒或者保暖的措施
乘坐交通工具	最好不要在人流高峰期乘车，以免挤到胎宝宝
商场、超市少逗留	商场、超市人多嘈杂，空气流通性不好，在里面停留时间过长，会导致身体不适，出现头晕等症状
回家后立刻洗手	回家后要及时洗手、洗脸，将外衣换下清洗，再去整理买回来的东西

孕期痔疮保守治疗

很多准妈妈到了孕中晚期都会遭受痔疮的折磨。准妈妈应多喝水，多吃含膳食纤维含量高的食物，养成定时排便的习惯，改善便秘，痔疮也就消失了。如果准妈妈已经得了痔疮，每次排大便后，最好要用温水清洗肛门，保持洁净的同时促进肛门局部的血液循环。使用软膏栓剂时，要避免使用一些含有类固醇和麝香的药物。孕期针对痔疮原则上仍以保守疗法为主。如果准妈妈痔疮很严重，的确需进行手术，也应尽量在孕中期以适当的方法给予手术治疗。

让耳机远离肚皮，别让宝宝受惊

很多准妈妈把耳机贴在肚皮上进行音乐胎教，这种做法是绝对错误的。一方面，太大的声音会使胎宝宝感觉到不安；另一方面，过于吵闹会极大地损害胎宝宝的听力系统。

胎教音乐的节奏也不能太快，不要有突然的巨响，且每天1~2次，每次10~15分钟为宜。音量和讲话时的声音差不多即可，不要刻意放大声音。如果用耳机的话，不可以贴着肚皮，要保持一个拳头的距离。

准妈妈流鼻血的护理方法

准妈妈孕期体内会分泌大量的孕激素，使得血管扩张充血，鼻腔黏膜血管壁比较薄，所以容易破裂引起鼻出血。若发现流鼻血，可走到阴凉处坐下或躺下，抬头，用手捏住鼻子，然后将纸巾塞入鼻孔内。如果不能在短时间内止住流血，则可以在额头上敷上冷毛巾，并用手轻轻地拍额头，从而减缓血流的速度。如果频繁流鼻血，要及时咨询医生。

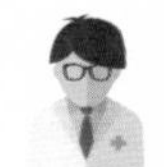

专家答疑

如何预防准妈妈流鼻血？

准妈妈不要经常擤鼻涕，也不要挖鼻孔，避免因损伤鼻黏膜而出血。每天用手轻轻按摩鼻部和脸部1~2次，促进局部的血液循环与营养的供应，减少出血。此外，在饮食上注意少吃辛辣的食物，多吃含有维生素C、维生素E的食品，可以巩固血管壁，增强血管的弹性，防止破裂出血的情况发生。

孕早期（1~12周） 孕中期（13~28周） 孕晚期（29~40周）
1 2 3 4 5 6 7 8 9 10 11 12 13 14 15 16 17 18 19 20 21 22 23 24 25 26 27 28 29 30 31 32 33 34 35 36 37 38 39 40
你正处于孕6月

职场准妈妈须知

职场准妈妈应该一方面适当调整工作的节奏，减少不必要的工作，订出合理的作息时间，另一方面要多减压，保持一个身心愉悦舒适的状态。

不宜过早脱离工作岗位。充实的工作会冲淡烦闷，减少准妈妈独自闷在家中产生的烦闷和担忧情绪。另外，准妈妈脱离岗位的时间越短，“返岗恐惧症”发生的概率越小，利于产后工作的开展。

商务出行要谨慎

由于工作需要，准妈妈必须要做长途的旅行，此时，如何减缓旅途疲劳、减轻身体压力就成了很重要的事情。出差时要少带行李。如果行李实在多，尽量寻求机场工作人员或是随行人员的帮助。饥饿会伴随怀孕全程，特别是你外出旅行的时候，所以应准备些小零食，如全麦饼干、果仁等，以备不时之需。随身携带孕妇产前检查手册、保健卡，以及平时做产前检查的医院和医生的联络方式，这一点很重要，可以帮助准妈妈应对一些紧急状况。

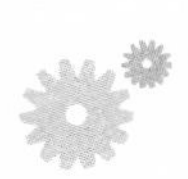

知识链接

避免疫苗注射

有些准妈妈由于工作必须要出差，那么一定要在出差前咨询医生，经过医生允许才可。如果你是要出国工作，那么很多国家入境的时候都要检查你是否注射了该国规定的某种疫苗，这时你一定要询问医生，并得到医生的认可后再注射该疫苗。否则你要考虑是否要取消本次行程了。

上下班途中要眼观六路

到了这个月，大多数准妈妈的身体变得“笨”起来，行动也不像前几个月那么灵活了。可能你还在坚持上班，工作上的事情并不难，难的是挺着大大的肚子怎样避开上班路上遇到的种种障碍。

上班途中宜慢行，并眼观六路。路上行人较多，别人可能注意不到你，这就需要你提高警惕。如果对面有行色匆匆的行人走过来，要提前避让，免得他撞过来而躲之不及。

交通工具如何选择

自行车。从安全的角度出发，怀孕后就不要选择骑自行车了。骑自行车姿势使腹部受压，易导致盆腔充血，不利于胎儿发育。

公共汽车、地铁。乘坐公交车、地铁是最经济且安全的选择，但公交车后部比前部颠簸得厉害，所以应该选择前面的座位。尽量选择空气流通比较顺畅的座位，避免空气污浊加重恶心感。另外，尽量与公司沟通，调整上下班时间，避开早高峰和晚高峰。

自驾汽车。怀孕期间准妈妈驾驶汽车如果精神过分专注，疲劳感就会更强。为了安全起见，还是谨慎地选择开车。到了孕晚期，一定不要自己开车上下班。

孕早期（1~12周） 孕中期（13~28周） 孕晚期（29~40周）

1 2 3 4 5 6 7 8 9 10 11 12 13 14 15 16 17 18 19 20 21 22 23 24 25 26 27 28 29 30 31 32 33 34 35 36 37 38 39 40

你正处于孕6月

情绪调节

随着你的腹部一天天隆起，怀孕这一事实已无法掩饰，你可以大大方方地接受朋友们的祝福和家人的照顾，享受准妈妈的幸福生活。

把胎宝宝的健康发育当作自己的动力。在孕期，准妈妈的情绪与胎儿发育息息相关，尽管孕中期可能还会有一些不适症状，准妈妈也要学会调适自己的心情，减少忧虑和焦虑的情绪，增加平安度过孕期的信心。

不必忧虑会变“丑”

恼人的蝴蝶斑、肚皮上的妊娠纹、变大的骨盆、变形的乳房、变肥的体态，这些烦恼会让你担心好一阵子。这些担心直接关系到你今后面对社会和家庭的自信心。其实，你大可不必为此忧虑。据统计，大约80%的准妈妈只要稍加注意，都可以在产后2年内逐渐恢复到以前的体重。一般能做到自己给宝宝哺乳、产后及时进行恢复性训练、孕期注意控制体重过度增长的准妈妈，都能够恢复得比较好。所以，做个乐观的准妈妈，抛开那些烦恼吧！

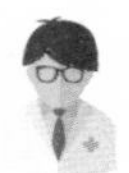

专家答疑

胎宝宝打嗝正常吗？

准妈妈有时会感觉到胎宝宝很有规律的、轻微的胎动，每次几十下，持续几分钟。这是胎宝宝在打嗝，就跟我们大人呼吸一样。因为胎宝宝的肺部还没有发育好，所以要不断吞食羊水来练习肺部的呼吸，为出生后的呼吸做准备，以便出生后能够像大人一样正常呼吸。所以准妈妈不必担心，只要在胎宝宝打嗝时轻轻抚摸他就可以了。

给胎宝宝取个乳名

每次想起肚子里的小生命你是不是都会心醉不已？每天呼唤胎宝宝的小名会让你有种难以言表的欣喜感觉。胎宝宝6个月的时候，听力虽然还不成熟，但与神经系统反射已建立了联系，能对听到的不同声音做出不同的反应。

准爸爸和准妈妈经常呼唤胎宝宝的乳名并且与宝宝说话，能使腹中的胎儿反射性地记住自己的名字。据曾经采取过这种胎教方法的准妈妈介绍，当刚出生的宝宝听到爸爸和妈妈呼喊他曾经熟悉的名字时，宝宝的烦躁、哭闹明显减少，有时甚至会露出高兴的表情。

和准爸爸一起数胎动

一般在孕20~24周，隔着准妈妈的肚皮就能感觉到胎动。这时候准妈妈可以和准爸爸一起数胎动，直接与胎宝宝交流情感。在数着胎动的时候，可以发挥自己的想象，想象着和宝宝对话，对宝宝的美好祝福与愿望都可以说出来。

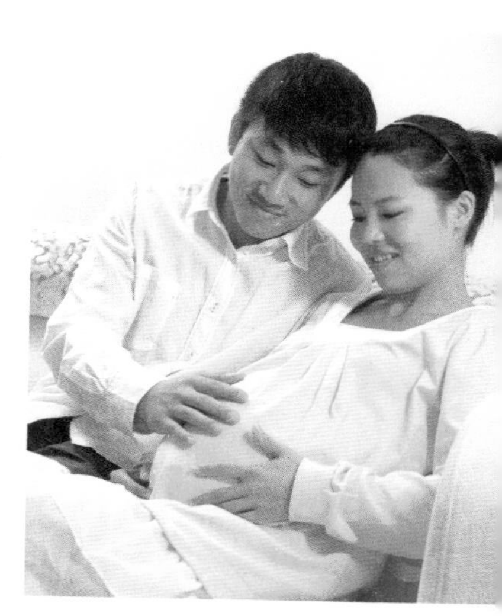

孕早期（1~12周）												孕中期（13~28周）																孕晚期（29~40周）											
1	2	3	4	5	6	7	8	9	10	11	12	13	14	15	16	17	18	19	20	21	22	23	24	25	26	27	28	29	30	31	32	33	34	35	36	37	38	39	40

你正处于孕6月

孕6月运动

孕6月运动对准妈妈的身心健康都非常有益，但是准妈妈要选择合适的运动时间，不宜在睡前进行运动。

运动最好安排在上午9点和下午4点。这个时间段人的精力比较充沛。仍在上班的准妈妈要坚持每天晚上散步。本月也是准妈妈出游的黄金时期，可以选择一些较方便、安全的旅游景点，旅途中注意安全。

适合孕6月的运动

运动关键词： 缓

适宜运动： 徒步行走

运动时间： 以不感觉疲劳为宜

准妈妈一旦感觉疲劳，就要马上停下来，找身边最近的凳子坐下歇息5~10分钟。在走路的姿势上身体要注意保持正直，双肩放松。注意行走速度不宜过快。散步前要选择舒适的鞋，以低跟、掌面宽松为好。

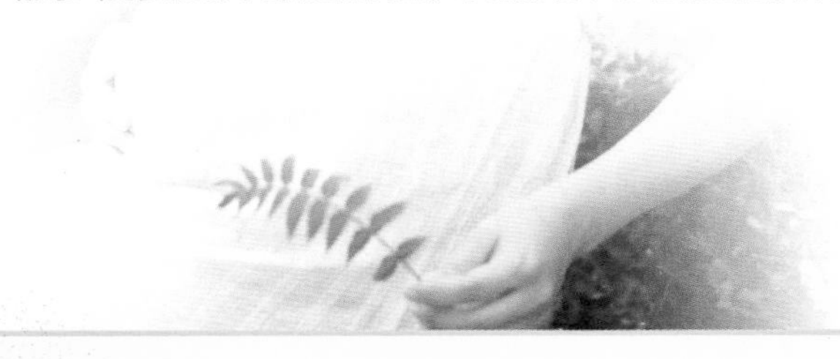

知识链接

游泳可照常进行

游泳可以锻炼臂部和腿部肌肉，对心血管也很有好处，而且可以让身形日益“庞大”的准妈妈在水中感到自己的身体不那么笨重。无论是身体还是心情都会放松许多。游泳尽量在孕中期进行，同时注意泳池的卫生条件，最好选择人少的时候，并注意保暖，预防感冒。

伸腿弯腿

这项运动有利于血液循环，防止静脉曲张和腿、脚的水肿。注意，不要让脚趾绷得太直太紧，以免抽筋。

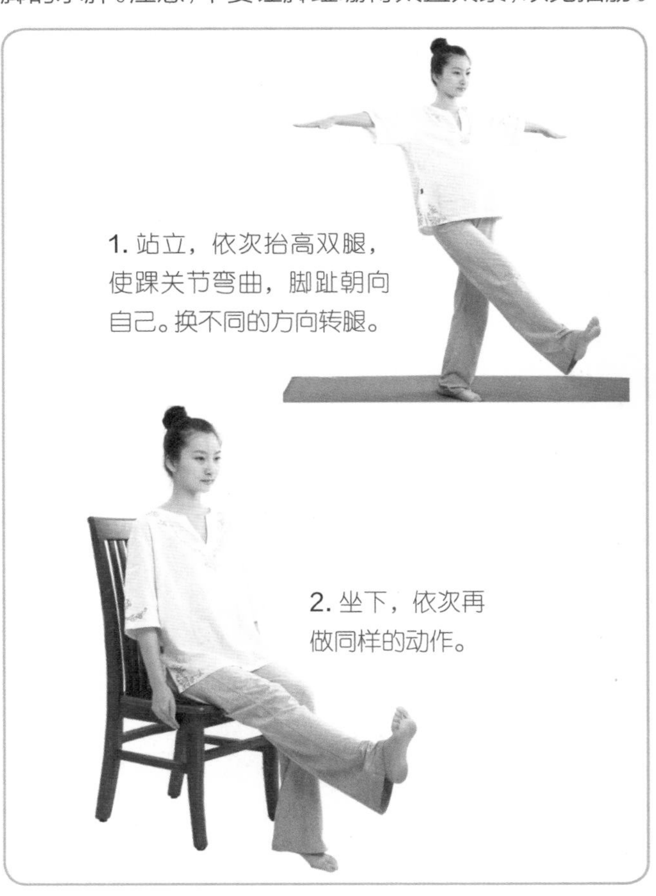

1. 站立，依次抬高双腿，使踝关节弯曲，脚趾朝向自己。换不同的方向转腿。

2. 坐下，依次再做同样的动作。

孕早期（1~12周）												孕中期（13~28周）																孕晚期（29~40周）											
1	2	3	4	5	6	7	8	9	10	11	12	13	14	15	16	17	18	19	20	21	22	23	24	25	26	27	28	29	30	31	32	33	34	35	36	37	38	39	40

你正处于孕6月

准爸爸必看

有些准爸爸在准妈妈怀孕期间，什么活也不让她干，什么运动也不让她做，其实这样对准妈妈的身体健康并不好。

找到胎心的正确位置。听胎宝宝的心跳也是准爸爸的任务之一，所以准爸爸要学会找到胎心的正确位置。有些准爸爸听了好一会也听不到胎宝宝的心跳，不要紧张，只要胎动正常，胎宝宝就没事。

不要过分保护准妈妈

准妈妈怀孕后，特别是在肚子明显扩张的孕中期，准爸爸会特别关心她。有些准爸爸会认为准妈妈活动越少越安全，吃得越多越营养。家务活儿全包下来，什么也不让准妈妈干，甚至有的还不让准妈妈上班，担心被挤着、碰着。其实准妈妈活动过少，会使体质变弱，不仅会导致分娩时产程延长，还不利于胎宝宝的生长发育。因为胎宝宝生长发育需要新鲜空气和阳光照射，长期关在室内对准妈妈和胎宝宝的健康都不利。此外，由于准妈妈营养过剩，会使胎宝宝过大，加上孕期体力活动过少，腹肌收缩力减弱，分娩时产力不足，这正是准爸爸过度保护的结果。

保护不够，不利于胎宝宝发育

有些准爸爸对准妈妈在生活、饮食和家务劳动上很少关心，特别是精神上的关心和体贴不够。有的甚至施加精神压力，经常对怀孕的准妈妈说："这回可一定给我生个大胖小子。"害得准妈妈吃不香、睡不实，精神长期处于紧张和压抑的状态，这对准妈妈的伤害很大，易引起早产。还有些准爸爸缺乏自制力，在孕早期和孕后期性生活不加节制，也不利于胎宝宝的发育。如果准爸爸有这些行为，都要改正。

听听胎宝宝的心跳

准妈妈去医院做产检时，能听到胎宝宝的心跳。但是大部分医院产科都不允许准爸爸进去。

孕18周左右，准爸爸可以买一个听诊器，在家就能听到胎宝宝的心跳。到了24周后，准爸爸用耳朵贴着肚皮也可以听到胎宝宝的心跳声。孕14周以后，胎宝宝的心跳为每分钟140次左右，以后保持在每分钟120~160次。如果准爸爸听到了心跳声，可以找个秒表屏住呼吸来数一数胎宝宝的心跳声。

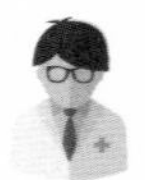

专家答疑

如何区分胎动和心跳声？

准妈妈去做产前检查时，可以让医生帮助确定好胎心的位置，回到家后，准妈妈可倚靠在沙发里，双腿自然放好，准爸爸直接拿听诊器贴上去仔细听，就能听到小宝宝的心跳啦！不过，准爸爸有时会把子宫动脉的跳动声与胎心跳动相混，但子宫动脉和准妈妈的脉搏次数是一致的，听时要注意区分。还有些准爸爸会把胎宝宝的胎动声和心跳声弄错，嗡嗡的声音是胎宝宝的胎动，铿锵有力的怦怦响声才是心跳声。

孕6月胎教

统计表明，如果胎宝宝在妈妈肚子里就开始接受教育，出生后的宝宝思维反应敏捷，接受能力强，学习成绩优秀。

做胎教不要太频繁。胎宝宝也有作息规律，无休止的胎教会累坏胎宝宝，不利于宝宝发育。因此，各种胎教应相互交替，给胎宝宝一定的休息时间，最好选在傍晚或者睡前的休息时段进行。

给宝宝一个爱的环境

早晨起来后，对胎宝宝说一声“早上好”，告诉他早晨已经到来了。打开窗帘，太阳升起来了，这时可以告诉宝宝：“今天是一个晴朗的好天气。”总之，可以把生活中的一切都对胎宝宝叙述，让他感受到爸爸妈妈无处不在的关爱。

做一个简单的小手工

家中有没有闲置的牛仔裤？那就用它来做个小手工吧！准妈妈要充分发挥自己的创造性，这将会是一次非常有意义的美学胎教体验。剪下牛仔裤的2条裤腿，其余缝合。用裤腿做包带，安上拉链，一个牛仔包就做好了。还可以用剩余的布料做几个内兜。用珠片、纽扣、花朵和丝巾等装饰一下更好看。这个小包包，既可以自己使用，还可以在宝宝出生之后用来装宝宝的一些小物件呢！

脚腕运动——缓解脚部水肿

1. 坐或躺在床上，同时向右摇摆双脚，活动脚腕。

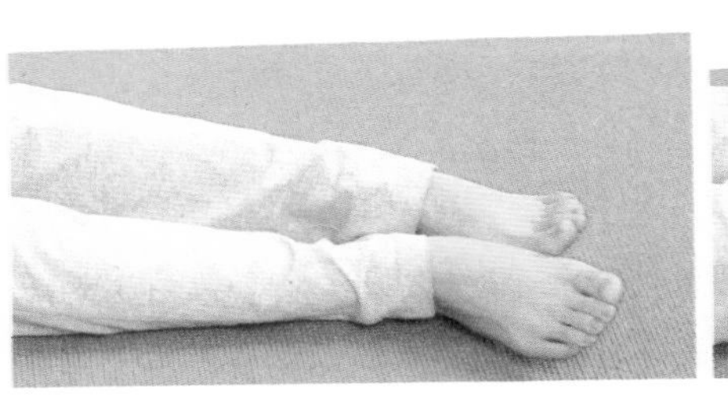

2. 再向左活动双脚。

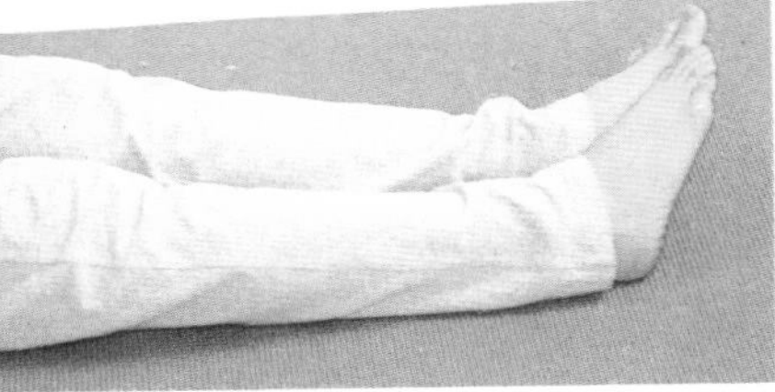

3. 躺在床上，一条腿屈起，一条腿搭在上面，然后换腿。这样可增加血液回流。

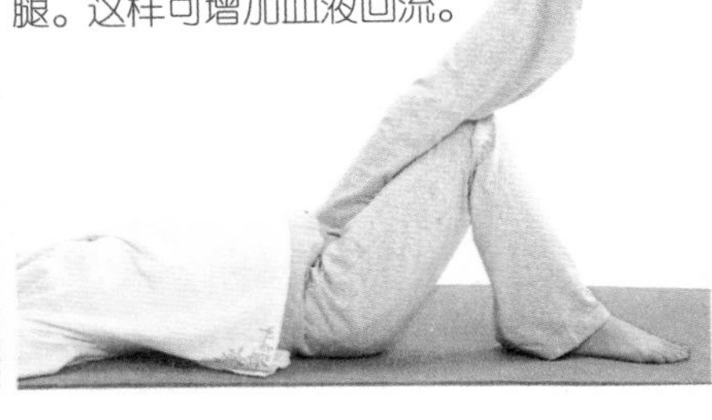

名画欣赏：《划船》

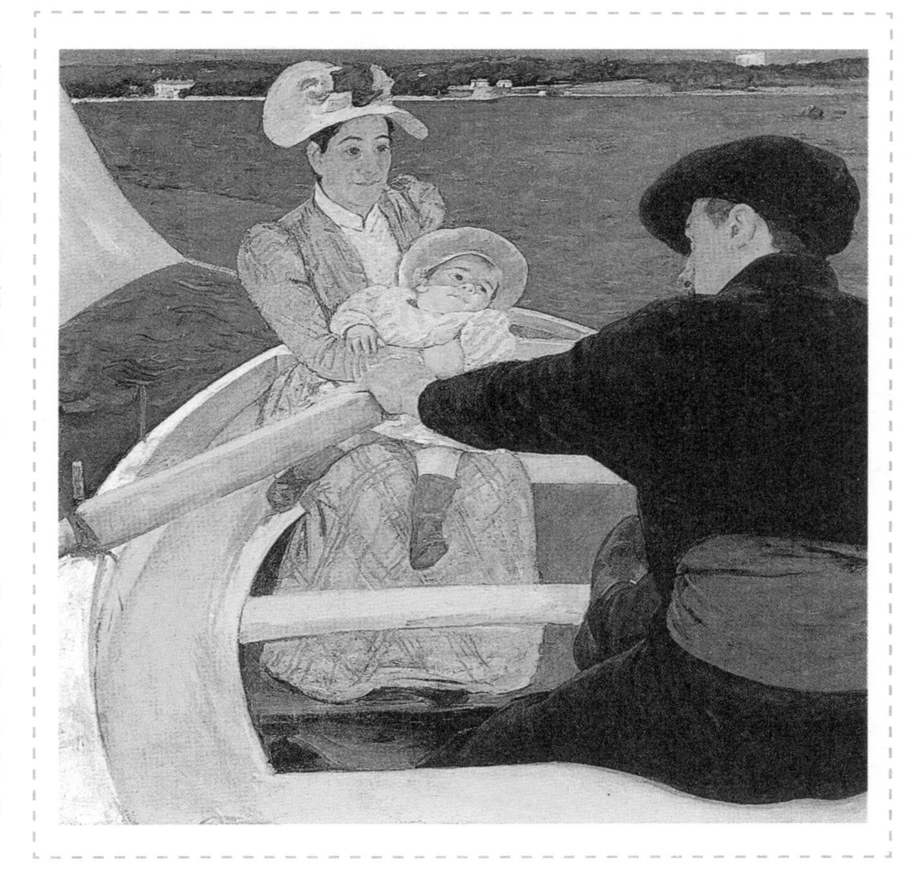

美国女画家玛丽·卡萨特的名画《划船》描绘了带孩子出游泛舟的情景。画面里的男人背对观众，妇女膝上的孩子正惬意地享受假日的阳光，蓝色的水面上，船儿正往外驶去……观众好像能感觉到船桨激起的水声和柔和的微风。因为汲取了日本版画的特点，构图上采用高视平线的角度来安排人物，使观众感到自己也成为了船上的一名游客，一起乘舟享受这惬意的时光。

妈妈在听，宝宝在长

《G大调弦乐小夜曲》那愉悦、美妙的旋律，熟悉和亲切的感觉，可以使准妈妈很快融入其中，从而使心灵得到洗涤、净化。准妈妈也可以通过小夜曲向胎宝宝表达你那满满的爱意，还可以轻轻抚摸腹部告诉他，你将永远爱他。

轻柔地抚摸宝宝

从孕20周开始，准妈妈可以倚靠在床上或坐在沙发上，全身放松，用手捧着腹部，从上而下，从左到右，反复轻轻抚摸。在抚摸时，应该注意胎宝宝的反应，如果胎宝宝对抚摸刺激不高兴，就会出现躁动或用力蹬踢，准妈妈则要立即停止抚摸。如果胎宝宝在准妈妈的抚摸下，出现轻轻地蠕动，则表示胎宝宝感到很舒服，很满意。抚摸胎教应每天2次，每次5~10分钟，在固定的时间进行最好。一般在孕早期以及临近预产期不宜进行抚摸胎教。

随时随地的知识讲座

知识从生活中来，准妈妈可以随时随地和胎宝宝对话，使胎宝宝得到更多的生活常识。比如：糖是甜的，盐是咸的，面粉可以做成我们吃的面条、馒头，还可以去除油污，胡萝卜可以擦洗灶台和抽油烟机，锡纸可以打磨菜刀，阿司匹林放入水中可以使花瓶里的鲜花开得更长久，客人来了要先给客人沏茶……是不是很简单呢？

孕早期（1~12周）												孕中期（13~28周）																孕晚期（29~40周）											
1	2	3	4	5	6	7	8	9	10	11	12	13	14	15	16	17	18	19	20	21	22	23	24	25	26	27	28	29	30	31	32	33	34	35	36	37	38	39	40

你正处于孕6月

常见不适与用药

本月用药要注意，如果准妈妈患妊娠高血压，切忌随意服药。因为有些降压药在孕期服用会影响胎宝宝在宫内生长发育，甚至造成胎宝宝畸形。

本月，准妈妈进入不适高发期。孕期的不适是让准妈妈最头疼的问题，而本月不适症状比以前更加明显。下面就简单教你几招应对腿部抽筋、手腕刺痛等常见不适的方法，帮助你将这些不适状况降到最低程度。

应对腿抽筋要对症

腿抽筋了，准妈妈要根据不同的原因采取不同的对策，这样就能很快解除痉挛而止痛。

低钙血症引发的腿抽筋。为预防缺钙，准妈妈平时要注意多吃含钙丰富的食物，如牛奶、芝麻、排骨、虾皮、海带等。在补钙的同时，还要注意保证饮食中维生素D的摄入。准妈妈应多晒太阳，促进钙的吸收和利用。可以适当选择钙剂作为辅助补充。孕期每天补充钙片剂量视饮食情况而定，需要注意的是，不同的产品含钙量不同。

饮食因素引发的腿抽筋。准妈妈饮食应该讲究营养的均衡摄入，忌暴饮暴食。多食用富含维生素C的水果或饮用橙汁等以促进钙的吸收。

过度劳累引发的腿抽筋。临睡前用40℃左右的热水泡脚10分钟，泡脚的盆要深一些，水要多一些，最好超过脚脖子，可起到舒筋活血、解除痉挛的作用。

寒冷因素引发的腿抽筋。冬天准妈妈可以穿上干净的棉袜睡觉，夏天不要直接对着小腿吹冷气。

睡眠姿势引发的腿抽筋。准妈妈睡觉时采取左侧卧位，可以改善腿部血液循环。白天适量做一些体育锻炼，增进血循环，减少抽筋的发生。

知识链接

腿部抽筋多发生在夜间

到了孕中期，许多准妈妈都有过夜间腿抽筋的经历，这种感觉可不好受。腿部抽筋通常发生在夜间，引起小腿抽筋的主要原因是缺钙。准妈妈久坐或由于受冷、受寒、疲劳过度等也是发生下肢痉挛的原因。妊娠后期子宫增大，使下肢的血液循环运行不畅，也会导致腿部抽筋的发生。

按摩小腿缓解腿抽筋

若准妈妈发生抽筋，准爸爸可以帮助准妈妈轻轻按摩小腿，或者让准妈妈坐在床上，伸直双腿，准爸爸一手握住准妈妈脚踝，一手握住准妈妈脚掌，向上弯曲，使脚跟向外，可缓解抽筋。也可以常用湿热毛巾热敷小腿，能预防和缓解准妈妈小腿抽筋。

温水泡脚能促进血液循环，缓解腿抽筋时的疼痛。

胎盘前置 5 大注意

避免搬重物	孕中晚期，生活细节要多小心，不宜搬重物或让腹部用力
有出血症状应立即就诊	有出血症状时，不管出血量多少都要立即就诊，如果遇上新的产检医生，也应主动告知有胎盘前置的问题
注意胎动	每天留意胎动是否正常，如果觉得胎动明显减少时，需尽快就医检查
挑选合适的产检医院	最好选择较大的综合性医院并请专家产检，一旦发生早产、大出血等问题，可以立即处理
不可过度运动	过度运动也可能引发胎盘前置、出血或其他症状

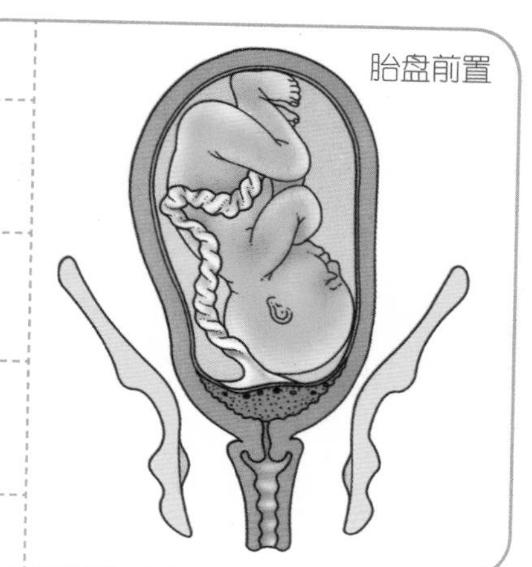

胎盘前置要注意出血症状

胎盘前置是胎盘附着在子宫下段或宫颈口处，极容易引起胎盘剥离或早产。其主要症状是阴道出血，此种出血不伴随疼痛感，因此很容易被准妈妈忽视。怀孕期间如有不明原因的出血，都应该就医检查确认原因。另外，通过超声波检查确诊为胎盘前置的准妈妈，只要不做剧烈运动，一般到32周之后会随着子宫位置的上升而有所缓解。如果32周之后，情况没有好转，准妈妈就要特别注意预防贫血、大出血和早产。

耻骨疼要适当运动，别站太久

从孕7~10周开始，准妈妈的卵巢会分泌一种特殊的激素——松弛素，并且随着孕周的增加而增多，它会使准妈妈的关节松弛，让骨盆尽量增大，为胎宝宝的顺利分娩做准备。如果胎宝宝偏大，会造成对耻骨处关节的压力，使疼痛加剧。等宝宝出生后，松弛素水平会迅速降低至消失。很多准妈妈会从孕6月开始感觉到耻骨疼痛，待生完宝宝之后，疼痛就消失了。

如果准妈妈耻骨分离严重，分娩时要提前告诉医生。

手腕刺痛只是暂时的

有些准妈妈会发现手指和手腕有一种刺痛麻木的感觉，有时从手腕到整个肩膀都感觉疼痛，手使不上力、握不紧拳，这就是“腕管综合征”。腕管综合征多在夜间发病，睡前用热毛巾热敷或将双手放在温热水中浸泡10分钟，每天1~2次，可减轻局部刺激和疼痛。由于孕期腕管综合征是体内激素的变化引起的，待宝宝出生后，体内激素恢复正常，腕管综合征也会得到有效缓解。

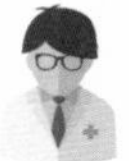

专家答疑

如何有效缓解腕管综合征？

准妈妈应注意白天不要太劳累，不要提重物，减少手的活动量。如果准妈妈感觉疼痛特别厉害，可以咨询医生是否可以针灸，不可自行服药。准妈妈用电脑时多注意手的姿势，上班时升高办公椅，让手腕能垂下来放在办公桌上，打字的时候手腕比手指高；拿鼠标时让手腕自然放平，稍稍向下弯曲一些，或者在手腕下面垫一个腕托。

孕7月(25~28周)

孕7月的胎宝宝已经很大了，而且生长速度依然很快，这时的你体态丰满，孕味十足。当你在户外散步时，胎宝宝能感受到明暗的变化。当你和准爸爸聊天时，胎宝宝也能听到你们的声音。胎宝宝也很渴望与你们一起交流互动。当准爸爸趴在你肚子上听胎宝宝的心跳时，胎宝宝有时还会轻轻踢一脚呢！由于胎宝宝越来越大，你的孕期生活也变得有些辛苦了，但所幸，你和胎宝宝都会平静度过这段时间。

胎宝宝变化

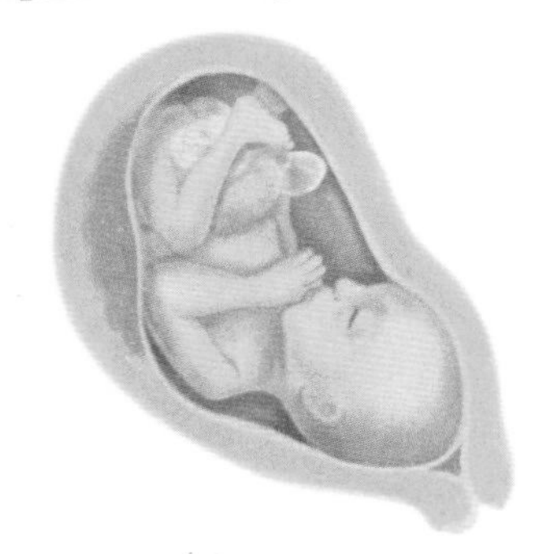

第25周 大脑发育高峰期：现在胎宝宝的体重稳定增长，皮肤很薄而且有皱纹，全身覆盖着一层细细的绒毛。胎宝宝的大脑细胞迅速增殖分化，体积增大，进入了大脑发育高峰期。

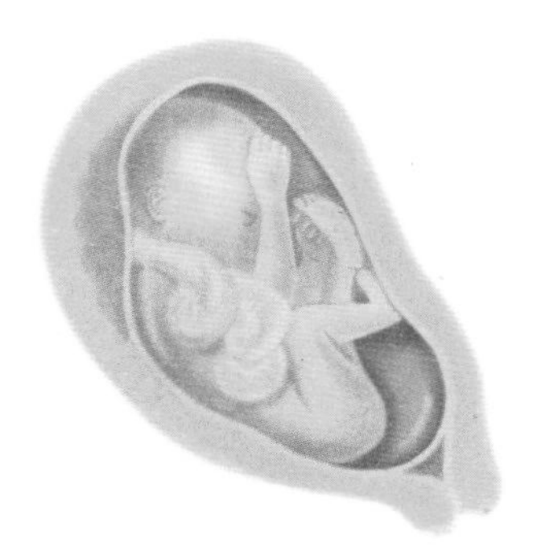

第26周 味蕾正在形成：胎宝宝不喜欢强光，视觉也有了很大的发展。胎宝宝舌头上的味蕾正在形成。长大的胎宝宝还会不时把自己的大拇指或其他手指放到嘴里去吮吸。

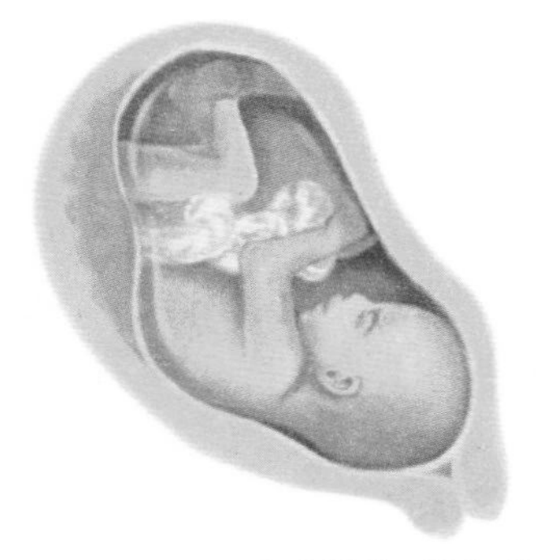

第27周 听觉系统发育完全：到本周胎宝宝的听觉系统已经发育完全，对外界的声音刺激有了更为明显的反应。气管和肺部还未发育完全，但是呼吸动作仍在继续。

妈妈寄语

每天感受着胎宝宝的变化，体会做准妈妈的幸福和喜悦，加倍努力，信心满满走完剩下的孕育之旅。

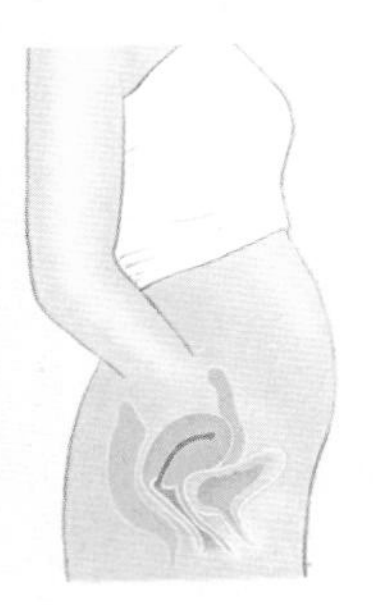

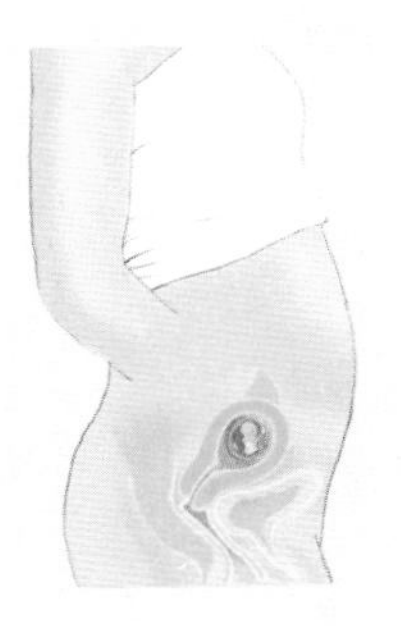

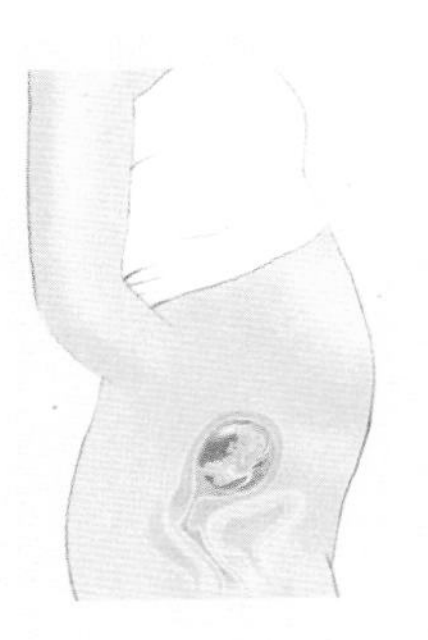

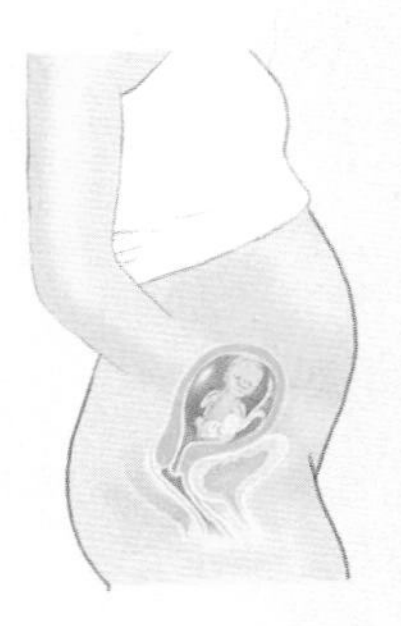

1 2 3 4 5 6 7 8 9 10 11 12 13 14 15 16 17 18 19 20

孕早期(1~12周)

孕中期(13~28周)

准妈妈变化

准妈妈的大肚子已经成了一个醒目的标志，为了保持平衡，走路呈现出特有的姿态，就像威武的将军。腹部可能会有紧绷感，用手触摸感觉腹部发硬，持续几秒就会消失。

准妈妈的感觉：随着肚子越来越大，你感觉到行动有些不方便了。胎宝宝胎动次数减少，但是幅度可能增大了，常常会在肚子上看到凹凸不平的胎动“痕迹”。准妈妈会觉得更加疲倦，睡眠也变差了。

激素促使身体变化：受孕激素的影响，你的乳房开始分泌黄色乳汁。脸上和身上的斑纹也更加明显，身上的体毛也会变得更粗、更黑。不过不用过于担心，这些都会在生完宝宝后恢复正常。

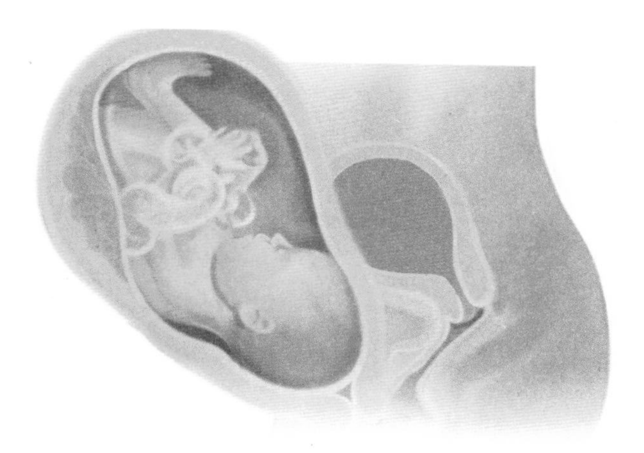

第28周 有睡眠周期，会做梦：本周末，体重增加到1千克以上，几乎占满整个子宫，皮下脂肪层还在继续积累。胎宝宝脑神经细胞树突的分支活跃度增加，大脑皮层出现特有的沟回，并形成了自己的睡眠周期，还会做梦。肺叶还没发育完全，但已经在努力练习呼吸了。

体重管理

预防妊娠高血压综合征、妊娠糖尿病

这个月小家伙长到32厘米，体重约1千克，有一个柚子那么大了。从这个月开始，准妈妈的体重增长会很迅速，一直到分娩，体重有可能增加5~6千克。

怀孕期间体重增加过快，容易发生妊娠高血压综合征和妊娠糖尿病，从而导致巨大儿、新生儿低血糖、低血钙等风险的发生。而且也不利于分娩和新妈妈产后恢复身材。

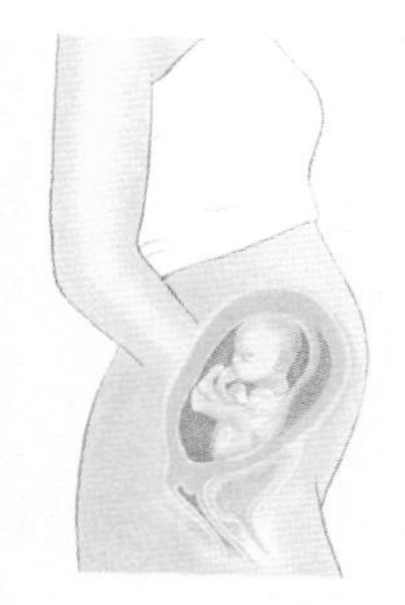
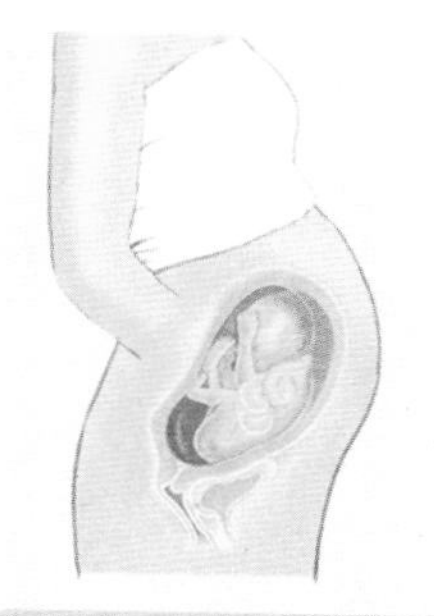
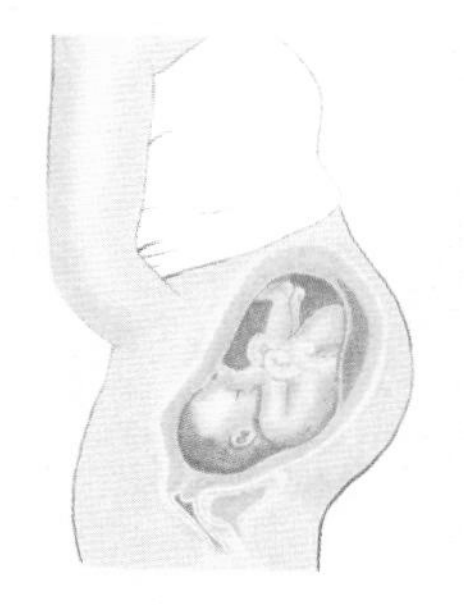
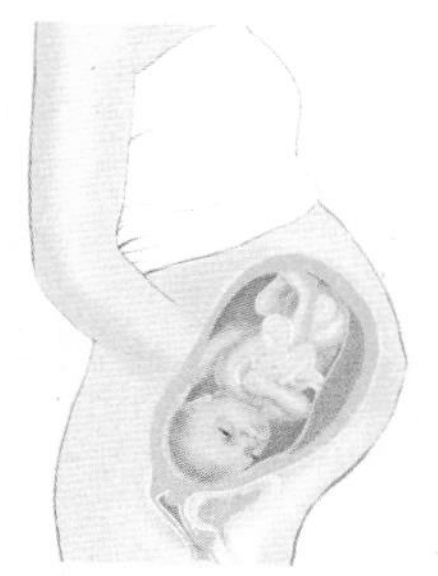
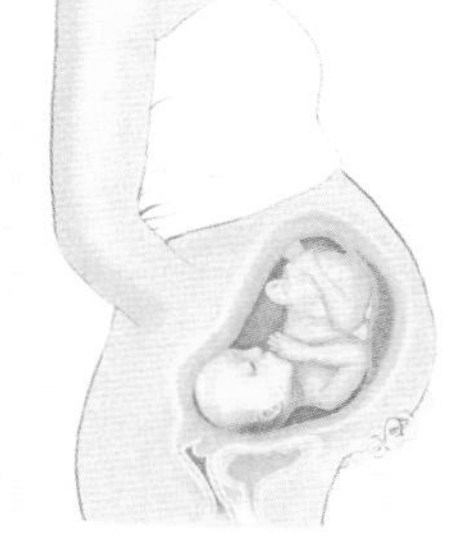

21 22 23 24 25 26 27 28 29 30 31 32 33 34 35 36 37 38 39 40

孕晚期（29~40周）

孕早期(1~12周)	孕中期(13~28周)	孕晚期(29~40周)
1 2 3 4 5 6 7 8 9 10 11 12	13 14 15 16 17 18 19 20 21 22 23 24 25 26 27 28	29 30 31 32 33 34 35 36 37 38 39 40

你正处于孕7月

本月产检

本月产检重点项目是妊娠糖尿病检查。妊娠糖尿病的早期症状很轻微，很难察觉到，所以准妈妈一定要重视检查。

妊娠糖尿病检查一般在孕24~28周之间进行。如果检查出妊娠糖尿病，在孕晚期就要控制饮食，增加运动量，每周检查血糖。准妈妈即使出现了妊娠糖尿病，如果加以控制，大多数能在产后恢复正常糖代谢功能。

妊娠糖尿病检查

妊娠糖尿病是指在怀孕前未患糖尿病，而在孕期出现高血糖的现象。妊娠糖尿病检查一般在早上进行。检查前需要空腹12小时，一般抽血前1天晚上10点之后不再进食。检查当天早晨，不能吃东西、喝饮料、喝水。喝葡萄糖粉的时候，准妈妈要尽量将糖粉全部溶于水中，5分钟内喝完。

50克葡萄糖筛查试验(GCT)

不同的医院测试方法会有所不同，但基本上都会要求筛查前空腹12小时，让准妈妈将50克葡萄糖粉溶于200毫升温水中，5分钟内喝完，从喝第1口开始计时，1小时后抽血查看葡萄糖的浓度。喝完之后最好多走动走动，这样有利于能量消耗，能帮助降低血糖的浓度。如果倒糖粉时不小心洒了一些或喝的过程中洒了一部分糖水，会影响检测的正确性，建议改天重新检查。

此外，抽血的时间也要把握好，如果准妈妈是8点开始喝葡萄糖水，那9点就需要抽血。抽血结果一般当天就可以拿到。

姓名: NAME: 性别: SEX: 女 年龄: AGE: 岁 临床诊断: CLI. IMP: 编号: LAB. NO:
科别: DEPT.: 床 号: BED NO: 住院/门诊号: I.P./O.P. NO: 标本: SPECI.:

分析项目		结果	参考范围	单位
服糖后1小时	Glu	8.93	<7.8	mmol/L

血糖值≥7.8毫摩尔/升为异常，需进一步做75克葡萄糖耐量试验(OGTT)。

75 克葡萄糖耐量试验（OGTT）

50克葡萄糖筛查试验时如果结果异常，准妈妈要再进行75克葡萄糖耐量试验。准妈妈在检查前3天要避免摄入高糖分的食物，75克葡萄糖耐量试验也要在早上空腹采血检查，然后口服葡萄糖。喝糖水时也不要喝太快，要慢慢喝，喝完之后多走动。从喝第1口时开始计时，1小时、2小时后抽血查血糖，正常值标准为：空腹小于5.1毫摩尔/升、1小时小于10.0毫摩尔/升、2小时小于8.5毫摩尔/升，其中有2项以上大于或等于正常值，则可诊断患有妊娠糖尿病；如果仅1项大于或等于正常值，则诊断为糖耐量异常。

一次就通过的小秘密

很多准妈妈在做耐量检查时，都会出现通不过的问题。事实上，这不是准妈妈有问题，而是前一天吃了过甜的甜食，比如西瓜、鲜榨果汁等。因此，在检查前几天要适当控制糖分的摄入，但也不要一点甜东西都不吃，不然就反映不出真实结果了。

检验报告单

姓名：NAME: 性别：SEX: 女 年龄：AGE: 岁 临床诊断：CLI. IMP: 编号：LAB. NO:

科别：DEPT.: 床号：BED NO: 住院/门诊号：I.P./O.P. NO: 标本：SPECI.:

分析项目		结果	参考范围	单位
糖耐量空腹	Glu	4.84	<5.1	mmol/L
服糖后1小时	Glu	8.85	<10	mmol/L
服糖后2小时	Glu	8.13	<8.5	mmol/L

糖耐量空腹：正常情况下，空腹血糖值<5.1毫摩尔/升，如果低于2.8毫摩尔/升，就是低血糖了。

服用后1小时：口服葡萄糖后1小时内血糖水平会迅速上升，但要<10.0毫摩尔/升。

服用后2小时：服用后2小时血糖<8.5毫摩尔/升。

孕早期(1~12周) 孕中期(13~28周) 孕晚期(29~40周)

1 2 3 4 5 6 7 8 9 10 11 12 13 14 15 16 17 18 19 20 21 22 23 24 25 26 27 28 29 30 31 32 33 34 35 36 37 38 39 40

你正处于孕7月

营养与饮食

这个月，胎宝宝的生长速度依然很快，感觉系统显著发达起来，此时是胎宝宝智力增长的关键时期，需要优质营养的供给。

适当增加B族维生素、脂肪、蛋白质和矿物质等的摄入。多吃些核桃、芝麻、花生等健脑食品，以及豆类和谷类等五谷杂粮，这样能为胎宝宝提供充足、均衡的营养。

孕7月营养饮食指导

本月，准妈妈会面临血压偏高的风险，在饮食方面需要额外小心。日常饮食以清淡为佳，不宜多吃动物性脂肪，减少盐分的摄入量，忌吃咸菜、咸蛋等盐分高的食品。

同时，应保持饮食的多样化。这样做可以保持营养的全面摄入，同时也可以保证人体所需的各种维生素和矿物质。必须充分摄取蛋白质，多吃鱼、瘦肉、牛奶、鸡蛋、豆类等。

准妈妈在食用绿叶蔬菜时，最好采用凉拌、快炒等方式，以减少维生素在烹饪过程中的流失。

不要单一吃红薯

红薯不宜做主食单一食用，一是由于蛋白质含量较低，会导致营养摄入不均衡；二是如果食用红薯过量，会引起腹胀、胃灼热、反酸、胃疼等不良反应，所以建议准妈妈主食最好以大米、馒头、粗粮为主，辅以红薯。

本月重点营养素

蛋白质

准妈妈补充蛋白质既满足自身需要，又对胎宝宝大脑发育非常重要。孕7月，准妈妈对蛋白质的需要量与上月类似，每天摄入**70~85克**即可。每天摄取动物性蛋白质和植物性蛋白质各占一半较好。前者如肉类、乳制品等，后者如豆类、谷类、坚果等。此外，因营养不良引起水肿的准妈妈，更要注意优质蛋白质的摄入。

水

准妈妈每天都不能忽视对水的补充。只有水分充足，才能加速各种营养物质在体内的吸收和运转，更好地把营养输送给胎宝宝。准妈妈每天的饮水量为1 200毫升，即每天**6~8杯水**。如果饮食中有汤粥等，饮水量可相应减少。有水肿或患有心脏、肝、肾等疾病的准妈妈，应在医生指导下饮水。

特别关注 孕7月不宜吃什么

• 不宜太贪嘴

平时准妈妈要避免吃太甜的食物及含有人工甜味剂和人造脂肪的食物，包括白糖、糖浆及朱古力、可乐或添加人工甜味素的果汁饮料、含糖花生酱等。

• 不宜吃刺激性食物

若此时准妈妈常吃芥末、辣椒、咖喱等刺激性食物，容易给胎宝宝带来不良刺激。而且，准妈妈常吃会加重口干舌燥、心情烦躁等症状。

• 不宜忽略食品说明书

仔细看过说明再购买食品。怀孕之前可能去超市里想吃什么就买什么，怀了胎宝宝之后就要养成看过成分再买的习惯了。

• 不宜过量食用荔枝

荔枝属于热性水果，过量食用容易产生便秘、口舌生疮等上火症状，而且荔枝含糖量高，易引起血糖过高。

脂肪

准妈妈本月每天的脂肪摄入量为**60克**，每天2个核桃、25克植物油再加上肉、蛋、奶中所含的脂肪基本就可以满足了。准妈妈一般从以下食物中摄入脂肪：各种油类，如花生油、豆油、菜油、香油等；肉类，如牛肉、羊肉、猪肉、鸡肉等；蛋类，如鸡蛋、鸭蛋等；坚果类如花生、核桃、芝麻等。

卵磷脂

卵磷脂能够保障大脑细胞膜的健康和正常运行，是胎宝宝非常重要的**益智营养素**。含卵磷脂多的食物包括：蛋黄、大豆、谷类、小鱼、动物肝脏、鳗鱼、玉米油、葵花子油等，但营养较完整、含量较高的还是大豆、蛋黄和动物肝脏。

B族维生素

B族维生素除了已经强调过的叶酸外，还有“好几位”重要成员。如维生素B_1、维生素B_2、维生素B_6、维生素B_{12}及烟酸、泛酸等。由于受到孕期激素的影响，准妈妈往往情绪波动比较大，B族维生素能够缓解准妈妈的紧张情绪，促进胎宝宝神经系统、大脑、骨骼及各器官的生长发育。

维生素B_1的食物来源：小麦粉、燕麦、大豆、小米、花生、猪瘦肉、羊肉、牛奶等。

维生素B_2的食物来源：奶类及其制品、动物肝脏与肾脏、蛋黄、茄子、鱼、芹菜、柑橘、橙子等。

维生素B_6的食物来源：动物肝脏与肾脏、大豆、糙米、蛋类、燕麦、花生、胡桃等。

维生素B_{12}的食物来源：动物肝脏与肾脏、牛肉、猪肉、鸡肉、鱼类、蛤蜊、蛋类、乳制品等。

选对食物预防焦虑

食物是影响情绪的一大因子，选对食物的确能提神，安抚情绪，准妈妈不妨在孕期多摄取一些富含B族维生素、维生素C、镁、锌的食物及深海鱼等，通过饮食的调整来达到抗压及抗焦虑的功效。

可以预防孕期焦虑的食物有：鸡蛋、牛奶、空心菜、菠菜、番茄、豌豆、红豆、香蕉、梨、葡萄柚、木瓜、香瓜和深海鱼、优质肉类、坚果类、谷类、柑橘等。

宜熟吃、汆烫吃和生吃的蔬菜

为了能够健康地、最大程度地利用蔬菜中的营养，准妈妈可以根据某种蔬菜的营养成分，来决定这种蔬菜的吃法。

熟吃	含有淀粉的蔬菜，如土豆、芋头、山药等必须熟吃，否则其中的淀粉粒不破裂，人体无法消化；含有大量的皂苷和血细胞凝集素的扁豆和四季豆，食用时一定要熟透变色；无论是凉拌还是烹炒，豆芽一定要煮熟才能吃
汆烫吃	十字花科蔬菜，如西蓝花、花菜等含有丰富的膳食纤维，汆烫过后口感更好，也更容易消化；菠菜、竹笋、茭白等蔬菜含有较多的草酸，而草酸会干扰人对钙的吸收，汆烫一下可以去掉一部分草酸；芥菜含有硫代葡萄糖苷，汆烫一下，水解后生成挥发性芥子油，味道更好，且能促进消化吸收；而莴笋、荸荠生吃之前最好先削皮、洗净，开水汆烫后再吃
生吃	胡萝卜、白萝卜、番茄、黄瓜、大白菜心等蔬菜，富含水溶性的维生素C和B族维生素，生吃不损失营养。生吃时最好选择无公害的绿色蔬菜和有机蔬菜。准妈妈可以自制蔬菜汁，也可以切块加上醋、盐、橄榄油凉拌

“糖妈妈”要注意餐次分配

“糖妈妈”在饮食上要多加注意。建议少食多餐，将每天应摄取的食物分成5~6餐，特别要避免晚餐与隔天早餐的时间相距过长，所以睡前可有1次加餐。

“糖妈妈”应注重蛋白质摄取

如果在孕前已摄取足够营养，则妊娠初期不需过多增加蛋白质摄取量，每天可同孕前一样或最多增加5克即可，孕中期、晚期每天需增加蛋白质的量各为15克、25克。蛋白质补充一般靠摄入高蛋白质的食物，如蛋、牛奶、深红色肉类、鱼类及豆浆、豆腐等豆制品。

每天喝至少2杯牛奶，以获得足够钙质，但不可以把牛奶当水喝，以免体重增加或影响其他食物摄入。

“糖妈妈”多摄取膳食纤维

在可摄取的分量范围内，多摄取高膳食纤维食物，如以糙米或五谷米饭取代白米饭，增加蔬菜的摄取量，限量吃新鲜水果并不喝果汁等，如此可延缓血糖的升高，也比较有饱腹感。吃水果时一定要选择含糖量低的。

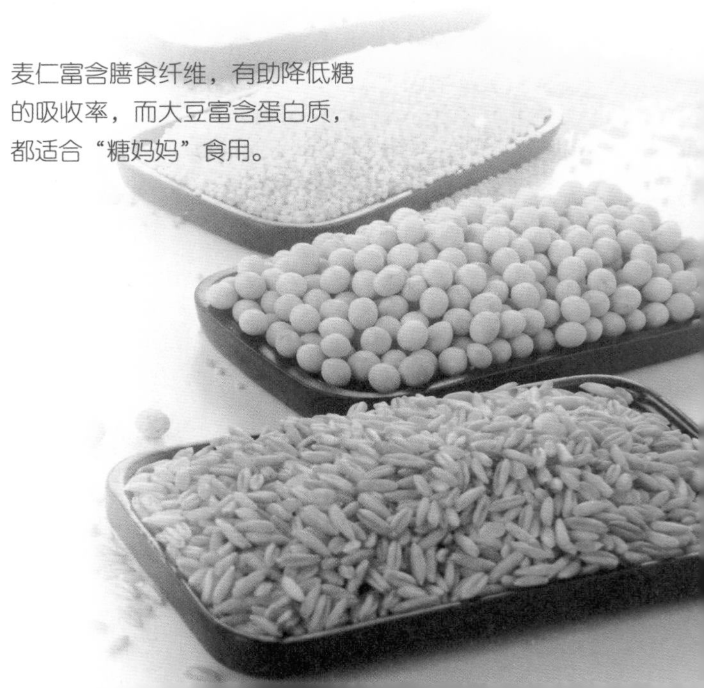

麦仁富含膳食纤维，有助降低糖的吸收率，而大豆富含蛋白质，都适合“糖妈妈”食用。

较胖的准妈妈不要吃猪腰

猪腰含有锌、铁、铜、磷、维生素A、B族维生素、维生素C、蛋白质、脂肪等成分，有健肾补腰、和肾理气、利水的功效。妊娠期肾脏负担增加的准妈妈，应该适当吃些猪腰花以滋补肾脏。但猪腰胆固醇较高，较胖的准妈妈就不要吃了。

准妈妈胆固醇偏高怎么办

胆固醇分为低密度脂蛋白胆固醇（LDL-C）和高密度脂蛋白胆固醇（HDL-C），前者能对动脉造成损害，后者具有清洁疏通动脉的功能。胆固醇偏高的准妈妈要降低LDL-C的含量。准妈妈每周吃2~3次鱼，多吃谷类等富含纤维的食物，有助于降低LDL-C的含量；而每天吃3~4小份番茄、猕猴桃等富含维生素C的蔬果，能提高HDL-C的含量，从而保证血管畅通。

每周吃海鱼不超过2次

海鱼可以为准妈妈和胎宝宝提供优质蛋白、DHA、碘等很多孕期急需的营养素。但近年来由于全球性的海洋污染，很多海域中存在汞等重金属超标的问题。当这类被污染的海鱼吃得太多时，会造成汞的摄入超标。所以现在有很多专家建议每周吃海鱼不超过2次。建议准妈妈在选择鱼时可以按多样化的原则，多种不同种类的鱼轮流选用。既可以提供多样的营养素，又可以减少摄入污染物的可能性。

油炸花生不宜吃

花生有“长生果”的美誉，富含蛋白质、维生素等多种营养成分，孕期吃些花生有利于母子健康。但花生经油炸营养会被破坏，吃后易上火，所以准妈妈最好不吃油炸花生。脾胃虚弱的准妈妈，吃花生时不宜吃黄瓜，否则易导致腹泻。不要吃受潮发霉的花生，因为其中含有黄曲霉菌毒素，易引起中毒性肝炎。

知识链接

清洗猪腰要去除肾上腺

烹饪猪腰前，一定要将肾上腺割除干净。在猪腰的白色纤维膜内有一个浅褐色腺体，那就是肾上腺。由于肾上腺富含皮质激素和髓质激素，准妈妈如果误食的话，可能会诱发妊娠水肿、妊娠高血压或糖尿病等疾病。所以，猪腰外面的那层白色的膜一定要先摘掉再烹饪。另外，猪腰切片后可用葱姜汁浸泡，以去除臊味。

体重超标就不要吃零食

整个孕期准妈妈的体重增加11~15千克是比较合适的。而实际上，有些准妈妈在孕7~8月就已经增加了12.5千克，甚至15千克，此时，应该在医生的指导下调节饮食，减轻体重。

准妈妈的膳食要保证质量，品种齐全，充分保证营养需要，但同时也不能每天吃大鱼大肉，过量进补。营养需求在孕中期的基础上，适当增加热量、蛋白质和必需脂肪酸的摄入量，适当限制碳水化合物和脂肪的摄入，减少米、面等主食的量，以免胎宝宝过大，对分娩不利。准妈妈如果已经体重超标，就要戒零食，尤其是饼干、糖果、炸土豆片等热量较高的零食。此外，准妈妈还要注意控制糖类食物和脂肪含量高的食物的摄入。

在饮食安排上应以优质蛋白质、无机盐和维生素含量较多的食品为主。特别是还需要摄入一定量的钙。多吃富含膳食纤维的食物，如芹菜、韭菜、玉米面、高粱、豌豆、黄瓜、南瓜、苹果、梨等。

健康食谱推荐

孕7月

一天饮食参考

早餐7点~8点

素蒸饺100克，鸡蛋1个，番茄蘑菇汤1小碗

加餐10点左右

鲜黄瓜汁或西瓜汁1杯，小蛋糕1块

午餐12点~12点半

米饭100克，土豆炖牛肉1份（牛肉100克），黑木耳炒黄花1份

加餐15点

牛奶250毫升，红枣4颗

晚餐18点半~19点

馒头100克，清炒西蓝花1份，大蒜鱼头豆腐汤1碗（鱼头1个）

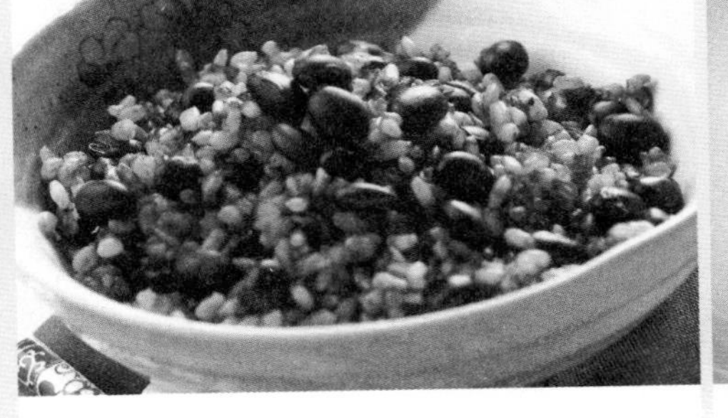

黑豆饭

原料：黑豆、糙米各50克。

做法：❶ 黑豆、糙米洗净，放在大碗里泡几个小时。❷ 将黑豆、糙米、泡米水，一起倒入电饭煲焖熟即可。

功效 糙米表皮含有大量的B族维生素。准妈妈可经常食用，做到营养均衡。

大蒜鱼头豆腐汤

原料：鲢鱼头1个，大蒜50克，豆腐200克，盐适量。

做法：❶ 大蒜洗净，去皮；鱼头洗净。❷ 豆腐、鱼头分别入油锅煎香。❸ 将煎香的豆腐、鱼头与大蒜一起放入锅内，加适量水，小火煲半小时，加入盐调味即可。

功效 鱼头富含卵磷脂、蛋白质、脂肪、钙及维生素B_1等，大蒜鱼头豆腐汤是一款孕期好食谱。

花样主食

豆角焖米饭

原料：大米100克，豆角6个，盐适量。

做法：❶ 大米洗净；豆角择洗干净，切丁，放在油锅里略炒一下。❷ 将豆角丁、大米放在电饭煲里，加入比焖米饭时稍少一点的水焖熟；可根据个人口味适当加盐调味即可。

功效 豆角含有丰富的蛋白质、维生素B_1、维生素B_2等营养素。对宝宝神经、皮肤的发育非常有帮助。

美味汤羹

鸭肉冬瓜汤

原料：鸭子1只，冬瓜50克，姜片、盐各适量。

做法：❶ 鸭子宰杀，处理干净；冬瓜洗净，去瓤，去皮，切厚片。❷ 鸭子放冷水锅中，用大火煮约15分钟，捞出，冲去血沫，放入汤煲内，倒入足量水，用大火煮开。❸ 放入姜片，转小火煲90分钟，倒入冬瓜，煮软，加盐调味即可。

功效 鸭肉含较多蛋白质，冬瓜含钠量低，二者搭配食用，可利湿消肿、消暑降压，还有益于心脏健康。

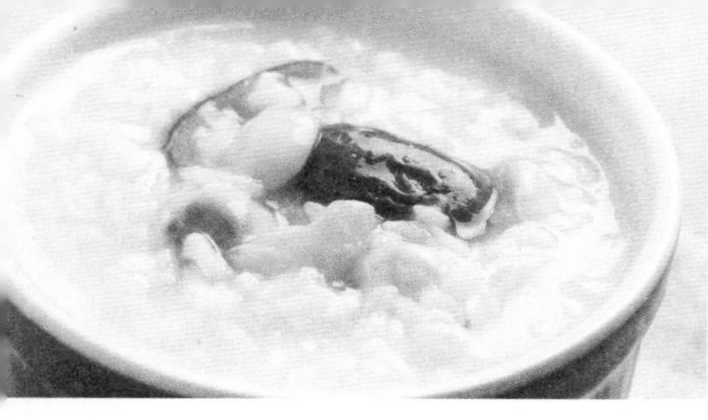

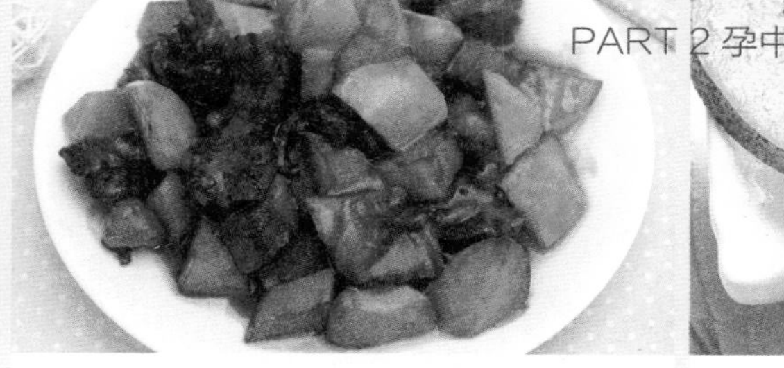

滋补粥

红枣莲子粥

原料：大米80克，红枣3颗，莲子6颗，蜂蜜适量。

做法：❶ 大米淘洗干净；红枣洗净；莲子用温水泡软，去心。❷ 将大米、红枣、莲子放入锅内，加适量水，大火煮开，转小火熬煮成粥，调入蜂蜜即可。

功效 此粥富含碳水化合物，滋补强身，养胃健脾，还可防治缺铁性贫血。

莴笋猪肉粥

原料：莴笋、大米、猪瘦肉各50克，料酒、盐、干香菇、葱花各适量。

做法：❶ 莴笋去皮、洗净，切细丝；干香菇泡发，洗净切丁；大米淘洗干净；猪瘦肉洗净，切成末，放入碗内，加适量料酒、盐，腌10分钟。❷ 锅中放入大米，加适量水，大火煮沸，加入莴笋丝、猪肉末、香菇丁，改小火煮至米烂时，加盐、葱花搅匀即可。

功效 莴笋含膳食纤维、钾、钙、磷、铁等，具有缓解孕期水肿的功效。

营养热炒

土豆炖牛肉

原料：牛肉300克，土豆200克，盐、葱段、姜片、料酒各适量。

做法：❶ 将牛肉洗净，切块；土豆洗净，去皮，切块。❷ 油锅烧热，放入葱段、姜片、牛肉块炒香，加盐略炒，加开水，大火烧开，撇去浮沫。❸ 改用小火焖至牛肉快烂时，加土豆块、料酒，继续焖至牛肉软烂即可。

功效 牛肉含高质量的蛋白质和人体必需的氨基酸，也富含矿物质和维生素。

熘肝尖

原料：鲜猪肝150克，胡萝卜片、黄瓜片、料酒、白糖、酱油、米醋、盐、花椒油、葱花、姜末、蒜片、干淀粉各适量。

做法：❶ 猪肝洗净、切片，加盐、料酒、干淀粉拌匀，入油煎炸，捞出；取小碗，加入料酒、酱油、白糖和干淀粉，兑成芡汁。❷ 油锅烧热，用葱花、姜末、蒜片炝锅，烹入米醋，下胡萝卜片和黄瓜片煸炒片刻；再下入猪肝片，加入芡汁，淋花椒油拌匀即可。

功效 猪肝中营养素的含量高于猪肉，食用猪肝可以防治妊娠期间的贫血。

健康饮品

猕猴桃酸奶

原料：猕猴桃1个，酸奶100毫升。

做法：猕猴桃清洗干净，切成两半，用勺子挖出中间的果肉，放入酸奶杯中即可。

功效 猕猴桃含有丰富的维生素C，而且酸甜可口，可促进准妈妈食欲。酸奶也有助于消化。

冬瓜蜂蜜汁

原料：冬瓜300克，蜂蜜适量。

做法：❶ 冬瓜洗净，去皮，去瓤，切成块，放入锅中煮3分钟，捞出，放入榨汁机中加适量温开水榨成汁。❷ 加入蜂蜜调匀即可。

功效 此饮可帮助准妈妈淡化色斑。冬瓜还能有效去水肿，让准妈妈既健康又美丽。

孕早期（1~12周） 孕中期（13~28周） 孕晚期（29~40周）

1 2 3 4 5 6 7 8 9 10 11 12 13 14 15 16 17 18 19 20 21 22 23 24 25 26 27 28 29 30 31 32 33 34 35 36 37 38 39 40

你正处于孕7月

生活保健

现在一切都要为分娩做准备了，所以准妈妈还需要学习一些分娩技巧和育儿方法，肯定大有裨益。

拍张大肚照留念。马上就进入孕晚期，在外形上你已经是个典型的孕妇了，这个时候别忘了留张大肚照做纪念。现在的你一定满心想的都是宝宝，那就趁现在还方便走动，为宝宝准备一些出生后要用的东西吧。

孕7月拍张大肚照

很多准妈妈都特别渴望拍美美的大肚照，但是只有7个月以后肚子才能又圆又大，拍出来才好看。拍大肚照的最佳时间是孕7~8月。那些心急的准妈妈可以先浏览一下网上的大肚照，提前策划策划要怎么拍。事先要和客服人员沟通并预定时间，一定要选人少的日子去拍，这样不会等太久。

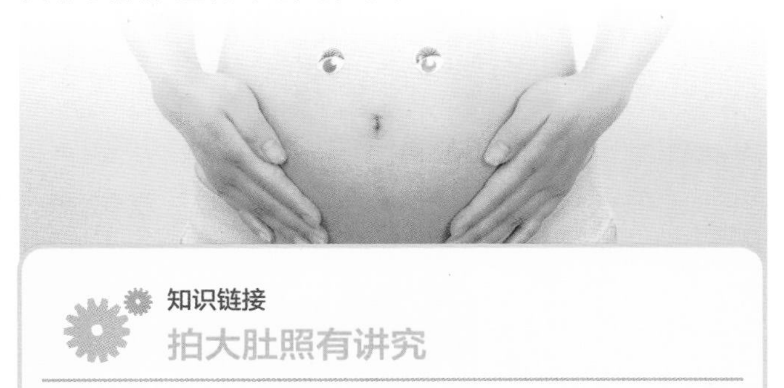

知识链接

拍大肚照有讲究

如果是在夏天拍照，最好是在上午或者傍晚时候拍外景。提前一天将头发洗干净，最好不要绑头发。和化妆师沟通好，只化淡妆，尽量少用化妆品，不要用含铅的化妆品，尤其是不要将唇彩吃到肚子里，并尽量缩短化妆的时间。如果不放心的话，准妈妈可以带上自己习惯用的化妆品。

这样拍大肚照最美

既然是拍大肚照，那一定要拍一组露出大肚子的照片。准妈妈可以带一件准爸爸的大衬衫，只系最上面的3颗纽扣，剩下的部分可以自然垂下，大肚子就会突出来；下身穿上牛仔裤就可以了。也可以穿运动上衣配上运动裤，活脱脱的运动宝贝。为了追求梦幻飘逸的感觉，还可以带一条长长的裙子，“孕”味十足。

准妈妈拍照时最好多拍侧身照，这样可以凸显准妈妈的腹部轮廓。拍照时，根据摄影师的指导做一些简单的姿势即可，手可以自然叉腰或抱腹，或者拿一些简单的道具，但不要追求高难度动作，时间也不宜太长。准爸爸最好也加入，拍几张幸福的全家福。

肚皮上能画彩绘吗

有些摄影师为了视觉效果，会在准妈妈肚皮上画彩绘，如果不能确定彩绘涂料的质量，准妈妈最好不要在肚皮上画彩绘。一旦涂料有问题，就可能会影响胎宝宝的发育。或许准妈妈会担心拍照时闪光灯会对肚子里的胎宝宝有影响，其实照相是利用自然光或灯光，把进入照相机镜头的人或景物感光到底片上。在整个拍摄过程中，照相机不会产生有害射线，自然光或灯光也不会对身体造成危害。

孕妇课堂教什么

孕产课程	①怀孕期间准妈妈的身体变化、胎宝宝的变化。②怀孕期间的营养。③怀孕期间的运动。④孕期的安全问题。⑤孕期的不适及对策。⑥产前检查项目和内容，如何根据自己的情况合理消费。⑦做胎教的各种方法。⑧微量元素检测。⑨分娩的过程，应付阵痛的方法。⑩产后注意事项，包括坐月子和产后恢复。⑪新生儿用品的选择
育儿课程	①母乳喂养方法。②新生儿日常护理，如洗澡、换尿布、抱宝宝的方法等。③婴儿抚触方法。④新生儿常见病的预防和护理。⑤新生儿意外情况应对

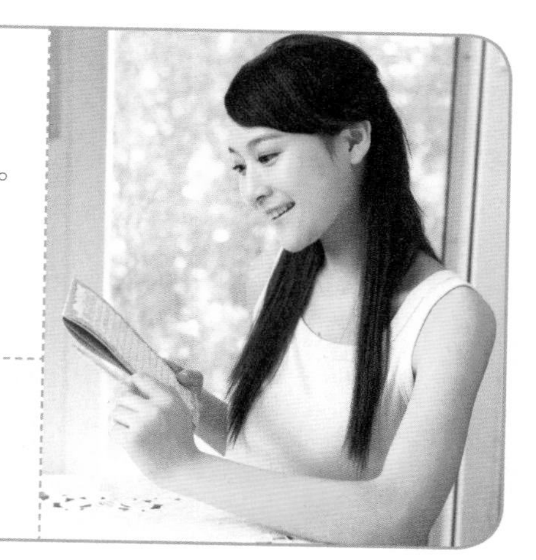

上孕妇课堂的时间

一般社区的医院或妇幼保健院都有孕妇课堂，也可以在网上查找本地区有哪些母婴中心有这种课程。大部分准妈妈是在孕7月时开始上课，可能认为这样记得牢，上太早的话怕用时就忘记了。正规的孕妇课堂都有固定的课程安排，一般会上6~12周，每周上1~2节课，正好可以在分娩前一周左右上完。准妈妈可以根据自己的时间选择课程。

控制血糖水平，饮食是关键

饮食调整的原则是在控制总热量的前提下，做到营养全面均衡，少食多餐。避免高糖食品，注意维生素、铁、钙的补充。水果的补充最好在两餐之间，每天最多不要超过200克，尽量选择含糖量低的水果，或以蔬菜代替，千万不要经常吃桂圆等高糖分水果。尽量吃新鲜水果而不是喝果汁。多吃富含膳食纤维的主食，用五谷代替白米饭，或选择全麦面包或馒头。烹饪时以植物油为主，不要吃油炸、油煎类食物，也不要吃动物的皮和肥肉。如果感觉到饥饿，可以吃一些无糖的饼干或低糖饼干等。

血糖高，运动＋复查不可少

适当的运动，能增强机体对胰岛素的敏感性，对血糖的控制有帮助。准妈妈应每天保持半小时以上的散步，但不能剧烈运动。如果准妈妈在饮食调整和适当运动之后，仍然血糖高，医生可能会根据准妈妈的情况注射胰岛素。孕期血糖偏高的准妈妈在生完宝宝后的42天检查时，还要复查75克葡萄糖耐量试验，并且每2~3年定期复查。

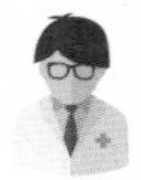

专家答疑

高血糖怎么自检？

如果你符合以下条件中的某一条，就要好好注意了，并要做好产前检查及糖耐量试验：准妈妈年龄超过30岁；近亲中有糖尿病患者；肥胖，反复自然流产；曾有过找不到原因的早产、流产、畸形史；准妈妈有慢性高血压病；妊娠胎宝宝大于孕周或分娩过巨大儿；羊水过多。

乳房护理，保卫宝宝的口粮

从孕7月开始，医生会建议你开始做乳房护理，因为在这个阶段，你的乳房会迅速膨胀，乳头也会越来越敏感，准妈妈要开始保护好乳房，为哺乳做好准备。如果有早产先兆，如频繁下腹痛、阴道有血性分泌物及有早产史者，最好不要按摩乳房，可咨询医生。如果按摩乳房时引起频繁宫缩，要停止按摩，及时就医。

● **指压式按摩**

将拇指同其他四指分开，握住乳房，手指稍用力按压乳房，顺着乳房生长的方向从根部向顶部轻推，将乳房的各个方向都做一遍，发现有硬块或肿块时速度放慢。如果发现肿块明显且有痛感，及时就诊。手指按压时力度不要太大，注意慢慢向前推。

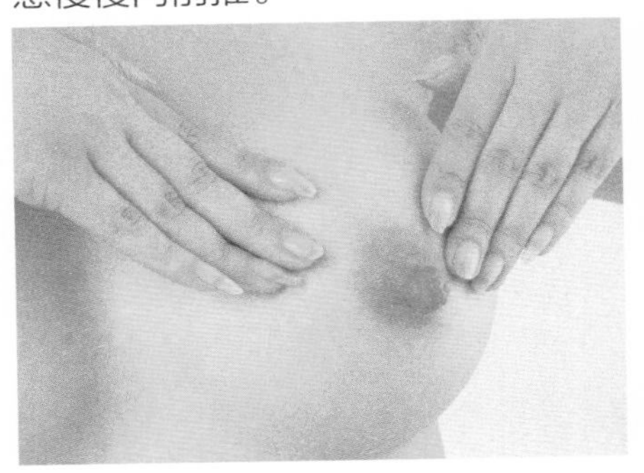

● **抓揉式按摩**

五指张开，从乳房根部向乳头处轻轻抓揉15~20下，抓揉后用手掌在乳房周围再轻轻按摩2分钟。注意抓揉的力量要小，速度要慢，按摩之前要剪短指甲，以免损伤乳头引起感染。

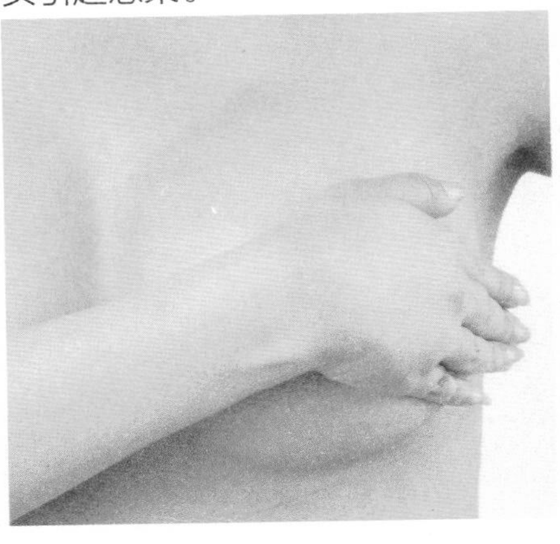

● **环形按摩**

双手放在乳房的上方和下方，以画圈的方式从乳根按摩到乳晕和乳头，完成一组动作后双手顺时针移动继续按摩，直到按摩完整个乳房。

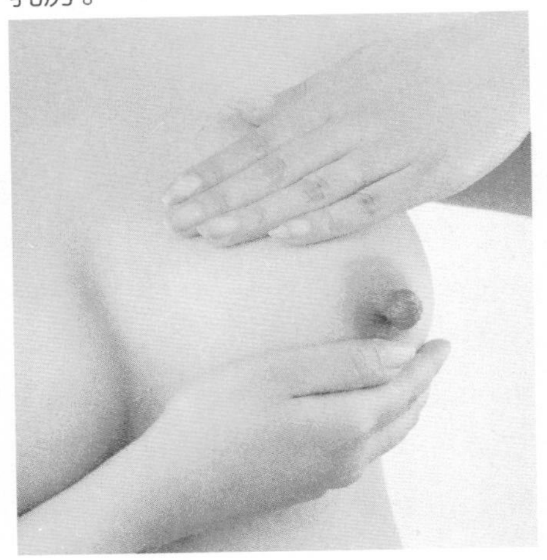

动一动，消副乳

怀孕后胸部两侧可能会长出两个疙瘩，疙瘩上还有可能长出类似乳头的东西，用力挤会流出奶水，这就是副乳。

不要把副乳塞进内衣：把副乳塞进内衣的方法是错误的，因为副乳上也有乳腺组织，长期挤压容易引发乳腺炎。有副乳的准妈妈要选择宽松的内衣，最好是侧边加宽加高的那种，可以包住整个胸部，保护乳房。如果有早产先兆，最好也不要按摩副乳，感觉肿胀难受时可以用热敷的方式来缓解。

手臂绕圈消副乳：两腿并拢站直，双手向身体两侧平抬，手掌与手臂成90° 。以肩膀为中心点，往前、往后各绕30圈，手臂伸直不要弯曲。每天上午或下午坚持做2~3次即可，如果感觉到累可以每只手前后各绕20圈。

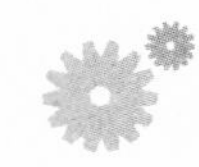

知识链接

按摩不超过10分钟

在按摩之前，准妈妈要用较热的毛巾先热敷一侧乳房，3~5分钟后再按摩，完成之后再做另一侧，适当的热敷能加强按摩的效果。按摩前涂少量的孕妇专用乳液，整个按摩过程不超过10分钟，以皮肤微微发红为宜。

趁身体轻便，给宝宝买东西去

衣物	薄棉抱被 1~2 条，宝宝出生后包裹用。和尚服 2 套，最小号，纯棉。小棉袜 4~5 双，最小号。胎帽 1~2 顶，出院时佩戴。纱布手帕 10 条，用于擦拭。纸尿裤 2 包，NB 号。外套 1~2 套，最小号，根据气候购买
床上用品	婴儿床 1 张，买可以调节长度和高低的。床单 3~4 条，纯棉材质，大小比床稍大一点。小被子 1 条，视季节定厚薄。小棉褥子 2 条，纯棉。隔尿垫 2 条，放在床单下可隔尿。蚊帐 1 床，夏天可备用
洗浴用品	洗澡盆 1 个，要带洗澡架。水盆 3 个，洗脸，洗脚，洗屁屁。浴巾 2~3 条，纯棉，洗澡后擦干用，夏天可以用纱布浴巾。沐浴露、洗发液各 1 瓶，婴儿专用。水温计 1 个，测量水温
哺乳用品	辅助喂乳设备 2~3 个，塑料奶瓶要选择不含双酚 A 的 PP 材质或更好的材质。奶瓶刷 1~2 个，根据奶瓶选择，玻璃奶瓶适合尼龙材质，塑料奶瓶适合海绵材质。吸奶器 1 个，手动、自动都可。软头勺 1 个，可喂药或喂水

宝宝的床具，可不能马虎

是不是该买一张婴儿床呢？如果一起睡，爸爸妈妈睡熟了容易挤着或压到宝宝。最好是在大床边放一张婴儿床，既方便哺乳和照顾，又可以保证安全。

婴儿床：给宝宝买床时，安全要放在第一位。要选用天然的原木或松木材质，没有甲醛等有害物质，并且没有棱角，所有的边角都应为圆弧形，边边角角都光滑不刮手。宝宝会不断长大，最好买可以调节长度的床。此外，有些床自由组合后可以变成沙发、书柜等，等宝宝不用时可以再次利用，也是不错的选择。

小被子：首先检查小被子有没有脱线。如果有，就必须将线头剪掉，防止宝宝的手脚被这些线缠住。另外，准备用来包裹小宝宝的被子，可以选择较薄的那种，既容易包裹，透气轻薄，也会让宝宝比较舒服。再大一些的宝宝，可以使用睡袋，或将被子的两边塞到床垫底下固定，可以防止宝宝踢掉被子着凉。

床单：可以为宝宝准备 3~4 条棉质床单，以方便清洗、快干、不需整烫为原则。如果不想床单随着宝宝的扭动而弄得一团乱，准妈妈可以买尺寸较大的床单，以便可以将床单反折到床垫下，也可以将床单的四个角打结后塞到床底下，还可以在床单的四个角上缝制松紧带，这些都是解决床单乱跑的好方法。另外，在宝宝床单下垫一层防水的隔尿垫，这样即使宝宝尿湿了床，只需换上新的床单就可以。

枕头：其实，新生儿不需要枕头。因为宝宝刚出生时脊柱是直的，平躺时背和后脑勺在同一平面，所以不需要枕头。如果头部垫高，反而容易造成头颈弯曲，影响宝宝的呼吸。一般到了3~4个月时，可以给宝宝睡个小枕头，或用毛巾对折做枕头也不错。

孕早期(1~12周) 孕中期(13~28周) 孕晚期(29~40周)

1 2 3 4 5 6 7 8 9 10 11 12 13 14 15 16 17 18 19 20 21 22 23 24 25 26 27 28 29 30 31 32 33 34 35 36 37 38 39 40

你正处于孕7月

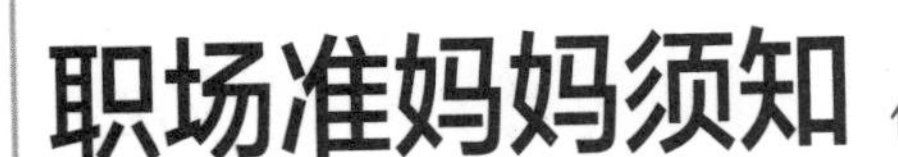

职场准妈妈须知

职场准妈妈可以和已经有过怀孕经历的同事多聊天，让“过来人”给你一些最直接的经验和建议。同时，也要进行自我调节。

提前和上司、接任者沟通工作细节。可以和他们一起讨论休假期间的工作安排，和同事商量一下如何保持联系，事先与同事确定电话联络时间，以便更好商谈公事。

职场准妈妈易患产前焦虑症

职场准妈妈有很多担心，比如担心胎宝宝发育是否正常；担心分娩时是否会发生难产或其他意外；担心自己的事业是否会因为孕育宝宝而延误；甚至担心胎宝宝性别对于家庭的影响；自己的体形变化；自己的工作岗位是否会被别人取而代之等，容易形成产前焦虑，这是孕期很常见的一种情绪反应。职场准妈妈有这样的担心是正常的，但是职场准妈妈要积极进行自我调适，也可和有过怀孕经历的同事多交流，以乐观、愉快的心态来面对分娩。

知识链接

缓解工作压力的小方法

下面这两个小方法能帮助还在工作的准妈妈减轻工作压力。

1.深呼吸的同时，依次放松身体各部位的肌肉。从脚部开始，依次是下肢、手、上肢、躯干、肩部、颈部和头部，持续5~10分钟。

2.慢慢地吸气，保持腹部吸气的模式，从1数到4后再吐气。在吐气时保持肩部和颈部放松并数到6。

在办公室放双拖鞋

现在在办公室你可能会觉得没有怀孕前期那么轻松了。这里有一些小窍门可以帮到你。

可以在办公桌底下放个鞋盒作为搁脚凳，并放双拖鞋。穿舒适柔软的拖鞋，减少脚部压力。工作一段时间后，要适当做些伸展运动，抬腿并适当按摩小腿以放松身体。在电脑前工作时间太长，准妈妈很容易受腕管综合征的影响，感觉手腕和关节刺痛，可以把椅子稍调高，尽可能地让自己感觉舒适。

想上厕所，不要憋着

在办公桌上准备一个大水杯，随时倒满自己的杯子。准妈妈水喝得多，自然上厕所也会频繁。不可以憋尿，如果想去厕所，尽快去。经常去厕所还可以增加准妈妈的运动量。此外多喝水利于加速新陈代谢，排出胎宝宝和准妈妈身体的代谢物，还可以缓解水肿。

不要拒绝同事的帮助

如果同事热心地照料你，特别是在复印资料、拿取重物的时候，你应为有一个好的工作环境而高兴。在准妈妈的生命里，这是一个非常特殊的时期，所以不必感到害羞而拒绝别人的帮助。不过准妈妈也不要把这样的帮助视为理所当然。

孕早期（1~12周）												孕中期（13~28周）																孕晚期（29~40周）											
1	2	3	4	5	6	7	8	9	10	11	12	13	14	15	16	17	18	19	20	21	22	23	24	25	26	27	28	29	30	31	32	33	34	35	36	37	38	39	40

你正处于孕7月

情绪调节

准妈妈的身体压力逐渐大了起来，担心将来分娩是否顺利，胎宝宝发育是否正常，甚至你会有想要逃开一切的想法，其实这是很正常的。

给自己顺利度过孕期的坚定信念。虽然你辛苦地度过了前面的阶段，但是往后还有很长的路要走。这时候除了准爸爸和其他家人的鼓励关心，准妈妈也要调整好心态，保持放松、愉快的好心情，相信自己一定能顺利走过孕期。

转移注意力，缓解坏心情

据统计，10%的孕期抑郁症患者会导致产后抑郁症，因此要注意调整自己的心态。缓解坏心情有很多实用的办法：比如倾诉、唱歌、运动、哭泣、吵架（理智的吵架）、咨询等都是很好的宣泄方法；让房间充满快乐的色彩，比如金色的阳光色调；静静地冥想（想美好的事物）等。这些都是转移自己注意力、使精神放松的好方法，你都可以尝试。

告诉准爸爸，你需要他

临近预产期，你的心情肯定很复杂吧，既想要宝宝赶快出来，又担心分娩的过程会出现意外。其实，这是所有准妈妈的正常心理。相信现在的医疗水平，只要在医院里，多数是不会有意外发生的。

怀孕之后，不要总以宝宝为中心而将准爸爸抛之脑后，别让他感觉到你对他的忽视，无论你有什么担心，都需要让丈夫知道，不要想当然地认为他会理解你的意思。他虽然无法体会你怀孕经历的一切，但他肯定愿意在这个特殊时期为你做任何事。所以，不管有什么，都要首先告诉他：你爱宝宝，你也很需要他。有些准爸爸也会患上孕期抑郁症，准妈妈也要重视准爸爸的情绪变化，多顾及他的感受，给予准爸爸更多的信任。

倾诉是最好的自我调节方法

越临近孕晚期，你可能越会觉得焦虑，睡眠不好，这是在怀孕阶段对即将承担母亲的重任感到忧虑不安的反应。这是正常的，准妈妈要保持良好的心境。你可以向准爸爸或亲友诉说你的内心感受，因为倾诉往往是最好的自我调节方法。同时，多看些育儿方面的书，听听美妙的音乐，把备产工作做得井井有条，都可以减轻忧虑，少做噩梦。

另外，准妈妈临睡前也可以喝杯温牛奶，跟胎宝宝说说话，听听音乐或者泡泡脚，等有了睡意再上床。柔和的灯光，舒适的温度等，都有利于提高睡眠质量。

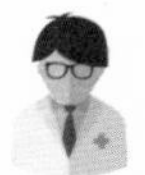

专家答疑

怎样缓解对分娩的畏惧心理？

畏惧的心理主要是准妈妈缺乏分娩知识，对分娩有不正确的认识。绝大多数女性都能顺利自然地完成分娩，如果存在胎位不正、骨盆狭窄等问题，现代的医疗技术能够采取剖宫产方式，最大限度地保证母婴安全。因此，准妈妈应该学习有关的孕产知识，增加对自身的了解，增强生育健康宝宝的信心。

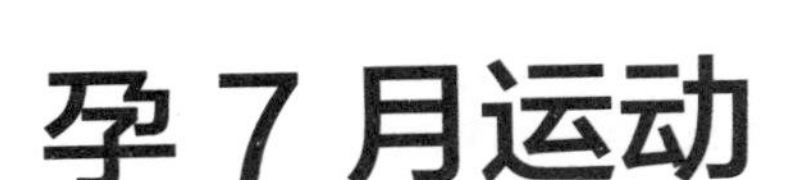

孕7月运动

这个月，准妈妈可以学习拉梅兹分娩呼吸法了。拉梅兹分娩呼吸法是利用呼吸来分散准妈妈的注意力，缓解分娩时的疼痛感。

先做好准备工作。把窗户打开，让新鲜空气进入室内，播放一段优美的胎教音乐。如果你在床上练习，床垫不能太软；如果在客厅的地板上，则要铺一条毯子，然后盘腿而坐，身体放松。

开始学习拉梅兹分娩呼吸法

练习阶段	名称	使用时间	方法
第1阶段	胸部呼吸法	分娩开始时，宫口开3厘米，子宫每5~20分钟收缩1次，每次持续30~60秒	用鼻子深深吸一口气，随着子宫收缩就开始吸气、吐气，反复进行，直到阵痛停止再恢复正常呼吸
第2阶段	“嘻嘻”轻浅呼吸法	宫口开至3~7厘米，子宫每2~4分钟收缩1次，每次持续20~60秒	用嘴吸入一小口空气，保持轻浅呼吸，让吸入及吐出的气量相等，呼吸完全用嘴呼吸，保持呼吸高位在喉咙，就像发出“嘻嘻”的声音。当子宫收缩强烈时，需要加快呼吸，反之就减慢。练习时由连续20秒慢慢加长至一次呼吸练习能达到60秒
第3阶段	喘息呼吸法	宫口开至7~10厘米，子宫每60~90秒钟收缩1次，每次持续45~90秒	先将空气排出后，深吸一口气，接着快速做4~6次的短呼气，感觉就像在吹气球，比“嘻嘻”轻浅式呼吸还要更浅，也可以根据子宫收缩的程度调节速度。练习时由持续45秒慢慢加长至一次呼吸练习能达90秒
第4阶段	哈气运动	第2产程的最后阶段，准妈妈想用力将宝宝从产道送出，但是医生要求不要用力，以免阴道撕裂	阵痛开始，先深吸一口气，接着短而有力地哈气，如浅吐1、2、3、4，接着大大地吐出所有的“气”，就像在吹一样很费劲的东西。准妈妈要快速、连续以喘息方式急速呼吸，直到不想用力为止，练习时每次需达90秒
第5阶段	用力推	宫口全开，可看到宝宝头部，准妈妈要长长吸一口气，然后憋气，马上用力	下巴前缩，略抬头，用力使肺部的空气压向下腹部，完全放松骨盆肌肉。需要换气时，保持原有姿势，马上把气呼出，同时马上吸满一口气，继续憋气和用力，直到宝宝娩出。每次练习时，至少要持续60秒用力

孕早期（1~12周） 孕中期（13~28周） 孕晚期（29~40周）

1 2 3 4 5 6 7 8 9 10 11 12 13 14 15 16 17 18 19 20 21 22 23 24 25 26 27 28 29 30 31 32 33 34 35 36 37 38 39 40

你正处于孕7月

准爸爸必看

准妈妈会担心自己变得不好看了，身材也不苗条了，担心自己魅力不再。这时，准爸爸一定要从语言和行动上，帮助准妈妈找回自信。

和准妈妈一起上孕妇课堂。不要因为工作繁忙或太辛苦而忽视了准妈妈的感受，要给予她足够的爱和关心，帮助她缓解孕期焦虑。知道丈夫随时在身旁支持她，准妈妈会增加勇敢面对生产的信心。

用行动帮准妈妈找回自信

很多准妈妈在怀孕之后，尤其是长了妊娠斑或水肿了之后，会不愿意出门，也不愿意见朋友，特别是那些不上班的准妈妈。准爸爸可以在朋友聚会时，带上准妈妈一起参加，只要聚会不太吵，也不要抽烟和喝酒就行。适当的社交活动会让准妈妈心情开朗起来，也会感觉到准爸爸对自己的重视和爱护。

而且总在家里吃饭，花样变化再多也有腻的时候，况且在家还少了一种在餐馆吃饭的氛围。所以，在准妈妈心情不佳的时候，准爸爸也可以带她出去吃饭，给一成不变的生活加入调味剂。注意外出就餐要选择卫生有保障的餐馆，点菜的时候可以提醒一下菜里不要放太多盐。

多陪准妈妈去散步

孕晚期准妈妈的肚子越来越大，行动越来越不方便。准爸爸工作再忙，也要争取每天抽出时间陪妻子散步。散步的场所要选择噪声少、尘土少，最好是有树的地方，有利于呼吸新鲜空气。陪准妈妈散步的时间可以固定在晚饭后这段时间，避开车辆出行高峰期，因为污浊的空气对准妈妈和胎宝宝都会产生不良影响。每次散步30分钟左右就可以让准妈妈和胎宝宝达到共同锻炼的效果，每天散步1~2个小时为佳。

不经意的夸奖

虽然很多人说，怀孕后的女人最美丽，怀孕后的女人最有女人味，但准妈妈都会认为这只不过是善意的谎言，包含了许多安慰的成分在里面。所以准爸爸不要刻意把这种话挂在嘴边，而是应该换个方式来夸奖。比如，陪准妈妈去买孕妇装时，准爸爸可以帮忙挑选，待换上后说上一句“挺好看的”，准妈妈一定会很高兴。此外，准爸爸不要过度关注准妈妈体重的增加。但要在饮食和运动上提供帮助和陪伴。

知识链接

帮助准妈妈翻身

准妈妈肚子越来越大，休息和睡觉时，翻身也会变得困难。这时，准爸爸一定要牺牲自己一点睡眠时间，让自己变得机警些，夜晚准妈妈需要翻身时帮帮她，她一定会为准爸爸的体贴而感到欣慰，还能在一定程度上缓解对分娩的恐惧。

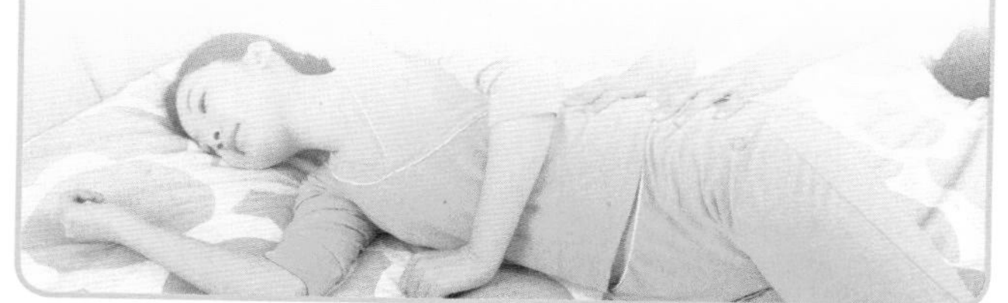

孕早期（1~12周）												孕中期（13~28周）																孕晚期（29~40周）											
1	2	3	4	5	6	7	8	9	10	11	12	13	14	15	16	17	18	19	20	21	22	23	24	25	26	27	28	29	30	31	32	33	34	35	36	37	38	39	40

你正处于孕7月

孕7月胎教

准妈妈的修养、品位对胎宝宝的情绪、性格、健康、心理起着至关重要的作用，正因如此，准妈妈更应该乐观坚强，经常自己给自己加油！

增加一些外语的刺激。这一时期的语言胎教除了母语之外，还可以增加一些外语，如英语。准爸妈可以为胎宝宝朗读一些外语小短文，或者播放一些外文歌曲给胎宝宝听。

学习汉字"人"

用这张写有人字的卡片，和胎宝宝一起学习汉字吧！

在胎教开始之前，可以先和胎宝宝打招呼："宝宝，现在感觉还不错吧？今天我们一起来学一个汉字。这个汉字很简单又很特别。"准妈妈先集中注意力，念出"人"字的发音，重复多次之后用手指沿字体描摹。"人"像不像正在迈步的双腿呢？或者是打开的反置在桌面上的书？

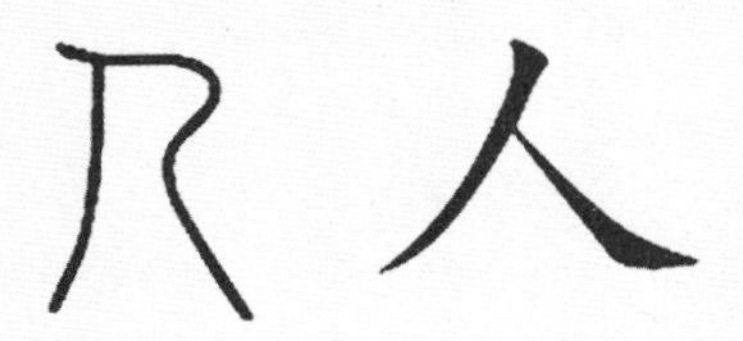

随手拈来的话题

进行语言胎教，事事都可以作为你和胎宝宝交流的话题：今天的饭菜好不好吃，明天上不上班，以及报纸上的娱乐新闻、国际间的政治事件、准爸爸最近说的最逗的一句话……都可以和胎宝宝讲，真实、自然、亲切，胎宝宝就会从准妈妈的嘴里学会热爱生活。

英语美文《Close to You》（节选）

On the day that you were born the angels got together

你出生的那天，天使聚集

and decided to create a dream come true

让梦想成真

so they sprinkled moon dust in your hair

它们把月光撒入你的头发

and gold starlight in your eyes of blue

把星光撒入你蓝色的眼睛

That is why all the girls in town follow you all around

这就是为何镇上的女孩都跟着你

just like me, they long to be close to you

就像我，她们渴望靠近你

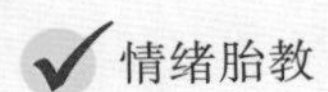情绪胎教 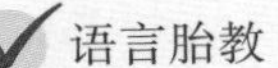语言胎教 运动胎教 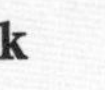知识胎教 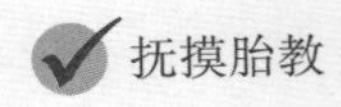抚摸胎教

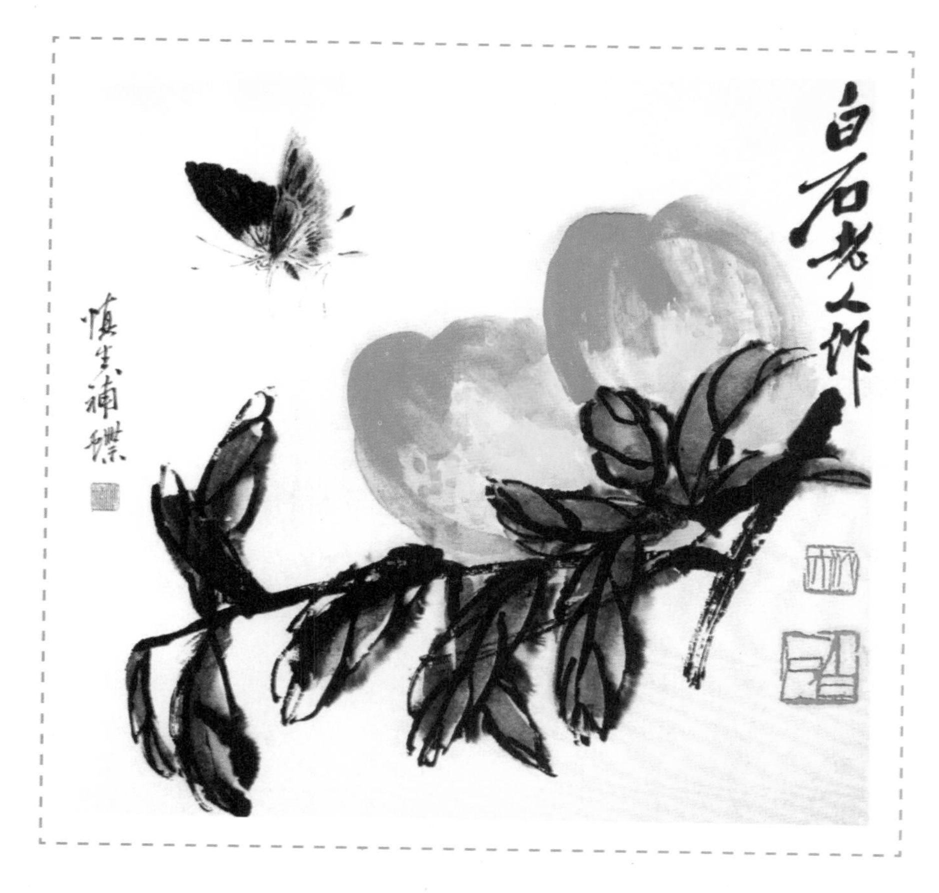

名画欣赏：《蝴蝶寿桃》

一眼望去，那硕大的寿桃占据了大部分的画面，桃子上那抹鲜嫩的红似乎昭示着它就是绝对的主角。但是定睛一看，你会发现，真正让你为之感叹和惊奇的并不是这寿桃，而是那只小小的蝴蝶，这只小小的蝴蝶正在骄傲地展示着自己的美丽以及生命的活力。白石老人在工笔画方面的高超技法也表现在此。

聆听《月光曲》

德彪西的《月光曲》旋律婉转，缓缓起伏，轻轻波动，描绘了月夜特有的诗情画意。准妈妈可以边听边想象曲中反映的情景，比如月夜下的湖泊、池塘、植物园、乡间小路，没有固定的模式，只要你觉得美，就能够达到胎教的效果。

耸耸肩，去疲劳

瑜伽耸肩式可以帮助准妈妈扩展胸部，放松两肩关节，补养和加强上背部及脊柱，特别是肩胛骨周围的区域，比单纯无意识地耸肩膀要有效得多。站立，双脚相并，吸气，同时慢慢抬高双肩，让双肩尽量靠近耳朵。在上升的同时，身体的其他部分是放松的，手臂和手掌也是放松的。颈部同样不要感到紧张。呼气，肩膀慢慢下垂，让手指贴着大腿外侧尽量向下。跟随着自己深长的呼吸重复动作，重复6~8次。

边抚摸边想象

在入睡前来一次小小的想象之旅，想象的对象就是你可爱健康的胎宝宝。

一边用手轻轻地抚摸肚皮，一边想象这是宝宝的小手，这双手将来会变得修长，而且非常的灵巧，想象着这双灵巧的手能够演奏出优美的音乐或者是画出美丽的图画……还可以想象宝宝将来会有一头浓密乌黑的头发，会有一双明亮清澈的眼睛，一个挺拔英俊的鼻子，一张总是喜欢微笑的嘴……

孕早期（1~12周） 孕中期（13~28周） 孕晚期（29~40周）
1 2 3 4 5 6 7 8 9 10 11 12 13 14 15 16 17 18 19 20 21 22 23 24 25 26 27 28 29 30 31 32 33 34 35 36 37 38 39 40
你正处于孕7月

常见不适与用药

随着胎宝宝越来越大，有的准妈妈会觉得身体越来越笨拙，行动越来越不方便。准妈妈要注意，除了去医院产检，还要注意日常起居。

偶尔觉得肚子一阵阵发硬发紧，这是假宫缩。有时候不管你如何小心谨慎，有些意外就是会“不期而至”，让你担惊受怕，孕7月也是如此。一旦遇到意外情况，如果无法自行处理，一定要立即就医。

尿路感染不能擅自用药

尿路感染的治疗需考虑药物对准妈妈和胎宝宝两方面的影响：既要避免使用对胎宝宝有致畸作用的药物，如四环素族和喹诺酮类等，又要避免使用对准妈妈和胎宝宝均有毒性作用的药物，如氨基糖苷类、去甲万古霉素等。无致畸作用的药物如青霉素类、头孢菌素类等一定要在医生的指导下用药。

胎动减少或加剧应注意

如果突然感觉胎动有变化，可能与外界的因素有直接关系：如胎宝宝处于睡眠状态、准妈妈使用了镇定剂等药物、准妈妈出现血糖降低的情况。如果排除了上述因素，准妈妈就要注意是否发生了下列的情况。

胎动突然减少可能原因：准妈妈发热。准妈妈的体温如果持续过高，超过38℃的话，会使胎盘、子宫的血流量减少，小家伙也就变得安静许多。为胎宝宝健康着想，准妈妈需要尽快去医院，寻求医生的帮助。

胎动突然加快可能原因：准妈妈受剧烈的外伤。一旦准妈妈受到严重的外力撞击时，就会引起胎宝宝剧烈的胎动，甚至造成流产、早产等情况。因此准妈妈应该少去人多的地方，以免被撞到，并且避免大运动量的活动。

胎动突然加剧后停止运动及时就医

可能原因一：胎盘早期剥离。这种情况多发生在孕中期以后，有高血压、严重外伤或短时间子宫内压力减少的准妈妈多容易出现此状况。胎盘早期剥离的准妈妈会出现阴道出血、腹痛、子宫收缩等症状。一旦出现这样的问题，会导致宝宝缺氧，应及时就医。

可能原因二：脐带绕颈或打结。准妈妈会感觉到胎宝宝急促地运动，经过一段时间后又突然停止，这就是胎宝宝发出的异常信号。

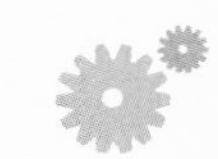

知识链接

警惕宝宝缺氧

缺氧是导致胎宝宝夭折、新生儿染病或智力低下的一个重要原因。不过，胎宝宝也会通过胎动发出他的小情绪。胎动情况因胎宝宝的情况不同而有区别。如果原本活泼的胎宝宝突然变安静，或者原本安静的胎宝宝突然躁动不安，胎动低于20次/12小时或超过40次/12小时，则有可能是宫内缺氧，应及时就医。

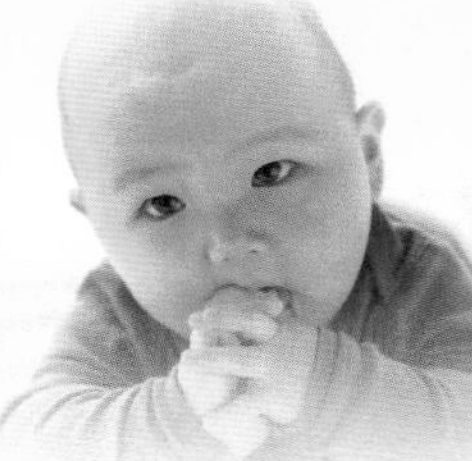

真假宫缩大 PK

真宫缩	真宫缩会从不规律慢慢变得有规律，强度也会越来越强，持续时间也会加长，间隔时间会越来越短。比如刚开始间隔 10~15 分钟，持续 10 秒左右，慢慢就会变成间隔 2~3 分钟，持续 50~60 秒。这就是真宫缩，表示即将分娩
假宫缩	假宫缩是因为子宫肌肉敏感，且宫缩力量很小，宫缩强度通常比较弱，不会越来越强，有时会增强，但之后又会转弱。时间间隔不会越来越小，宫缩疼痛部位通常只在前方，不能引起宫颈口张开

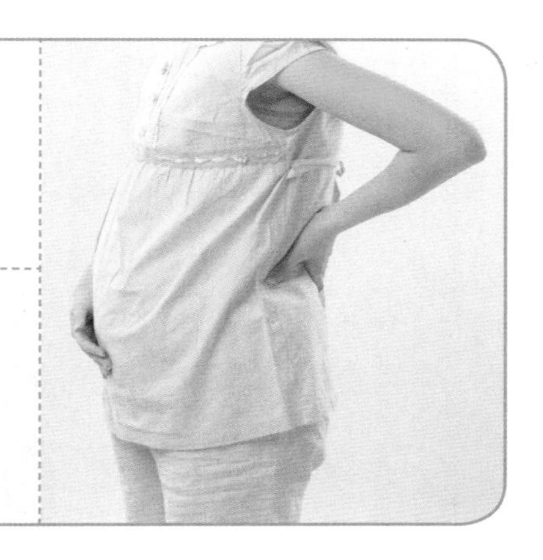

假宫缩，多休息

从孕28周开始，准妈妈会觉得肚子偶尔一阵阵地发硬发紧，这是正常的假宫缩现象，不必太担心。假宫缩一般没有规律，程度时弱时强。特别是临产前，胎头下降会让假宫缩现象出现得越来越频繁。准妈妈在疲劳或兴奋时，容易出现假宫缩的现象，如果出现假宫缩，准妈妈可以稍散步或改变姿势，多休息，洗个热水澡、做个深呼吸，都可以缓解假宫缩带来的不适感。此外，脱水也容易引起假宫缩，喝上几杯温开水能够有效缓解。但如果是真宫缩，通过休息或其他方式都不能缓解。

宫缩伴有腹痛及时去医院

记住，如果假宫缩频繁，也不要自行服药。而且服药一般也不能缓解，要多休息，不要刺激腹部，经常抚摸腹部会引起假性宫缩导致早产。如果频繁宫缩还伴有强烈的腹痛，让准妈妈感觉坐立难安，就要及时去医院就诊。此外，如果准妈妈怀孕尚未满37周，1小时之内出现4次或4次以上的宫缩，或出现破水、阴道出血、腹痛等早产的迹象，也要及时去医院检查以免发生意外。

采用 15°~30° 的左侧卧睡

孕中晚期，是不是经常觉得难以入睡？长期如此，很容易形成焦虑情绪。准妈妈应该尽量睡较大的床，尽可能采用 15°~30° 的左侧卧睡，并注意下肢的保暖。屋内常通风换气，如果天气过热，可适当使用空调。随着子宫日益增大，膀胱受到压迫之后，准妈妈夜里起床上厕所的频率也越来越高。有些准妈妈一旦醒来，再次入睡就变得更加困难。因此，要改变喝水习惯，白天多喝水，晚上要少喝。但不可以因怕耽误睡眠憋尿，否则容易引起尿道炎等疾病。

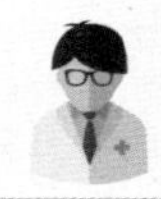

专家答疑

为什么不能仰卧睡？

当准妈妈仰卧时，增大的子宫就可压迫脊柱前的腹主动脉，导致胎盘血液灌注减少，使胎宝宝出现由于缺氧、缺血引起的各种病症，如宫内发育迟缓、宫内窘迫等。对准妈妈来说，经常仰卧，会出现头晕、心慌、恶心、憋气等症状，严重时还可引起低血压，也可引起排尿不畅、下肢水肿、痔疮等。

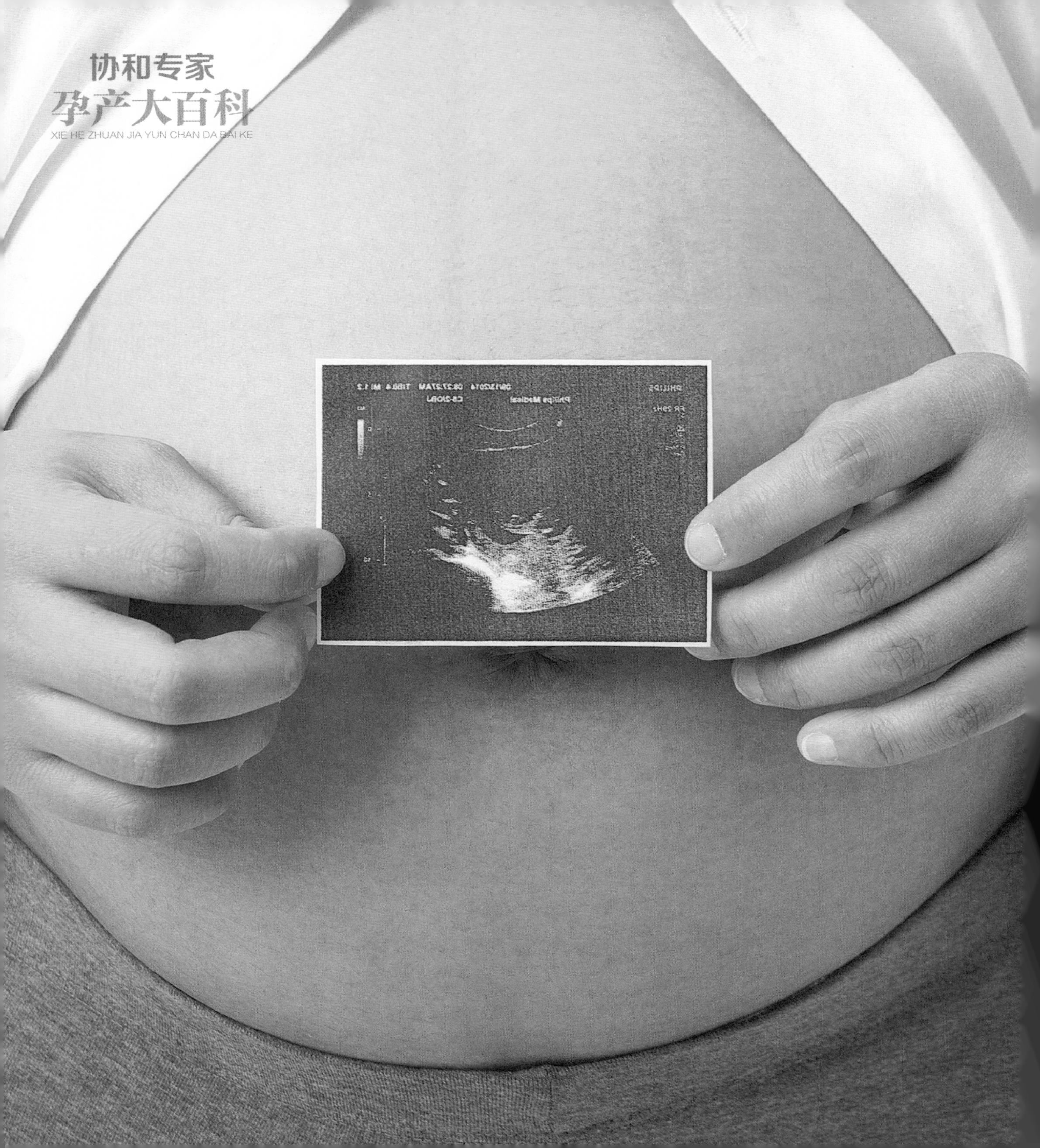

PART 3
孕晚期

孕8月（29~32周）

这个月，准妈妈肚子看不到脚尖，胎宝宝也圆润很多。胎宝宝这个月身体圆圆的，看起来更像个足月的宝宝了，体重相当于6~8个橙子的重量，所以你的肚子会有明显的下坠感。胎宝宝喜欢在你的肚子里转来转去，等你睡醒了，他却睡着了。一会头朝上，一会头朝下，到临近分娩时，胎宝宝会尽力固定头朝下的姿势，他每天都在为出生做准备。

胎宝宝变化

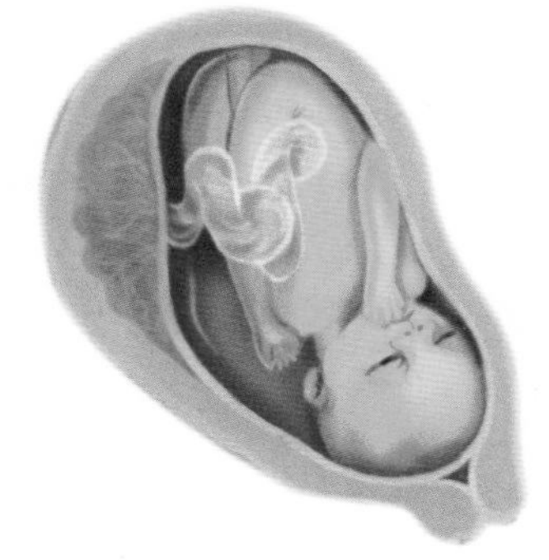

第29周 睁开眼睛找光源：胎宝宝的体形比原来胖了，而且此时胎宝宝的视觉发育已相当完善，如有光亮透过子宫壁照射进来，胎宝宝就会睁开眼睛并把头转向光源。

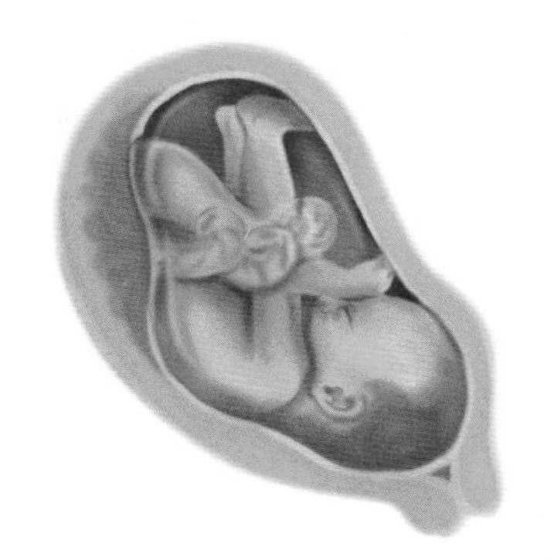

第30周 头部继续增大：此时胎宝宝头部继续增大，大脑发育非常迅速，大脑和神经系统已发育到了一定程度。胎宝宝的骨骼、肌肉和肺部发育日益成熟。

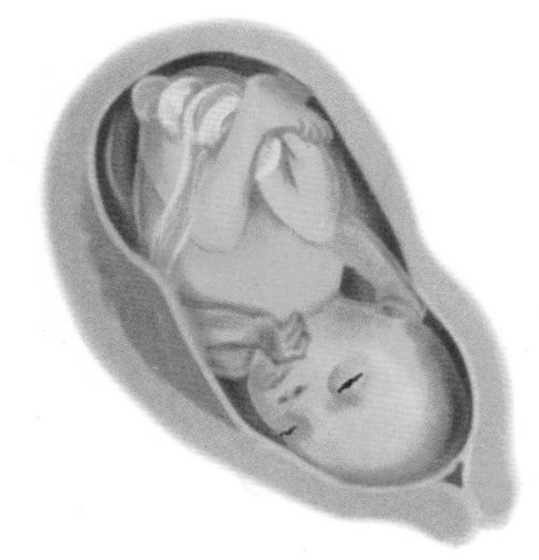

第31周 胎动有所减少：现在胎宝宝的肺部和消化系统已接近成熟，体重增加迅速。但随着胎宝宝的增大，他在子宫内的活动空间将越来越小，胎动也会有所减少。

妈妈寄语

现在的你可能疲惫万分，也可能会有些健忘，这是正常的，因为除了宝宝，你已经装不下任何东西了。

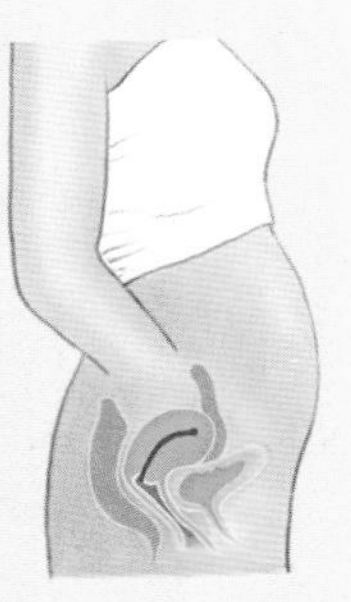

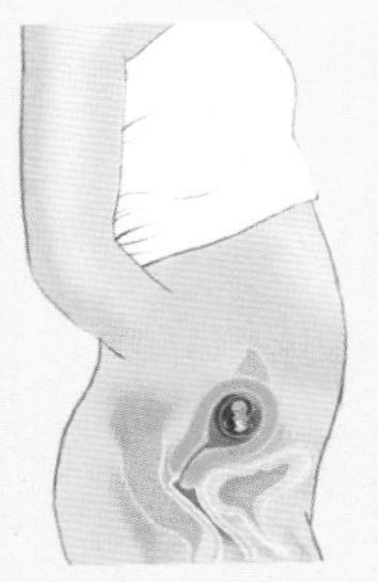

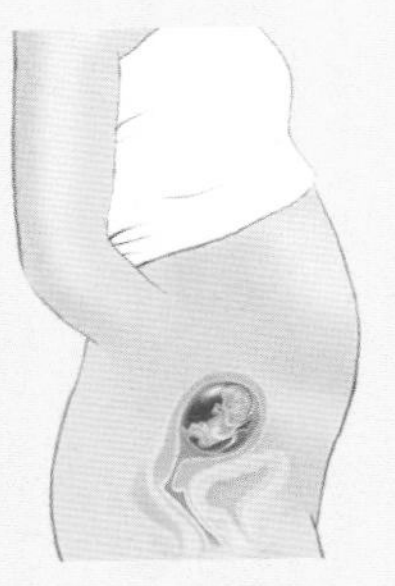

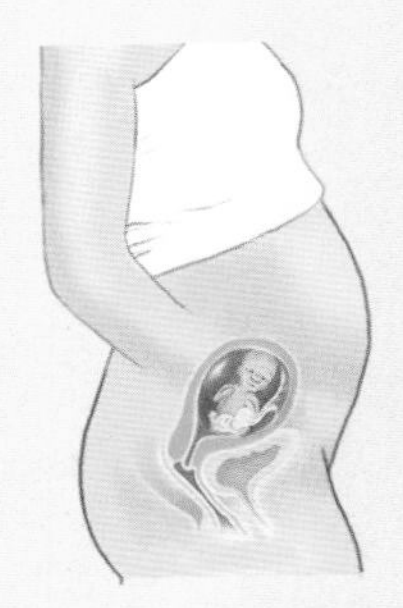

1 2 3 4 5 6 7 8 9 10 11 12 13 14 15 16 17 18 19 20

孕早期（1~12周） 孕中期（13~28周）

准妈妈变化

胎宝宝和准妈妈的体重都在迅猛增加，准妈妈连走动都会觉得费力，还会感到憋气，这是因为肚中的胎宝宝也需要准妈妈吸入的氧气。准妈妈可能有些健忘，这是正常的，不必过于担心。

准妈妈的感觉：从孕8月开始，准妈妈进入了孕晚期，不适感逐渐增加。各器官被增大的子宫挤压，准妈妈便秘、背部不适、腿肿和呼吸费力的状况可能会更严重。准妈妈还会感觉到胎宝宝的胎动越来越少。

激素促使身体变化：增大的子宫会压迫神经，激素的分泌使准妈妈的骨盆、关节、韧带均出现松弛，耻骨联合可呈轻度分离，准妈妈会感觉疼痛和疲倦。

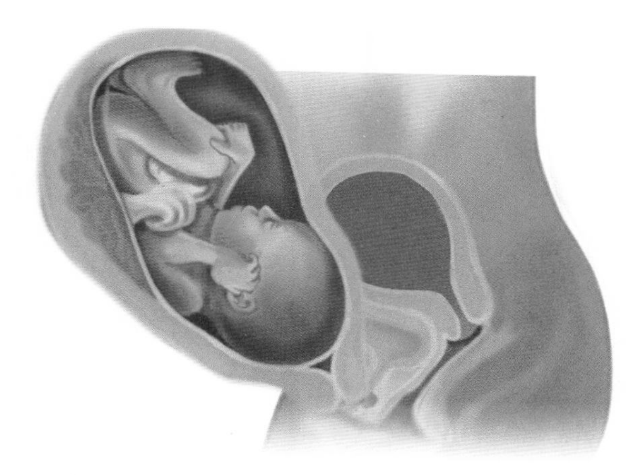

第32周 具备呼吸能力：胎宝宝的五种感觉器官已经发育好并开始运转。由于皮下脂肪的继续积累，胎宝宝的皮肤变得粉嫩光滑。肺和肠胃功能接近成熟，已经具备了呼吸能力，并能分泌消化液。虽然已经有了胎发，但还是比较稀少。脚趾甲也全部长出来了，生殖器的发育也接近成熟。

体重管理

避免出现巨大儿

胎宝宝在准妈妈的肚子里继续长大，现在身长约42厘米，体重约1.8千克，相当于8个橙子那么重。由于胎宝宝发育迅速，准妈妈的饮食量要相应增加，但也要避免体重增长过快。从现在开始直至分娩，准妈妈体重将增加5千克左右。现在，胎宝宝正在为出生做最后的冲刺，准妈妈体重每周增加500克也是正常的，但是最好不要超过这个数值，否则会使胎宝宝过大，造成分娩困难。

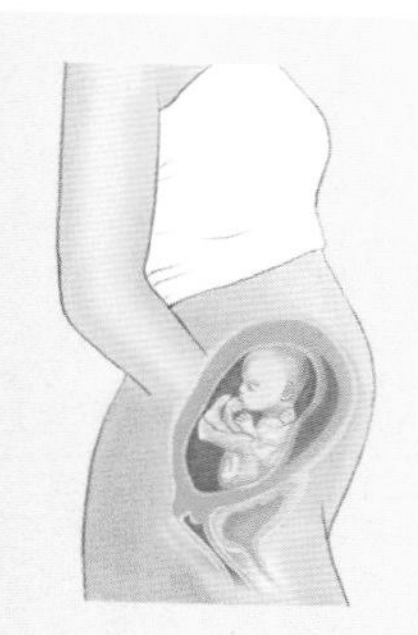
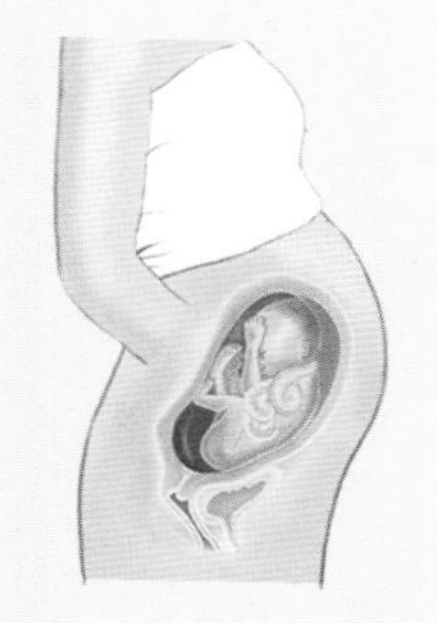
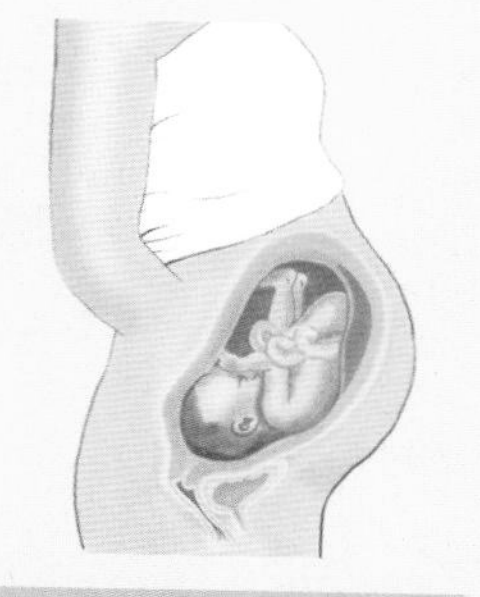
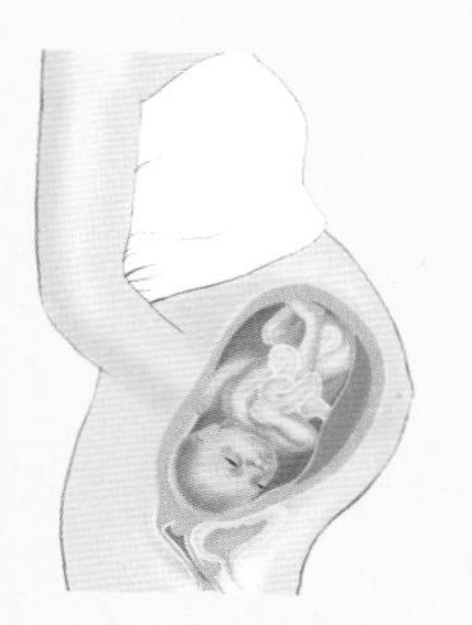
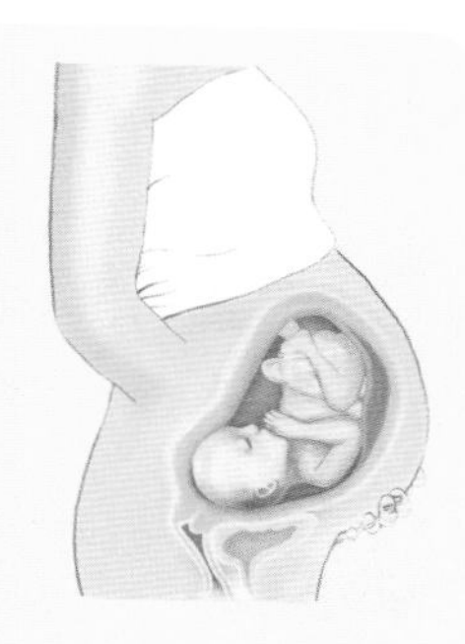

21 22 23 24 25 26 27 28 29 30 31 32 33 34 35 36 37 38 39 40

孕晚期（29~40周）

本月产检

孕晚期的产前检查应根据医院要求，孕29~36周期间，准妈妈要缩短两次产检的间隔时间，改为每2周产检1次。

重点进行妊娠高血压综合征筛查，特别是高龄孕妇。准妈妈在孕中晚期热量摄入过多、贫血、肥胖、有家族病史、高龄、双胞胎、患有慢性肾炎或糖尿病等，都容易诱发妊娠高血压综合征。

妊娠高血压综合征筛查

妊娠期高血压综合征多发在孕5月以后，如果血压（BP）超过140/90毫米汞柱，或比基础血压高出30/15毫米汞柱，并伴有水肿、蛋白尿，就可诊断为妊娠高血压综合征。在孕20周以后，尤其是在孕32周以后，是妊娠高血压综合征的多发期。

翻身试验（ROT）	测定方法是测准妈妈左侧卧位的血压，直至血压稳定后，翻身仰卧5分钟再测血压，如果仰卧位的舒张压比左侧卧位的高20毫米汞柱，就提示有发生先兆子痫的倾向
平均动脉压测定（MAP）	平均动脉压的计算公式为：MAP=（收缩压+2×舒张压）÷3。当MAP≥85毫米汞柱时，表示有发生先兆子痫的倾向
血液黏稠度检查	如果血细胞比容≥0.35、全血黏度>3.6、血浆黏度>1.6时，提示有发生先兆子痫的倾向
尿钙测定	如果有妊娠期高血压综合征，尿钙的排泄量明显降低，尿Ca/Cr比值≤0.04，就提示有先兆子痫的倾向

妊娠高血压综合征3大主要症状

高血压：血压超过140/90毫米汞柱，或比基础血压高出30/15毫米汞柱，间隔6小时以上重测依然高，就表示为高血压。

蛋白尿：尿蛋白测定在“+”以上，或24小时尿蛋白定量≥0.3克，妊娠期高血压合并蛋白尿就被称为先兆子痫。

水肿：以踝部、小腿、大腿、腹部、背部、面部最为明显，可能有凹陷性水肿，准妈妈的体重急剧增加，每周增加量超过500克。

妊娠高血压应怎样调养

轻度妊娠高血压的准妈妈可以通过在家休息、保证充足睡眠、增加营养的方法保守治疗。重者或者有症状的准妈妈则需要住院治疗。准妈妈应合理饮食与休息，进食富含蛋白质、维生素、矿物质的食物，减少动物脂肪和过量盐分的摄入。此外，每天补钙1~2克具有预防妊娠高血压的作用。

胎心监护，了解宝宝是否缺氧

胎心监护是胎心胎动宫缩图的简称，能记录下瞬间胎宝宝心率的变化，而通过胎心瞬间变化的信号曲线图形，医生能及时了解到胎动时、宫缩时胎心的反应，以此来诊断宫内的胎宝宝有无缺氧症状。

每次胎心监护时间约 20 分钟

孕期满32周后，也就是从孕中期开始，准妈妈就可以每月定期监测胎心的变化，可以选择去医院进行胎心监护，也可以选择在家做胎心监护。而到了孕35周以后，需要每周做一次胎心监护，直到宝宝顺利分娩。每次胎心监护的时间大约是20分钟。如果发现异常，可以适当延长监护时间。对胎心监护不满意的准妈妈需住院监护胎心。

注意事项：在做监护30分钟至1小时前吃一些食物，比如巧克力；做胎心监护之前最好去趟洗手间，因为最长可能要在胎心监护仪旁待上40分钟；做胎心监护时，最好左侧位躺着，还可以在背后加个靠垫。

看懂胎心监护图

胎心监护图上主要是两条线，上面一条是胎心率，下面一条为宫内压力。胎心率在正常情况下，波动在120~160次/分钟之间。基础心率线一般表现为一条波形曲线，出现胎动时心率会上升，出现一个向上突起的曲线，胎动结束后会慢慢下降。胎动计数≥30次/12小时为正常，胎动计数<10次/12小时提示胎宝宝缺氧。宫内压力在宫缩时会增高，随后会保持20毫米汞柱左右。胎心率如果超出120~160次/分钟，未必表示就有问题，医生会根据胎心监护的图进行评分，8~10分为正常，7分以下为异常。出现异常时，医生会及时进行下一步处理。

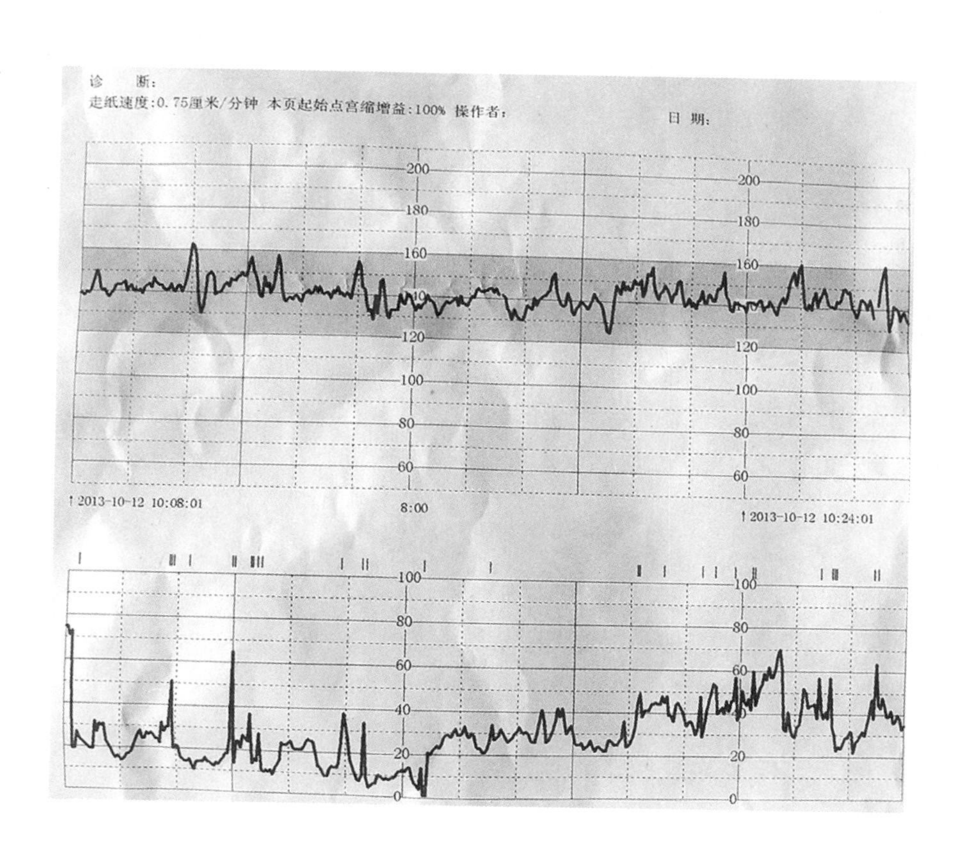

孕早期（1~12周） 孕中期（13~28周） 孕晚期（29~40周）

1 2 3 4 5 6 7 8 9 10 11 12 13 14 15 16 17 18 19 20 21 22 23 24 25 26 27 28 29 30 31 32 33 34 35 36 37 38 39 40

你正处于孕8月

营养与饮食

在本月，胎宝宝生长速度达到最高峰，身体对各种营养的需求量都非常大。同时，胎宝宝开始在肝脏和皮下储存糖原及脂肪，因此准妈妈营养物质的补充要保证充足。

营养比孕前增加20%~40%。此时准妈妈的饮食要合理安排，不能营养不良，也不能营养过剩，以免体重增加过快。若每周增加体重超过550克，宜适当减少碳水化合物的摄入。

孕8月营养饮食指导

这个月的准妈妈，每天需要主食200~350克，具体应视体重而定，需要脂肪60克，蛋白质摄入量一般为80~85克。这时最好少吃多餐，每天进食5~6餐，并按照自己的口味吃一些易消化的养胃汤和菜。

在饮食安排上，应以优质蛋白质、矿物质和维生素含量丰富的食物为主，继续坚持低盐饮食，控制每天盐分的摄入量。

每天喝2杯牛奶用于补钙，摄入鱼、虾、鸡肉、鸡蛋和豆制品以补充蛋白质，并进食适量的玉米油、香油、葵花子油或玉米、花生、芝麻来补充必需的亚油酸。

孕晚期（8~10月）每天膳食构成参考

米、面主食	200~350克
蛋类	50~100克（1~2个）
畜、禽、鱼肉类	200克
动物肝脏（每周1~2次）	25~50克
牛奶	250~500毫升
豆类及豆制品	50~100克
新鲜蔬菜	500~750克
时令水果	150~300克

本月重点营养素

蛋白质

本月准妈妈的基础代谢达到最高峰，胎宝宝生长速度也增至最高峰，准妈妈应尽量补足营养。优质蛋白质的摄入能很好地为准妈妈和胎宝宝补充所需的营养。与孕中期相比，准妈妈可适当增加摄取量，每天摄取**80~85克**蛋白质为最佳。优质蛋白质的主要食物来源有：动物蛋白质，如蛋、鱼、鸡、肉、奶制品。

碳水化合物

如果准妈妈的碳水化合物摄入不足，就容易造成蛋白质和脂肪过量消耗。碳水化合物的每天摄入量要控制在**200~350克**。主要食物来源有：谷物，如大米、小麦、玉米等；水果，如甘蔗、甜瓜、西瓜、香蕉、葡萄等；蔬菜，如胡萝卜、红薯等。此外，蔗糖也能提供部分碳水化合物。

特别关注 孕8月不宜吃什么

• 不宜多吃高热量食品

孕晚期准妈妈要注意少吃高热量食品，以免体重增长过快，造成分娩困难。每周的体重增加在250~500克比较合适，不宜超过500克。

• 不宜多吃坚果

多数坚果有益于准妈妈和胎宝宝的身体健康，但因油性较大，过量食用坚果易引起消化不良。每天食用坚果以不超过50克为宜。

• 不吃生的凉拌菜

做凉拌的蔬菜也不要生吃。用沸水烫一下捞起，用优质的橄榄油凉拌，不但卫生，对营养吸收也有好处。

• 不宜多吃月饼

月饼多为“重油重糖”之品，且不易消化，准妈妈不宜多吃。在吃的时候可以搭配一两块水果，这样更容易消化。

铁

准妈妈在孕晚期一定要注重铁的补充。与孕中期相比，准妈妈可适当增加铁的摄入量，每天以**29毫克**为佳。要注意的是，准妈妈也不能滥补铁，过量补铁同样对自身和胎宝宝不利。含铁较多的食物有猪肝、鸭肝、猪血、鸭血、牛肉等。

铜

铜与锌、铁等同为大脑神经递质的重要成分。胎宝宝在孕晚期吸收铜最多，准妈妈需保证每天**0.9毫克**摄入量。含铜较多的食物有：橘子、苹果、栗子、芝麻、红糖、蘑菇、海鲜(特别是水生有壳类动物，如牡蛎)、动物肝脏、红色肉类、豆类等。

α-亚麻酸

在孕期的最后3个月，准妈妈体内会产生两种和DHA生成有关的酶。在这两种酶的帮助下，胎宝宝的肝脏可以利用母体血液中的α-亚麻酸来生成**DHA**，帮助发育完善大脑和视网膜。

所以准妈妈除通过吃鱼或服用鱼油或海藻油胶囊来补充DHA外，在膳食中摄入α-亚麻酸也是补充DHA的一个途径。所以孕期的妈妈可以多选用一些富含α-亚麻酸的食物。含α-亚麻酸丰富的食物主要为烹调油及坚果或植物的种子，如亚麻籽油、核桃油、紫苏油、核桃仁、松子仁、杏仁、亚麻籽等。

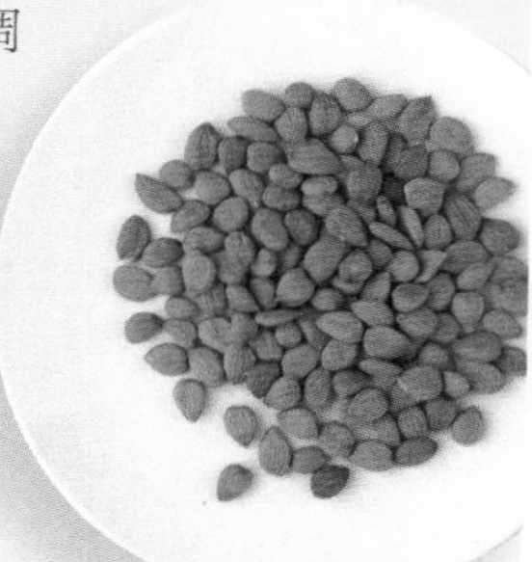

全麦面包营养价值高

全麦面包是指用没有去掉外面麸皮和麦胚的全麦面粉制作的面包，区别于用精粉制作的一般白面包。它的特点是颜色微褐，肉眼能看到很多麦麸的小粒，质地比较粗糙，但有香气。全麦面包的营养价值比白面包高，含有丰富的膳食纤维、B族维生素、维生素E以及锌、钾等矿物质；其丰富的B族维生素对孕期疲倦、腰酸背痛、孕吐、食欲差及各种皮肤病均有一定的预防和食疗效果，对准妈妈和胎宝宝的健康都大有裨益。

根据体重调整碳水化合物摄入量

准妈妈的碳水化合物需求量应占总热量的50%~60%。孕晚期，准妈妈如果每周体重增加350克左右，说明碳水化合物摄入量合理；如果体重增长过快，则应减少摄入量，并以蛋白质来代替。否则过多的碳水化合物会转化成脂肪储存在体内。

一般说来，准妈妈每天摄入的主食应达到250~300克，种类不能太单一。准妈妈可以将米、面、杂粮、干豆类掺杂食用，粗细搭配。玉米、小米、红豆、红薯、山药等谷薯类粗杂粮，营养价值比较高，还能有效延缓餐后血糖大幅波动。

芝麻酱可以用来补充铁吗

芝麻酱是营养丰富又美味的食品，含有较多的蛋白质、钙、铁、磷、维生素B_2和芳香的芝麻酚。从成分上来看，芝麻酱含铁量较高，每100克纯芝麻酱的含铁量为50毫克左右，约相当于猪肝的2倍、鸡蛋黄的7倍多。但应注意的是，作为一种调味品，芝麻酱难以吃得较多，一般一人份每餐为10克左右，所以限制住了从芝麻酱中获取铁的量。建议准妈妈从食物中补充铁还是以动物肝、血和红色瘦肉为主。

钙摄入量保证达到1 200毫克

孕晚期胎宝宝增长速度加快，骨骼、肌肉发育所需的钙质大大增加，准妈妈需保证摄入足够的钙，每天摄入钙应达到1 200毫克。准妈妈不仅要多吃一些富含钙的食物，如鸡蛋、虾皮、豆制品、瘦肉等，每天早起、临睡前可各喝1杯牛奶，必要时还可以通过吃钙片来获得所需的钙质。

知识链接

孕晚期选择钙片要注意

1. 碳酸钙可消耗胃酸，胃酸缺乏的准妈妈不宜吃碳酸钙。
2. 钙剂摄入过量容易导致便秘，所以有便秘的准妈妈更应注意不要摄入过多。
3. 钙剂最好与含钙或草酸高的食物分开服用，避免降低吸收率。
4. 准妈妈可以根据自己喝牛奶的多少选择补钙的量，一般每天300~600毫克。

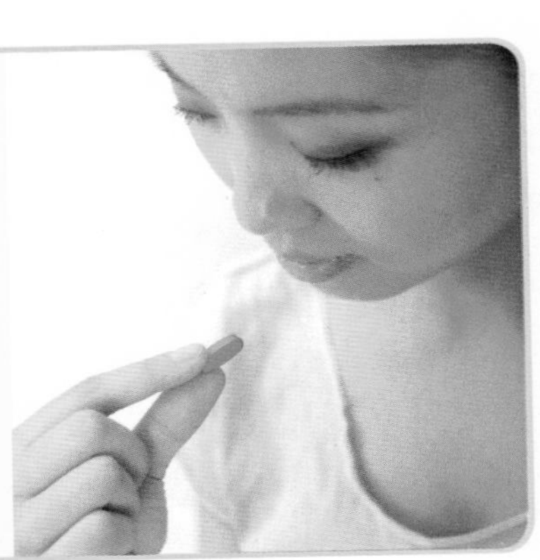

少吃速冻食品

速冻食品方便快捷，但在营养和卫生方面，不易达到准妈妈的饮食要求。食品速冻后，其中的脂肪会缓慢氧化，维生素也在缓慢分解。因此，速冻食品的营养价值无法和新鲜的食材相比。过多地食用此类食品，会造成准妈妈和胎宝宝营养的缺乏。

如果购买散装的、非独立包装的速冻食品，在销售人员拆除大包装和顾客挑选过程中，不可避免地会与食品接触，造成细菌污染。散装食品与空气接触面积大，还会造成水分蒸发、产品干裂与油脂的氧化、酸败等现象，空气中存在的微生物、病毒等很可能污染食物，导致食用不安全。贡丸、鱼丸、冷冻水饺、馄饨等速冻食品，准妈妈都要少吃。

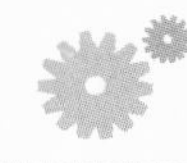

知识链接

贡丸、鱼丸少吃为宜

不少人喜欢吃贡丸、鱼丸等速冻食品，却忽略了它们的高脂肪含量。冷冻水饺、馄饨等食品的脂肪比例也很高，肉馅多的品种有些脂肪含量达到50%~60%。另外，这类速冻食品中都加入了不少盐、味精和高鲜调味料。这种高脂肪、高盐分的食物并不适合准妈妈食用，准妈妈还是少吃为宜。

饭后半小时再吃水果

饭后立即吃水果会影响消化功能。由于食物进入胃里需要经过一两个小时的时间消化，如果饭后立即吃水果，先到达胃的食物会阻滞对水果的消化，使水果在胃内的时间过长，从而引起腹胀、腹泻或便秘的症状，这对准妈妈的身体不利，所以准妈妈宜在饭前饭后半小时或两餐之间吃水果。吃完水果后要及时漱口。

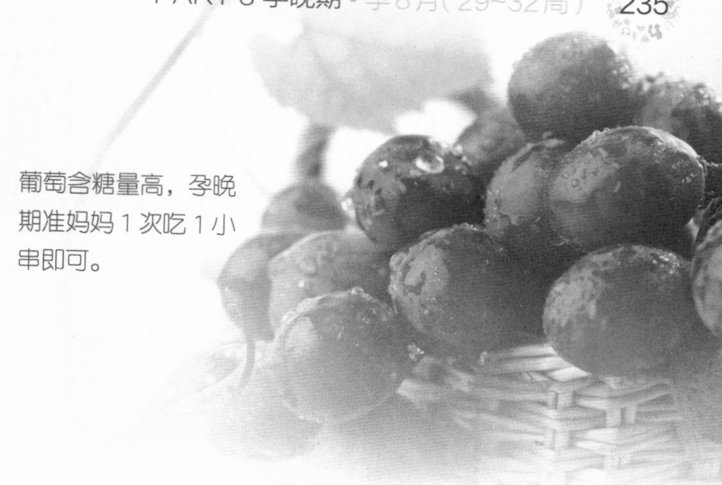

葡萄含糖量高，孕晚期准妈妈1次吃1小串即可。

吃高糖水果每次不宜超过200克

水果的甜美味道主要是由于其中所含的各种碳水化合物，而含糖越高的水果口味越佳。但短时间摄入较多的糖分，对准妈妈的健康有不利影响。孕晚期由于胎盘激素的原因，本来就比较容易出现血糖升高，所以更不宜一次摄入较多的糖分。一般含糖较高的水果有红枣、荔枝、桂圆、香蕉等。准妈妈应注意控制好量。

糯米甜酒也是酒

糯米甜酒和酒一样，都含有一定比例的酒精。与普通白酒不同的是，糯米甜酒含酒精量浓度较低。但即使是微量酒精，也可通过胎盘进入胎宝宝体内，影响宝宝的发育，所以建议孕妈妈不要喝糯米甜酒。

豆浆与牛奶不可相提并论

有些准妈妈不喜欢牛奶的味道，不愿意喝牛奶，认为豆制品营养也很丰富，就用豆浆来代替牛奶。其实这种做法是不科学的。首先大豆的含钙量有限，另外本身做成豆制品浓度不一，所以钙量不好计算。虽然鼓励准妈妈吃豆制品，但是不鼓励完全用豆浆替换牛奶。牛奶一定要喝够，不仅可以补钙，还可以补充蛋白质。

健康食谱推荐

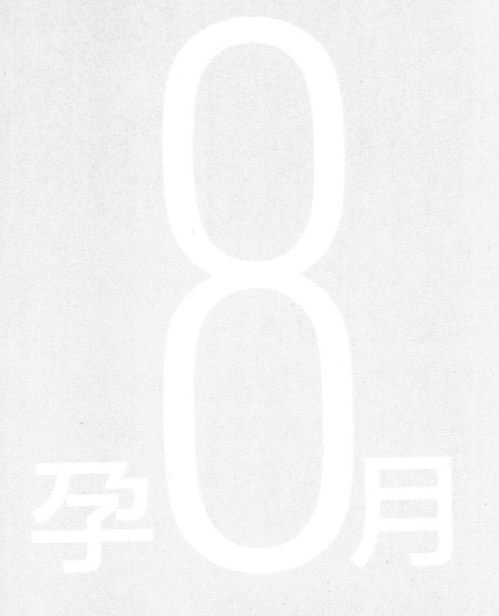

一天饮食参考

早餐7点~8点
紫菜包饭100克，鸡蛋1个，海带汤适量

加餐10点左右
牛奶1杯，饼干2片

午餐12点~12点半
米饭100克，山药五彩虾仁1份（虾仁75克），清炒圆白菜1份，紫菜蛋花汤1碗

加餐15点
香蕉1根，坚果半把

晚餐18点半~19点
花卷1个（面粉50克），鸡丝粥1碗（大米25克），蜜汁南瓜1份（南瓜75克），排骨炖藕1份（排骨100克）

花样主食

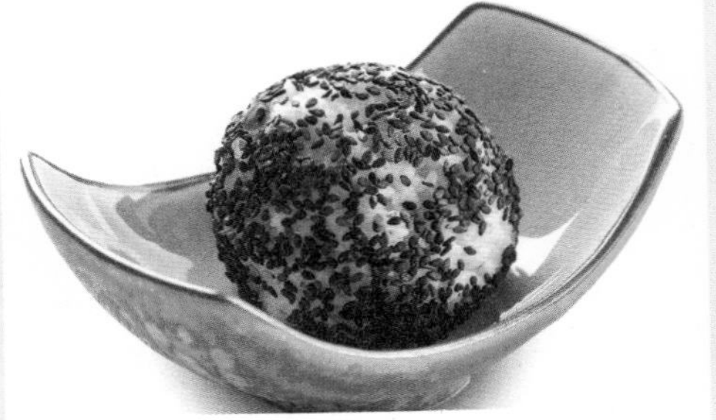

黑芝麻饭团

原料：糯米、大米各30克，红豆50克，炒熟的黑芝麻、白糖各适量。

做法：❶ 糯米、大米洗净，蒸熟。❷ 红豆浸泡后，放入锅中煮熟烂，捣成泥。❸ 盛出米饭，包入适量红豆泥、白糖，捏紧成饭团状，再滚上一层黑芝麻即可。

功效 芝麻含有丰富的铜、钙和不饱和脂肪酸，有助于准妈妈调节胆固醇，促进胎宝宝骨骼发育。

紫菜包饭

原料：熟糯米饭200克，鸡蛋1个，紫菜1张，胡萝卜条、沙拉酱、醋各适量。

做法：❶ 熟糯米饭中倒入适量醋，拌匀晾凉；鸡蛋打散。❷ 油锅烧热，将鸡蛋摊成饼，切丝；将糯米平铺在紫菜上，再摆上胡萝卜条、鸡蛋丝，刷上沙拉酱，卷起，切厚片即可。

功效 紫菜中含有丰富的铁和钙。此饭可增进食欲，帮助准妈妈预防贫血，促进胎宝宝骨骼发育。

美味汤羹

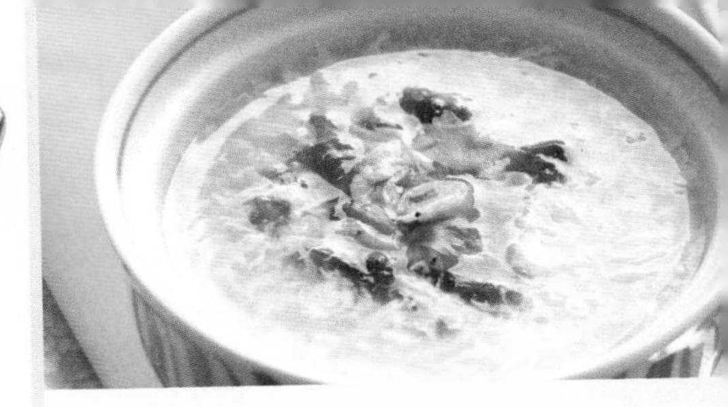

虾皮紫菜汤

原料：紫菜10克，鸡蛋1个，虾皮、香菜末、盐、姜末、香油各适量。

做法：❶ 虾皮、紫菜均洗净，紫菜撕成小块；鸡蛋打散。❷ 油锅烧热，下入姜末略炸，加适量水烧沸，淋入鸡蛋液，放入紫菜、虾皮、香菜末、盐、香油即可。

功效 紫菜和虾皮都是补钙的食品，这道汤简便易做，适合整个孕期食用。

银耳鸡汤

原料：银耳20克，鸡汤、盐、白糖各适量。

做法：❶ 将银耳洗净，用温水泡发后去蒂，撕小朵。❷ 将银耳放入砂锅中，加入适量鸡汤，用小火炖30分钟左右。❸ 待银耳炖透后放入盐、白糖调味即可。

功效 银耳具有滋阴润肺、养胃生津的功效，配以鸡汤，能够帮助准妈妈滋补身体。

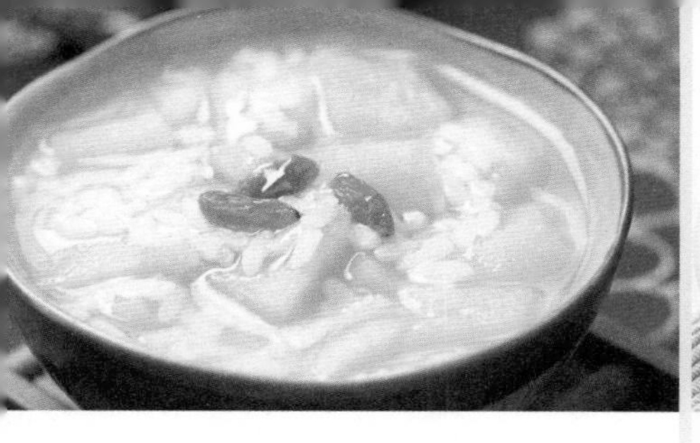

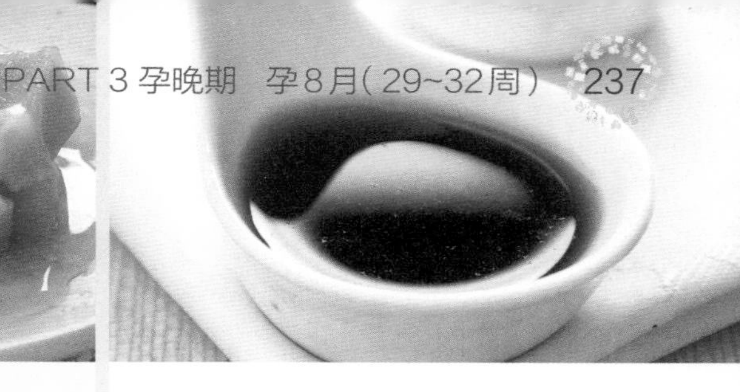

滋补粥

葡萄干苹果粥

原料：大米30克，苹果1个，葡萄干10克，蜂蜜适量。

做法：❶ 大米洗净沥干；苹果洗净去皮，切丁。❷ 锅内放入大米与苹果同煮，大火煮开后改小火。❸ 煮至熟烂时加入蜂蜜、葡萄干搅匀即可。

功效 葡萄干中的铁和钙含量丰富，是准妈妈的滋补佳品。它还含有多种矿物质和维生素、氨基酸。

奶香麦片粥

原料：大米30克，牛奶250毫升，麦片、高汤、白糖各适量。

做法：❶ 将洗净的大米在水中浸泡30分钟。❷ 在锅中加入高汤，放入泡好的大米，大火煮沸后转小火煮至米粒软烂黏稠。❸ 再加入牛奶，煮沸后加入麦片、白糖，拌匀，盛入碗中即可。

功效 麦片含有丰富的可溶性与不溶性膳食纤维。此粥可为准妈妈提供碳水化合物，并促进肠道消化。

营养热炒

蜜汁南瓜

原料：南瓜丁500克，红枣、白果、枸杞子、蜂蜜、白糖、姜片各适量。

做法：❶ 切好的南瓜丁整齐放入盘里，加入用温水泡发的红枣、枸杞子以及白果、姜片，入蒸笼蒸15分钟。❷ 取出姜片后，轻轻扣入碗里。❸ 油锅中加适量水、白糖和蜂蜜，小火熬制成汁，浇到南瓜上即可。

功效 南瓜含有α-亚麻酸，还有丰富的膳食纤维及碳水化合物等，是预防妊娠高血压的好食材。

山药五彩虾仁

原料：山药200克，虾仁75克，胡萝卜、豌豆荚各50克，盐、白糖、醋、料酒、水淀粉各适量。

做法：❶ 山药、胡萝卜去皮，切片，焯水；豌豆荚洗净。❷ 虾仁洗净，用除水淀粉以外的所有调料腌10分钟。❸ 油锅烧热，放入所有食材，快速翻炒，快熟时，用水淀粉勾芡收汁即可。

功效 山药具有补脾养胃、补肺益肾的功效，是准妈妈的绝佳美食，也可以促进宝宝的生长发育。

健康饮品

黑豆红糖水

原料：黑豆、红糖各50克。

做法：将黑豆洗净，泡8个小时，然后与红糖加适量水同煮，用小火煮至黑豆熟透时即可食用。

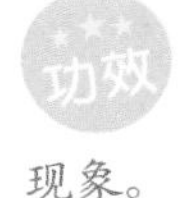

功效 黑豆红糖水可以有效改善准妈妈面部和四肢的水肿现象。

木瓜牛奶

原料：木瓜1个，牛奶200克，冰糖20克。

做法：❶ 将木瓜去皮，对剖后去子，切小丁。❷ 取一大碗，将木瓜块、牛奶、冰糖一同倒入碗中，搅拌均匀，放入蒸锅蒸约15分钟即可。

功效 牛奶富含钙质，木瓜富含17种氨基酸及钙、铁等营养素，有明显的补益作用。

孕早期（1~12周） 孕中期（13~28周） 孕晚期（29~40周）

1 2 3 4 5 6 7 8 9 10 11 12 13 14 15 16 17 18 19 20 21 22 23 24 25 26 27 28 29 30 31 32 33 34 35 36 37 38 39 40

你正处于孕8月

生活保健

因为行动不便，很多准妈妈留在家里的时间越来越多，但是别把时间都安排看电视和上网，保持生活的规律性对你和胎宝宝都很有好处。

从现在起，不要出远门。由于腹部越来越大，准妈妈在走路、下楼、坐下、起身时都要小心，动作幅度不要过大，尤其不要出远门。准妈妈要主动积极地学习孕晚期的护理知识，掌握一些异常情况的处理方法，有备无患。

孕晚期不要出远门

“孕妇不宜出远门”，这句老话是有道理的。怀孕后，准妈妈体内各系统都会发生很大变化，孕晚期肝脏、肾脏、心脏的负担加重，体重明显增加，行动不便，容易疲劳。如果此时长途旅行，准妈妈因体力消耗过度，睡眠不足等诱发疾病，加上不良环境因素的作用（如路途颠簸、天气变化、环境嘈杂、乘车疲劳等），对准妈妈心理也会产生负面影响，不利于胎宝宝的生长发育，甚至会导致早产。因此建议准妈妈孕晚期不要出远门，以保障母子安全，避免旅途中突然临产可能发生的危险。

知识链接

什么是早产？

早产是指在满28孕周至37孕周之间的分娩。在此期间出生的体重在1 000~2 499克，且身体各器官未成熟的新生儿，称为早产儿。早产对宝宝的生命威胁较大。因为身体未完全发育好，各器官发育不成熟，有可能引起一系列病症和生命危险。因此准妈妈应注意自我保护，预防早产。

注意生活细节，预防早产

虽然准妈妈和准爸爸都想早点见到宝宝，可是宝宝提早出来可真不太好。要预防早产，准妈妈在日常工作生活中须注意以下几点。

1.要保证充分休息和睡眠，放松心情，不要有压力。适当运动必不可少，但别进行激烈的运动。当身体状态不佳时，应适当地增加休息时间。

2.均衡摄入营养丰富的食物，不吃过咸的食物，以免导致妊娠高血压。

3.不要从事会压迫到腹部的劳动，不要提重物。

4.经常清洁外阴，防止阴道感染。孕晚期绝对禁止性生活。

5.留心准妈妈的健康状况，心脏病、肾病、糖尿病、高血压等，子宫颈功能不全、子宫畸形、流感、没有治愈的梅毒等，以及维生素K、维生素E不足都会引起早产。

哪些准妈妈易早产

怀孕时年龄小于18岁或大于40岁；孕前体重过轻或孕前体重超过80千克；怀孕间隔太密，一般是指产后半年内再孕；曾发生过早产、早发阵痛及妊娠早期或中期流产；曾有“子宫颈功能不全”或有不良产科病史的准妈妈易早产。

学会辨识早产症状

下腹部变硬	在孕晚期，随着子宫的胀大，会出现不规则的子宫收缩，几乎不伴有疼痛，称之为生理性宫缩，不会引起早产。如果下腹部反复变软变硬且肌肉也有变硬、发胀的感觉，至少每10分钟有1次宫缩，持续30秒以上，即为先兆早产，应尽早到医院检查
阴道出血	少量出血是临产的先兆之一，但有时宫颈炎症、前置胎盘及胎盘早剥时均会出现阴道出血，这时出血量较多，应立即去医院检查
破水	水样的液体流出，就是早期破水，但一般情况下是破水后阵痛随之开始，此时可平卧，最好把臀部垫高，马上送医院

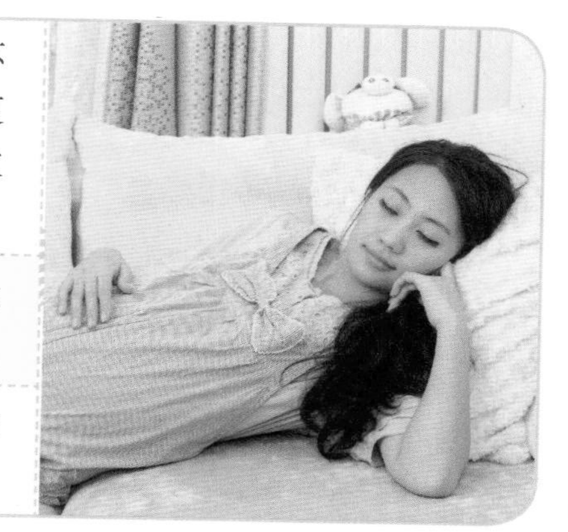

如果你是剖宫产后再怀孕

剖宫产在紧急时刻具有能挽救母婴生命、保护母亲生育能力等很多优点。然而，剖宫产手术也会给准妈妈再次怀孕带来危险。剖宫产后再怀孕的准妈妈容易出现子宫破裂等情况，因此必须注意预防瘢痕处裂开，不能受到挤压。

此外，瘢痕子宫到孕晚期有的会出现自发性破裂，腹痛是主要表现。由于子宫瘢痕愈合不良，随着妊娠月份的增加，宫内压力增大，虽无任何诱因，子宫也可能从瘢痕处胀发而破裂。

起床时，动作要平稳缓慢

醒来之后，应在床上继续躺3~5分钟，可稍移动手臂和双腿，或者给手指稍按摩，待脑部血液供应充足之后再起床。

在办公室的躺椅上午睡，睡醒之后站起来更要注意姿势的变化。先将上身向前移动到椅子的前沿，双手撑在桌面上，靠腿部肌肉支撑身体，使背部保持挺直，身体不要向前倾斜压迫腹部。此外，坐下时，准妈妈也应双臂向后撑着，然后屈膝，身体重心向大腿移，慢慢坐下来。不要坐带轮子的椅子。

高度近视的准妈妈也能自然分娩吗

当高度近视的准妈妈在分娩过程中竭尽全力时，由于腹压升高，确实存在着导致视网膜脱落的危险。但并不是高度近视就不能自然分娩，建议先去眼科做个眼底检查，判断一下是否有眼底病变，再做决定。如果眼底检查显示可以进行顺产，也应注意分娩时不要过度用腹压。

知识链接

近视眼会遗传吗?

宝宝是否会近视与遗传有一定的关系，尤其是当父母均为高度近视时，宝宝近视的概率就会更大。不过，据相关的资料显示：因为遗传因素而成为近视的人数仅占近视总人数的5%，这说明孕期饮食、后天营养和习惯对近视的影响更大。

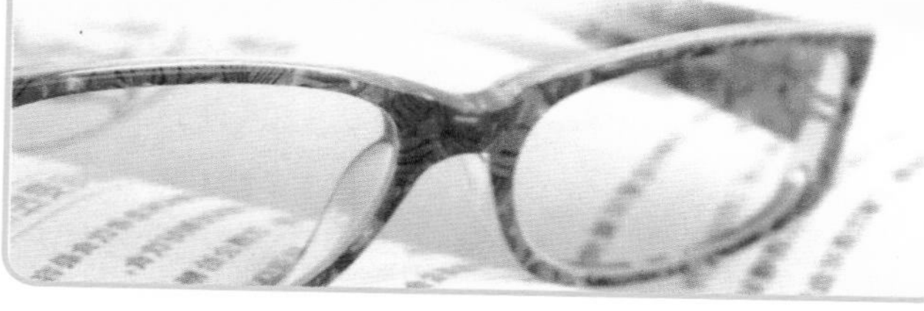

孕期要及时检查胎位

胎宝宝临近分娩时在子宫里的姿势非常重要，它关系到分娩时是顺产还是剖宫产。准妈妈摸自己的肚子时，可以通过胎宝宝的胎头位置判断现在的胎位是否正常。这也是孕期健康的自我检测方法之一。

胎位正不正主要与以下因素有关：胎宝宝妊娠周数大小、骨盆腔大小与形状、子宫内胎盘大小与着床的位置、准妈妈松弛的腹肌、多胞胎妊娠、羊水不正常、脐带太短、是否有子宫内肿瘤（如子宫肌瘤等）或子宫先天性发育异常等。

孕 32 周左右纠正胎位不正

孕32周以后，宝宝生长迅速，羊水相对减少，此时胎宝宝的姿势和位置相对固定。所以在孕32周以后，如果宝宝还是胎位不正，就基本上等于胎位固定了，但也有少数例外。一些适宜的运动虽然有助于准妈妈纠正胎位不正，但应该在医生的指导下进行。特别是有脐带绕颈的情况下，更要谨慎。

知识链接

孕7月前胎位不正没关系

孕7月以前，子宫内羊水较多，胎宝宝还有活动余地，可自行纠正胎位，准妈妈可以不必太过担心。孕8月后，胎宝宝增长很快，子宫内“余地”越来越少，此时若胎位不正，胎宝宝自行纠正的机会变小，准妈妈宜多关注。有些准妈妈会出现孕8月时胎位不正，但临产前检查发现胎位已正的情况。

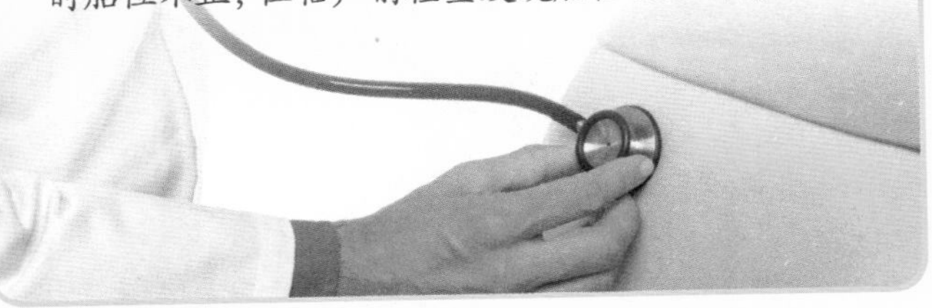

摸摸肚皮，查查胎位

准妈妈不妨在产前检查时，向医生学习胎位检查方法。正常胎位时，胎宝宝的头可以在下腹的中央即耻骨的联合上方摸到，如果在这个部位摸到圆圆的、较硬、有浮球感的东西就是胎头。但要是在上腹部摸到胎头，在下腹部摸到宽软的东西，表明胎宝宝是臀位，属于不正常胎位。在侧腹部摸到呈横宽走向的东西为横位，也属于不正常胎位。

如果胎位不正，一定要在医生的指导下纠正胎位，如果纠正不过来，就要提前1~2周入院，可能要根据情况采取剖宫产。

胸膝卧位操纠正胎位

胸膝卧位操适用于孕30周后，胎位仍为臀位或横位者。在饭前或饭后2小时，或在早晨起床及晚上睡前做，应先排空膀胱，松开裤带。

1. 在床上，采跪伏姿势，两手贴住床面，脸侧贴床面，双腿分开与肩同宽。
2. 胸与肩尽量贴近床面。
3. 双膝弯曲，大腿与地面垂直。
4. 维持此姿势约 2 分钟，慢慢适应后可逐渐增加至 5 分钟，10 分钟，每天做 2~3 次。

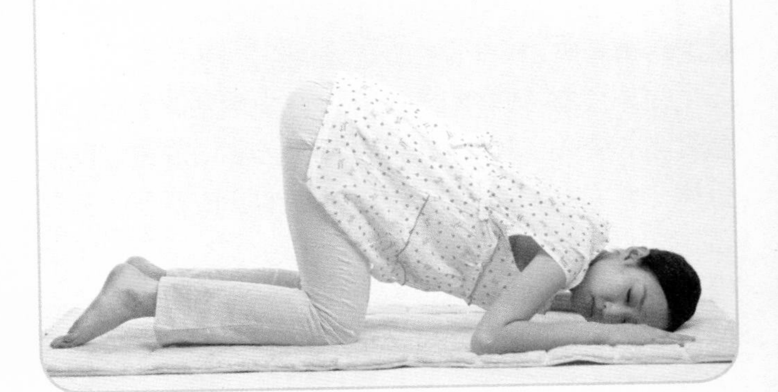

胎宝宝都有哪些姿势

直产式	头先露（头位）	胎宝宝面朝准妈妈的背部，下巴靠近自己的胸口，枕部最低
	臀先露（臀位）	臀位有很多种，有混合臀先露、单臀先露、单足先露、双足先露等。如果准妈妈在产前检查出来宝宝是臀位，大多数最后会进行剖宫产
横产式（横位）	横位就是宝宝没有乖乖待在垂直的正常胎位上，而是侧躺着，横在子宫里。如果宝宝在生产前还是横位，那么医生基本都会建议剖宫产	

混合臀先露　单臀先露

单足先露　双足先露

“枕前位”是最理想的胎位

胎位是胎宝宝在分娩时先露出的身体部分与母体骨盆前、后、左、右的关系。通常，“枕前位”是最理想的分娩胎位。胎宝宝背朝前胸向后，两手交叉于胸前，两腿盘曲，头俯曲，枕部最低。分娩时，头部最先伸入骨盆，医学上称之为“头先露”，通常说“头位”，这种胎位分娩一般比较顺利。

胎位不正一定要剖宫产吗

比起胎宝宝身体的其他部位，胎宝宝头部是身体最大且最硬的部位，如果是头位，胎头首先会产出，胎宝宝的其他部位就容易随着产道产出。如果是臀产位，胎头要产出就会困难许多。

胎位不正不一定要剖宫产。产前检查发现胎宝宝胎位不正时，医生会跟准妈妈商量如何选择最佳的生产方式，如果经过调整，胎宝宝转为头位，自然生产方式是首选；如果调整不回来，可能选择剖宫产较为安全。医生会分析利弊，让准妈妈、家属和医生共同做出选择。

胸式呼吸法缓解心慌气短

随着准妈妈子宫的增大，准妈妈会发现腹部呼吸很困难。此时，准妈妈在感到心慌气短时，可以采用胸部呼吸法，慢慢站起来，深深地吸一口气，再慢慢地吐气，确保吸入胸部的空气比腹部多，此外，准妈妈可以休息一会儿，也可侧卧静躺一会儿，以缓解心慌气短，但注意不要仰卧，以防发生仰卧位低血压综合征。

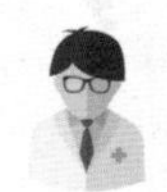

专家答疑

什么是围生期心肌病？

如果准妈妈在怀孕前没有心脏病史，在怀孕最后3个月里发生心慌气短，休息后也不能得到缓解的话，就要考虑是否有围生期心肌病的可能。围生期心肌病的心慌、气短主要发生在夜间，半夜常常会因为胸闷不能入睡而坐起来呼吸，或者经常感到胸痛。如果出现上述情况，准妈妈应及时去医院。

孕早期(1~12周)												孕中期(13~28周)																孕晚期(29~40周)											
1	2	3	4	5	6	7	8	9	10	11	12	13	14	15	16	17	18	19	20	21	22	23	24	25	26	27	28	29	30	31	32	33	34	35	36	37	38	39	40

你正处于孕8月

职场准妈妈须知

孕晚期，工作量、活动量都应适当减少，工作节奏也应放慢，应该养精蓄锐，在公司最好能备些小零食以补充体力。

大龄准妈妈32周以后不宜再工作。这个时候，准妈妈的心脏、肺脏及其他重要器官必须更辛苦地工作，且对脊柱、关节和肌肉形成沉重的负担。此时，应尽可能让身体休息。到了孕晚期，大龄准妈妈要提前回家待产。

视情况使用托腹带

如果准妈妈腹部肌肉比较结实，可以不使用托腹带。如果准妈妈腹壁肌肉较松，胎宝宝又发育得比较大，最好使用托腹带。如果准妈妈的工作需要长时间站立或走动，则需要购买托腹带或托腹裤。使用托腹带后，腹带的托力可以帮助腹部分担压力。

知识链接

穿托腹带的注意事项

准妈妈穿托腹带时，托腹带不要包得太紧，睡觉的时候也应该脱掉。穿得太紧不仅会影响腹部的血液循环，还会影响胎宝宝的发育。穿戴托腹带时最好躺卧床上固定之后再站立起来，这样才能够完整地固定住。

如何选购和清洗托腹带

应选择伸缩弹性强、承压能力强的托腹带，可以从下腹部托起增大的肚子，防止子宫下垂，保护胎位的同时还可减轻准妈妈腰部受到的压力。还应选择可随着腹部大小进行调整的款式，并且应穿脱方便。材质上应选择吸汗、透气性强且不会闷热的托腹带。如果是可调整的托腹带，整个孕期购买2~3件即可，方便清洗轮换。如果是非调整型的，准妈妈要根据腹围的大小购买不同尺寸的托腹带。

清洗时，先将托腹带在30℃以下的温水中浸泡10分钟，水中放少量不含化学物质、无刺激的洗衣液，手按压清洗之后反复漂洗3遍左右，直到水清。洗完之后放在太阳下晾晒消毒。托腹带不要漂白，不要拧干，不要熨烫和烘干，但可以送去干洗。

调整座椅高度，减轻腰酸背痛

对于肚子日益增大的准妈妈来说，在办公室可能不那么轻松了。不妨用一点小窍门来提升你的办公舒适指数吧。

准妈妈可将椅子调整到一个合适的高度，保持自己的视线与电脑屏幕平行；正确的坐姿不仅可以减轻腰背疼痛，还可以有效减轻视力疲劳、眼部干涩等症状。

孕早期（1~12周）												孕中期（13~28周）																孕晚期（29~40周）											
1	2	3	4	5	6	7	8	9	10	11	12	13	14	15	16	17	18	19	20	21	22	23	24	25	26	27	28	29	30	31	32	33	34	35	36	37	38	39	40

你正处于孕8月

情绪调节

进入孕晚期以后，准妈妈身体负担接近高峰，加上分娩日期的临近，许多准妈妈会产生一种兴奋与紧张的矛盾心理。

为了避免对分娩“谈虎色变”，需要做好准备。分娩的准备包括孕晚期的健康检查，心理上和物质上的准备。一切准备的目的都是希望母婴平安，所以，准备的过程也是对准妈妈的安慰。

了解分娩知识，克服分娩恐惧

准妈妈可以通过孕妇学校的知识讲座，了解分娩的全过程、可能出现的问题及对策，并进行分娩前的相关训练，这对有效地减轻心理压力，解除思想负担以及做好孕期保健，及时发现和诊治各类异常情况等均大有帮助。

除非必要，否则不宜提早入院

毫无疑问，临产时身在医院，是最保险的办法。可是，提早入院等待时间太长也不一定就好。首先，医疗设备是有限的，如果每个准妈妈都提前入院，医院不可能像家中那样舒适、安静和方便。其次，准妈妈入院后较长时间不临产，会有一种紧迫感。另外，产科病房内的每一件事都可能影响住院者的情绪，这种影响有时候并不十分有利。

不要迷信胎梦内容

其实，孕期的梦完全是正常的现象，它有个特别的名字叫“胎梦”。胎梦，通常包括准妈妈自己做的梦，以及准爸爸或其他家人做的梦。最常出现在准妈妈梦境中的是各类动物，不少人甚至根据梦中动物来预言胎宝宝的性别。对胎梦的解析目前还没任何科学依据，因此对胎梦的解读仅可用来做个参考。

心理压力大就会做胎梦

准妈妈在孕期有这样或那样的心理压力或思想负担是正常的。准妈妈一旦做了胎梦，千万不要把胎梦看得过于神秘，迷信胎梦的内容反而会对准妈妈的心理产生不好的影响。准妈妈可以与已经做了妈妈的亲戚朋友或同事等进行交流，分享一些孕期经验，但不可轻信“胎梦说”，庸人自扰。此外，家人的开导和鼓励也相当重要，特别是准爸爸，要多和妻子沟通，多关心、开导她。

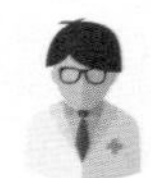

专家答疑

常做胎梦需就医吗?

如果准妈妈多梦、做噩梦，导致白天精神不佳，并且由梦境而产生心理负担，就会对自己和胎宝宝产生不好的影响。这时候，准妈妈最重要的事情就是放松身心，如果觉得胎梦严重影响了睡眠，最好找医生进行咨询。

孕8月运动

运动对准妈妈很重要，特别是在孕晚期，不但有助于顺利生产，还可以帮助准妈妈恢复愉悦的心情。

动作幅度不可过大。此时运动一定要注意安全，千万不能过于疲劳，如有不适，应立即停止运动。准妈妈可在运动时缓慢吸气、呼气，锻炼肺活量，可缓解准妈妈喘不过气的感觉，也有益于分娩时呼吸的调整。

适合孕8月的运动

运动关键词：安全

适宜运动：舒展体操

运动时间：每次不超过15分钟

此时运动的目的是舒展和活动筋骨，以稍慢的体操为主。舒展体操运动能加强骨盆关节和腰部肌肉的柔软性，既能松弛骨盆和腰部关节，又可以使产道出口肌肉柔软，同时还能锻炼下腹部肌肉。孕晚期，准妈妈身体负担特别重，这时候的运动一定要注意安全，要避免在闷热的天气里进行运动，每次运动时间不要超过15分钟，要时刻记得“慢”。

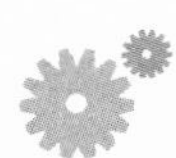

知识链接

孕晚期缺乏运动，易腰酸背痛

如果缺乏运动，肌肉组织中堆积的代谢产物——乳酸就来不及运走，加上子宫随着胎宝宝的生长发育而逐渐增大，增大的子宫挤压周围的脏器，压迫腰部及下肢血管和神经，会产生肌肉酸痛、疲惫无力、下肢水肿的现象，活动不方便。为了避免出现这些不适，应适当地加强体育锻炼。

骨盆运动，有助分娩

准妈妈在分娩前经常进行适宜的扭转骨盆运动可以减轻耻骨分离引起的疼痛，为分娩时骨盆打开做好准备。

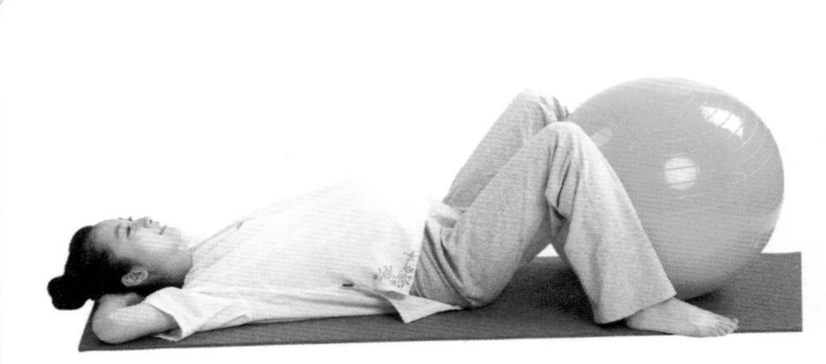

1. 平躺，头枕在双手上，将瑜伽球放于屈曲的两腿间。

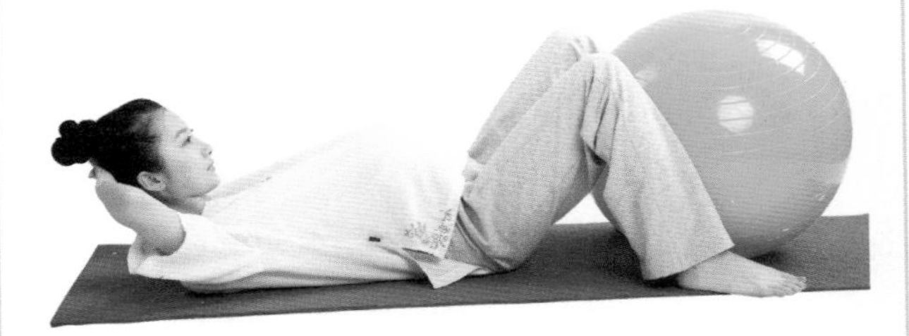

2. 借助双手的力量，头向上稍抬，根据身体情况，腹部稍用力。

孕早期（1~12周） 孕中期（13~28周） 孕晚期（29~40周）

1 2 3 4 5 6 7 8 9 10 11 12 13 14 15 16 17 18 19 20 21 22 23 24 25 26 27 28 29 30 31 32 33 34 35 36 37 38 39 40

你正处于孕8月

准爸爸必看

孕晚期，准妈妈可能会因为子宫增大带来的身体不适而心情不好，准爸爸要宽容对待准妈妈的情绪波动。

从本月起，禁止性生活。保证准妈妈的睡眠与休息时间，鼓励她做适当的活动。最好每天能为准妈妈做按摩，这对缓解准妈妈的身体不适很有帮助。多陪陪准妈妈，与准妈妈交流宝宝出生后的事情，激发准妈妈的母爱情绪。

孕晚期不要走太远

散步是最简单也是最安全的运动方式，但是路程不要太远，不要去马路边或者闹市区散步，最好去空气清新的公园或湖边。夏天最好在上午或傍晚散步，冬天应在暖和的下午散步。有台阶、斜坡的地方要少走，需要走时，要扶好栏杆，以防摔倒。气候和空气质量不佳时不要外出散步。

散步时带上水和小零食

帮准妈妈带上一瓶水，最好是温开水。尤其是在天气很热的时候，出汗会导致身体的矿物质流失，对身体不利。除了温开水，也可以带一些果汁，但不要喝市面上的运动饮料。此外随身带上一些小零食，因为孕期从感到饿到出现低血糖的症状是很快的。

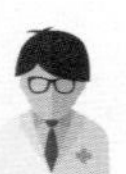

专家答疑

哪些穴位不能按？

合谷穴：位于拇指和食指间的虎口处，按压会促进催产素的分泌，具有催产作用。中医无痛分娩时，会用此法。肩井穴：位于肩上大椎与锁骨肩峰端的连接中点。若刺激太强，容易使准妈妈休克，也对胎宝宝不利。

突发状况立即打电话

要随身带上手机，以防出现突发状况。如果准爸爸不能陪同散步，最好和准妈妈保持电话沟通，有什么情况可以提前知道。如果准妈妈在运动时发现阴道有液体流出、呼吸困难、疼痛或头晕等问题，一定要马上停止运动，立即拨打电话告诉家人，及时联系医院进行检查。

帮准妈妈按摩缓解疼痛

按摩时要注意安全，使用轻柔的按摩手法，不要在腹部做强力按摩和推拿。准妈妈侧躺好，请准爸爸沿脊柱两侧，由上往下用大拇指按压。下背部两侧，沿着骨盆上缘继续按压。最后按压颈部和肩膀，顺势往下按压脊柱，从左到右按摩下背部。最好每天反复做5~10次，也可以试试热敷的方法。

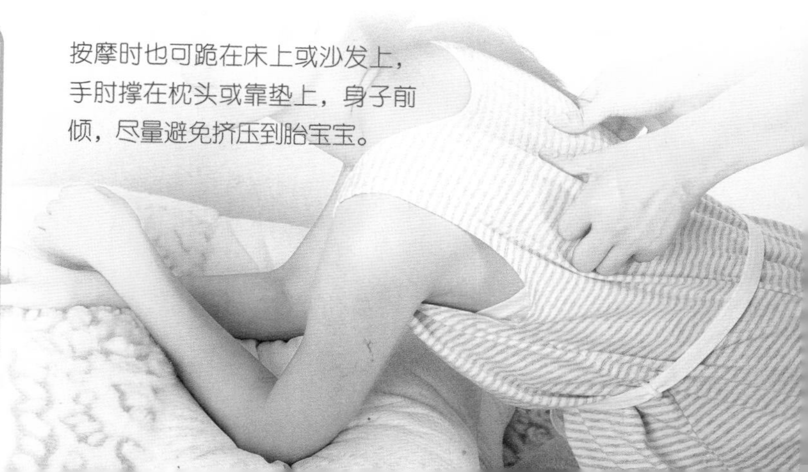

按摩时也可跪在床上或沙发上，手肘撑在枕头或靠垫上，身子前倾，尽量避免挤压到胎宝宝。

孕8月胎教

在准妈妈的肚子里，胎宝宝每天都在长大，每周都有巨大的变化，所以准妈妈的胎教也要跟着胎宝宝的脚步有所不同。

不要把看电视当成胎教。孕8月，胎宝宝的胎教素材要更加丰富多彩。电视虽然既有声音又有图像，但看电视不能作为一种胎教方法。长期看电视对准妈妈和胎宝宝都会造成不良影响。

画笔画出的好心情

身体不适带来的担忧和烦躁，会在不留神的时候偷袭准妈妈，涂涂写写是一种良好的排遣方式。一些心理学家认为，在涂涂抹抹的过程中可以通过笔触和线条，释放内心的情感，调节心绪平衡，并将这种乐趣以及对生活的感悟传递给胎宝宝。不必在意自己是否画得好，只要感到快乐和满足就可以。

做做数独，动动脑

妊娠期间，准妈妈适量地读书学习、勤于动脑，做一些动脑游戏，如数独、拼图、魔方、积木、猜谜、脑筋急转弯等，平时多收集一些这样的玩具、玩法，也可以跟准爸爸玩跳棋、五子棋等。那么，胎宝宝也能从准妈妈身上获取到这些积极的信息，从而促进他的大脑成长发育，形成积极向上的求知欲望。

胸部瑜伽练习

下面这个小动作可以锻炼胸部肌肉，打开胸腔，以使准妈妈充分地感受到呼吸，为腹中小宝宝提供充足的氧气，促进乳腺分泌，释放紧张的情绪。准妈妈赶快试一试吧！以下动作重复4次。

1. 采用跪坐姿势，注意保持上半身挺立。两臂向旁侧平伸，手心朝前，与肩平行。

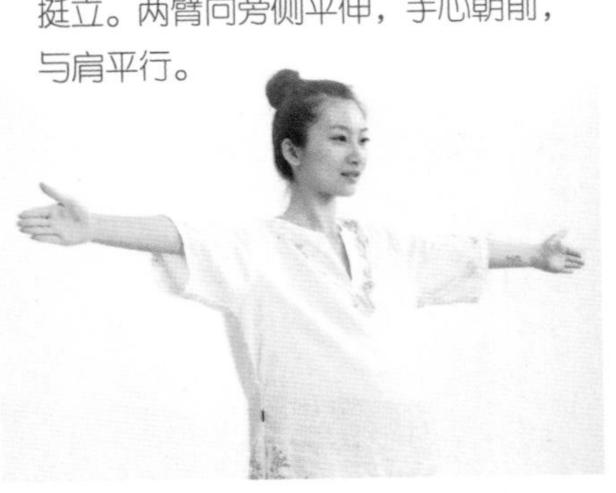

2. 深吸气的同时双手臂尽力向后张开，略仰头部，眼睛向上看。保持均匀呼吸。

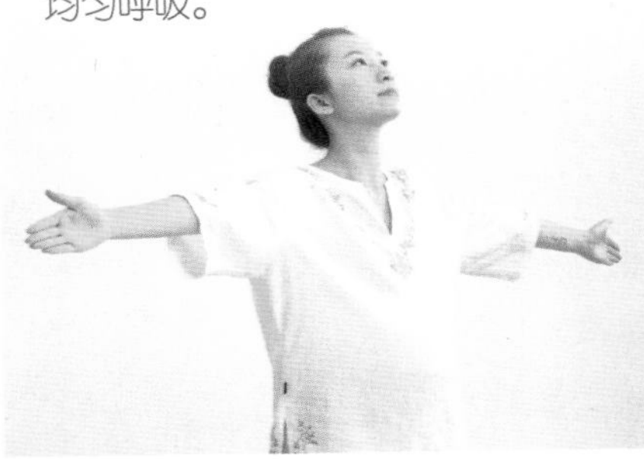

3. 呼气，双臂回到身体两侧，再慢慢收拢至胸前，掌心相碰，略低头，调整气息，彻底放松胸腔。

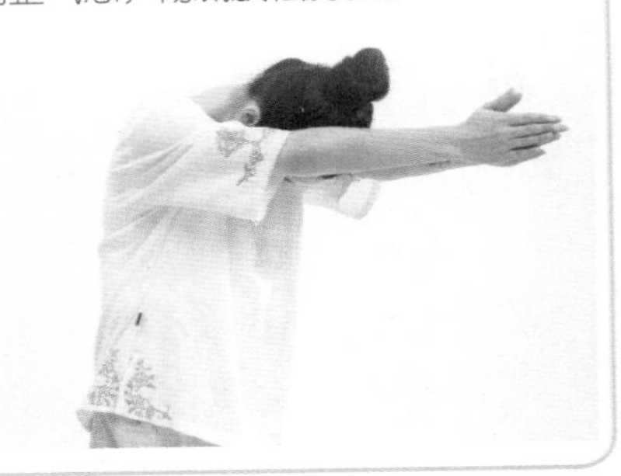

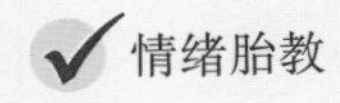

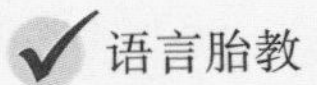

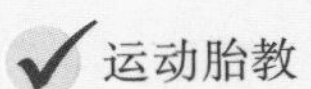

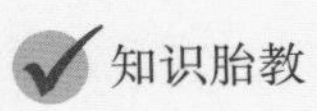

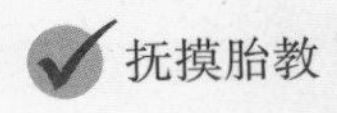

瓷器艺术欣赏

瓷器向来是中国文化的典型标识，凝结了中国人对“美”与“灵”的理解，它是水火土熔炼的结晶。读懂瓷器，透过它就能读懂中国人的文化情结。欣赏瓷器，透过它就能品析艺术品的光泽灵动。瓷器绚烂的颜色、优美的造型，往往给人以美的享受，对胎宝宝来说，是非常好的美学胎教。

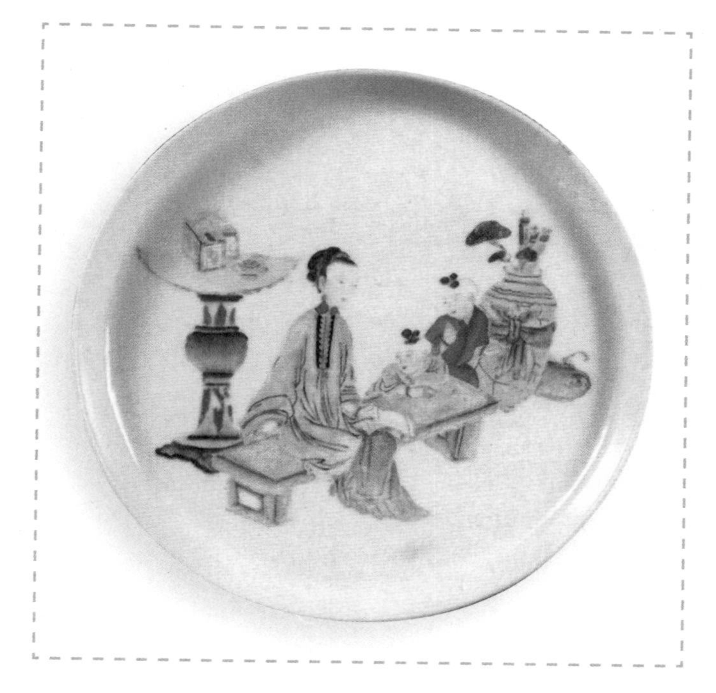

认识长方形

在学习今天的新图形之前，准妈妈先和胎宝宝打个招呼：“宝宝，这本书是什么形状的呢？”引起胎宝宝的兴趣之后，就可以开始今天的图形学习了。在脑海里记住长方形的形状后，准妈妈一边用手指描卡片上的图形，一边告诉胎宝宝：“这就是长方形。”生活中有什么是长方形的呢？准妈妈和胎宝宝一起思索和寻找吧。

做胎宝宝体操

准妈妈仰卧，全身尽量放松，在腹部松弛状态下，用一个手指轻轻地按一下胎宝宝，然后再抬起，此时胎宝宝会立即有轻微的胎动，不过有时候会过一会，甚至几天才有反应。做胎宝宝体操最好是早、晚各做一次，每次时间在5~10分钟。如果轻轻按下时，感觉到胎宝宝用力挣脱或踢腿，这说明胎宝宝“不高兴”了，就要马上停止。

聆听《小白船》

胎宝宝虽然还没有出生，但他们在子宫里已经表现出不同的个性了。有的好动，有的好静。如果胎宝宝活泼好动，可多听一些音色优美悦耳、节奏平和柔缓、令人想象无边的乐曲。但是所有的胎宝宝都应该更喜欢听爸爸妈妈唱儿歌给自己听吧，今天就为宝宝唱首《小白船》。

听童谣，猜谜语

准妈妈选个耳熟能详的谜语童谣直接背给胎宝宝听，背诵时，脑海里尽量想象谜语中的景色。胎宝宝一定会喜欢这种谜语童谣，既生动有趣，还能开动脑筋。

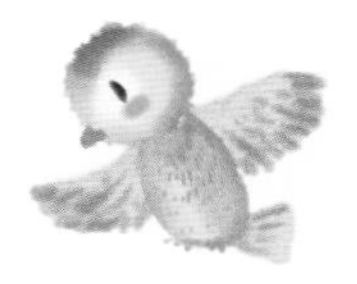

有时落在山腰，有时挂在树梢，

有时像个圆盘，有时像把镰刀。

云儿见它让路，小树见它招手，

禾苗见它弯腰，花儿见它点头。

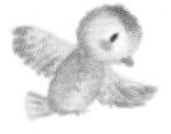

答案：月亮

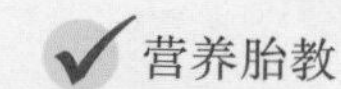

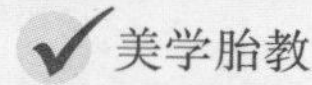

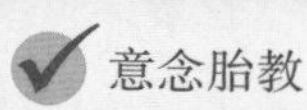

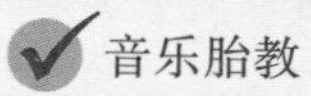

孕早期（1~12周） 孕中期（13~28周） 孕晚期（29~40周）

1 2 3 4 5 6 7 8 9 10 11 12 13 14 15 16 17 18 19 20 21 22 23 24 25 26 27 28 29 30 31 32 33 34 35 36 37 38 39 40

你正处于孕8月

常见不适与用药

孕晚期，准妈妈身体越加笨重，走路时身体后仰，看不到脚，极易摔倒。从现在起，要注意动作缓慢。

一些妊娠并发症开始出现。准妈妈这时会感到身体越发沉重，行动越来越吃力。随着胎宝宝成长速度变快，准妈妈的身体负担也快到了极限，一些妊娠并发症开始出现，并可能影响到胎宝宝。遇到这些情况，准妈妈要谨慎处理。

小便失禁很尴尬

在怀孕的喜悦中也会有不和谐的插曲，孕8月的某一天，你会忽然发现自己竟像刚出生的孩子，连最基本的小便控制能力都没有了。难道是身体出了什么问题？

到了怀孕8个月，胎头与骨盆衔接，此时由于子宫或胎头向前压迫膀胱，膀胱变得扁扁的，当然贮尿量比非孕时明显减少，因而排尿次数增多，这是正常的生理现象。另外，如果准妈妈有大笑、咳嗽或打喷嚏等增大腹压的活动，有时会发生尿失禁。不用担心，产后能慢慢恢复。

知识链接

尿急、尿痛要注意

如果准妈妈在发生尿频的同时伴有尿急、尿痛、尿液浑浊，则是异常现象，应及时请医生检查。最常见的是膀胱炎，需查明原因，及时进行治疗，以防止炎症上行引起急性肾盂肾炎。有些准妈妈为避免压力性尿失禁所带来的尴尬而少喝水，这是不对的。中断了水分的摄取反而会导致便秘，而且孕期准妈妈体内的血流量增加了，所以更要摄取大量水分，每天至少喝6杯水。

如何避免尿失禁

1.不要憋尿，有尿意的时候就要去厕所，特别是出门前、参加会议或活动前，以及自由活动期间应及时排净小便。排尿时身体向前倾，可以帮助你彻底排空膀胱。

2.在间隔一定的时间之后，虽然没有强烈的尿意，但仍然要去厕所排尿。

3.使用护垫，防止突发事件。

4.少吃利尿的食物，如西瓜、冬瓜、红豆、葡萄等，否则会使尿频加重。当然这些食物本身无害，在外出或者频繁上卫生间不方便时尽量少吃。

感觉腹胀要赶紧休息

腹胀是子宫肌肉收缩运动的结果，但也有可能是流产或早产的前兆。尤其孕晚期，准妈妈会感到腹胀的次数大幅度增加，这意味着准妈妈需要休息一下了。

一般准妈妈容易在晚上感觉腹胀，这是由一天的疲劳导致的，一定要早点休息。很多准妈妈也会在早上醒来时感觉腹胀，这时因为刚醒来，各种感觉比较敏感，或者可能是对将要开始的一天感到紧张。这时，准妈妈不要着急起床，稍微休息一下，感觉好点后再起床。如果准妈妈休息了1~2个小时后，腹胀依然得不到缓解，则有可能是由于某种病症刺激子宫造成的，此时就应该去医院进行检查。

与孕晚期疼痛过过招

进入孕晚期，准妈妈慢慢感觉没有那么轻松了，身上的疼痛出现得更为广泛、频繁。其实很多孕期疼痛是生理性的，准妈妈们无须担心，孕期过后将会自行消除。

症状	原因	改善方法
外阴痛	孕晚期可能会出现外阴静脉曲张，表现为外阴部肿胀，皮肤发红，行走时外阴剧烈疼痛	预防关键在于避免长期站立，避免穿过紧的裤、鞋、袜，不用过热的水洗澡。局部冷敷可减轻疼痛
坐骨神经痛	坐骨神经痛与胎宝宝下降入骨盆、压迫坐骨神经有关，另外，如果准妈妈缺钙和B族维生素，也会引发坐骨神经痛	补钙和B族维生素，避免睡软床，避免同一姿势站立过久，尽量不要举重物超过头顶
脊柱痛	孕晚期随着子宫日渐增大，准妈妈身体重心渐渐前移，站立和行走时，为保持重心平衡，准妈妈必须将肩部及头部后仰，这种姿势易造成腰部脊柱过度前凸，引起脊柱痛	注意休息，避免长时间站立或步行。休息时要选择自己舒适的体位和睡眠姿势，而左侧卧位是准妈妈的首选
胸痛	位于肋骨之间，如同神经痛，但无确定部位，与准妈妈缺钙、膈肌抬高、胸廓膨胀有关	适量补充钙可以缓解这一症状
腹痛	准妈妈夜间休息时，有时会因假宫缩而出现下腹阵痛，通常持续仅数秒钟，间歇时间长达数小时，白天症状即可缓解，但腹部不会有下坠感	一般来讲这属于生理性的，不需要特殊治疗，左侧卧睡有利于腹部疼痛得到缓解

孕晚期生理性腹痛

临分娩前，感觉到不是很有规律的肚子痛，不要太在意。大约在分娩前1个月，宫缩就已经开始了。这是因为随着宝宝长大，准妈妈的子宫也在逐渐增大。增大的子宫不断刺激肋骨下缘，可引起准妈妈肋骨钝痛。一般来讲这属于生理性的，不需要特殊治疗，左侧卧位有利于疼痛缓解。

在孕晚期，准妈妈夜间休息时，有时会因假宫缩而出现下腹阵痛，通常持续仅数秒钟，间歇时间长达数小时，不伴有下坠感，白天症状即可缓解。

孕晚期病理性腹痛

因胎盘早剥发生的腹痛多发生在孕晚期，准妈妈可能有妊娠高血压疾病、慢性高血压病、腹部外伤。下腹部撕裂样疼痛是典型症状，多伴有阴道流血。所以在孕晚期，准妈妈患有高血压或腹部受到外伤时，应及时到医院就诊，以防出现意外。

如果准妈妈忽然感到下腹持续剧痛，有可能是早产或子宫先兆破裂，应及时到医院就诊，切不可拖延时间。

孕9月（33~36周）

孕9月，你就连睡觉也会觉得辛苦，笨重的身体让你疲惫不堪，但只要一想到腹中可爱的胎宝宝，你便会浑身充满力量。到本月末，胎宝宝的体重大约已有2 500克，身长约为45厘米，胎宝宝的生存空间越来越局促了。有时候胎宝宝一伸懒腰，会把你的肚皮撑起来呢，胎宝宝也很渴望见到外面广阔的世界，你是不是也很期待见到他的那一天呢？不要着急，还有一个多月就能见面啦。

胎宝宝变化

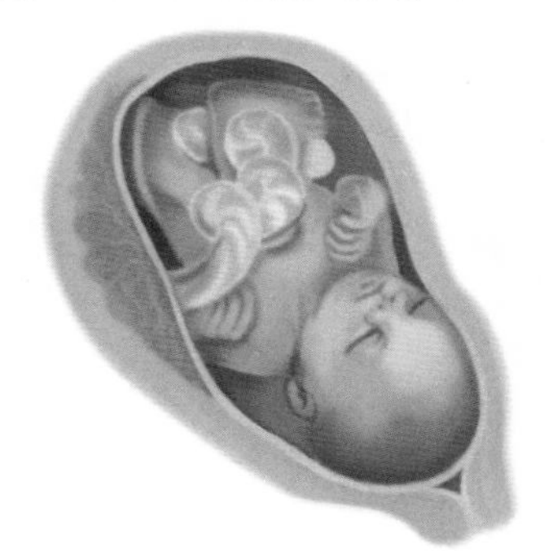

第33周 发育渐渐成熟：由于皮下脂肪的持续增加，本周的胎宝宝皮肤变得饱满了，皱纹减少了，身体非常圆润。呼吸系统、消化系统发育已成熟，生殖器官发育也已成熟。

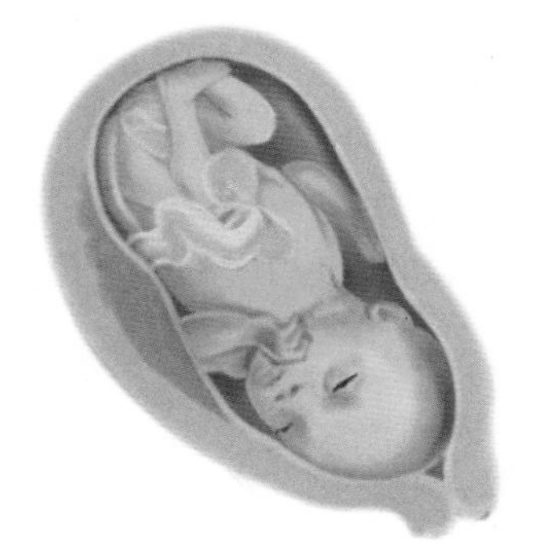

第34周 胎头入盆：此时胎宝宝已将身体转为头朝下的姿势，头部已经进入骨盆，做好了分娩的准备。胎宝宝身体其他部分的骨骼已经变得很结实，皮肤已不再有褶皱。

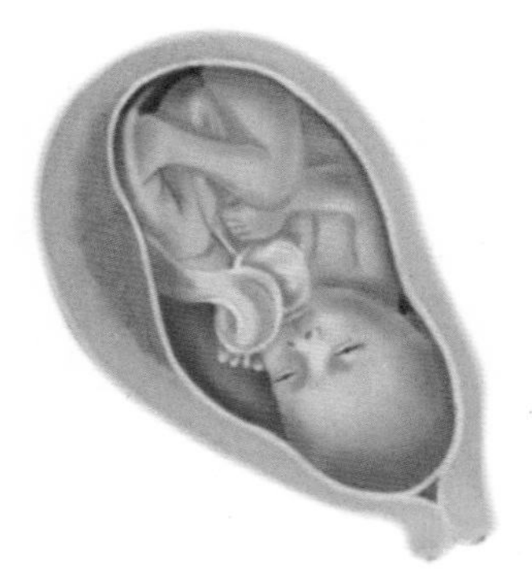

第35周 生存能力增强：胎宝宝如果在此时出生一般都能够成活。此时胎宝宝肺部发育已基本完成，肾脏、肝脏已经工作了一段时间，但中枢神经系统尚未完全发育成熟。

妈妈寄语

宝贝儿在你的肚子里已经平安地度过了9个月，虽然有诸多不适，但为了这个小天使，多辛苦都值得。

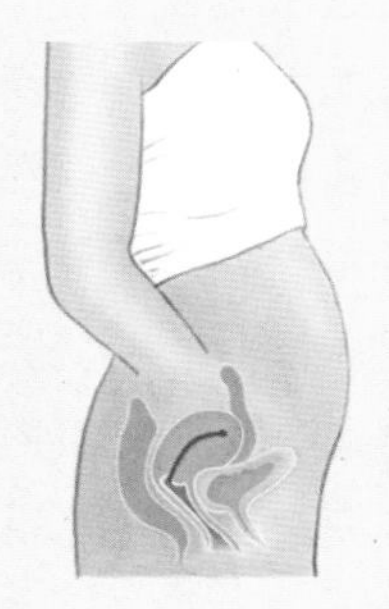
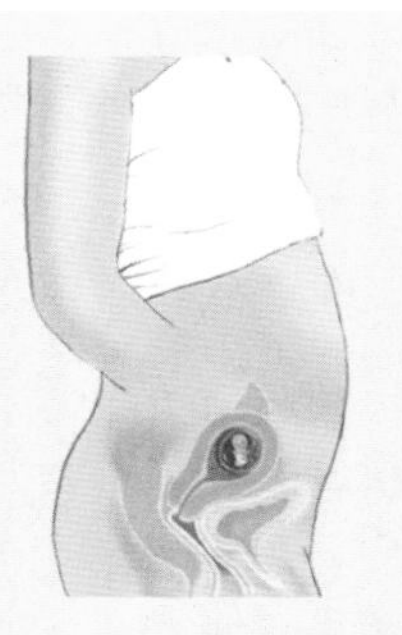
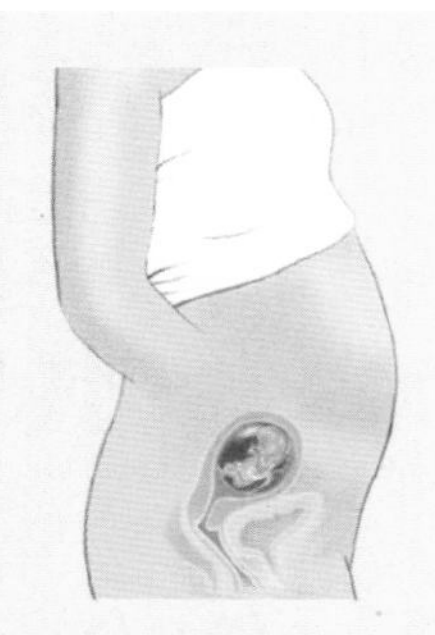
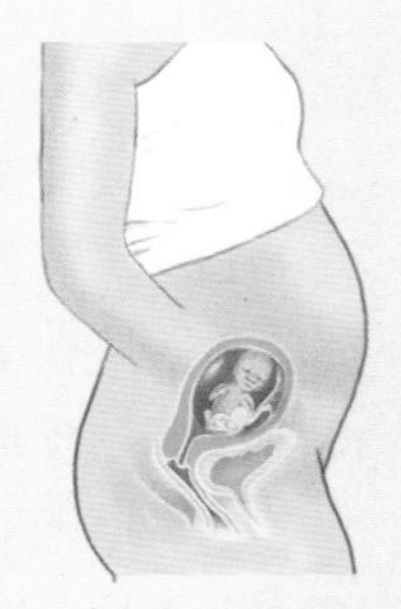

准妈妈变化

准妈妈的子宫壁和腹壁已变得很薄了，因此会有更多的光亮透射进入子宫，这会帮助胎宝宝逐步建立起自己每天的活动规律。

准妈妈的感觉：体重增加得让准妈妈害怕。这时要适当避免总能量的摄入超标，以防胎宝宝太胖不容易生出来。胎宝宝逐渐下降入盆，准妈妈会感觉肚子坠坠的，行动变得很艰难。

激素促使身体变化：由于胎头下降，准妈妈全身的关节和韧带逐渐松弛，感觉麻木，并有一种牵拉式的疼痛，行动变得更为艰难。受激素的影响，准妈妈会肚皮发痒，阴道分泌物增加，需要警惕妇科炎症。

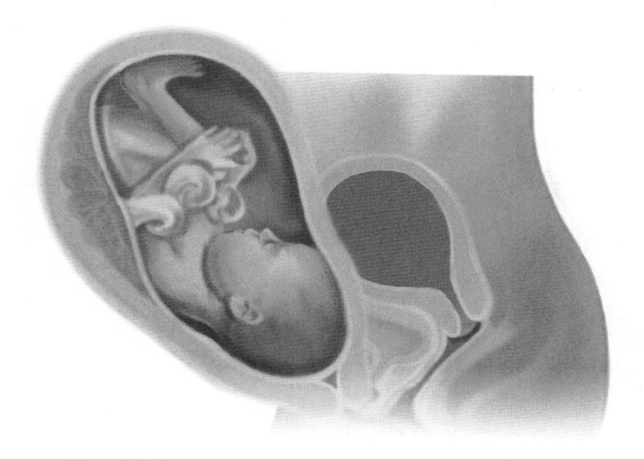

第36周 能呼吸和吮吸了：从本周末起，胎宝宝可以称作是足月儿了。胎宝宝现在肾脏已经发育完全了，肝脏也能够处理一些代谢废物。胎宝宝此时的肺脏和胃肠功能很发达，已经完全具备呼吸、啼哭、吮吸和吞咽能力。胎宝宝骨骼已经很硬了，但头骨还保留着很好的“变形”能力。

体重管理

已经增重 11~13 千克

发育到孕9个月末的时候，胎宝宝大约有45厘米长、2.5千克重了，像一个小西瓜。此时，准妈妈的体重以每周约500克的速度增长，几乎有一半重量长在了胎宝宝身上。本月末，准妈妈已比孕前增重了11~13千克。准妈妈在补充营养的同时，也要预防营养过剩。平时的食物尽量多样化，多吃一些新鲜蔬菜，避免因营养过剩而增加分娩的困难。

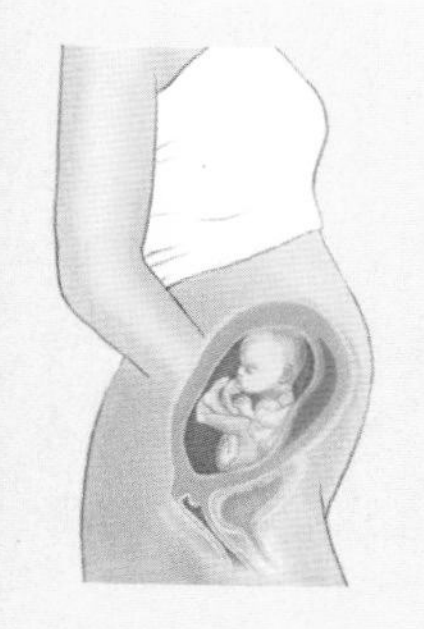
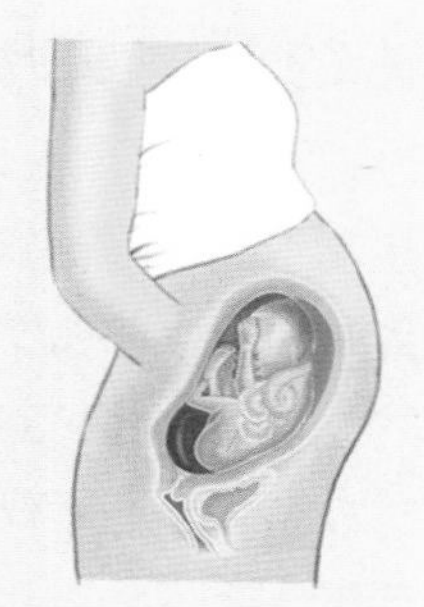
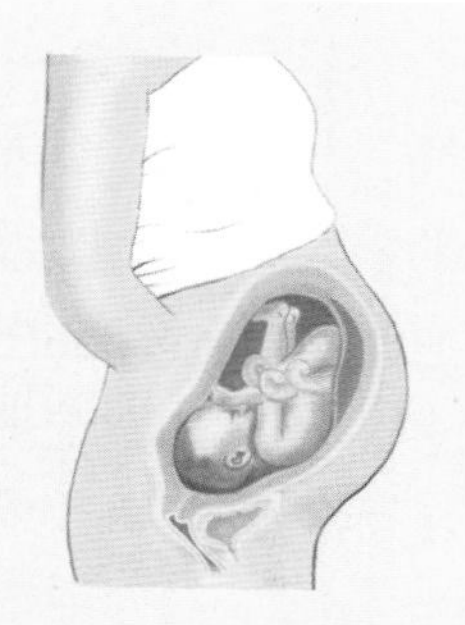
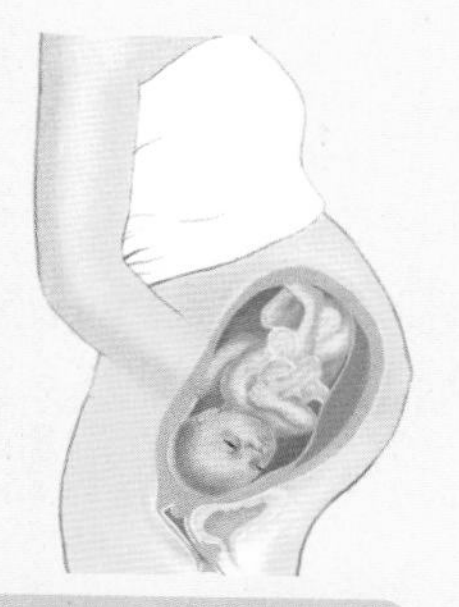
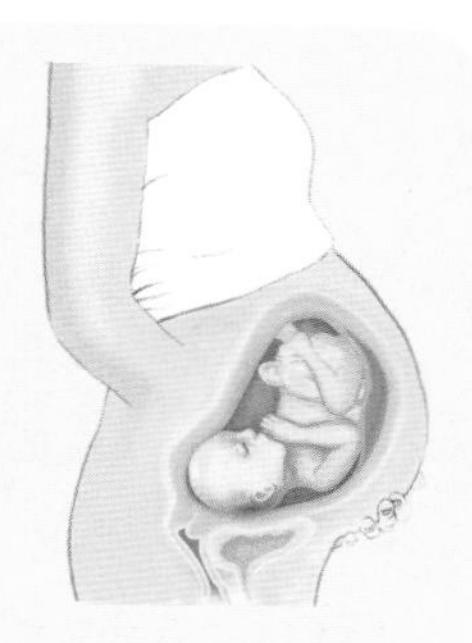

21 22 23 24 25 26 27 28 29 30 31 32 33 34 35 36 37 38 39 40

孕晚期（29~40周）

孕早期(1~12周) 孕中期(13~28周) 孕晚期(29~40周)
1 2 3 4 5 6 7 8 9 10 11 12 13 14 15 16 17 18 19 20 21 22 23 24 25 26 27 28 29 30 31 32 33 34 35 36 37 38 39 40
你正处于孕9月

本月产检

孕9月，由于分娩的临近，胎宝宝在子宫内的情况可能一天一变，准妈妈要按时进行产前检查，及时监测胎宝宝的发育情况。

本月要进行2次孕期检查，准妈妈要事先预备好时间。本月，医生会再给你做一次B超检查。这次的B超检查的主要目的是监测胎儿发育情况、羊水量、胎盘位置、胎位及胎儿脐带绕颈情况等。

脐带绕颈1圈很常见

每4~5个胎宝宝中就有1个生下来发现是脐带绕颈的。一般脐带绕颈1~2圈较为常见，脐带绕颈3圈以上或缠绕胎儿躯干、肢体的则比较少见。脐带绕颈松弛，不影响脐带血循环，不会危及胎宝宝。如果脐带绕颈过紧，则可能引起胎宝宝缺氧，危及胎宝宝的安全。网上有些传闻说可以通过锻炼来纠正脐带绕颈，准妈妈不要听信，以免伤害到胎宝宝。

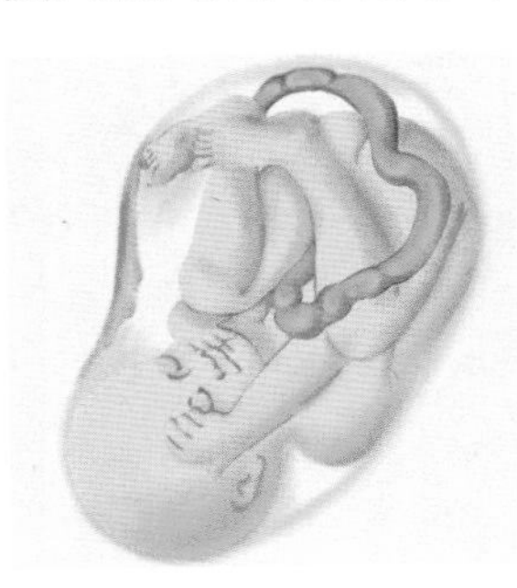

知识链接

脐带绕颈的分娩方式

事实上，如果只有绕颈1圈，胎宝宝其他一切都很正常，是可以自然分娩的。准妈妈要做好产前检查，根据胎宝宝的入盆情况、羊水情况、胎位和胎盘的质量，在医生的指导下选择分娩方式。如果脐带绕颈圈数多且紧，如绕颈3圈以上，胎头不下降或胎心音异常，最好选择剖宫产。

脐带绕颈要坚持数胎动

准妈妈在检查中一旦得知胎宝宝脐带绕颈都会很紧张，不知道该怎么办。其实不要过于担心，脐带绕颈是检查中经常发生的现象。准妈妈要放宽心，回家以后首先要学会数胎动。保持睡眠左侧卧位。在家中可以每天使用家用胎心仪2次，定期检查胎宝宝情况，发现问题及时就诊。

胎宝宝能自己绕出来吗

脐带绕颈与脐带长度及胎动有关，当脐带缠绕胎宝宝，他可能会向周围运动，寻找舒适的位置，左动动，右动动。当胎宝宝转回来时，脐带缠绕自然就解除了，胎宝宝就会舒服地休息一会儿。当然，如果脐带绕颈圈数较多，胎宝宝自己运动出来的机会就会少一些。

羊水——98%的水，100%的爱

羊水中98%是水，此外还有少量的无机盐类、有机物激素和胎宝宝脱落的细胞。怀孕时，羊水能缓解外部的压力，保护胎宝宝不受外部冲击的伤害。羊水能稳定子宫内的温度，给胎宝宝一个相对恒温的环境。子宫收缩时，羊水能缓解子宫对胎宝宝的压迫，特别是对胎宝宝头部的压迫。

妊娠期不同阶段的羊水状况

孕早期	羊水来自母体血清，经胎膜进入羊膜腔。胎儿血液循环形成后，水分可通过胎儿皮肤排出，成为羊水的来源之一
孕中期	胎儿尿液排入羊膜腔，胎儿会吞咽羊水，使胎儿水量平衡。此时胎儿皮肤不再是羊水的通道
孕晚期	羊水的运转除胎尿的排泄及羊水的吞咽外，又增加了胎肺吸收羊水这一运转途径

超过2 000毫升为羊水过多

正常情况下，羊水随妊娠月份的递增而逐渐增加，34周时可达1 000~1 500毫升，以后逐渐减少。羊水超过2 000毫升为过多，多在孕晚期出现。羊水过多极易发生早产、胎膜破裂、胎盘早剥和脐带脱垂，危及母婴。随着羊水的逐渐增多，准妈妈会有明显压迫感，心悸、气喘、无法平卧，甚至呼吸困难，此时应立即到医院进行B超检查。羊水量少于300毫升则为羊水过少。羊水过少一般表现为子宫偏小，触诊时胎儿肢体缺乏在羊水中的浮动感，而有肢体被宫壁紧紧包裹感，经彩色B超检查即可确诊。

羊水过多或过少怎么办

羊水过多的情况下，胎宝宝若无畸形，症状不严重者可继续妊娠，只要注意休息，低盐饮食即可。症状严重时，可在B超引导下做羊膜腔穿刺，缓慢放出部分羊水以缓解症状，但目前我国开展得比较少。若胎宝宝有畸形，如消化道畸形、泌尿系统畸形等，应咨询医生。若羊水过少，要按照医生的要求进行B超检查和胎心监护。在家的时候多喝水，每天数胎动的次数，如果胎动突然减少，要立即去医院就诊。此外，羊水的减少可能意味着胎盘功能不全，胎儿在宫内缺氧，如果明确出现胎儿宫内窘迫，医生会建议准妈妈进行剖宫产。

能不能顺产，骨盆是决定因素

在孕晚期，医生会对准妈妈进行骨盆测量。骨盆测量分为外测量和内测量两个部分，主要测量准妈妈骨盆入口和出口的大小。如果入口过小，胎宝宝的头部无法正常入盆。如果出口过小，胎头无法顺利娩出。如果分娩时间过长还会导致胎宝宝颅内出血、窘迫等危险；准妈妈则会因频繁宫缩发生先兆子宫破裂，严重影响胎宝宝的安全。

如何进行骨盆测量

医院通常首先进行骨盆外测量，如果骨盆外测量各径线或某径线结果异常，根据胎宝宝大小、胎位、产力选择分娩方式。多数医院在孕28~34周之间测量骨盆，也有的医院在孕37~38周时，还要做一次鉴定，以判断胎宝宝是否能经阴道分娩。

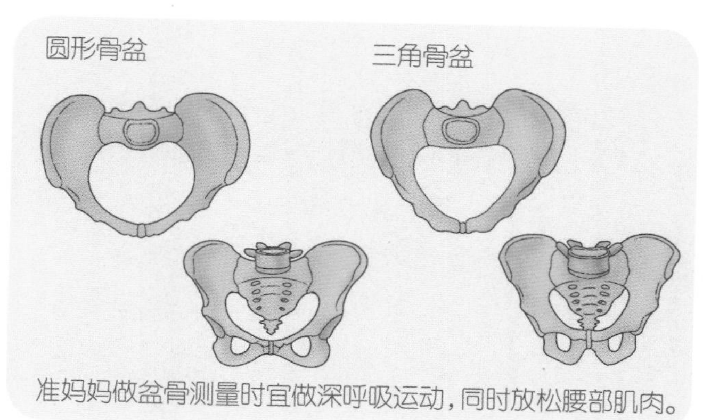

准妈妈做盆骨测量时宜做深呼吸运动，同时放松腰部肌肉。

孕早期（1~12周） 孕中期（13~28周） 孕晚期（29~40周）

1 2 3 4 5 6 7 8 9 10 11 12 13 14 15 16 17 18 19 20 21 22 23 24 25 26 27 28 29 30 31 32 33 34 35 36 37 38 39 40

你正处于孕9月

营养与饮食

这个月准妈妈的新陈代谢达到了高峰，需要更加全面、平衡的营养供应，才能满足准妈妈和胎宝宝的营养需求。

及时调整饮食习惯。如果准妈妈以前经常采用控制饮食的办法减肥，或者体重较轻、长期素食，甚至有贫血、营养不良等症状，就要及时调整饮食习惯，尽快使自己的身体状况恢复到最佳状态。

孕9月营养饮食指导

多吃富含膳食纤维的食物，如芹菜、韭菜、小白菜，全谷类及其制品，如燕麦、玉米、糙米、全麦面包等。摄取足够的水分，多吃含水分多的蔬菜、水果，以缓解便秘带来的不适。

不宜大量饮水。由于准妈妈胃部容纳食物的空间不多，所以不要一次性地大量饮水，以免影响进食。同时，还要继续控制盐的摄入量，以减轻水肿。

不要盲目减肥。采用克制进食的方法来控制体重，有害无益。咨询医生和营养师，根据自己的情况制订出合适的食谱，才是科学的方法。

不要忽视铜的摄入量

准妈妈在孕期如果摄入足够的铜，有利于降低分娩时遇到的危险，含铜量高的食物有动物肝脏、豆类、海鲜、绿色蔬菜、水果等。如果准妈妈不偏食，多吃上述食物是不会发生铜缺乏症的，可以减少发生胎膜早破的概率。

本月重点营养素

膳食纤维

膳食纤维可以把有害、有毒的物质带出体外，还具有促进排泄胆固醇、降低糖的吸收率等作用。孕期膳食纤维每天推荐量为**20~30克**，而超重或有便秘症状的准妈妈则应摄入30~35克。准妈妈宜从大量不同的食物中获得膳食纤维，这些食物的来源包括燕麦、扁豆、蚕豆、水果以及生食或轻微烹制的蔬菜。

维生素B_2

维生素B_2也称作核黄素。维生素B_2有利于神经系统的发育。准妈妈缺乏维生素B_2会妨碍铁的吸收、储存和运转，易造成缺铁性贫血，影响胎宝宝的生长。准妈妈的维生素B_2摄入量应是每天**1.5毫克**。多吃富含维生素B_2的食物，如动物肝脏、鸡蛋、牛奶、豆类及一些蔬菜如油菜、菠菜、青蒜等。

特别关注 孕9月不宜吃什么

不宜吃熏烤食物

熏烤食物中含有亚硝胺化合物，苯并芘、亚硝胺化合物都是强致癌物。准妈妈为了自身和胎宝宝的健康千万不要吃。

不宜多吃薯片

薯片中，油脂和糖分含量比较高，准妈妈多吃薯片除了会引发肥胖外，还会诱发妊娠高血压等疾病，增加妊娠风险，所以不能多吃。

不宜用餐没有规律

如果准妈妈不按时用餐，这一顿不吃，下一顿吃得多，那么多余的热量就会转化为脂肪储存起来。所以准妈妈应避免过饥或过饱。

不宜空腹喝酸奶

在空腹喝酸奶时，乳酸菌很容易被胃酸杀死，其营养价值就会大大减弱。一般来说，饭后30分钟到2个小时之间饮用酸奶效果最佳。

铁

现在，胎宝宝的肝脏以每天**5毫克**的速度储存铁，直到存储量达到240毫克。此时铁摄入不足，胎宝宝出生后易患缺铁性贫血，并且体重不足。此外，准妈妈如果缺铁，会感到倦怠乏力，并会食欲减退，容易腹胀腹泻。而现在已经临近产期，准妈妈正需要一个健康的身体以及好的精神状态来面对分娩。

钙

如果第9个月钙的摄入量不足，胎宝宝出生后就有发生软骨病的危险。此时，准妈妈每天需要摄入**1 200毫克以上**的钙，每天2杯牛奶已不能满足所需，还需再补充些富含钙的食物，如虾、虾皮、海带、紫菜以及黑木耳、大豆及其制品等。

维生素K

维生素K是影响骨骼和肾脏组织形成的必要物质，参与一些凝血因子的合成，有防止出血的作用，因此维生素K有“止血功臣”的美称。

如准妈妈维生素K吸收不足，血液中凝血酶原减少，易引起凝血障碍，发生出血症。准妈妈体内凝血酶低下，生产时出血较多，胎宝宝也容易发生出血问题。

准妈妈在预产期前1个月，尤其要注意每天多摄入富含维生素K的食物，如花菜、白菜、菠菜、莴笋、西蓝花、紫甘蓝、奶酪、肝脏和谷类食物等。必要时，准妈妈可在医生指导下每天口服维生素K，以增加母乳中维生素K的含量，并预防产后出血。

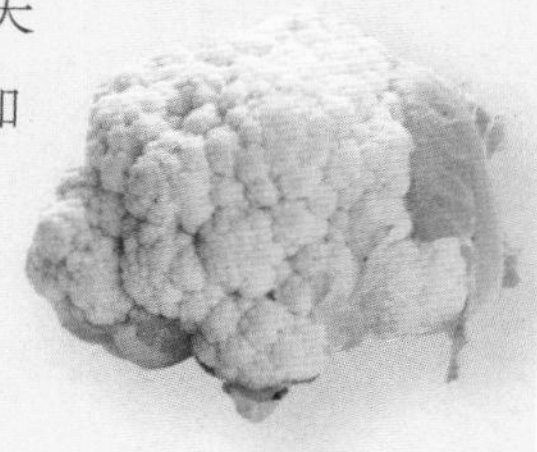

通过饮食来调节心情

准妈妈如果产前抑郁，或者仅仅是心情不好，除了要加强心理调节外，适当的饮食调理也很有好处。用些心思调整好每天的饮食，适当补充营养物质，可以使你精力充沛。而在这样思考、实践的日常生活过程中，你也会渐渐发现乐趣，心情变得开朗。

首先，要保证足够热量的摄入，来保证脑细胞的正常生理活动。准妈妈需要在食物的色、香、味上做文章，以刺激胃口，增强食欲。可以先观察各种食材的色彩，回想一下它们各自不同的味道，以及它们搭配在一起那种细微的变化。然后，你在案桌上，在灶台上，放松地、一步步地把你的想法变成香喷喷的菜肴。

其次，人脑需要维生素和矿物质来转化葡萄糖，因此你要多吃绿色、多叶、含镁丰富的蔬菜。色氨酸、酪氨酸、叶酸都是激发好心情的物质，牛奶、番茄、香蕉是必备的零食；优质蛋白质也可以提供色氨酸，它在体内可产生5-羟色胺，可舒缓情绪。

体重增长过快，用蔬菜代替一部分水果

孕晚期是胎宝宝生长发育十分迅速的时期，也是妈妈体重容易过量增加的时期。此时如果准妈妈体重增长过快，则应适当限制能量的摄入。大多数水果含糖量也大大高于蔬菜。所以体重增长超标的准妈妈可以用能够生吃的蔬菜来代替一部分水果。这些蔬菜包括番茄、黄瓜、红心萝卜、青萝卜、白萝卜、胡萝卜、大白菜心、生菜、苦菊等。

不新鲜的鳝鱼不能吃

鳝鱼是高蛋白、低脂肪食品，能补中益气、治虚疗损，是身体羸弱、营养不良者的理想滋补品。准妈妈适当吃鳝鱼可预防妊娠高血压和妊娠糖尿病。需要注意的是，鳝鱼一旦死亡，体内细菌大量繁殖并产生毒素，故以食用鲜活鳝鱼为佳。

预防感冒宜喝的汤饮

这个时候，准妈妈要积极预防感冒，避免接触感冒家人使用的碗碟。只要家中有人感冒，准妈妈就要戴口罩。

以下几种汤饮趁热服用，可以有效预防感冒。对于已经感冒的准妈妈，喝完之后盖上被子，微微出点汗，睡上一觉，有助于降低体温，缓解头痛、身痛。

橘皮姜片茶	橘皮、生姜各 10 克，加水煎，饮时加红糖调味
姜蒜茶	大蒜、生姜各 15 克，切片加水一碗，煎至半碗，饮时加红糖调味
姜葱茶	生姜片 15 克，3 厘米长的葱白 3 段，加水 50 克煮沸后加红糖
菜根汤	白菜根 3 个，洗净切片，加大葱根 7 个，煎汤加糖，趁热服
杭菊糖茶	杭白菊 30 克，糖适量，加适量开水浸泡，代茶饮

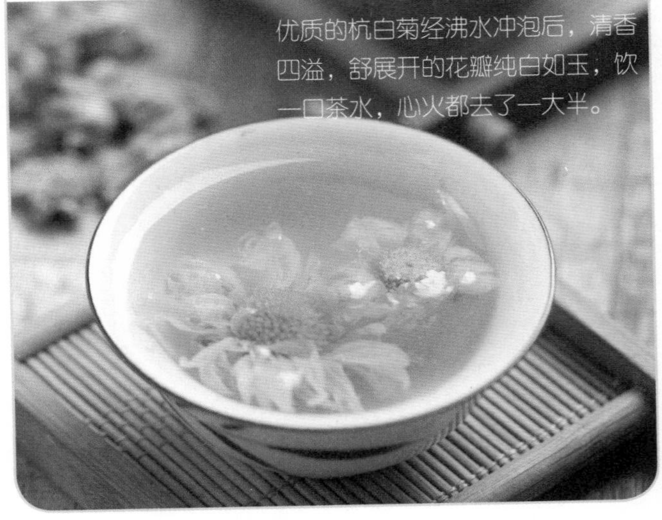
优质的杭白菊经沸水冲泡后，清香四溢，舒展开的花瓣纯白如玉，饮一口茶水，心火都去了一大半。

能量高的水果最好少吃

虽然大多数水果都属于低能量的食物，但也有少数水果的能量相对较高。主要是这些水果中碳水化合物的含量较高，也有个别水果脂肪含量高。这些水果大部分属于热带水果。

碳水化合物较高的水果有荔枝、桂圆、红毛丹、榴莲、山竹、香蕉、人参果、椰子、橄榄、枣等。它们的碳水化合物含量在15%~30%，其碳水化合物是一般水果的2~3倍。脂肪高的水果常见的为牛油果和椰子（主要在椰肉中），它们的脂肪高出一般水果数十倍。

以上这些水果如果摄入量大，则可能引起准妈妈能量超标。

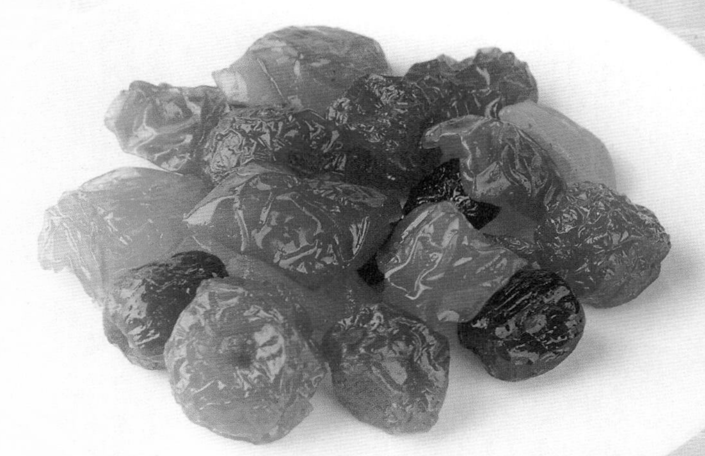

红润透亮、酸楚动人的蜜饯中隐藏着各种人造色素，准妈妈要避而远之。

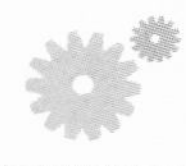

知识链接

腐竹热量高

腐竹是一种营养丰富的优质豆制品。但是由于制作方式的差异，腐竹热量和其他豆制品比起来有些高，所以准妈妈不要常吃腐竹，以免使体重增加过快。准妈妈可在吃腐竹的时候适当减少肉类和油脂的摄入。

不要盲目控制饮食

很多准妈妈在孕晚期猛然发现体重超标，便临时起意，想通过克制饮食的方法来控制体重，这种做法无论是对准妈妈健康、胎宝宝的发育，还是日后的分娩都不好。

如果孕晚期确实出现了体重超标问题，准妈妈也不要慌，可以咨询医生或营养师，根据自己的情况制订科学的食谱。不过，准妈妈也应认识到，想要在孕9月立即减掉超标的体重数也是不现实的。如果之前没有控制好体重，孕晚期适当控制，但不要盲目减肥。

食欲不振不宜吃蜜饯

准妈妈会经常出现食欲不振的情况，有些准妈妈爱用蜜饯来刺激味觉，这种做法是错误的。因为许多蜜饯中含有较多的甜蜜素、糖精钠等甜味剂，还含有胭脂红、苋菜红、亮蓝等着色剂，有些不合格的产品还含有用作漂白剂和防腐剂的二氧化硫。

长期过量食用这些添加剂会对身体造成伤害。比如二氧化硫会破坏体内维生素B_1，引起慢性中毒，还会引发支气管痉挛和哮喘。若长期超量食用人工色素，则会给人体的肝脏和肾脏带来危害。

过敏体质谨慎饮食

准妈妈食用致过敏食物不仅会导致流产或胎儿畸形，还会导致胎宝宝患病。有过敏体质的准妈妈可能会对某些食物过敏，这些食物经消化吸收后，从胎盘进入胎宝宝的血液中，妨碍胎宝宝的发育成长，还有可能损害胎宝宝的器官。所以准妈妈一定要警惕食物过敏，一旦发现有全身瘙痒、荨麻疹等过敏现象就要禁止食用。

健康食谱推荐

孕9月

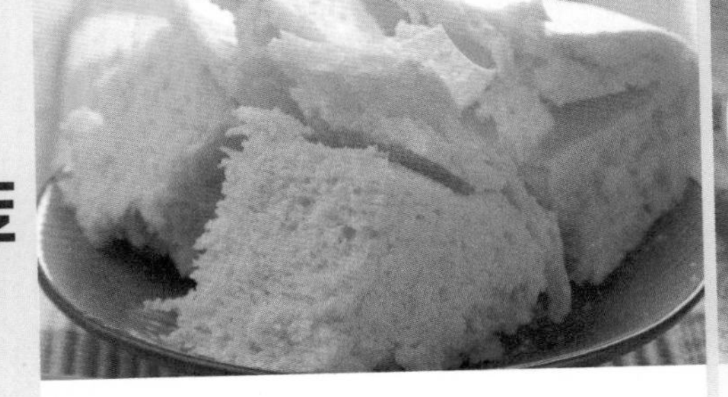

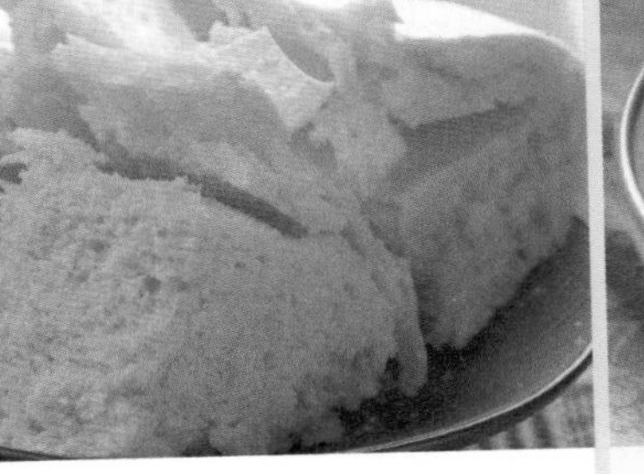

一天饮食参考

早餐7点~8点

花生红薯汤1碗，鹌鹑蛋5个，糖拌番茄50克

加餐10点左右

牛奶250毫升，坚果适量

午餐12点~12点半1份

米饭100克，蘑菇炒青菜1份，清蒸狮子头1份(猪里脊75克)

加餐15点

橙子1个，坚果半把

晚餐18点半~19点

米饭100克，清炒油麦菜1份，糖醋带鱼100克，海带汤1碗

花样主食

玉米面发糕

原料：玉米面300克，酵母10克，白糖150克，小苏打粉3克。

做法：❶ 玉米面加入酵母和适量温水，拌和均匀，发酵。❷ 待面发酵好后，放入白糖、小苏打粉揉匀，稍饧一会儿。❸ 饧好后在蒸笼中用大火蒸约15分钟。❹晾凉，切成约6厘米见方的块，即可食用。

功效 常食玉米面发糕能调中开胃，适用于血脂偏高、食欲欠佳、便秘的准妈妈。

扁豆焖面

原料：扁豆200克，面条、猪瘦肉各100克，酱油、料酒、香油、葱花、姜末、蒜末各适量。

做法：❶ 扁豆洗净，切段；猪瘦肉洗净，切小片。❷ 油锅烧热，炒肉，再放入扁豆翻炒。加酱油、料酒、葱花、姜末，放少量水炖熟扁豆。❸ 面条煮八成熟，均匀放在扁豆上，加盖小火焖十几分钟。收汤后，搅拌均匀，放蒜末、香油即可。

功效 扁豆含蛋白质、碳水化合物、钙、磷、铁、叶酸及膳食纤维等，可为准妈妈补充充分的营养。

美味汤羹

花生红薯汤

原料：花生仁100克，红薯150克，红枣、姜片、白糖各适量。

做法：❶ 花生仁洗净浸泡30分钟，红薯洗净、切块。❷ 煮开大半锅水，放入花生仁、红枣和姜片，煮15分钟。❸ 加入红薯块，煮30分钟，直到红薯块变软。加入白糖调味即可。

功效 花生可以预防准妈妈产后缺乳，还能解除准妈妈的便秘之忧，可谓一举两得。

鸡蛋玉米羹

原料：鲜玉米粒100克，鸡蛋2个，葱花、盐、糖各适量。

做法：❶ 将玉米粒用搅拌机打成玉米蓉；鸡蛋打散备用。❷ 将玉米蓉放入锅中，加适量水，大火煮沸，转小火再煮20分钟。❸ 慢慢淋入蛋液，搅拌，大火煮沸后，加盐、糖、葱花即可。

功效 鲜玉米中含有丰富的膳食纤维，能降低血液中胆固醇的浓度，避免血脂异常。

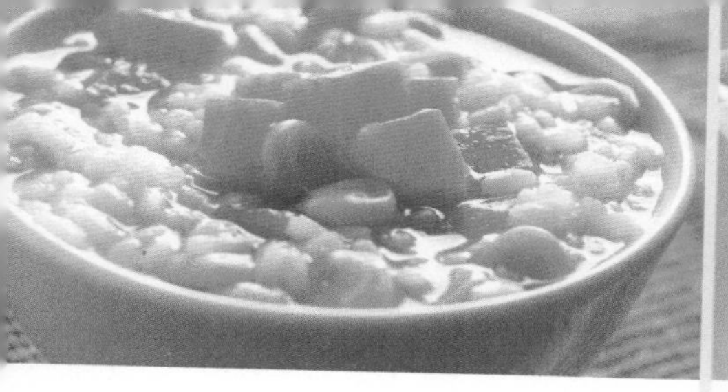

玉米胡萝卜粥

原料：玉米粒、胡萝卜各50克，大米30克。

做法：❶ 胡萝卜洗净，切块。❷ 大米洗净，用水浸泡。❸ 将大米、胡萝卜块、玉米粒一同放入锅内，加水煮至大米熟透即可。

功效 此粥含有丰富的β-胡萝卜素，可以帮助准妈妈明目、调节新陈代谢，还能促进胎宝宝的视力发育。

滋补粥

芹菜豆干粥

原料：糯米、芹菜、豆腐干各50克，盐、香油各适量。

做法：❶ 芹菜洗净，与豆腐干一起切成丁。❷ 糯米洗净，放入锅中，加适量水煮20分钟。❸ 放入芹菜、豆腐干煮熟，加盐调味，淋入香油即可。

功效 芹菜营养丰富，钙、铁含量高，且属于高膳食纤维食物，准妈妈常吃可以补血养气、清肠道。

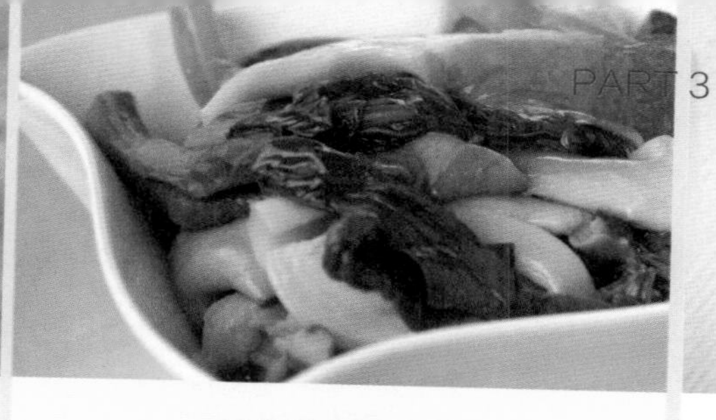

蘑菇炒青菜

原料：鲜蘑菇250克，青菜心500克，盐适量。

做法：❶ 将蘑菇和青菜心拣洗干净，切片。❷ 油锅烧热时放入青菜，大火煸炒几下，放入蘑菇，将出锅时加入盐炒匀，趁热食用。

功效 蘑菇含丰富的铁、维生素和膳食纤维，非常适合这个月的准妈妈食用。

营养热炒

糖醋带鱼

原料：带鱼1条，盐、料酒、酱油、葱花、姜丝、白糖各适量。

做法：❶ 带鱼处理干净，切块，用盐、料酒、酱油腌渍。❷ 油锅烧热，将鱼块炸至棕黄色起壳。❸锅内留底油，将葱花、姜丝爆香时倒入炸好的鱼块，加水、酱油、白糖、料酒，大火煮沸后改小火收干卤汁，摆在盘内即可。

功效 带鱼不但蛋白质含量高，而且消化吸收率可达96%。准妈妈常吃鱼有利于胎宝宝大脑的发育。

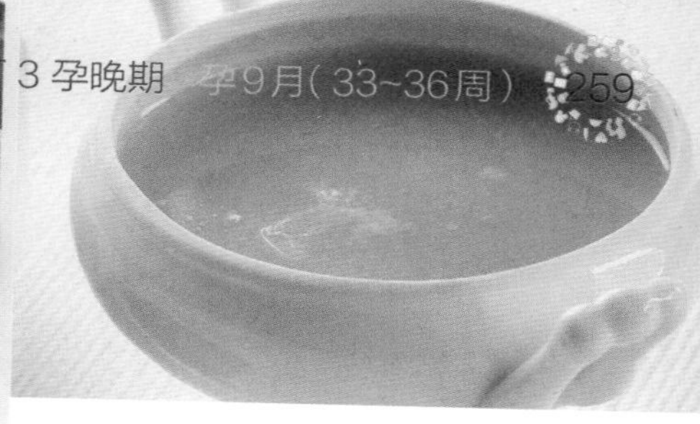

红豆西米露

原料：红豆、西米各100克，糖、鲜牛奶各适量。

做法：❶ 红豆煮烂，捣成红豆沙。❷ 西米煮到中间剩下个小白点。❸ 将西米加入鲜牛奶一起冷藏半小时。❹把红豆沙和鲜牛奶、西米、糖拌匀即可。

红豆西米露有助于缓解孕期水肿，平复准妈妈的焦躁情绪。

健康饮品

莲藕橙汁

原料：莲藕100克，橙子1个。

做法：❶ 莲藕洗净后削皮，切小块；橙子切成4等份，去皮后剥成瓣，去子。❷ 将莲藕、橙子和适量纯净水放入榨汁机榨汁即可。

功效 莲藕中含有丰富的维生素、矿物质和膳食纤维，尤其是维生素C的含量特别高，可以预防感冒。

孕早期（1~12周）												孕中期（13~28周）																孕晚期（29~40周）											
1	2	3	4	5	6	7	8	9	10	11	12	13	14	15	16	17	18	19	20	21	22	23	24	25	26	27	28	29	30	31	32	33	34	35	36	37	38	39	40

你正处于孕9月

生活保健

准妈妈肩负着保护胎宝宝安全的重要使命，因此在孕晚期，生活中的一些小细节，准妈妈还是要特别注意的。

提前选好宝宝的“降生地”。到了孕晚期，宝宝随时可能降临，提前选好分娩医院是十分有必要的。另外，要提前讨论好谁来照顾月子，是家里的老人来照顾，还是请月嫂，或者直接去月子中心，准妈妈要提前和家人商量。

一边遛弯一边摸肚子不可取

抚摸胎教是准爸妈和宝宝之间最早的交流，适当的抚摸、轻拍，能加强母婴之间的情感交流和联系，还可以锻炼宝宝的触觉神经和运动神经。但是常常会看到准妈妈两手撑着腰往后挺，或者一边遛弯一边摸肚子，其实这些都是不正确的行为习惯。

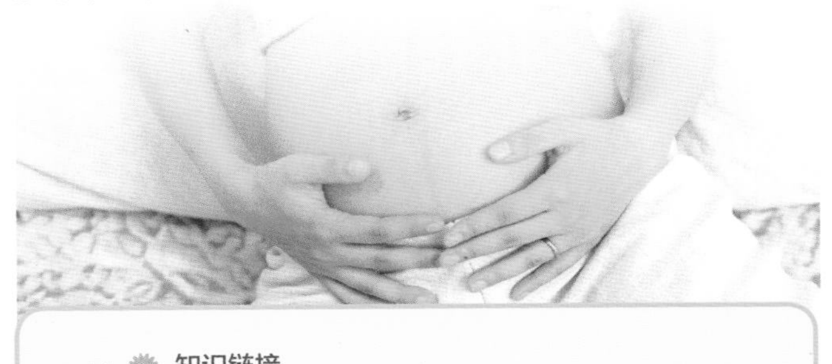

知识链接

这些情况下停止抚摸

如果准妈妈经常有一阵阵腹壁变硬，可能是不规则的子宫收缩，就不能用抚摸胎教，以免引起早产。此外，准妈妈有不良产史，如流产、早产、产前出血等情况，也不宜使用抚摸胎教。如果准妈妈在抚摸肚皮时，感觉胎宝宝动得异常，此时应立即停止抚摸。

提前讨论好谁来照顾月子

准妈妈在产后需要有人照顾，很多都是家里的长辈照顾。这是传统的坐月子方式，若家里长辈不方便照顾，就需要找个人帮忙了。

家人照顾：传统的坐月子方式，一般都是妈妈或者婆婆来照顾。老人经验比较丰富，但思想比较传统，带孩子的观念与年轻人也有很大的差异，容易引起矛盾。请老人照顾的话，最好是妈妈和婆婆能轮换一下，可以避免老人过度劳累，也可以在一定程度上缓解婆媳关系。

请月嫂：月嫂经过专业的培训，且经验丰富，可以给准妈妈提供专业指导和建议，并能手把手地教新手爸妈如何科学护理宝宝。目前市场上请月嫂的费用都不低，但是不要认为月嫂越贵就越好，月嫂的性格和敬业程度才是最重要的。在雇佣月嫂之前应该多了解她的资历和性格，以及其他客户对她的评价等。

月子中心：月子中心会根据产后的各个阶段给准妈妈搭配营养的月子餐，教准妈妈一些育儿的知识，并让准妈妈能在较短的时间内恢复到最佳状态。但月子中心价格不菲，且月子中心毕竟是一个全新的环境，准妈妈需要一段时间来适应。

选择月嫂的注意事项

选择正规家政公司	正规家政公司有一套严格审查的程序，每一位月嫂都有自己的档案，其中包括身份证、健康证、上岗资格证等证件，准妈妈选择月嫂时必须验看这些证件
月嫂必须身体健康	正规的月嫂一般必须进行一个全面的身体检查，包括乙肝两对半、肝功能、胸部X线检查、妇科检查等体检项目，合格者才有资格做月嫂
不要忽视面试的环节	只有通过面试才能知道月嫂是否专业合格，是否有经验。并且，通过面对面的沟通，准妈妈可以了解月嫂的为人和性格
要签订合同	签订合同可以方便地解决在月嫂服务过程中出现的纠纷。合同要写清服务的具体内容、收费标准、违约或者事故责任等。付费时要索取正规发票

随时做好入院准备

孕期第9月末，准妈妈就要随时做好入院生产的准备了。不要紧张，按照下面的步骤做，多给自己一点信心就可以了。

每天洗澡：尽可能每天洗澡，清洁身体。淋浴或只擦擦身体也可以。特别要注意保持外阴部的清洁。洗澡时，水温仍然要保持在38℃左右。

吃好睡好：充分摄取营养，充分休息，以积蓄体力。初产妇从宫缩加剧到分娩结束需要12~16个小时，特别要注意这一点，但时间的长短也是因人而异的。

严禁性生活：性生活可能会造成胎膜早破和早产。

不要走远了：不知道什么时候会在哪儿开始宫缩，因此要避免一个人在外走得太远，顶多买买菜、短途散步。如去远处，要将地点、时间等向家里人交代清楚，或留个纸条再出去。

再确认一下住院准备的落实情况：物品、车辆的安排，与丈夫和家里人的联系方法，不在家期间的事情安排等。

洗头后及时弄干湿发

准妈妈洗头之后要及时把头发弄干，避免着凉而引起感冒。吸水性强、透气性佳的干发帽是准妈妈的好帮手，很快就可以弄干头发。挑选时，要选择抑菌又卫生、质地柔软的。准妈妈使用电吹风时，注意风挡不要太大，也不要用电吹风紧贴着头皮吹头发。

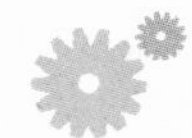

知识链接

孕晚期性生活有哪些危害？

子宫在孕晚期容易收缩，因此要避免机械性的强刺激。此外，胎宝宝已经成熟，子宫已经下降，宫颈口也逐渐张开。如果这时候同房，感染的可能性较大，可能会造成胎膜早破和早产。孕晚期，准妈妈的腹部开始膨胀起来，腰痛明显，懒得动弹，性欲也开始减退。在临产前1个月，绝对禁止性生活。

做好母乳喂养的准备

母亲的乳汁是宝宝的最佳食物，所以最好选择母乳喂养宝宝。如果准妈妈想要母乳喂养宝宝，那么从孕晚期就要开始做母乳喂养的准备了。

在营养均衡的基础上，适当增加优质蛋白质的摄入。准妈妈可以适当多吃一些富含蛋白质、维生素及矿物质的食物，为产后泌乳做好营养准备。还需注意乳房的保养，经常按摩乳房，以疏通乳腺管；按摩乳头，以增加乳头柔韧性。若准妈妈有扁平乳头、乳头凹陷等问题，应在医生指导下进行纠正。

家务活交给准爸爸

怀孕晚期，准妈妈在做家务时要尽量避免压迫腹部，也要避免手部长时间浸泡在冷水中，更不要使用刺激性强的洗涤剂。如果准爸爸能包揽家里衣物的清洗，那是再好不过的了。准妈妈不妨简单整理一下房间，把近期要用到的物品放在身边，这样拿起来就方便多了。

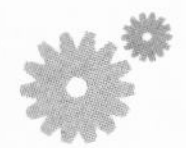

知识链接

宝宝衣物需提前清洗

为宝宝准备的衣物即使是新的，也应在给宝宝穿之前清洗一遍。在清洗之前将衣物上的商标剪去，以免伤害宝宝的皮肤。洗涤宝宝衣物时用热水，可有效地去除衣物中的有害物质。清洗宝宝衣物时，用肥皂和清水洗去织物中的刺激性成分。洗涤后要多次涤荡，清除清洗剂的残留物质。

提前确定到哪家医院生产

一般来说，从怀孕开始到分娩，定期去同一家医院检查，有利于医生了解准妈妈的身体情况，不过如果你还没决定去哪家医院生产，不妨从以下几个方面考虑，尽量在预产期来临之前就做好决定。

是否倡导母乳喂养：在倡导母乳喂养的医院，护士和医生会极力鼓励新妈妈母乳喂养，并及时给予相关指导，教新妈妈哺乳的方法和乳房按摩法等。

是否有相关的新生儿服务：看分娩的全过程医院是否提供胎心监控，宝宝出生后，医院是否提供新生儿游泳和按摩、抚触等服务，针对新生儿的检查制度是否完善。

口碑如何：医生的水平如何，这一点对于外行人来说是很难判断的。可以先从多种渠道收集一下有关信息，再做选择。高危准妈妈要了解一下是否可以提前住院待产。

母子分室还是母子同室：这两种方式各有利弊。母子分室，宝宝会被放在新生儿室由专人看护，妈妈产后能得到较好的休息。但缺点是妈妈还没来得及知道宝宝的状况以及带宝宝的方法，就出院了。如果是母子同室，虽然妈妈有时休息不好，但是妈妈可以和宝宝保持亲密接触，让自己的爱心陪伴着小宝宝。

离家的远近：即使是口碑再好的医院，如果太远，也会给家人的照顾带来很多困难，所以最好能选家附近的医院。

医院环境的好坏：医院环境好坏，就医是否方便，是否拥堵，住院条件好不好，医疗服务人员是否专业认真等方面都要一一考虑。最好提前去医院考察一下，看看是否有舒适的就诊环境、优质的医疗服务，床位是否紧张、能否自由选择，产妇住的病房是否整洁无异味，以及医院的配餐如何等。

公立医院 VS 私立医院

医院状况	公立医院	私立医院
医疗设备	视医院而定	先进，一般专科医院较多
医疗水平	相对较高，有保障	相对薄弱，缺乏突发事故应急能力
医护人员	充足，但频换主治医生，诊疗时间长，需要排队	由专门医生全程负责，工作时间比较弹性，可预约，适合上班族
医疗环境	一般	好
收费情况	不同等级的公立医院都由政府统一制定收费标准	较贵

月嫂推荐的超全待产包

妈妈篇	衣物类	便于哺乳的前扣式睡衣、出院衣物、帽子、袜子、哺乳文胸、吸奶器、防溢乳垫、纯棉内裤、束腹带、保暖带后跟的拖鞋
	卫生用品	产妇卫生巾、卫生纸、会阴冷敷垫（顺产用）、面巾纸、一次性马桶垫
	洗浴类	毛巾3条（擦脸、身体和下身）、牙刷、牙膏、漱口杯、洗面奶、擦洗乳房的方巾2条，脸盆2个（洗下身的脸盆、热敷或者清洗乳房的脸盆各1个）、梳子、镜子、衣架、扎头发的皮筋
	食物及餐具	巧克力或饼干、喝水杯子、餐具1套、保温瓶、弯头吸管、红糖
	证件类	夫妻双方身份证、产检病历及围产卡、准生证、医保卡、无偿献血证、母子健康手册、现金或银行卡
宝宝篇	哺育用品	奶粉、奶瓶、奶瓶刷、水碗、小勺、蒸汽消毒锅、围嘴
	洗护用品	小脸盆2个、隔离床垫、纸尿裤、棉棒、护臀膏、毛巾2条、纱布巾2条（1条用来洗臀部，1条用来洗脸）
	衣物类	和尚衣、婴儿帽、手套、脚套、袜子、抱被
爸爸篇	洗浴类	毛巾、牙刷、牙杯、牙膏、护肤品
	换洗衣物	袜子、上衣等
	其他	手机及充电器、相机、DV、记事本、笔

孕早期（1~12周） 孕中期（13~28周） 孕晚期（29~40周）

1 2 3 4 5 6 7 8 9 10 11 12 13 14 15 16 17 18 19 20 21 22 23 24 25 26 27 28 29 30 31 32 33 34 35 36 37 38 39 40

你正处于孕9月

职场准妈妈须知

临近预产期，职场准妈妈开始准备交接工作了。休息待产关系到产后的工作时间安排，那什么时候开始停止工作比较好呢？

孕期工作到何时因人而异。准妈妈所从事的工作类型决定了自己在40周孕期工作时间的长短。如果准妈妈感觉身体笨重，上班都吃力，可以和单位协商提前休产假。如果继续坚持上班，准妈妈一定要注意自身安全。

不要接手新的工作

准妈妈在预产期前1~2个月最好不要接手新的工作，特别是持续时间长、工作强度较大的任务，如果准妈妈提早分娩，也会影响单位的工作进度。准妈妈要提前和领导沟通，要感谢领导对自己的信任和栽培，特别是孕期的特殊照顾，提前告诉领导自己的休产假计划，并和领导商量自己工作的交接人选等。要提前半个月左右开始工作交接，如果工作程序复杂繁琐，最好写在纸上，将所有重要的事和联系人等都记下来。

知识链接

孕9月准妈妈工作要注意

1. 如果准妈妈感觉工作疲劳，就偶尔请一天假，休息一下，或者时不时地“调休”一两个小时（把你的休假时间拆散了用）。

2. 从事办公室工作的准妈妈，要时不时换一种姿势，或者站起来走一走。

3. 在选择工作餐时，应注意工作餐的营养搭配，即使口味没有自己做得好吃，也要按时吃。

考虑自己的工作性质

如果你的工作环境相对安静清洁，危险性比较小，或是长期坐在办公室工作，同时你的身体状况良好，那么你可以在预产期的前1周或2周回到家中静静地等待宝宝的诞生。

如果你的工作经常在工厂的操作间中或是暗室等阴暗嘈杂的环境中进行，那么建议你应在怀孕期间调动工作或选择暂时离开待在家中。

如果你的工作是饭店服务人员、销售人员，或每天的工作至少有4小时以上在行走，建议在预产期的前两周半就离开工作回到家中待产。

如果你的工作运动性相当大，建议你提前一个月开始休产假，以免发生意外。

不宜久站或久坐

孕晚期，准妈妈腹部膨大，站立时，腹部向前突出，身体的重心随之前移，为保持身体平衡，准妈妈上身会习惯性后仰，使背部肌肉紧张，长时间站立可使背部肌肉负担过重，引发腰背疼痛。所以准妈妈不宜久站，感觉累了就及时坐下休息，有条件的话还可以躺着休息一会儿。

久站对准妈妈不利，同样，久坐对准妈妈的健康也不利。准妈妈孕晚期宜劳逸结合，适当运动。

孕早期（1~12周） 孕中期（13~28周） 孕晚期（29~40周）

1 2 3 4 5 6 7 8 9 10 11 12 13 14 15 16 17 18 19 20 21 22 23 24 25 26 27 28 29 30 31 32 33 34 35 36 37 38 39 40

你正处于孕9月

情绪调节

随着身体负担加重，准妈妈心理也会越来越紧张，会出现担心、害怕、焦虑、忧郁、紧张等不良情绪。

做好分娩的准备有助于缓解产前的紧张情绪。这些准备包括健康检查、心理准备和物质上的准备。另外，不妨采取一些办法，及时自我化解心中的烦恼，让自己的心灵释放，同时也给了胎宝宝良好的情绪胎教。

消除紧张情绪的自律训练

1.训练前，先用温水浴让自己紧张的身体松弛下来，换上宽大的衣服，在一个地方冥想，消除紧张情绪。

2.坐在椅子上，或是平躺在床上，闭上眼睛，放松全身，全身处于无力状态，把气吸入腹部，再缓缓呼出，反复2~3次。

3.心中默念“内心平静、双臂沉重”，把意识集中于四肢，努力体会沉重的感觉。

4.“内心平静、双臂沉重”和“双脚温暖、内心平静”各念两遍，体会手脚温暖的感觉。

5.双臂前移，移动手指，将胳膊肘弯曲后再打开，然后伸个懒腰，冥想结束。

自我调节，做快乐的准妈妈

自创好心情。遇到不如意的事，不要自怨自艾、怨天尤人，应该以开朗明快的心情面对问题，对家人要心存宽容和体谅，协调好家庭关系。

走出去，与其他准妈妈多交流，或者看一些书，让心情沉静下来。

学会倾诉。倾诉本身就是一种减压方式，无论你说的问题能不能解决，说出来就能让心情逐渐开朗。

在音乐声中放松心情

在感到情绪焦躁不安的时候，不妨采取一种你觉得最舒服的姿势，静静地聆听自己喜欢的音乐，让自己的情感充分融入到音乐的美妙意境中去。当窗外传来风声、鸟鸣，或是雨点敲打窗户的声音，不妨静静倾听。这些来自大自然的天籁会让你的心情变得格外轻松。想象一些美好的事物。比如宝宝未来的模样、和宝宝一起玩耍的情景等。

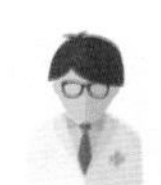

专家答疑

吃零食可以调节情绪吗?

吃零食能够缓解紧张情绪，消减内心冲突。在吃零食时，会通过视觉、味觉以及手的触觉等，将一种美好松弛的感受传递到大脑中枢，有利于减轻内心的焦虑和紧张。临近分娩，准妈妈难免会感到紧张甚至恐惧，可以试着通过吃坚果、饼干等零食来缓解压力。

但是，准妈妈也不可毫无顾忌地猛吃零食，这样反而会影响正餐的摄入，给胎宝宝的发育带来不利影响。

孕9月运动

孕9月，准妈妈已非常辛苦，但此时仍要做适当运动。孕9月适当运动能为日后的顺利分娩创造有利条件。

孕期适度运动可缩短分娩时间。有研究表明，在怀孕期间保持适度运动的准妈妈，她们的分娩时间将缩短3个小时。如果再加上系统的孕期知识学习，分娩时间更可缩短6个小时，并且产后出血明显减少，顺产率大大提高。

适合孕9月的运动

运动关键词：放松

适宜运动：深呼吸

运动时间：每天早中晚做3次

孕晚期浅呼吸不能满足身体对氧的需求，大脑的耗氧量最高。健康的呼吸运动可以清除身体的紧张情绪，将体内废气排出。深深吸气，使肺部完全被气体充满，然后慢慢从口中呼出，让气流带着紧张情绪从头顶流向脚趾，流出体外。反复这样的深呼吸，可以让压力得到不断地释放。

知识链接
不宜运动的准妈妈

孕期适当运动不仅可以增加体内含氧量，还能缓解孕后期的不适症状，更锻炼了分娩时相关部位的关节和肌肉，为分娩做好了必要的准备。但有些准妈妈就不适宜做运动：有妊娠高血压的准妈妈；有阴道出血症状的准妈妈；胎儿发育出现异常，如有宫内发育迟缓情况，也不宜再做运动。

活动腰部——减轻腰部酸痛

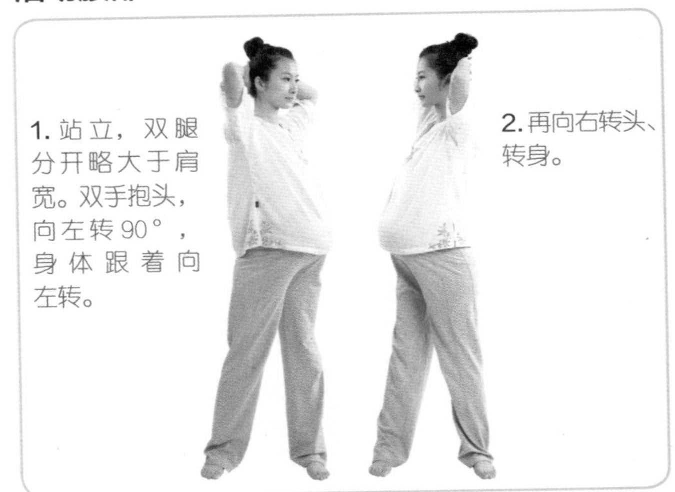

1. 站立，双腿分开略大于肩宽。双手抱头，向左转90°，身体跟着向左转。

2. 再向右转头、转身。

舒展腰椎动作——增强腰背肌力

1.蹲在地上，双手支撑着身体，头垂下，两肩及背部随着头部一起下垂，使脊骨弓起。

2.抬起头来，两肩及背部随头部一起向上挺起，脊骨向下弯。

3.一般情况下做10次。如果达不到也不要勉强。

这个运动可减轻腰痛，增强腹背肌力。做的时候可以在地上铺上垫子。

孕早期（1~12周）												孕中期（13~28周）																孕晚期（29~40周）											
1	2	3	4	5	6	7	8	9	10	11	12	13	14	15	16	17	18	19	20	21	22	23	24	25	26	27	28	29	30	31	32	33	34	35	36	37	38	39	40

你正处于孕9月

准爸爸必看

准爸爸应从孕产书中学习相关知识，了解妻子生理和心理的变化，以便随时为她排忧解难，更好地面对即将到来的分娩。

提前考虑是否陪产。如果医院允许陪产，准爸爸就要认真考虑是否进入产房。如果准爸爸希望见证这一时刻，最好一起进产房。如果还没有足够的勇气，也不要内疚，准妈妈也不要勉强准爸爸。

准爸爸进入产房

准爸爸进入产房后，会一直陪伴在产床的旁边，面对分娩只需要掌握一种技巧，即引导准妈妈控制呼吸。竭尽全力分娩会使准妈妈呼吸急促而且微弱，准爸爸要适时地引导她慢慢地、深深地呼吸。深呼吸可以帮助准妈妈放松、缓解疼痛，而且对胎宝宝也很有好处。此外准爸爸在产房不要多说话，不要走来走去，也不要做其他事来帮忙。

准爸爸不进产房

如果准爸爸晕血，或者对产房中发生的事感到恐惧，最好还是不要勉强自己进入产房。因为分娩时情况复杂多变，医生必须集中精神，如果准爸爸这时晕倒或出现其他状况，会影响医生和助产士的精力。所以这类准爸爸最好不要进入产房。

准爸爸没有进入产房也不要内疚，可以通过其他方式来支持和鼓励准妈妈。在准妈妈生宝宝时，准爸爸要一直在产房外耐心等待，待宝宝抱出来后，准爸爸不要急着跟宝宝去病房或其他地方，应该在产房外等待她出来。等准妈妈被推出产房时，给她一个亲吻或说一声“谢谢老婆，老婆辛苦了”，都会让准妈妈感觉到幸福。

待产包准备好，记得带手机

由于孕9月后准妈妈随时都有生产的可能，准爸爸要做好一切准备。包括将待产包放好，以便随时可走；分娩医院的联系电话、乘车路线和孕期所有检查记录要记得携带。当准妈妈发生临产征兆，准爸爸要迅速行动。

为防止准妈妈在家中无人时突然发生阵痛或破水，准爸爸要为妻子建立紧急联络方式，并随身携带手机。最好给妻子预留出租车的电话号码或住在附近的亲朋好友的电话，必要时协助送进医院。

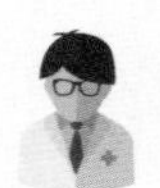

专家答疑

准爸爸能帮忙剪脐带吗？

待宝宝出生之后，准爸爸可以帮宝宝剪脐带，很多医院都会提供这样的服务。在剪脐带时，医护人员会对准爸爸进行指导，告诉他该剪到哪个位置，一般都会保留稍长一些。准爸爸剪完之后，护士还会再剪一次。准爸爸不要担心，剪脐带不会弄疼宝宝。

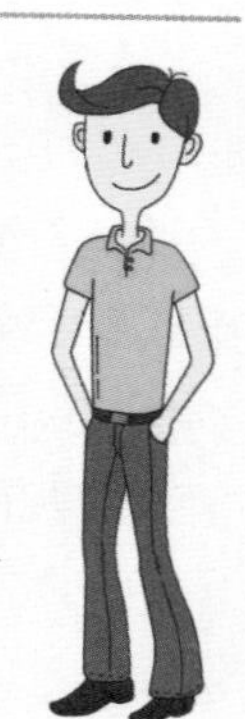

孕早期（1~12周） 孕中期（13~28周） 孕晚期（29~40周）

1 2 3 4 5 6 7 8 9 10 11 12 13 14 15 16 17 18 19 20 21 22 23 24 25 26 27 28 29 30 31 32 33 34 35 36 37 38 39 40

你正处于孕9月

孕 9 月胎教

良好的胎教效果不仅取决于坚持，还取决于方法，准爸妈温和而有效的胎教方式更能促进胎宝宝思维的发育。

这个月可以将各种胎教方法轮流实施。着重消除准妈妈对分娩的恐惧，从而达到快乐胎教、快乐生产的目的。增进与胎宝宝的互动，做好所有的准备，高高兴兴地迎接胎宝宝的到来。

写下满心的期待吧

准妈妈还在坚持记胎教日记吗？现在，你可以把满心的期待都写下来。做一个详细的计划表，待胎宝宝出生后，把这些全融入到你对他的教育计划中去，比如拥有一颗感恩的心、乐于助人、聪明懂事、认真负责、活泼可爱等。

给胎宝宝编首童谣

准妈妈安详地坐在椅子上，一手抚摸着肚子，慢声细语地对腹中的胎宝宝念着自编的儿歌，这是多么美丽的一幅图画！图中的准妈妈好像是一个人自言自语，实际上，还有一个忠实的听众在那里配合着准妈妈手舞足蹈呢！这是一个人的图画，两个人的世界。

舒适的音乐环境

对于喜欢音乐的准妈妈来说，音乐可以让自己得到美的体验，艺术的享受。无论是休息还是做家务时，准妈妈都可以打开音乐，每天多次欣赏音乐名曲，如《春江花月夜》《梁祝》等，使自己处于优雅的音乐环境中。在听的过程中，还可随着音乐的起伏浮想翩翩，时而沉浸在一江春水的妙境中，时而徜徉在芭蕉绿雨的幽谷，如醉如痴，遐想悠悠。

鼓腹呼吸——减轻分娩疼痛

1. 身体仰卧，完全放松，嘴微闭，吐气，可发出“噗噗”声。

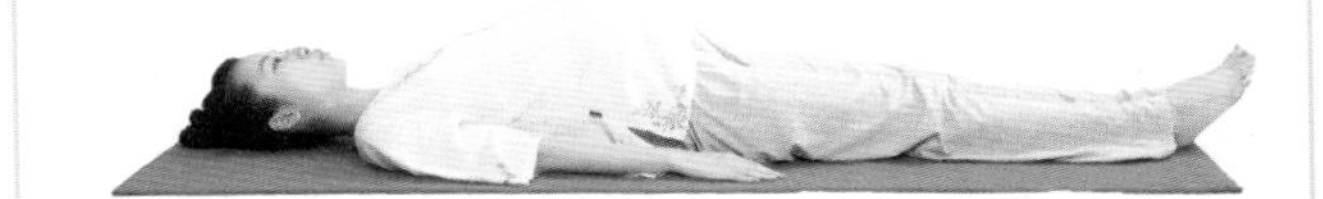

2. 腹部一上一下慢慢地做深呼吸，呼吸1次约10秒钟。

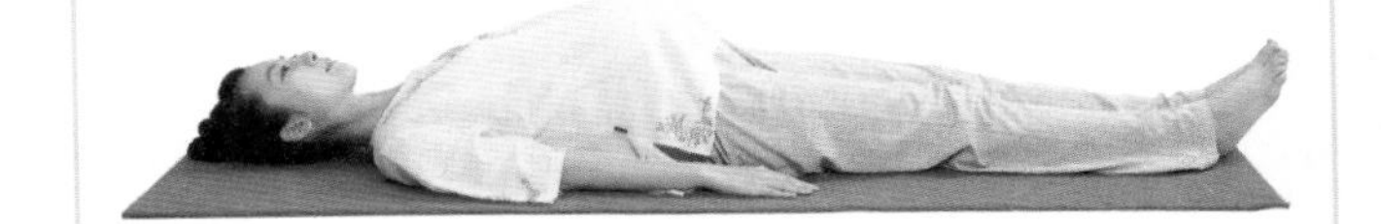

认识小蝴蝶

今天准妈妈和胎宝宝一起认识一下小蝴蝶吧，看看这个色彩斑斓的小家伙有什么小秘密。准妈妈边看蝴蝶卡片边问胎宝宝："这个色彩鲜艳的图形是什么呢？有好看的颜色，有细长的触角，有闪闪的鳞片……宝宝好好想一想，这是什么东西？"准妈妈启发胎宝宝："我们在哪里见过这个东西呢？是不是在美丽的鲜花上？"闭上眼睛，在脑海里搜索，这是"蝴蝶"。

抚触，让胎宝宝健康快乐地成长

由于胎宝宝的进一步发育，用手在准妈妈的腹壁上就能清楚地触到胎宝宝的头背部和四肢。当胎宝宝感受到触摸的刺激后，会做出相应反应。触摸顺序可由头部开始，然后沿背部到臀部至肢体，要轻柔有序，有利于胎宝宝感觉系统、神经系统及大脑的发育。时间可选择在晚间9点左右，每次5~10分钟。

在触摸时要注意胎宝宝的反应，如果胎宝宝是轻轻地蠕动，说明可以继续进行；如果胎宝宝用力蹬腿，说明你抚摸得不舒服，胎宝宝不高兴了，就要停下来。

古典诗词欣赏

古典诗词韵律美，意境美，把这些美的感受都传达给胎宝宝吧，让他在你的肚子里接受美的熏陶。

小池

泉眼无声惜细流，树阴照水爱晴柔。

小荷才露尖尖角，早有蜻蜓立上头。

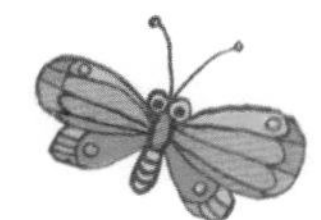

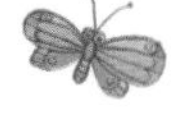

梅花

墙角数枝梅，凌寒独自开。

遥知不是雪，为有暗香来。

让心沉静下来

如果感到自己就要为某件事生气时，先努力让自己从一数到十，尽量慢慢地数，哪怕是气呼呼的。只要短短的几十秒时间，你的心情很可能就会平复下来。另外，如果凡事都试着换位思考，多为对方想一想，就会发现没什么可生气的了。

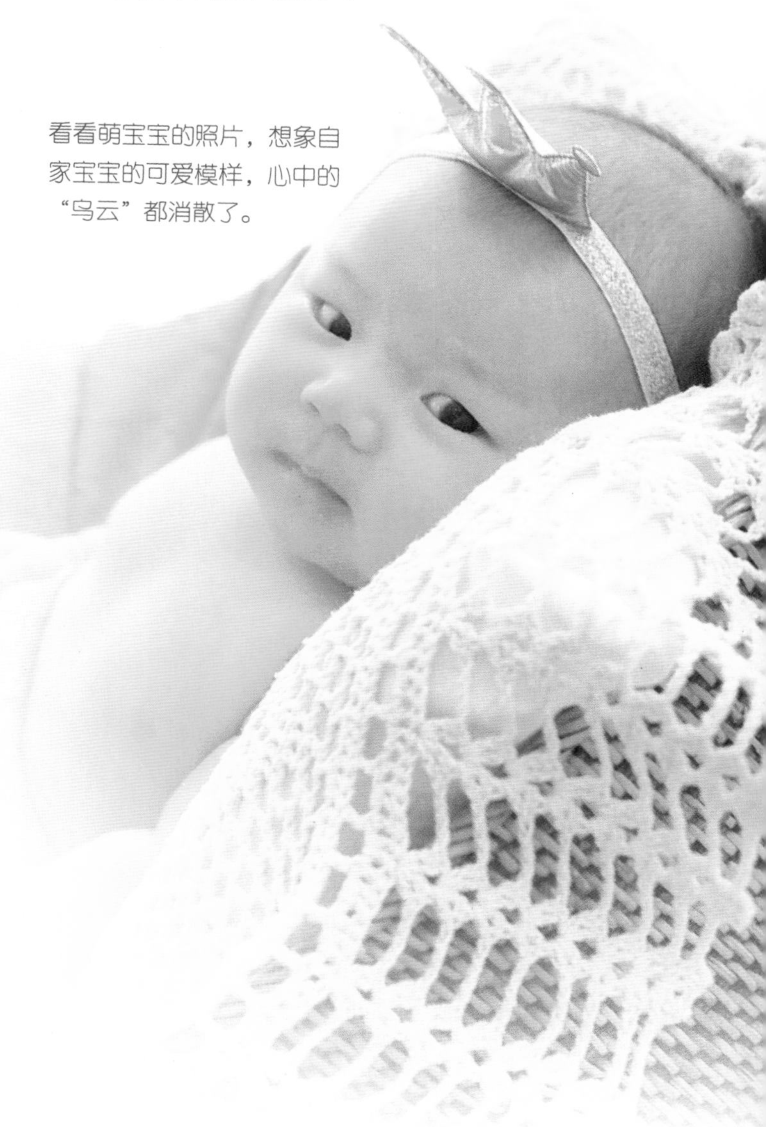

看看萌宝宝的照片，想象自家宝宝的可爱模样，心中的"乌云"都消散了。

孕早期（1~12周） 孕中期（13~28周） 孕晚期（29~40周）

1 2 3 4 5 6 7 8 9 10 11 12 13 14 15 16 17 18 19 20 21 22 23 24 25 26 27 28 29 30 31 32 33 34 35 36 37 38 39 40

你正处于孕9月

常见不适与用药

随着分娩期的临近，准妈妈生理变化大，宫内环境几近成熟，一些与分娩有关的“意外情况”可能发生，准妈妈宜做好应对的准备。

警惕胎膜早破。如果在子宫没有出现规律性收缩以及阴道见红的情况下发生了羊水破裂，也就是胎膜在临产前破裂了，这种情况被称为胎膜早破。一旦出现胎膜早破的症状，应立即就医。

让人难受的胃灼热

在孕晚期，准妈妈每餐吃完之后，都会觉得胃部发麻，有烧灼感，有时甚至加重为烧灼痛。尤其在晚上，胃灼热很难受，甚至影响睡眠。准妈妈在日常饮食中要避免过饱，少吃高脂肪食物，不吃口味重或油煎的食物以减轻胃的负担。吃一些易消化且富含营养的食物，比如全麦面包、苹果、酸奶等。此外，还应多吃富含胡萝卜素的蔬菜及富含维生素C的水果，如胡萝卜、紫甘蓝、彩椒、猕猴桃。未经医生同意不要服用治疗消化不良的药物。

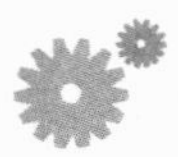

知识链接

胃灼热，内分泌惹的祸

孕晚期胃灼热的主要原因是内分泌发生变化，导致胃酸反流，刺激食管下段的痛觉感受器，引起灼热感。此外，妊娠时巨大的子宫和胎宝宝对胃有较大的压力，肠胃蠕动速度减慢，胃液在胃内滞留的时间较长，也容易使胃酸反流，引起胃灼热。这种胃灼热通常在孕晚期出现，分娩后会自行消失。

胃灼热，哪些食物不宜吃

如果准妈妈出现胃灼热，切忌食用韭菜、辣椒、葱、蒜之类的食物，因为这些食物会对肠胃造成强烈的刺激，加重胃灼热。

当出现胃灼热时，坚持站立或从床上坐起来，借助重力帮助消化系统运动，或者喝一杯温热的开水等都可以缓解症状。平时吃饭细嚼慢咽、少量多餐，进餐时避免大量喝水，少吃红肠、热狗及辛辣类、油脂类食物，都能减少胃灼热现象的发生。但如果胃灼热长期存在，就需要请医生检查了。

如何预防胎膜早破

1.加强营养，多吃豆类、动物肝脏、贝壳类及含铜、维生素C、维生素E的食物，以增强胎膜的弹性。

2.孕晚期不要进行剧烈活动，生活和工作都不宜过于劳累，每天保持愉快的心情。

3.不宜长时间走路或跑步。走路要当心以免摔倒，特别是上下楼梯时，切勿提重物以及长时间路途颠簸。

4.孕期减少性生活，特别是孕晚期3个月禁止性生活，以免刺激子宫造成羊水早破。

5.坚持定期做产前检查，有特殊情况随时去医院做检查。

引起胎膜早破的 5 类原因

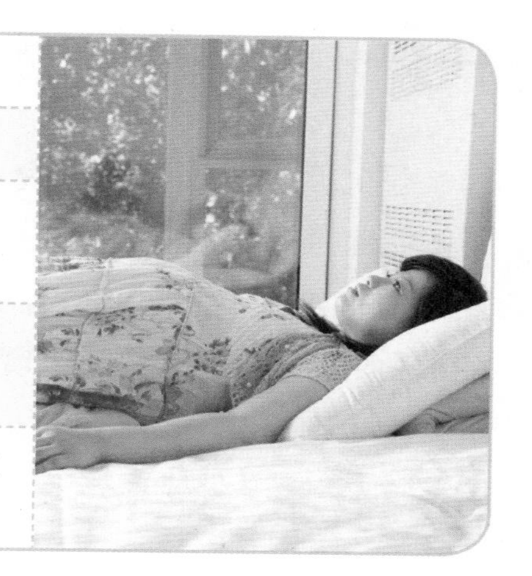

1. 准妈妈的宫颈口松弛，使胎膜受到刺激而引发胎膜早破

2. 胎膜发育不良，如存在羊膜绒毛膜炎等，造成羊膜腔里压力过大，引起胎膜早破

3. 胎位不正、骨盆狭窄、头盆不相称、胎膜过多、多胎妊娠等，也可以使羊膜腔里压力增大，发生胎膜早破

4. 孕期性生活不慎引起羊膜绒毛膜感染，特别是精液中的前列腺素可以诱发子宫收缩，导致羊膜腔压力不均匀，引发胎膜早破

5. 一些其他因素也可以引起胎膜早破，如孕期剧烈咳嗽、猛然大笑或暴怒以及做重体力活等，都可能使腹腔压力急剧增高，致使胎膜破裂，羊水从阴道流出

胎膜早破立即平躺

发生胎膜早破时，很多准妈妈会以为是自己小便尿湿了内裤，并不知道是羊水流出。羊水闻起来有一种甜味，而尿液闻起来是有些刺鼻的氨水味。如果准妈妈不确定，可以将特定的羊水诊断试纸放入阴道内。如果是羊水早破，流到阴道里的羊水会使橘黄色的试纸变成深绿色。

一旦发生胎膜早破，准妈妈不要过于慌张，应立即平躺下来。不管准妈妈是否到预产期，有没有子宫收缩，都必须立即赶往医院就诊。即使在赶往医院的途中，也需要采取臀高的躺卧姿势。准妈妈在外阴垫上一片干净的卫生巾，注意保持外阴的清洁，用卫生纸擦拭时要从前往后擦。

忌生病后坚持不吃药

怀孕期间，有些药品确实不能吃，医生也不会给准妈妈开这类药。但有些药品却是对生病的准妈妈有帮助的，医生如果开了这些药，一般也是根据自己的专业知识、临床经验，权衡利弊后，很负责地开给准妈妈的，所以准妈妈也不要盲目地拒绝吃任何药物。

腹泻伴有腹痛要就诊

准妈妈如果一天大便三四次，也无发热、呕吐、腹痛等症状，可以喝点热粥，或者躺在床上休息一会儿。如果准妈妈腹泻的次数较少，且伴有微微的腹痛感，但无发热等症状，则可能是消化不良。这时，准妈妈最好暂时禁食，然后到医院检查一下。如果准妈妈腹痛剧烈，腹泻不止，不管有无发热症状，都要立即到医院就诊，同时带着大便样本检查。

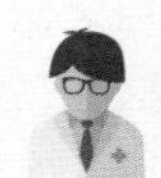

专家答疑

引起腹泻的原因有哪些？

身体或腹部受凉等生活细节的忽略是引起腹泻的主要原因。所以准妈妈一定要注意保暖。消化不良会导致胃酸分泌过多，肠胃蠕动速度加快，引起腹泻。因此要吃一些清淡、软烂、易消化的食物。病毒和细菌感染是准妈妈腹泻最常见的原因，所以，准妈妈一定要注意饮食卫生。

孕10月（37~40周）

孕10月，准妈妈即将分娩，胎宝宝的活动减少了。因为这时胎头已经进入骨盆，做好了分娩的姿势，这时胎宝宝的膝盖紧挨着鼻子，大腿紧贴着身体，全身缩在一起。每过1小时，胎宝宝就会为出生做更充足的准备。到本月末，胎宝宝的体重相当于2个哈密瓜的重量了。进入本月，准妈妈来到了怀孕的最后阶段。你可能会出现频繁的宫缩，并伴随着阵痛，那是胎宝宝即将出生的征兆。

胎宝宝变化

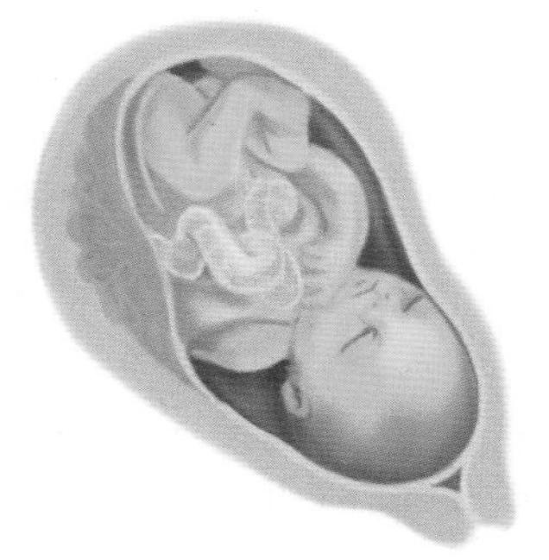

第37周 是个足月儿了：到了本周，胎宝宝大概有3 000克了。不过胎宝宝也有胖瘦不一的情况，超过2 500克就都属于正常。只要胎宝宝的发育正常，就没必要特别在意他的体重。

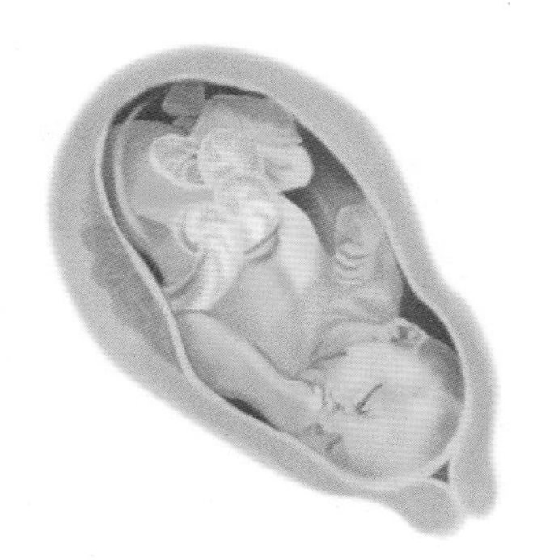

第38周 绒毛、胎脂在脱落：胎宝宝身体的各部分都还在继续生长着，而且之前覆盖在他身上的那层细细的绒毛和白白的胎脂逐渐脱落、消失了，所以胎宝宝现在的皮肤很光滑。

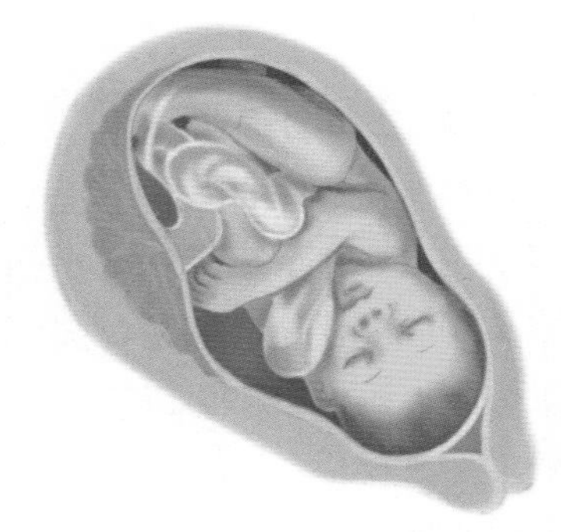

第39周 还在继续长肉：胎宝宝还在继续长肉呢，脂肪的储备可以帮助他出生后调节体温。肺部是最后一个成熟的器官，在出生后才能建立正常的呼吸模式。

妈妈寄语

所有的忍耐、所有的等待，都是为了那第一次的温暖对视。做好一切准备，张开双臂，迎接属于你的新生命！

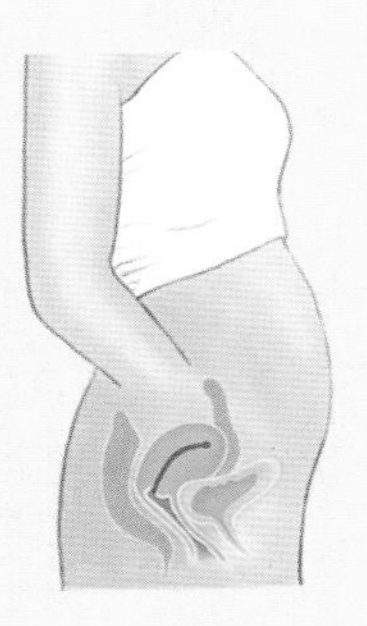
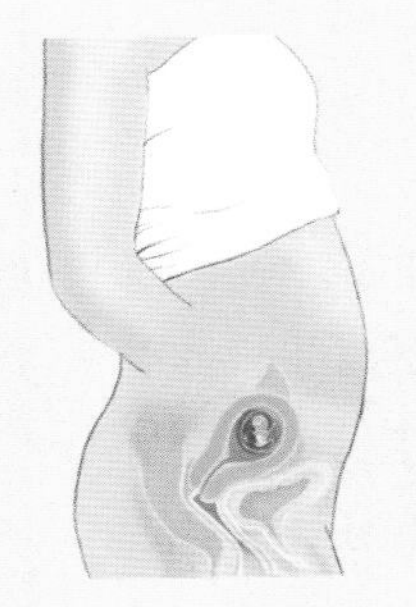
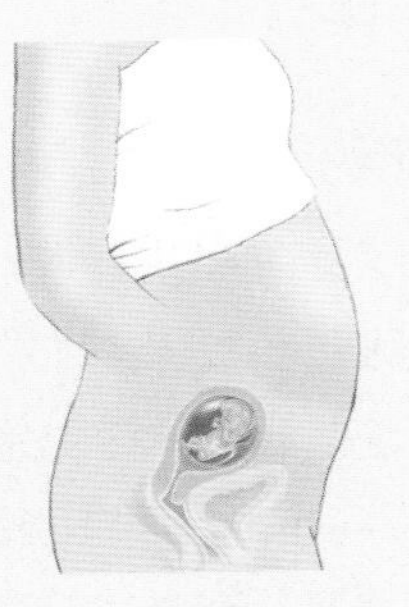
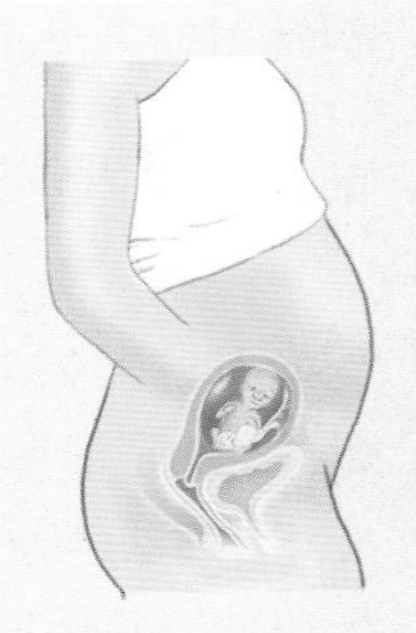

1 2 3 4 5 6 7 8 9 10 11 12 13 14 15 16 17 18 19 20

孕早期（1~12周） 孕中期（13~28周）

准妈妈变化

准妈妈的体重已经达到高峰，现在做什么事都感到很费力。挺着如此大的肚子睡觉会让你睡不安稳，但是，别担心，马上就要结束这段历程了。

准妈妈的感觉：准妈妈可能会感觉下腹部的压力越来越大，突出的大肚子逐渐下坠，这是胎宝宝在为出生做准备。你的肺部和胃部会觉得松快一些，呼吸和进食也比前一段时间舒畅了。

激素促使身体变化：脸上变得黑黑的，有的还发黄。受激素的影响，皮肤变得粗糙起来，甚至长出了痘痘。身体的分娩准备已经成熟，子宫和阴道趋于软化。有更多的乳汁从乳头溢出。

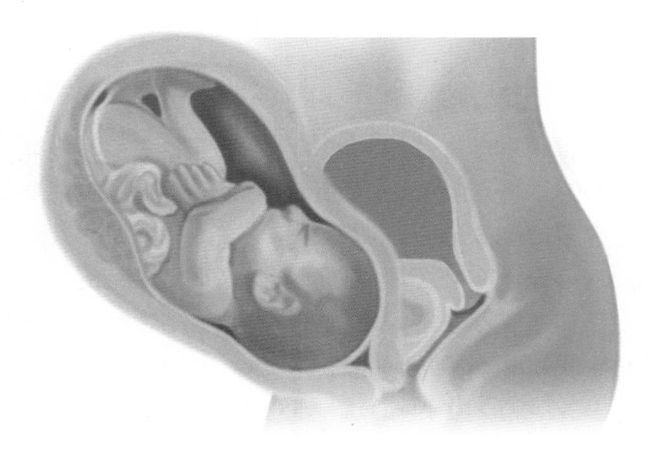

第40周 就要出生啦：本周胎宝宝体重可能会达到3 300~4 000克，其中脂肪占体重的15%。他的身体蜷曲着，子宫内的空间越来越小。胎宝宝已经具备了70多种不同的反射能力，随时都有出生的可能。不过，对于这周还没有动静的胎宝宝，准妈妈也不要太着急。

体重管理

增重12~15千克相对安全和健康

怀孕10个月，每个准妈妈的增重各不相同。一般来说，增重12~15千克对于准妈妈和胎宝宝是个相对安全和健康的数字。如果准妈妈在怀孕前体重过轻，一般会比正常的准妈妈有更多的体重增长。

这个月的准妈妈即使胃口很好，也不能吃太多，避免给分娩增加困难。在保证营养摄取均衡充足的前提下，尽量选择一些容易消化的流质、半流质食物。

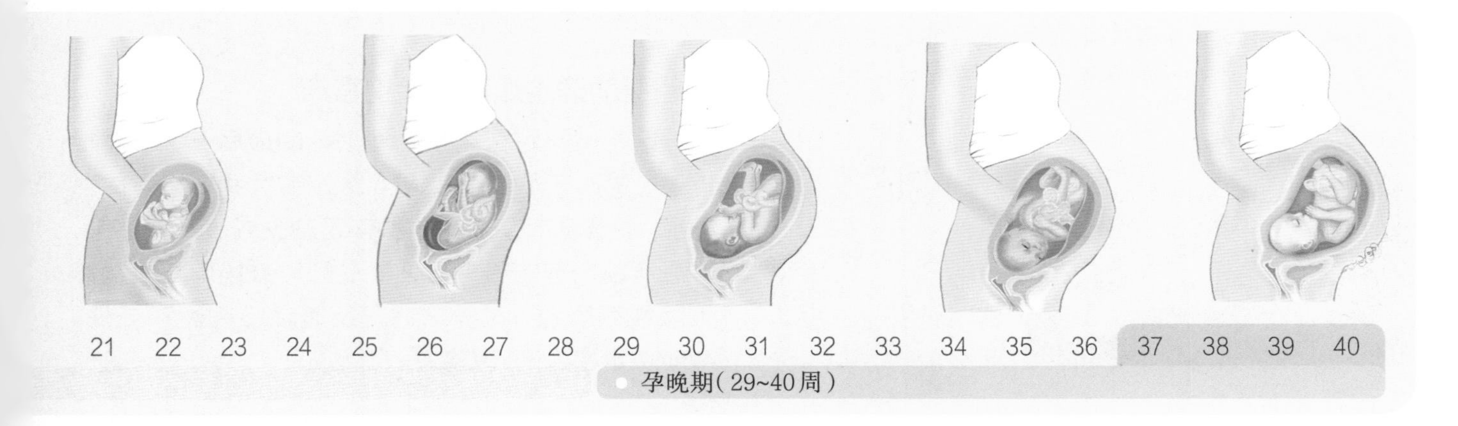

孕早期(1~12周)												孕中期(13~28周)																孕晚期(29~40周)											
1	2	3	4	5	6	7	8	9	10	11	12	13	14	15	16	17	18	19	20	21	22	23	24	25	26	27	28	29	30	31	32	33	34	35	36	37	38	39	40

你正处于孕10月

本月产检

胎宝宝已发育成熟，做好了出生的准备，临产随时都有可能发生，此时准妈妈的产前检查更需谨慎，以便随时监测胎宝宝的情况。

进入孕10月，产前检查时间为每周1次。产检项目除了常规检查外，还需要进行分娩前的一系列检查。由于临近预产期，准妈妈要密切监测胎动，必须进行最后一次B超检查。

血小板检查

准妈妈血小板减少的症状最早出现在孕20周，大部分准妈妈血小板减少出现在孕晚期。因此准妈妈在临产前必须进行一次血小板检查，以检查血小板是否正常，为生产过程中可能出现的意外做准备，以防过程中准妈妈阴道撕裂或剖宫产时，血液不易凝固而发生意外。

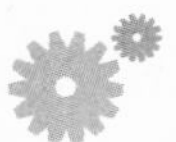

知识链接

血小板减少及时就医

准妈妈血小板减少症，一般表现为皮肤及黏膜出血，表体可见出血点，或皮下成片出血而成紫斑，刷牙时牙龈、口腔出血，或者是便血尿血等。如果出现此类情况，不可大意，应及时到医院治疗。并注意以下几点：避免外伤；提早入院待产，做好输血、补充血小板的准备。

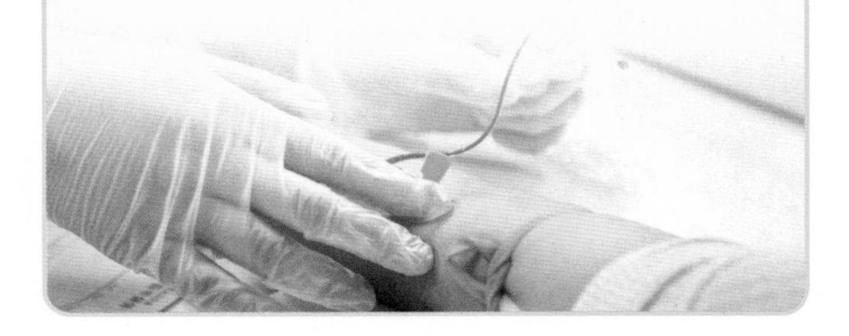

孕38周后监测胎动

在孕晚期严密监测胎动，就是监护胎宝宝的生命安全，准妈妈一定要关注胎宝宝的胎动。孕晚期，尤其临近产期的孕38周后，胎动幅度、次数有所减少。准妈妈应该以24小时作为1个周期，来观察宝宝的胎动是否正常。当胎动规律发生变化时，胎动次数少于或者超出正常胎动次数，要格外小心，发现异常，比如1小时内的胎动次数小于3次，要立即去医院检查。

内诊检查

分娩前的检查项目除了以上这些内容外，准妈妈还需要按时做内诊检查。内诊检查的目的主要是了解准妈妈子宫颈口是否如期扩张，以及胎头衔接、产位、宫颈顺应情况等，宫颈如期扩张与否，更能客观反映分娩是否正常。

B超帮助确定顺产还是剖宫产

这是准妈妈在怀孕期间进行的最后一次B超检查，主要确定最终的胎位、胎宝宝大小、胎盘成熟程度、有无脐带绕颈、羊水有无过少或过多现象等，以进行临产前的最后评估。在预测准妈妈正常顺产可能性的同时，对异常情况及时进行判断和处理，帮助决定是顺产还是剖宫产。

羊水观察

羊水的性状、多少等能很好地反映宫内状况。在B超检查中，如果羊水中可见浓稠、致密的光点，提示可能是羊水浑浊。孕早期的羊水为无色，随着胎宝宝器官的不断发育，羊水中有形成分增加而逐渐变得有些浑浊了。

随着胎宝宝的渐渐长大，足月时的羊水本身较浑浊，这是安全的羊水浑浊现象，准妈妈无须担心。

羊水指数：羊水指数（AFI）的计算方法是：以准妈妈的脐部为中心，分上、下、左、右4个区域，将4个区域的羊水深度相加，就是羊水指数，羊水指数大于18厘米为羊水过多，小于5厘米为羊水过少。此报告单上羊水指数为14.3厘米，属于正常。

胎位：臀位表示准妈妈分娩时需要剖宫产。

估计体重：胎宝宝体重的决定因素很多，比如基因、准妈妈的出生体重、准妈妈孕期体重及孕期的营养等。一般来说，孕期体重增加越多，胎宝宝会更重。B超检查单上推算出的体重不一定完全正确。

超声检查报告

超声所见：

胎儿： 臀位 BPD 8.7cm　　HC 31.9cm
AC 30.2cm　　HC/AC 1.06
FL 7.3cm　　脐动脉 S/D=2.32

胎心率：123 次/分

羊水:AFI=14.3cm

胎盘:位于子宫后壁

超声提示：

单活胎　臀位
胎盘 I~II 级
超声估计孕 35 周+4 天,估计体重 2645g±

医师签名：
录 入 员：
检查日期：　年　月　日

备注：该孕周已超出常规筛查时间，而且因孕周、胎儿体位、羊水量、母体因素等会影响超声检查，胎儿有些脏器不能清晰显示，请知情了解。

孕早期（1~12周） 孕中期（13~28周） 孕晚期（29~40周）

1 2 3 4 5 6 7 8 9 10 11 12 13 14 15 16 17 18 19 20 21 22 23 24 25 26 27 28 29 30 31 32 33 34 35 36 37 38 39 40

你正处于孕10月

营养与饮食

这个月准妈妈的饮食要照顾到胎宝宝快速发展的需要，也要为分娩储备能量，所以宜保证足够的营养。

临近产前，准妈妈饮食的口味宜清淡。少吃过咸的食物，防止加重水肿。可适当多吃富含蛋白质、碳水化合物等能量较高的食物，为临产和以后的哺乳积聚能量。

孕10月营养饮食指导

本月饮食的关键在于重质不重量，少食多餐，没必要额外进食大量补品。食物以口味清淡、容易消化为佳，应多吃一些对生产有补益作用的食物，如西蓝花、紫甘蓝、香瓜、麦片、全麦面包等，以获得对血液有凝结作用的维生素K；多吃豆类、糙米、牛奶、动物内脏等，以补充身体内的维生素B_1，避免生产时产程延长。

现在准妈妈即便感觉到尿频和便秘，也依然要坚持多喝水，多吃富含膳食纤维的食物，不能因为怕麻烦而减少喝水的次数。适当限制甜食及肥肉的摄入，食用油也要适量。

保证营养的正常摄入

这个时候是准妈妈最不适宜减肥的时候。因为即将临盆，很多准妈妈难免因情绪上的波动而影响食欲，此时，家人要通过安慰和鼓励帮助准妈妈减轻心理压力，同时提供可口的食物，以便准妈妈正常地摄取营养。

本月重点营养素

维生素B_{12}

本月胎宝宝的神经开始发育出起保护作用的髓鞘，这个过程将持续到出生以后。髓鞘的发育依赖于维生素B_{12}。建议准妈妈每天摄入**3.1微克**的维生素B_{12}。在日常膳食中，应每天保证2份肉类菜肴外加1杯牛奶和1个鸡蛋。维生素B_{12}几乎只存在于动物制品中，准妈妈可以从瘦肉或家禽、低脂奶制品中获得。

维生素K

维生素K有“止血功臣”的美称，可预防产后新生儿因维生素K缺乏引起的颅内、消化道出血。建议准妈妈每天摄入**80微克**维生素K，每天食用3份蔬菜即可摄取足够的维生素K。富含维生素K的食物有蛋黄、奶酪、海藻、莲藕、菠菜、白菜、菜花、莴苣、豌豆、大豆油等。

特别关注　孕10月不宜吃什么

• 不宜吃过多油腻食物

临产前的食欲也会受到一定的影响，过度地吃大鱼大肉、油炸食品会让胃的饱胀感加重，不适感增加。建议吃一些清淡、软烂、热量略高的食物。

• 忌吃过夜的银耳汤

银耳营养丰富，且其所含的维生素D可促进钙吸收，还可以减轻分娩时的痛感。但银耳汤不宜久放，特别过夜之后，营养成分会减少并产生有害物质。

• 不宜吃大量甜食

这个月准妈妈应适当控制高能量饮食，不要吃大量的甜食，包括糖、巧克力、甜点、饮料等。生产前可适量摄入，以提供能量，增加产力。

• 不宜经常在外就餐

这个时期，要减少在外就餐的机会，尽量在家吃饭，既卫生又能控制调味料，尤其是油和盐的量，保证合理，健康的饮食。

铁

本月除了胎宝宝自身需要储存一定量的铁之外，还要考虑到准妈妈在生产过程中会失血。顺产的出血量为350~500毫升，剖宫产失血最高会达750~1 000毫升。准妈妈如果缺铁，很容易造成产后贫血。孕晚期推荐补充量为每天**29毫克**。

锌

胎宝宝对锌的需求在孕晚期最高，孕晚期应保持每天补充锌**9.5毫克**，含锌丰富的食物如肉类中的猪肝、猪腰、瘦肉等，海产品中的鱼、紫菜、牡蛎等，豆类食品中的大豆、绿豆、蚕豆等，硬壳果类的花生、核桃、栗子等，均可选择入食。

维生素B_1

最后一个月里，准妈妈必须补充各类维生素，尤其以维生素B_1最为重要。维生素B_1不仅可以促进食欲，且对准妈妈神经系统的生理活动具有调节作用。维生素B_1在人体内仅停留**3~6小时**，因此必须每天补充。准妈妈如果缺乏维生素B_1，会使糖代谢发生障碍，供能减少，而神经和肌肉所需的能量主要由碳水化合物供应。由此带来的肌肉无力和肢体疼痛，会使分娩时子宫收缩缓慢，延长产程时间，增加了生产的困难。因此，准妈妈要保证足够的维生素B_1的摄入。

维生素B_1含量丰富的食物有谷类、豆类、坚果类，尤其在谷类表皮部分含量更高。另外，动物内脏、蛋类及绿叶菜，如芹菜叶、莴笋叶等维生素B_1含量也较丰富。

清淡为主，预防水肿

对于即将临盆的准妈妈来说，要选用对分娩有利的食物和烹饪方法。此时饮食以清淡为主，勿摄食过多盐分以免加重四肢水肿，引发妊娠高血压。除了继续坚持与怀孕早、中期一样均衡饮食外，蔬菜水果要多吃，避免便秘。产前准妈妈的饮食要保证温、热、淡，对于养胎气、助胎气和分娩时的促产都有调养的效果。少食多餐，切忌糕饼甜食吃太多，造成产后身材恢复困难。

产前选择能快速消化的食物

准妈妈营养要均衡，体重以每周增加300克为宜。在临近预产期的前几天，适当吃一些热量比较高的食物，为分娩储备足够的体力。分娩当天吃的食物，应该选择能够快速吸收、消化的高糖或淀粉类食物，以快速补充体力。不宜吃油腻、蛋白质过多和需花太久时间消化的食物。

但在这段时间里，仍要保持膳食的平衡。不要吃大块的肉类，但可选择鸡蛋、牛奶、酸奶、豆腐等来为准妈妈提供蛋白质。淀粉类食物可以选择馒头、杂粮粥、面条、面片等。也可适当吃些水果和蔬菜。

坚持少食多餐原则

进入怀孕的最后一个月了，准妈妈最好坚持少食多餐的饮食原则。因为此时胃肠很容易受到压迫，从而引起便秘或腹泻，导致营养吸收不良或者营养流失，所以，一定要增加进餐的次数，每次少吃一些，而且应吃一些口味清淡、容易消化的食物。

越是接近临产，就越要多吃些含铁的食物，如动物内脏、红肉、菠菜、紫菜、芹菜、海带、黑木耳等。要特别注意进食有补益作用的菜肴，为临产积聚能量。

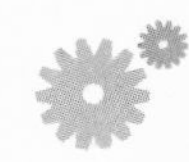

知识链接

优质蛋白能促进乳汁分泌

准妈妈器官和组织中的蛋白质代谢很旺盛。在膳食中，准妈妈摄入丰富的优质蛋白，能使产后泌乳量旺盛，乳质良好。在动物蛋白中，牛奶和鸡蛋中的蛋白质很容易消化，而且氨基酸齐全，很适合准妈妈食用。而谷类、坚果、豆制品等可以提供植物蛋白，宜作为准妈妈辅助性的蛋白质来源。

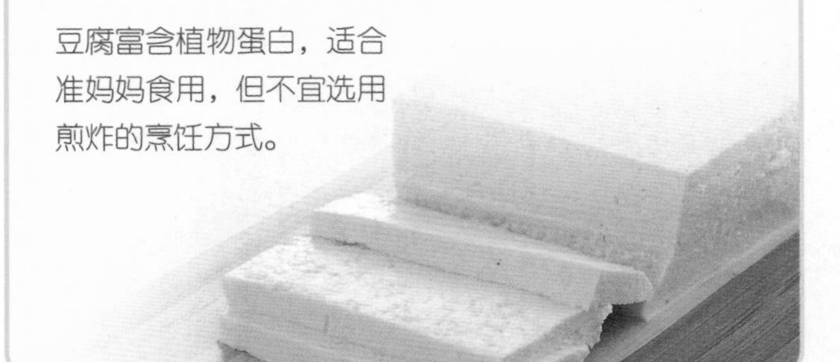

豆腐富含植物蛋白，适合准妈妈食用，但不宜选用煎炸的烹饪方式。

吃木瓜，助消化

木瓜有健脾消食的作用。木瓜中含有一种酶，能消化蛋白质，有利于人体对食物进行消化和吸收；木瓜里的酶可帮助分解肉食，减轻胃肠的负担。

蜂蜜，天然的大脑滋补剂

蜂蜜是天然的大脑滋补剂，其含有丰富的锌、镁等多种微量元素和维生素，能促进大脑神经元发育，是益脑增智的营养佳品。准妈妈适量食用蜂蜜对胎宝宝大脑的生长发育是有益的。孕晚期，准妈妈适当吃蜂蜜还可以缓解便秘症状，但准妈妈不宜吃太多蜂蜜，否则会摄入过多糖分，也有时会引起腹泻。一般来说，每天用2~4勺蜂蜜冲水饮用即可。

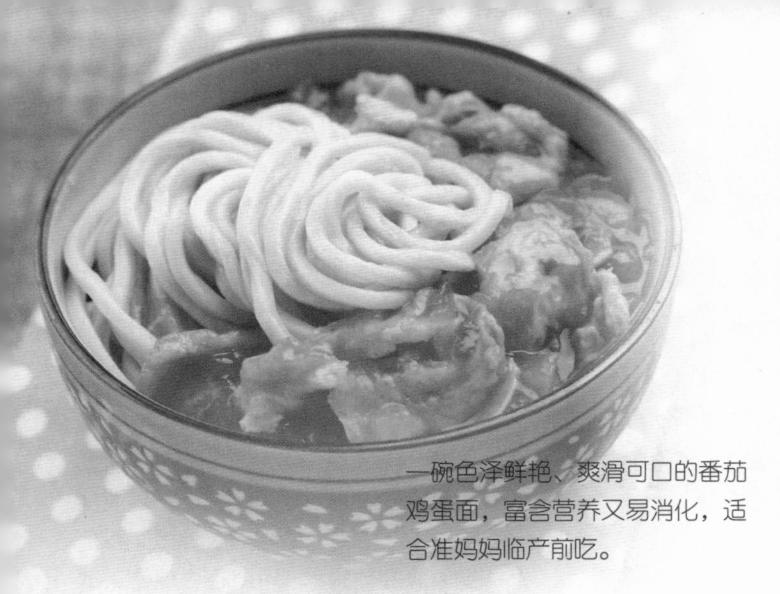

一碗色泽鲜艳、爽滑可口的番茄鸡蛋面，富含营养又易消化，适合准妈妈临产前吃。

不宜吃难消化的食物

临产前，由于宫缩的干扰和睡眠的不足，准妈妈胃肠道分泌消化液的能力降低，吃进的食物从胃排到肠里的时间由平时的4小时增加到6小时左右。因此，产前最好吃容易消化的食物，否则会增加胃部的不适症状。

产前可适量吃些苦瓜

苦瓜是一种很健康的蔬菜，所以虽然味道有些苦，但仍然有很多人喜爱吃苦瓜。苦瓜中的苦味成分不止一种，奎宁也在其中有所贡献。苦瓜中含有微量的奎宁，而奎宁本身有一定的促进子宫收缩的作用。虽然作为苦瓜中的奎宁含量微不足道，作用不值一提，但产前的妈妈适当吃些苦瓜从各方面来说都是有利的。

不要吃黄芪及含黄芪的食物

黄芪具有益气健脾之功效，与母鸡同炖食用，有滋补益气的作用，是气虚准妈妈很好的补品。但中医认为黄芪有益气、升提的作用，会干扰妊娠期胎宝宝正常下降的生理规律，所以临产前的妈妈不要吃黄芪以及黄芪制作的滋补膳食，如黄芪茶、黄芪炖鸡、黄芪炖排骨、黄芪炖肉或黄芪炖鱼等。

产前饮食要少而精

分娩时需要消耗很多能量，有些准妈妈就暴饮暴食，过量补充营养，为分娩做体能准备。其实不加节制地摄取高营养、高热量的食物，会加重肠胃的负担，造成腹胀；还会使胎宝宝过大，在生产时往往造成难产、产伤。准妈妈产前可以吃一些少而精的食物，如鸡蛋、牛奶、瘦肉、鱼虾和豆制品等，防止胃肠道充盈过度或胀气，以便顺利分娩。

另外，在这个月里，胎宝宝的生长发育已经基本成熟，临产前准妈妈可以停止服用钙剂和鱼肝油。

忌在药物催生前吃东西

如果医生决定施用药物催生，那么在开始施用药物催生之前，准妈妈最好能禁食数小时，让胃中食物排空。因为在催生的过程中，有些准妈妈会出现呕吐的现象；另一方面，在催生的过程中也常会因急性胎儿窘迫而必须施行剖宫产手术，而排空的胃有利于减少麻醉时的呕吐反应。

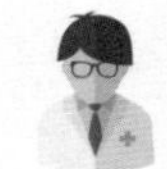

专家答疑

剖宫产前能进补人参吗？

有的准妈妈在剖宫产之前进补人参，以增强体质，补元气，为手术做准备。但是，人参中含有人参糖苷，具有强心、兴奋等作用，用后会使准妈妈大脑兴奋，影响手术的顺利进行。另外，食用人参后，会使新妈妈伤口渗血时间延长，不利于伤口的愈合。

健康食谱推荐

孕10月

一天饮食参考

早餐7点~8点
鲜虾粥1碗，生菜卷蛋饼1个

加餐10点左右
水果酸奶1杯

午餐12点~12点半
千层饼100克，清炒茼蒿100克，木瓜炖牛排100克

加餐15点
西瓜2块，坚果1小把

晚餐18点半~19点
小米粥1碗(小米50克)，三鲜包子50克，鲶鱼炖茄子100克，炒绿叶菜1份

花样主食

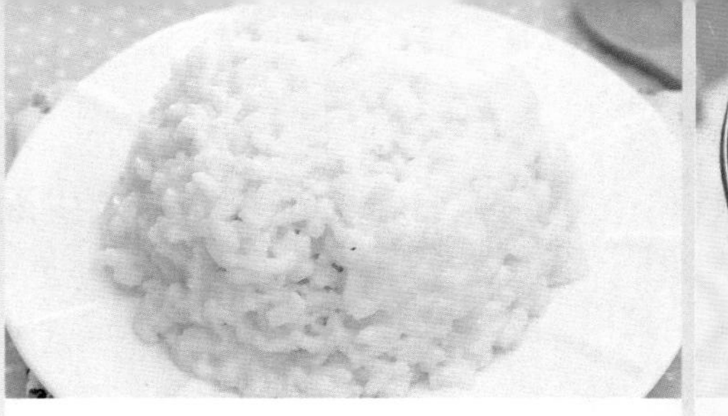

牛奶米饭

原料： 大米1碗，牛奶1袋(250毫升)。

做法： ❶ 大米淘洗干净，放入锅内，加牛奶和适量水。❷ 盖上锅盖，用小火慢慢焖熟即成。

功效 此饭含有磷、铁、锌及多种维生素、烟酸等营养素，是准妈妈的补益佳品。

栗子糕

原料： 生栗子100克，白糖、糖桂花各适量。

做法： ❶ 栗子煮熟后，剥去外皮。❷ 将煮透的栗子捣成泥，加入白糖、糖桂花，隔着布搓成栗子面，擀成长方形片状，在表面撒上一层糖，压平，将四边切齐，再切成块，码在盘中。

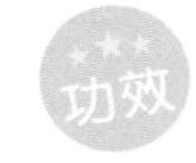

栗子中富含碳水化合物，可为准妈妈补充体力，还有良好的补肾功效。

美味汤羹

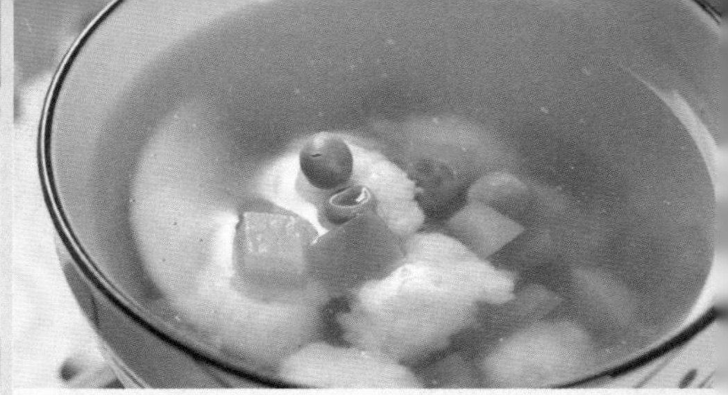

珍珠三鲜汤

原料： 鸡肉泥、胡萝卜丁、豌豆各50克，番茄1个，蛋清、盐、干淀粉各适量。

做法： ❶ 豌豆洗净；番茄切丁。❷ 把蛋清、鸡肉泥、干淀粉放在一起搅拌捏成丸子。❸ 豌豆、胡萝卜丁、番茄放入锅中，加水，炖至豌豆绵软。放入丸子煮熟，加盐调味即可。

功效 鸡肉中含有多种氨基酸，与富含维生素的豌豆同食，对准妈妈的身体很有补益。

青蛤豆腐汤

原料： 青蛤、北豆腐各150克，竹笋、豌豆苗各50克，盐适量。

做法： ❶ 将北豆腐洗净切片；豌豆苗洗净切成段；竹笋洗净切片；青蛤去壳泡洗干净。❷ 炒锅添水烧开，放入豆腐、笋片烧开，再放入盐、青蛤煮5分钟，撒上豌豆苗即可。

青蛤富含维生素B_{12}，豆腐能补充钙和蛋白质。这道汤营养丰富，鲜甜味美。

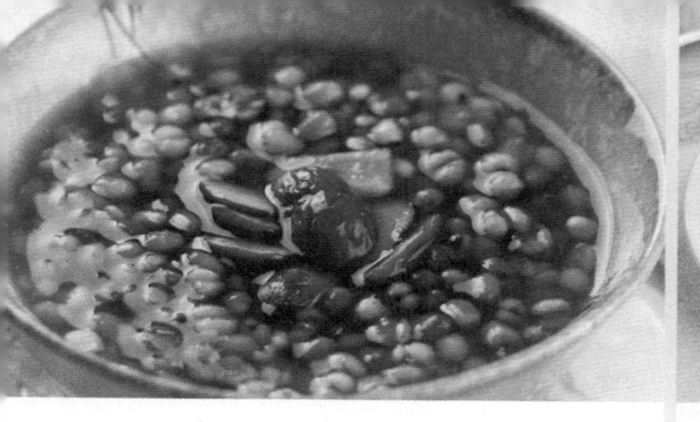

绿豆薏米粥

原料： 绿豆、薏米、大米各30克，红枣4颗。

做法： ❶ 薏米、绿豆洗净，用水浸泡；大米洗净；红枣洗净，去核。❷ 将绿豆、薏米、大米、红枣放入锅中，加适量水，煮至豆烂米熟即可。

功效 薏米有利产的功效，临产前适当食用可以帮助顺产。但孕早期和孕中期不宜吃薏米。

鲶鱼炖茄子

原料： 鲶鱼1条，茄子200克，葱段、蒜末、姜丝、白糖、黄酱、盐各适量。

做法： ❶ 鲶鱼处理干净，鱼身划刀；茄子洗净，切条。❷ 油锅烧热，用葱段、蒜末、姜丝炝锅，炒出香味放黄酱、白糖翻炒。❸ 加适量水，放入茄子和鲶鱼，炖熟后，加盐调味即可。

功效 鲶鱼中蛋白质、矿物质、维生素B_{12}含量丰富，特别适合在产前食用。

木瓜牛奶果汁

原料： 木瓜、香蕉、橙子各100克，鲜牛奶适量。

做法： ❶ 木瓜去子挖出果肉；香蕉剥皮；橙子削去外皮，剔除子，备用。❷ 把准备好的水果放进榨汁机内，加入鲜牛奶、白开水，搅拌打匀后即可。

功效 木瓜本身富含维生素，而且还含有特殊的木瓜酶，适宜在食用肉类之后饮用。

滋补粥

豆腐皮粥

原料： 豆腐皮、大米各50克，冰糖适量。

做法： ❶ 将豆腐皮放入水中漂洗干净，切成丝。❷ 将大米淘洗干净，放入锅内，加水适量，置于火上，先用大火煮沸后，再改用小火煮至粥将成，加入豆腐皮、冰糖，煮开即可。

功效 豆腐皮有清肺养胃、止咳的作用，还有益气通便、保胎顺产的作用，是临产前的保健佳品。

营养热炒

木瓜炖牛排

原料： 木瓜1个，牛排200克，鸡蛋1个，蒜末、蚝油、高汤、酒酿、盐各适量。

做法： ❶ 用盐和蛋液将牛排腌4小时，再切成条状。❷ 木瓜切成条状，小火过油。❸ 油锅爆香蒜末，牛排下锅，加蚝油、高汤、盐和少许酒酿，大火煮开后改小火炖煮。❹ 肉烂熟时，加入木瓜，拌煮至熟。

功效 牛肉富含铁和锌，能帮助准妈妈恢复体能，还含有胎宝宝大脑神经发育需要的维生素B_{12}。

健康饮品

白萝卜鲜藕汁

原料： 白萝卜、鲜藕各100克，蜂蜜适量。

做法： ❶ 白萝卜洗净，捣烂取汁，鲜藕捣烂取汁。❷ 将白萝卜汁与鲜藕汁混合，加蜂蜜搅拌均匀即成。

藕具有养血补虚的作用，对体弱、气虚的准妈妈很有好处。

生活保健

准妈妈保持正常的生活节奏，不但能够保证身体的良好状态，还能使宝宝出生后养成规律的生活习惯。

和准爸爸及医生共同确定分娩方式。如果自身条件允许，胎宝宝情况良好，最好选择自然分娩。要密切注意自己身体的变化，随时做好分娩的准备。避免独自外出，随时和家人保持联系。

提前考虑是否留存脐带血

脐带血是胎宝宝娩出、脐带结扎并剪断之后残留在胎盘和脐带中的血液，以前都是废弃不用的。现代研究发现，脐带血的造血干细胞有一定的定向分化能力，在一定程度上可以修复造血干细胞和免疫系统，可以治疗白血病。现在越来越多的准爸妈开始考虑保留脐带血的问题。

如果准妈妈决定保留脐带血，要提前和当地脐带血保存机构联系，按照相关程序对身体进行评估、签订协议和缴费。在入院后也要立刻打电话通知脐带血保存机构。

知识链接

自存脐带血的限制和费用

只有经过活性检测，确定没有血液病史的人才可以保存脐带血。而且脐带血的量非常少，自存脐带血只能用于治疗宝宝10岁以下的血液病。脐带血储存费用=6 000元（脐带血采集制备费）+700元/年（每年的保管费）×20年（首次签约年限），不过这个费用只是供参考，不同的地区收费是不一样的。

提前考虑胎盘的处理

胎盘富含营养，有些地方会将胎盘当成营养品补气血，有些则带回家自己销毁或请医院销毁。准妈妈要提前综合考虑，提早决定如何处理胎盘。

医院会尊重准妈妈的选择，很多准妈妈将胎盘带走之后埋在大树下或公园里，这样并不卫生，容易污染土壤和地下水。最好的方式是交给医院统一处理。如果胎盘健康，会经过处理制成中药。胎盘经过正规处理之后对一些体质较弱的病人有提高免疫力的作用，但正常人食用毫无用处。如果胎盘可能造成传染病传播，医院会进行消毒处理后作为医疗废物进行处理。

胎位不正提前去医院

有些准妈妈因出现了某些情况，需提早入院。正常情况下，胎宝宝在准妈妈腹中是“头朝下，屁股朝上”的，但有3%~4%的胎宝宝是“头朝上，屁股朝下”，这就属胎位不正中的臀位。这种情况在胎位不正中较多见，但危害不是最严重的，更严重的是胎宝宝横在妈妈子宫里，这些情况易造成难产，需要比预产期提早住院。在医生帮助下进行纠正，或以阴道助产，或以剖宫产结束妊娠。

带你到产房看看

产床	大床是固定在产房内的，有专门有利于产妇分娩的支架，有些部位可以升高或降低，床尾可以去掉
胎儿监护仪	可以时刻记录下准妈妈的宫缩和胎宝宝心跳，可不断输出结果
保温箱	因新生儿的热量容易散失，为防止体温降低的情况发生，有时需要将其放入保温箱内
氧气设备	在待产室和产房都有吸氧的设备，宫缩时胎儿的血液和氧气供应都受到一定程度的影响，吸氧会使胎儿体内的氧气储备增加，增加其对宫缩的耐受能力
吸引器	少数新生儿口腔内仍有羊水甚至胎粪，就需要用吸引导管吸引口腔，它是剖宫产和顺产必备的设备之一

什么时候去医院最合适

早到医院，一是无事可做，而且医院人员嘈杂，吃不好睡不好也增加经济负担；二是医院的产床位很紧张，多数不接收太早住院待产者。如果太晚到医院，又难免手忙脚乱。一般来说，准妈妈在分娩前24~48小时会经阴道排出少量血液黏液，即为“见红”，见红后不久就会出现宫缩。当准妈妈感觉到宫缩，并确定镇痛开始时，就可以准备去医院了。

如果发现阴道有透明或白色的水流出，这说明你已经“破水”了，这时，不管是否到了预产期，是否有宫缩，都应及时去医院。

辨别假临产

假临产是指宫缩无规律，宫缩强度、持续时间、频率不会逐渐增加。准妈妈自觉有轻微腰部酸胀，腹部有不规则阵痛，持续时间很短，常见于30秒，并且无阵痛逐渐加剧和间歇时间逐渐缩短的情况，而常在夜间出现，清晨消失。更为关键的鉴别点是阴道无血性分泌物流出。

不要排斥产科男医生

分娩时遇到男医生，可以说是分娩中最尴尬的事。但在男医生看来，这是他们早就习以为常的例行工作。如果遇到产科男医生，准妈妈应该感到幸运。因为在医院看来，接生可是体力活，男性比女性更加胜任这个角色。同时男性遇到特殊情况，也能冷静地应对。

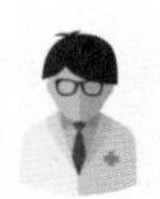

专家答疑

办理住院需哪些证件？

夫妻双方身份证、结婚证、准生证、医保卡的原件和复印件，除此之外还有孕妇健康手册、计划生育证明及复印件。当然除了这些之外，准妈妈也要准备好充足的现金。

准妈妈不要担心晚上半夜出现宫缩、破水等突发情况，医院都是24小时值班的，无论什么时候，只要到了医院，就能在最短的时间内把你送到产房。

分娩，其实没有传说中那么痛

分娩是很痛，但也并不像电视、电影里演的那样歇斯底里般夸张，准妈妈不要被那些经过渲染的场景吓到。分娩是女性与生俱来的一种能力，一般情况下，大部分准妈妈都可以忍受分娩的疼痛，准妈妈不用太担心。如果你还体会不到，就先来听听一个过来人对分娩疼痛的描述：

“宫口开全以前是越来越疼，比痛经还要疼，尤其是两三分钟1次的时候，坠疼明显，为了生产时能有力气，我没有喊叫，只能轻轻地哼，所以浑身发抖，好在我宫口开得比较快。到生的时候就是一种排便的感觉，因为胎头压迫，反而感觉不到疼，只有胀，感觉胎头用力往外顶。总体来说，这种疼还是能够承受的。”

分娩痛总是来时缓慢，逐渐增强，直至痛到极点，最后又缓慢地退去。有人曾诗意地形容它就像是海浪向岸边涌来，最开始平缓不急不徐，浪头逐渐增强，越来越大，直至成为冲击海岸的冲天浪涛，随后潮水慢慢退去……

分娩到底有多痛

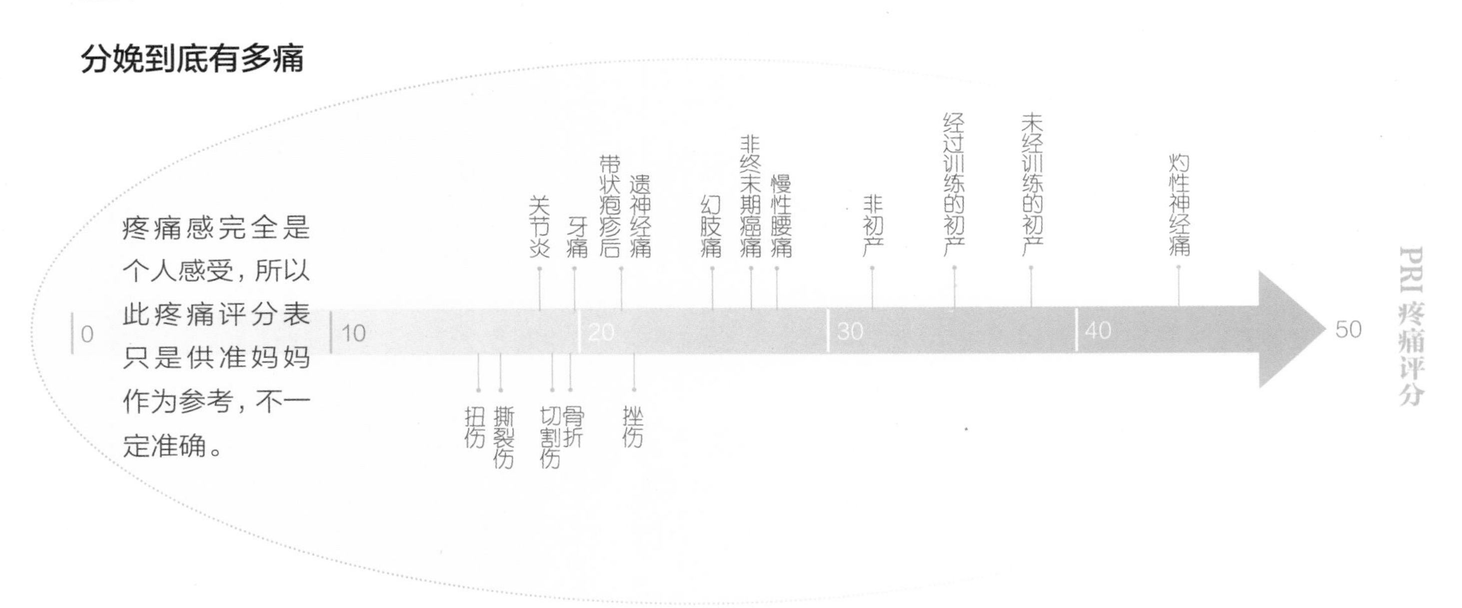

知识链接

导乐

导乐不是医生，也不是护士，是陪着准妈妈分娩的、经历过分娩过程的有经验的人，大多由产房老助产士、助产小组组长和产科医生构成。导乐在整个分娩过程中都会陪伴在准妈妈身边，并根据自己的经验和医学知识为准妈妈提供有效的方法和建议，能平稳准妈妈情绪，促使产程缩短。如果准妈妈担心自己独自应付分娩，可以事先与医生沟通，不同的医院对导乐的分娩安排可能不同，准妈妈若有意愿，医生一般都会进行安排。

了解缓解阵痛的妙招

来回走动	在阵痛刚开始还不是很剧烈的时候，准妈妈可以下床走动，一边走一边匀速呼吸
扭腰	两脚分开，与肩同宽，深呼吸，闭上眼睛，同时前后左右大幅度地慢慢扭腰
盘腿坐	盘腿坐，两脚相对，双手放在肚子或膝盖上轻按
和准爸爸拥抱	双膝跪地，坐在自己脚上，双手抱住准爸爸，可放松心情
抱住椅背坐	像骑马一样坐在有靠背的椅子上，双腿分开，双手抱住椅背

分娩技巧早掌握

看着预产期一天天临近，没有经历过生产的准妈妈难免心里紧张。别担心，分娩也是有技巧的，你一定能够掌握它。

分散注意力：临产时由家人陪伴，由助产士指导，分散注意力，一起聊一聊准妈妈感兴趣的话题，并讲解分娩的过程，使准妈妈掌握分娩知识，可有效地缓解分娩过程中的不适。

调节呼吸的频率和节律：当运动或精神紧张时，呼吸频率就会加剧，主动调整呼吸的频率和节律，可缓解由于分娩所产生的压力，增强准妈妈的自我控制意识。可将呼吸的频率调整为正常的1/2，随着宫缩频率和强度的增加则可选择浅式呼吸，其频率为正常呼吸的2倍，不适达到最强时选用喘吹式呼吸，即4次短浅呼吸后吹一口气。

选择合适的分娩陪伴：医学研究显示，如果准妈妈有一位有经验和她认识的看护陪伴，她会觉得放松和安全，所以准妈妈最好积极参加分娩培训班，阅读一些相关文章，在分娩过程中，很多医院都允许爱人陪伴待产。

不要迷信“吉日”分娩

剖宫产时间的选择应根据医生的产检结果，来综合决定分娩时间。有些准妈妈本来可以自然分娩的，但为了让宝宝在良辰吉日出生，或为了宝宝早点入学赶在9月1日之前出生，会选择剖宫产。这不仅不利于准妈妈的身体恢复，给腹部留下一道难看的瘢痕；对宝宝也没有好处，提前剖宫产易引起呼吸窘迫症、肺炎等早产并发症，宝宝长大后也易形成多动症和精力不集中等不良习惯。

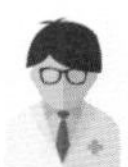

专家答疑

剖宫产的最佳时间是什么时候?

剖宫产的最佳时间是在孕39周。此时胎宝宝已经发育成熟。数据表明，在孕37~38周剖宫产出生的宝宝出现问题的概率比孕39周剖宫产的宝宝大大增多，容易出现呼吸问题、低血糖或其他需要进入重症监护进行护理的问题。如果在孕39周之前，准妈妈出现破水、见红或宫缩频繁等产兆，需要及时就医，听从医生的建议。

职场准妈妈须知

如果你是上班族，坚持了漫长的10个月，这时可以好好享受一段特别的假期了。事先做好准备，才能让产假无后顾之忧。

提前2周交接工作。上班族准妈妈最好在预产期前2周就交接好工作，回家安心待产。对于那些高危妊娠或有早产危险的准妈妈，则要听从医生的安排，有必要的话就要提前休产假住院监护或在家休养。

避免交接工作“临时抱佛脚”

要交接的工作最好提前准备好，避免“临时抱佛脚”，既弄得准妈妈自己手忙脚乱，又让同事和领导措手不及，而且情急之下还容易丢三落四，产生不必要的工作失误。所以，交接工作要提前做好准备，这样准妈妈才能回家安心待产。

不做莽莽撞撞的“大肚婆”

一些准妈妈大大咧咧，平时做事、行动风风火火，到了临产日期仍不以为然，一旦遇到什么磕磕碰碰，很容易造成早产。因此，不论工作中遇到多么着急的事情，准妈妈都要镇静下来，行动要稳，情绪不要激动，以免发生意外。

知识链接

产前至少休息2周

国家法定的产假是不少于98天（各地政策不同），还有2周产前假。准妈妈产前至少休息2周，千万不能为了工作拿自己的身体和胎宝宝冒险。孕晚期是分娩的准备阶段，此时胎宝宝发育迅速，母体负担最重，所以准妈妈在产前休息2周，很有必要。

最新产假规定，你知道吗

《女职工劳动保护特别规定》第七条：女职工生育享受98天产假，其中产前可以休假15天；难产的，增加产假15天；生育多胞胎的，每多生育1个婴儿，增加产假15天。女职工怀孕未满4个月流产的，享受15天产假；怀孕满4个月流产的，享受42天产假。

新修订的《人口与计划生育法》中取消了晚婚晚育假，将原来的独生子女母亲的产假调整为奖励假30天。这意味着，凡符合法律法规生育的，不论是生育一孩、还是二孩，以及符合法律法规再生育的，都可以享受增加30天产假的优待；同时，丈夫的陪产假从10天增加到15天。

全国各地方、单位对产假休多长时间并没有统一的规定，准妈妈们可以根据当地和单位的规定，享受产假。

休产假，在家怎么打发时间

休产假每天在家，特别是产前休假的这段时间，准妈妈也可以给自己找点事做。比如做点小手工、清点一下宝宝用品是否已经全部准备好。如果是二胎妈妈，还要和大宝宝多沟通，让大宝宝对即将发生的事有些了解。

孕早期（1~12周） 孕中期（13~28周） 孕晚期（29~40周）
1 2 3 4 5 6 7 8 9 10 11 12 13 14 15 16 17 18 19 20 21 22 23 24 25 26 27 28 29 30 31 32 33 34 35 36 37 38 39 40
你正处于孕10月

情绪调节

随着分娩日子的临近，你可能也在惴惴不安地等待着那一时刻的到来。其实，现在你需要做的就是放松心情，多休息。

避免因为对分娩的恐惧造成心理性难产。准妈妈要知道，自然分娩是女性的一个正常生理过程，身体健康的准妈妈是完全可以承受的。趁现在再尽情地享受最后几天甜蜜的二人世界吧。

产前焦虑也正常

如果准妈妈是第一次生宝宝的初产妇，在面临人生最重大的“见面”大事时，产生紧张情绪是自然的，但紧张情绪不宜发展成为焦虑。因为生活中几乎每个女人都会经历分娩，而且大多数分娩过程都是健康而顺利的，就算是准妈妈一直担心的分娩疼痛，大多数人也都是可以忍受的。所以准妈妈应自我调节，尽量放松心态，听从医生的指导，充分了解孕产知识，相信自己一定会平安顺利生下宝宝。

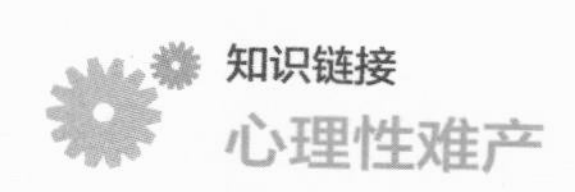

知识链接

心理性难产

不少年轻准妈妈产力不错，胎位、产道正常，胎宝宝大小也适中，却因心理压力过大导致难产。尽管助产设备、医生的水平都比以前提高，可准妈妈却因为怕疼而非常紧张。更有许多80后、90后准妈妈，整天叨念着生孩子多么痛，最后甚至担心得睡不着觉。这种情况要多与有经验的亲友交流，多听听她们真实的经历，可减轻压力。

正确缓解产前焦虑

自我暗示缓解压力：在分娩前一段时间多进行自我暗示练习，告诉自己分娩虽然痛苦，但是这种痛苦是可以忍受的，而且分娩的痛苦可以让宝宝更健康、更聪明。这样的自我暗示也会减少准妈妈对分娩的恐惧心理。

丰富生活内容：走出去，与其他准妈妈、妈妈们多交流，或者多读一些书，做点简单家务，和准爸爸一起做些手工，丰富自己的生活，减少胡思乱想的时间。

远离那些夸张的分娩信息：孕期在学习孕产知识时，尽量避免看那些过于夸张的分娩画面和节目，也请告诉周围的亲朋，不要讲那些负面的消息和故事。

其实，分娩是每个女性天生就具有的能力，是女性成长过程中一件很自然的事，准妈妈抱着“船到桥头自然直”的想法就可以，身体的本能会带领准妈妈度过这段时期。

可以把恐惧告诉医生或助产士：要相信妇产科里的医生和护士几乎经历过各种分娩过程，也看到过不同的准妈妈们的表现。如果你能把你的恐惧或焦虑告诉他们，他们会从更专业的角度来给你解释，让你释放焦虑和恐惧。

孕10月运动

最后这段时间做些分娩训练，对准妈妈很有帮助，这种训练有助身体机能上的提高，也有心理安慰的作用。

现在的运动以散步最为适宜。如果经常感到乏力，散步力不从心，不妨准备一个分娩球，坐在上面运动，既可以减轻下肢压力，锻炼骨盆底肌肉，还可以帮助分娩。应避免疲劳，为分娩养精蓄锐。

适合孕10月的运动

运动关键词：简单

适宜运动：家人陪同散步

运动时间：以不感觉疲劳为宜

在分娩之前，最好的运动方式就是在准爸爸的陪同下多散步。在散步的同时，准妈妈稍稍调整一下自己的步伐，还可以达到减压的效果。

首先要以放松的步伐向前迈，一定要以一个你感觉到舒适的调子进行，手臂自然放在身体两侧。同时，散步时还可训练分娩时的呼吸方法：用鼻子深吸气，然后用口呼气。最好在空气清新的户外或者绿荫下进行这种散步。

巧用分娩球练骨盆

不想在分娩时经历会阴侧切，那就从孕期开始多锻炼盆底肌肉吧。

1. 把分娩球放在身前，保持匀速呼吸。
2. 双膝外展下蹲，扶住分娩球。
3. 将分娩球往前推，上半身水平伸展。

这个动作不仅可以锻炼骨盆和腰部关节，还能强健产道肌肉和下腹部肌肉，建议每天早晚各练习5次。做盆底肌运动时，注意力需要集中在盆底肌上，不要用其他部位发力。如果感到胃部紧张或收缩，说明盆底肌没有得到足够锻炼。

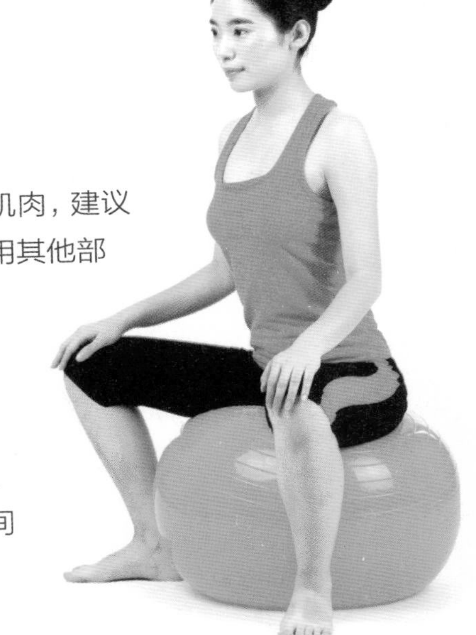

坐分娩球，上下左右动

准妈妈坐在分娩球上可以缓解胎头下降对盆底肌肉的冲击力，减轻由于枕位不良引起的早期排便感。上下运动是为了缓解胎头对骨盆底肌肉及软组织的冲击力及早期的排便感。左右摆动是为了帮助放松骨盆各个关节间的韧带，以达到扩大骨盆各个径线的作用，有利于纠正枕位不良。

准爸爸必看

生产不是一个人的事，准爸爸要做好“后勤工作”，体贴地照顾准妈妈，还要鼓励她，给她安慰和信心。

尽量不要出差。临近分娩，准妈妈会越来越紧张，准爸爸要多花一些时间陪伴妻子，并经常与她一起去散步，有你爱的陪伴，准妈妈自然会有信心迎接分娩。

随时准备休产假

临近分娩期，准爸爸要跟单位提前打好招呼，以便准妈妈出现情况，准爸爸能第一时间陪伴左右。准爸爸休产假，不仅是男人的责任，也是准爸爸的义务。在准妈妈生产期间，准爸爸休产假不仅能照顾妻子，还可以照顾新生儿。

协调婆媳关系

很多准妈妈和婆婆的生活习惯不同，也许认为婆婆只照顾孙子，忽略了自己；也许因为月子期间朝夕相处，婆媳之间的矛盾急剧恶化。这时作为准爸爸，就要及时沟通双方关系，避免矛盾激化，照顾好妻子和宝宝。

准爸爸3招缓解准妈妈恐惧

1.鼓励与赞美。鼓励准妈妈表现出色，表现出对她能顺利分娩的信心，要一再表达对准妈妈的感情和感激之情。

2.按摩让准妈妈更放松。通过对准妈妈肩部、背部、腿部和脚部等身体部位的按摩，让准妈妈在身体和心理上都达到放松舒适的状态。

3.营造轻松气氛。准爸爸可以和准妈妈一起畅想即将诞生的宝宝的模样，调侃宝宝会像彼此的缺点，会如何调皮，如何可爱等，努力营造轻松的气氛。

确定去医院的路线

安排好去医院的交通工具，如果打车去医院，要确保出租车能随叫随到，准爸爸还要提前选好去医院的路线及要乘坐的交通工具，最好预先演练一下去医院的路程和时间。考虑到准妈妈临产可能会在任何时间，包括上下班高峰期，所以最好寻找一条备用路线，以便当首选路线堵塞时，能有另外一条路线供选择，尽快到达医院。提前做好准备，就不会被突然出现的临产征兆弄得措手不及。

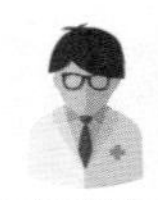

专家答疑

准爸爸还要做哪些准备？

准爸爸要做好一切准备，包括将待产包放好，以便随时可走；分娩医院的联系电话、乘车路线和孕期所有检查记录要记得携带。当准妈妈发生临产征兆，准爸爸要迅速行动。为防止准妈妈在家中无人时突然发生阵痛或破水，准爸爸要为妻子建立紧急联络方式，并随身携带手机。

孕早期（1~12周） 孕中期（13~28周） 孕晚期（29~40周）

1 2 3 4 5 6 7 8 9 10 11 12 13 14 15 16 17 18 19 20 21 22 23 24 25 26 27 28 29 30 31 32 33 34 35 36 37 38 39 40

你正处于孕10月

孕10月胎教

最好的胎教其实就是母婴双方的舒适、放松。准妈妈情绪稳定，给胎宝宝一个安全而稳定的生长环境，就是最好的胎教。

本月重点胎教：情绪胎教和语言胎教。随着预产期的临近，准妈妈可能会有焦虑、担忧等情绪，准妈妈要学会平静对待，每一位女性天性中已做好了对这一切的准备，宝宝一定会顺利出生。

宝宝在笑吗

你的胎宝宝就要出生了，这时候要多看一些美好的、能够让你获得幸福感的东西。闭上眼睛，静静地想象，你的胎宝宝是不是正在笑？继续用你深深的爱呵护他的成长吧！

临睡前摸摸肚子

如果胎宝宝在准妈妈抚摸下出现轻轻的蠕动，则表示胎宝宝感到很舒服，很满意。抚摸胎教每次5~10分钟为宜。

教胎宝宝认识玩具

现在可以和胎宝宝聊一聊你为他准备的小玩具，这也是不错的知识胎教内容哦！

看一看都有什么玩具吧。挂在婴儿床上的摇铃，有好多会发出声响的小东西，只要轻轻地动一下小床，摇铃就会响起来，很有意思，而且宝宝大一些的时候还能用手抓着玩呢。

还有给宝宝准备的手偶、拨浪鼓、会叫的小鸭子等，有这么多的玩具，你可以慢慢地带着胎宝宝熟悉。

做做促顺产运动

准妈妈自然站立，两手扶在椅背上。缓慢吸气，同时手臂用力，慢慢抬起脚跟，使重心落于脚尖上，腰部挺直，下腹部紧靠椅背；慢慢呼气，手臂放松，脚还原。做5~10次后，调整呼吸，然后缓慢将重心放于左腿上，轻轻抬起右腿，以左腿为圆心画一圈。还原，换左腿。左右两腿各做5~10次。可以锻炼腰部和大腿的力量，有助于分娩。

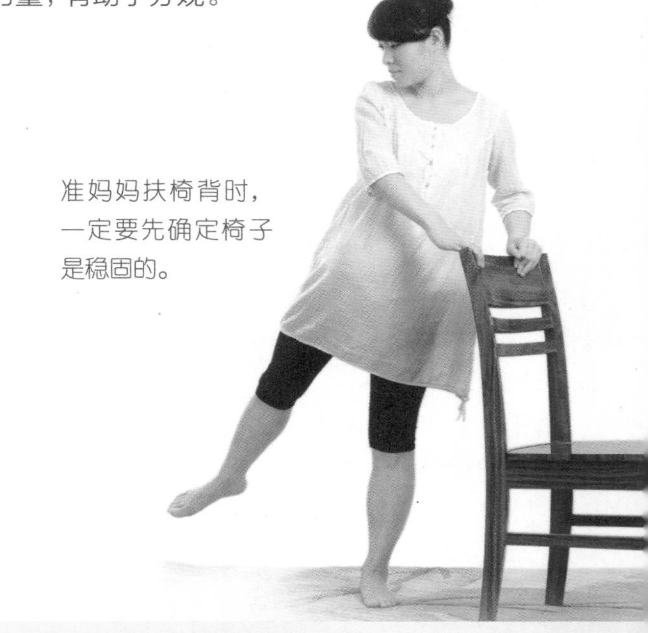

准妈妈扶椅背时，一定要先确定椅子是稳固的。

泥塑欣赏

泥塑艺术是我国古老而常见的民间艺术。似乎很难想象，普普通通的泥土，经过匠人的双手捏制，竟然会变成一个漂亮、逼真的物件，泥塑艺术就是这样一个神奇的工艺。泥塑作品在生活中也比较常见，准妈妈闲暇时可以多欣赏一些这样的作品，并且将你所感受到的美好传递给胎宝宝。

和胎宝宝无话不谈

孩子永远是妈妈最贴心的人，虽然现在胎宝宝还没有出生，但是你也可以和他分享自己的心事，想说什么都可以，他都会很喜欢听的。

你可以告诉他现在离预产期还有多少天，你有多么盼望他出生，对于分娩你有着怎样的焦虑，现在你正在为分娩做哪些准备等。

你还可以告诉他，你现在正在做什么，你今天吃了什么东西，今天的天气是怎样的，隔壁的阿姨又在打听你什么时候出生，朋友又给你送来了一件漂亮的小衣服，爷爷和奶奶都在严阵以待，随时等候宝宝的到来……

所有这些想法，还有生活中的琐事，都可以和胎宝宝讲一讲，还可以帮助你缓解紧张的情绪呢！

聆听《夏日华尔兹》

《夏日华尔兹》是班德瑞第8张新世纪专辑《琉璃湖畔》里的一首乐曲。这是一个来自瑞士的音乐精灵，让你无法不被它的旋律所感染。悠扬缓慢的节奏，仿佛夜莺在枝头歌唱，中间又有些小进行曲的节奏，简单明快，可以作为夏日的代表旋律。听完这首曲子，你是不是也想要和你的胎宝宝在午后的阳光中共同起舞呢？

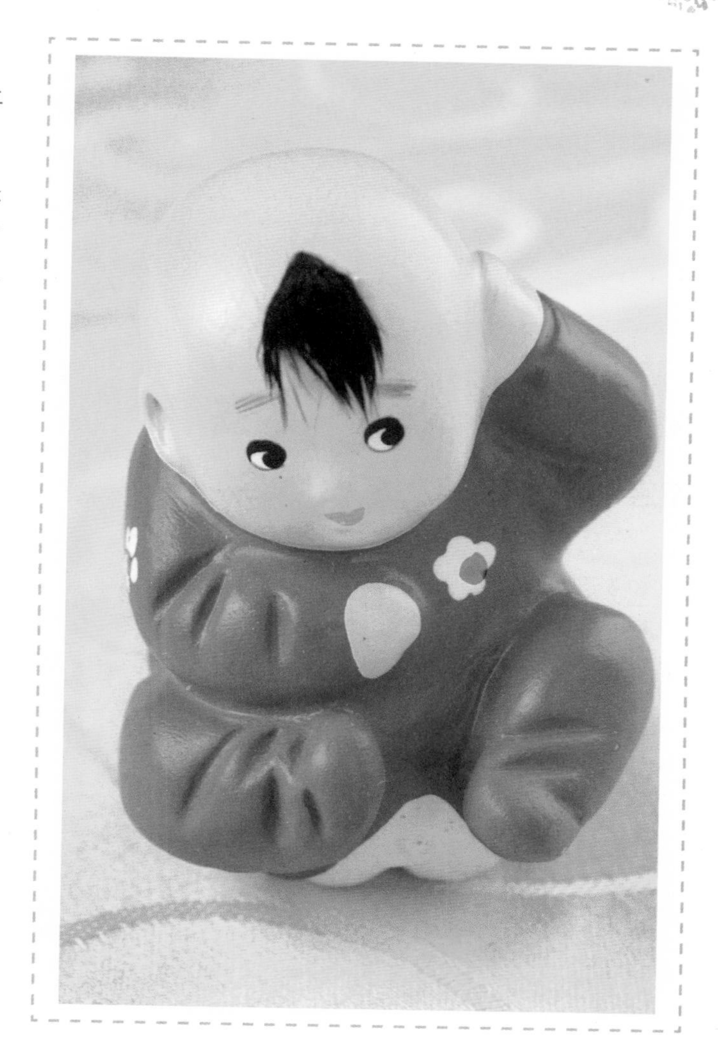

养精蓄锐，保持愉快心态

在各种胎教活动正常进行的同时，准妈妈孕晚期要消除害怕心理，保持期盼、愉快的心态。准妈妈情绪稳定、心情舒畅有利于胎儿出生后形成良好的性情。而准妈妈大喜大悲、情绪不定，会对胎宝宝大脑的发育造成危害。

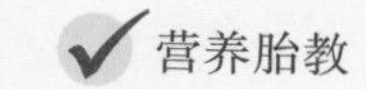

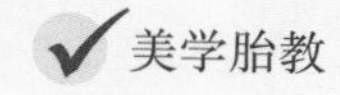

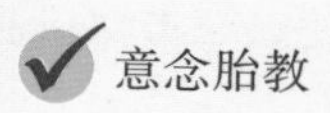

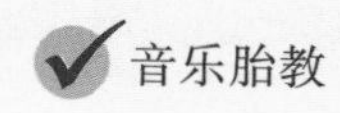

孕早期（1~12周） 孕中期（13~28周） 孕晚期（29~40周）

1 2 3 4 5 6 7 8 9 10 11 12 13 14 15 16 17 18 19 20 21 22 23 24 25 26 27 28 29 30 31 32 33 34 35 36 37 38 39 40

你正处于孕10月

常见不适与用药

大多数胎宝宝都会在这个月内降生，一些有关他降生的“意外情况”也可能发生。准妈妈宜对这些情况有所了解，以做到谨慎对待。

过期妊娠，及时去医院检查。平时月经周期规律，妊娠达到或超过42周仍没有分娩的情况，就是过期妊娠。过期妊娠对准妈妈和胎宝宝都具有一定的危险性。如果出现过期妊娠的现象，准妈妈要及时去医院检查。

宝宝将临盆，来不及去医院怎么办

立刻拨打120，再赶紧打电话给家人。打开家门，以免救护人员到了，你却疼得无法起身开门。平躺下来，在身下垫床干净的棉被，避免宝宝出生太快头撞到地面。事先准备好大毛巾，宝宝出生后可以裹起来保暖。最好在屁股底下垫上干净的衣服或毛巾，以接应宝宝头部的娩出。准妈妈要知道宝宝并不一定在预产期那天出生，提前2周也有可能，所以必须提前做好准备。

知识链接

只有5%的宝宝在预产期出生

医生根据末次月经用公式计算的预产期只是一个大概日期，而末次月经与真正怀孕时间上最多可有2周的误差，况且排卵日可能提前或推后；另外，每个准妈妈的体质不同，胎宝宝的发育成熟度也不同，所以大多数情况下，宝宝会在预产期前后2周内出生，这都是正常的。

不要忽视过期妊娠

过期妊娠不仅会加重准妈妈的焦虑心理，而且可能会因为巨大儿加大准妈妈的分娩难度，延长产程。如果不及时处理或处理不当，则可能导致准妈妈难产、大出血，直接威胁准妈妈的生命。另外，也会造成胎宝宝因分娩时间过长而缺氧或窒息。过期妊娠时，准妈妈的胎盘功能老化，不能很好地为胎宝宝提供氧气和营养，而造成胎宝宝宫内窘迫。

过期妊娠应该怎么办

过期妊娠对胎宝宝的影响主要表现为逐渐加重的慢性缺氧及营养障碍，千万不可忽视，准妈妈要注意以下几点。

1.及时住院。明确胎宝宝是否有缺氧、巨大儿及羊水过少情况，并进行胎心监护。

2.做好胎动检测。胎动过频或过少都表明胎宝宝缺氧，应及时就医。

3.时刻观察有无宫缩、见红及破水等临产征兆。

4.适时终止妊娠。对于宫颈成熟度好，无产科合并症和并发症的准妈妈，可以用人工破膜、催产素催产；对于有胎宝宝缺氧、胎宝宝生长受限、羊水过少、巨大儿或其他产科合并症和并发症的准妈妈，可以进行剖宫产，终止妊娠。

视情况进行自然催产法

方法	内容
运动催产法	每天晚上临睡前做慢下蹲运动，开始以5个慢下蹲为一组，做2组就可以，然后逐渐增加到每晚4组。下蹲时动作一定要慢，不用蹲得特别完全，可以是扶床做到半蹲，然后再慢慢起来，坚持做几天
淋浴催产法	沐浴的时候，用温水淋浴，反复地从肚皮上部冲刷隆起的腹部。一边冲洗，一边用手掌温柔地轻抚腹部。注意把浴室温度调整到最佳，把沐浴次数增加到每天两三次，但注意水温不要过热或过冷，每次沐浴时间以不超过15分钟为宜
乳头刺激法	刺激乳头和乳晕，可以诱发内源性催产素的释放，导致子宫收缩。方法是每天早中晚用温湿毛巾轻轻刺激乳头和乳晕，每侧1分钟，交替进行。出现宫缩时，可以暂停，宫缩消失再刺激。这是一种有效诱发宫缩的方法

孕41周时可到医院催产

催产可以说是准妈妈自然生产的最后希望，过去认为要过了42周才需要为准妈妈做催产。但现代医学发现，42周后准妈妈的胎盘可能已经老化，其功能变差，羊水也变少了，事实上，这个时候催产的效果不佳。所以现在只要过了41周仍未生产，即可进行催产。

了解药物催产

催产针的主要药物成分就是缩宫素（催产素），如果用得适量，对胎宝宝的健康一般没什么影响。催产针的作用是让子宫平滑肌兴奋，引起子宫收缩。一般都会有医护人员随时看护，她们会调节药物浓度和滴注的速度，从而控制子宫收缩的频率和强度。如果催产素滴注速度太快，给药过多，会引起强直性或痉挛性子宫收缩。如果此时分娩阻力不太大，胎宝宝通常会很快娩出，也就是急产，容易造成产道裂伤，产后易发感染等后果。所以，药物催产必须由医护人员随时控制。

妊娠肝内胆汁淤积症易致宝宝缺氧

孕晚期有的准妈妈会出现妊娠肝内胆汁淤积症（ICP），表现为全身瘙痒、黄疸，手心、足心痒感尤为明显的症状。这时准妈妈宜尽快到医院检查。因为出现妊娠肝内胆汁淤积症的同时，意味着胎盘可能有血流灌注不足，容易导致胎宝宝缺氧，准妈妈需及时去医院就诊和治疗。若经诊断发现宫内情况正常，准妈妈可采取一些物理止痒措施，如贴黄瓜片等。一般分娩后，症状会迅速消退。

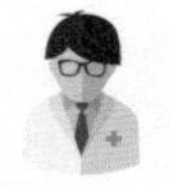

专家答疑

如何避免难产？

首先要定期去医院进行产前检查，以便及时发现情况，尽早进行纠正解决。产前加强营养，保持旺盛的精力和体力，预防疾病，适量运动。保持心情愉悦，提前了解分娩知识。

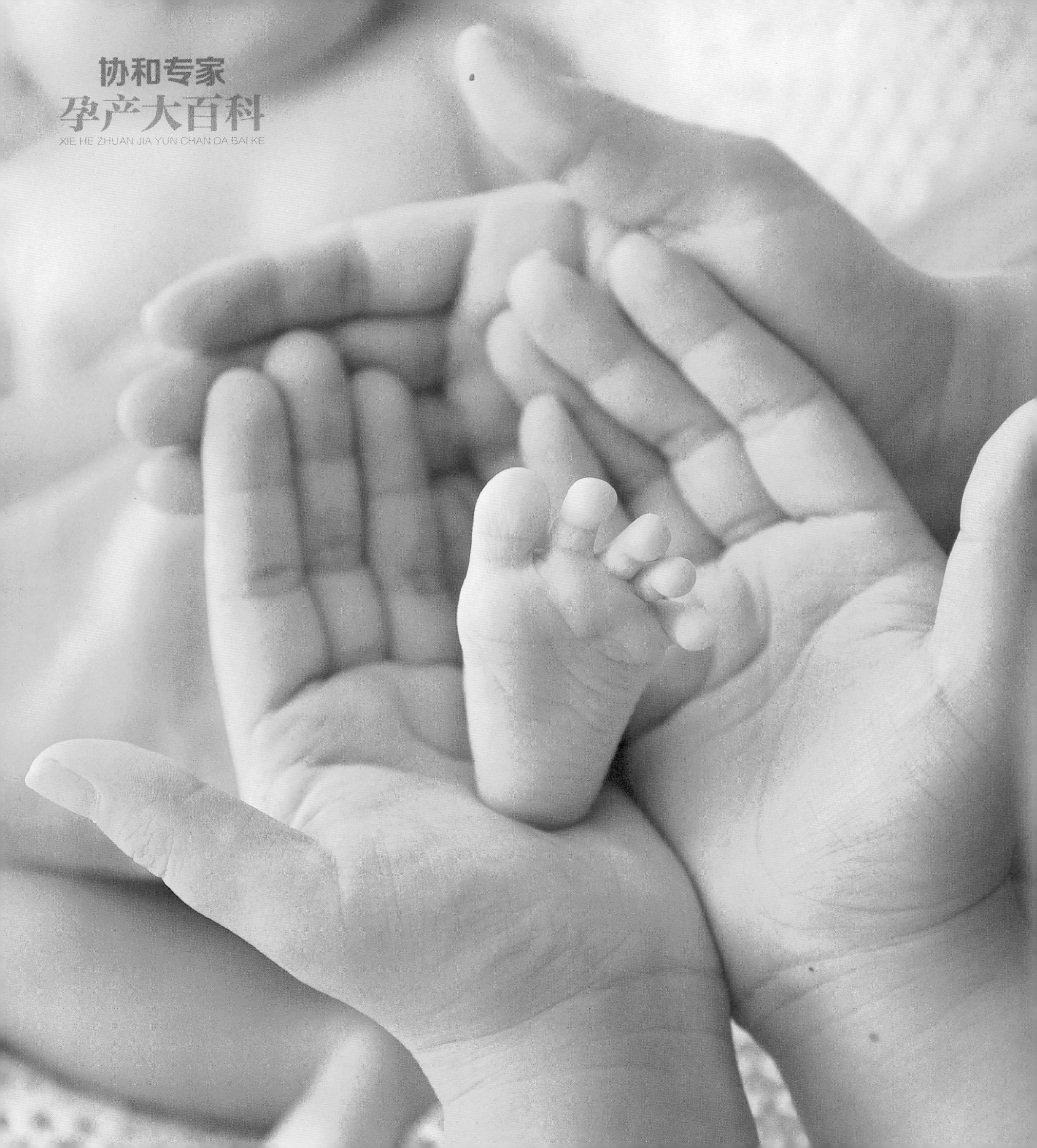

PART 4
产后

分娩

分娩前准备

十月怀胎只为一朝分娩，想想马上就要见到那个朝思暮想的小天使了，幸福的感觉无以言表。准妈妈要相信自己，你们母子定会齐心协力完成这个伟大的任务。

提前做好分娩前的准备。分娩对于大多数准妈妈来说是陌生的，对于必须要面对的陌生事情，如果没有准备，会没有底气。

肚子痛，要生了吗

感觉肚子痛，准妈妈第一个反应就是“要生了”。是不是真的要生了，了解并且掌握分娩前兆，有助于你控制局面，减少不必要的紧张、忙乱。

子宫底下降：初次生产的准妈妈到了临产前2周左右，子宫底会下降，这时会觉得上腹部轻松起来，呼吸也变得比前一阵子舒畅，胃部受压的不适感减轻了许多，饭量也会随之增加。

宫缩：腹部1天内有好几次发紧的感觉，并且这种感觉慢慢转为很有规律的下坠痛、腰部酸痛，每次约持续30秒，间隔10分钟。以后疼痛时间逐渐延长，间隔时间缩短。初产妈妈当规律性的疼痛达到每6~7分钟1次，2~3个小时后就应该去医院了，因为这意味着将要临产了。

破水：阴道流出羊水，俗称“破水”。因为子宫强有力的收缩，子宫腔内的压力逐渐增加，宫口开大，胎宝宝头部下降，引起胎膜破裂，阴道流出羊水。这时离宝宝降生已经不远了，要马上送准妈妈去医院待产。羊水正常的颜色是淡黄色，如果是血样、绿色浑浊，必须告诉医生。

出血：临产前因子宫内口胎膜与宫壁分离，会少量出血，这种出血与子宫黏液栓混合，由阴道排出，称为“见红”。“见红”是分娩即将开始时比较可靠的征兆。如果出血量大，可能是胎盘早剥，需要立即到医院检查。

下腹部压迫感：由于胎宝宝下降，分娩时先露出的部分已经降到骨盆入口处，因此准妈妈会出现下腹部坠胀，甚至感觉膀胱受压迫的现象。这时会感到腰酸腿痛，走路不方便，出现尿频症状。

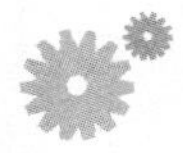

知识链接

出现强烈便意要忍住

其实想要用力分娩的感觉与想要大便的感觉是非常相似的。不和任何人打招呼，独自去卫生间，结果子宫颈口大开，胎儿的头部都露出来，甚至一下将宝宝生出来的情况都是发生过的。如果医生检查后发现准妈妈的子宫颈口已经张开，就不会允许准妈妈去卫生间了。

选择适合自己的分娩方式

分娩方式	分娩情况	优点	缺点	适宜或不适宜人群
顺产	经产道自然娩出	产后恢复快，并发症少；对胎宝宝的肺功能和皮肤神经末梢发育都非常有益	阵痛；初产妇分娩时间可达16~18个小时；有可能会出现阴道松弛情况，但可通过运动恢复；有可能出现子宫膀胱脱垂后遗症	准妈妈身体健康，骨盆正常，无内外科合并症；胎宝宝胎位正常，大小合适，宜顺产
剖宫产	通过剖宫产手术方式分娩	可挽救母婴性命；减少妊娠并发症和合并症对母婴的影响；免受产前阵痛之苦	恢复比顺产慢；需面临手术危险；术后较疼痛	准妈妈、胎宝宝或产力等出现异常，不宜进行顺产，可选择剖宫产
水中分娩	在水中分娩	水中浮力可降低胎宝宝降生时的压力；缓解新妈妈的阵痛；分娩出血量少；产后恢复快	操作规范要求较高，可能会出现新生儿呛水等问题	患有某些严重疾病，并且有流产史的准妈妈建议不要采用水中分娩；胎儿体重超过3 500克或者是双胞胎、胎位不正的准妈妈也不适合这种分娩方式
无痛分娩	通过某些手段，使产妇感受不到阵痛，目前采取的主要手段为硬膜外麻醉	减轻疼痛、疲倦感	会降低腹壁肌肉收缩功能，延长第2产程；极少数准妈妈可能会出现低血压、头痛、恶心、呕吐等并发症，但不会威胁生命	准妈妈有胎盘前置、胎盘早剥、胎宝宝宫内窘迫的情况；对麻醉药或镇痛药过敏，或者耐受力极强的准妈妈；有凝血功能异常状况等也不适合无痛分娩

了解分娩过程，做好心理准备

顺产的过程从规律的子宫收缩开始，到宝宝胎盘娩出为止。一般来说，分娩过程分为3个阶段，也叫3个产程。

第1产程——开口期

从子宫有规律的收缩开始，到宫口开全，初产妇往往要经历12~14小时的阵痛，经产妇则需要6~8小时。

第1阶段，产道变软。分娩时，子宫颈由紧闭变柔软，使胎宝宝通过。宫口开始缓缓张开，羊水和黏液会起到润滑作用，帮助胎宝宝通过产道。

第2阶段，子宫开始缓缓收缩，加大子宫内的压力，挤压宫口，使子宫颈扩大，胎宝宝往下滑。

第3阶段，阵痛开始，宫口开始张开，开到1厘米左右后会停止一段时间，然后以每次2~3厘米的速度缓缓张开，最后开到10厘米，能使胎宝宝的头部通过为止。

第2产程——分娩期

从宫口开全至胎宝宝娩出为止。初产妇要持续1~2小时，经产妇可在1小时内完成。

第4阶段，羊水破裂。宫口开始张开时，羊水破裂，此时会感觉有股温暖的液体从阴道流出。阵痛时会有排便的感觉。

第5阶段，每隔1~2分钟阵痛来临1次。 阵痛时，根据医生的口令，进行呼吸和用力，正确有效地用力非常关键。

第6阶段，胎宝宝出生。第2产程的阵痛来势凶猛，准妈妈因体力消耗极大，应努力保持清醒。胎宝宝头部娩出后，准妈妈就不要向腹部用力了，要短促地呼吸，使其自然娩出。胎宝宝出生后，医生会剪断脐带。

第3产程——娩出期

第7阶段，胎盘娩出。胎宝宝娩出后，宫缩会有短暂停歇，大约相隔10分钟，又会出现宫缩以排出胎盘，这个过程需要5~15分钟，一般不会超过30分钟。

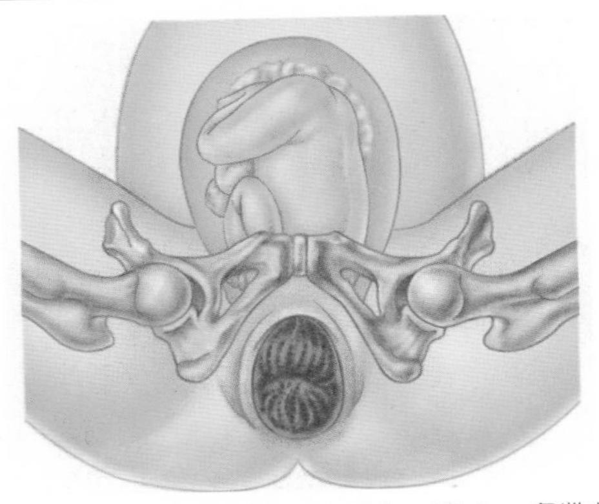

第1产程：从规律宫缩至宫口开全。多数情况为数小时，也许更长。

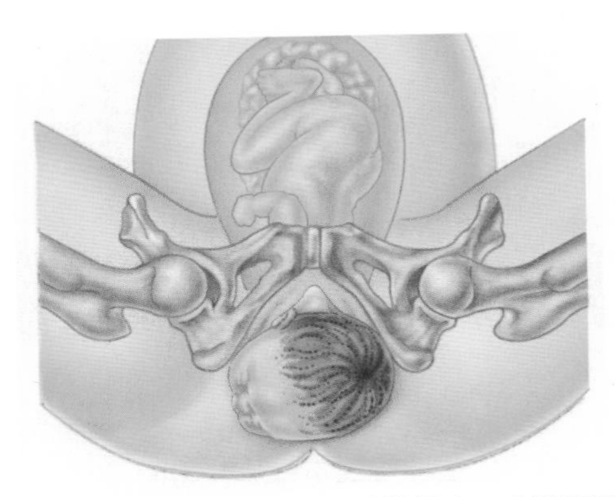

第2产程：宫口开全至胎儿娩出，此阶段不超过2小时。

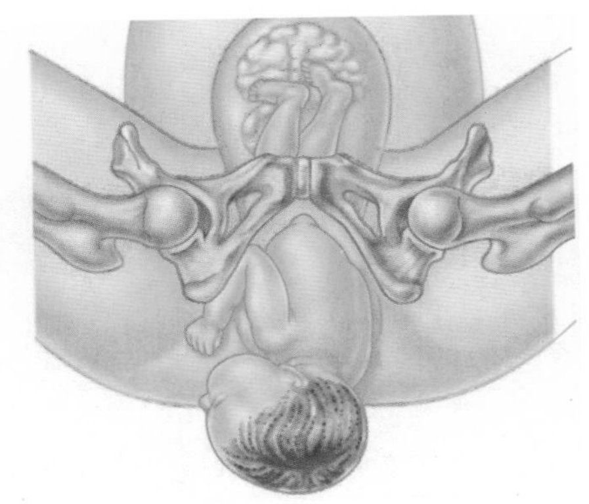

第3产程：胎儿娩出后至胎盘娩出，一般只需数分钟，不会超过30分钟。

二胎、三胎的分娩方式

不少准妈妈再次生产时，就会考虑什么样的生产方式最安全。因为担心不能顺产，再次剖宫产会有危险等问题，所以二胎、三胎生产方式成了准爸妈纠结的问题。

一般来说，再次生产更顺利。二胎、三胎妈妈已经有过分娩经验了，相对来说心理上会更轻松一点。但有一部分二胎妈妈是高龄产妇，相较于初产时身体上也会有一些变化，对分娩的准备仍不能含糊，需要遵照医生的意见采取适合自己的分娩方式。

头胎剖宫产，第二胎能顺产吗

只要子宫之前恢复得好、胎宝宝体重控制得好，再次妊娠无阴道分娩禁忌证时准妈妈可以自然分娩，但生产中子宫破裂的风险会相对较高。而且随着剖宫产次数的增加，子宫破裂的危险性也相应增加。所以，临床上第一胎剖宫产的准妈妈再选择自然分娩需要严密全程监控，在产程的观察中医生会尤其注意子宫破裂的先兆症状。

如果头胎经过试产后出现难产而改剖宫产的准妈妈，再次生孩子时宫口可能会开得快一些；但如果第一胎连试产都不试，直接选择剖宫产的话，这样的准妈妈在生二胎时宫口还是相当于初产准妈妈的状态，产程时间会较长，对子宫下段瘢痕处压迫和拉伸时间加长，那么相对风险就会增高。

见红后很快就分娩了

见红一般就意味着即将分娩，但实际情况是，很多准妈妈见红后几天，甚至1周后才分娩，个体差异很大。一般见红后会进入产程，初产妇的产程需要时间较长。可以不着急去医院，等出现有规律的阵痛再去也行。随着阵痛的时间间隔逐渐变短，分娩在即。

二胎、三胎妈妈一般见红后很快就分娩了。所以，这类妈妈要早做准备。相比头胎，生二胎、三胎应该是有经验多了，所以在正常情况下，再次分娩会相对容易一些。

上一胎会阴侧切影响下一胎顺产吗

上一胎顺产时，一些准妈妈需要做会阴侧切。如果侧切伤口有很好的血液循环和很好的血液再生能力，说明有非常好的愈合能力，普遍都能长好。对于准备顺产的二胎、三胎妈妈来说，只要之前的伤口愈合能力非常好，就不会影响到下一胎的顺产。如果胎宝宝比较大，就需要通过侧切来避免会阴撕裂，但不一定是在原来的侧切伤口上继续侧切。

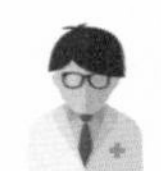

专家答疑

子宫破裂与剖宫产伤口厚薄有关吗?

剖宫生产后，医生会在子宫肌肉层进行两层缝合，子宫破裂可能与前一次生产剖宫伤口缝合的厚薄有关。临床经验发现，有些缝得较薄的子宫肌肉层，在二度生产进行剖宫产时，可以看见子宫被胎宝宝撑大，愈合的伤口处已经薄如塑料袋一般，而长得较厚的剖宫伤口发生子宫破裂的机会则较低。

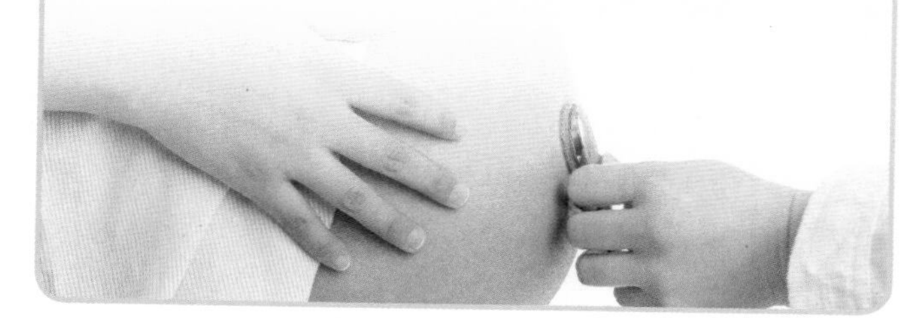

双胞胎及多胞胎分娩

怀有双胞胎或多胞胎的准妈妈比一般的准妈妈更辛苦，临到分娩意外增多，因而更应做好产前准备。

相信自己一定能平安生下宝宝。虽然多胞胎生育的困难多一些，但在医疗技术发达的今天，多胞胎接生技术已经十分成熟。而且，你的周围有众多的支持者，他们都会在你需要时给你帮助，因而不必过于担心。

多胞胎妈妈分娩前的准备

其实，怀有多胞胎的准妈妈除了分娩过程比怀一个宝宝的准妈妈长一些外，其他没有什么不同，因此在生产前的准备方面也宜保持平静心情，与其他准妈妈一样即可。只是在宝宝的物品方面，宜根据需要多准备一些。比如准生证一定要两份或者多份，还有平时检查的单据等。

双胞胎或多胞胎的分娩方式

双胞胎的分娩方式主要取决于胎宝宝在子宫内的姿势。如果两个胎宝宝都是头下臀上，或者一个头下臀上，另一个头上臀下，都可以顺产。双胞胎分娩每次只出生一个宝宝，下一个宝宝通常会间隔20分钟后才出生。

如果有一个胎宝宝在子宫内是横位，特别是横在产道口的，就必须实施剖宫产。而多胞胎分娩，当前国内外许多产科医生和新生儿科医生都认为，施行剖宫产术是多胞胎的最佳分娩方式。如果有下面的剖宫产特征，为了母子的安全，需要进行剖宫产。

1.准妈妈有重度妊娠期高血压综合征，前置胎盘，较重的心、肺、肝、肾等合并症者。

2.三胎及三胎以上者应进行剖宫产。

3.估计胎宝宝体重小于1 500克或大于3 000克的。

4.胎位不正时，如双胎为非头位时，以剖宫产为宜。

5.具有单胎妊娠所具有的任一剖宫产特征，如头盆不称等。

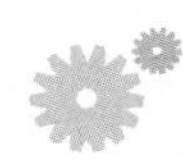

知识链接

多胞胎分娩时间会提前

大多数单胎准妈妈会在孕38~42周内分娩，但如果是多胞胎，最佳分娩时间可能就要提前，即在孕37~39周，这是由于多胞胎的特殊性决定的。但在大多数多胞胎分娩中容易出现孕37周就阵痛的情况，此时准妈妈子宫颈还没打开，胎宝宝的肺部发育尚未完善，需要通过医疗手段来帮助宝宝肺部发育。因此，怀多胞胎的准妈妈在孕晚期宜多加注意，平时要适量饮水，多注意休息，避免进行爬楼梯、提重物、快步走等活动。

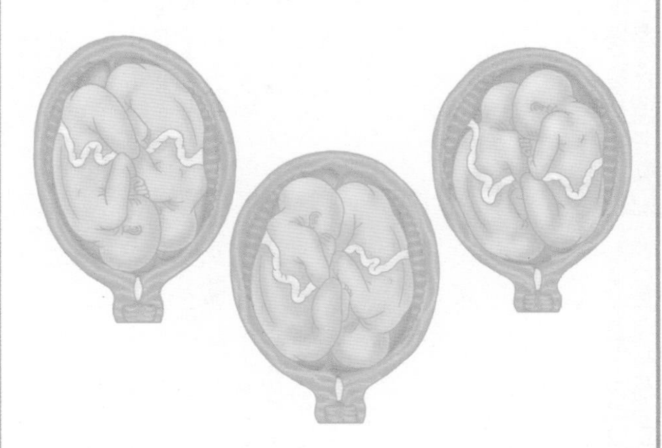

双胞胎都是头下臀上的胎位适合顺产，一个头下臀上、另一个头上臀下也可以顺产，双胞胎都是头上臀下就需要剖宫产了。

分娩时刻的食物补充

分娩不但是一次重大的体力活动，也是对意志的考验。分娩当天的饮食安排非常重要，家人一定要事先做好准备。

分娩时应重视食物补充。分娩过程一般要经历12~18小时，体力消耗大，所以待产期间必须注意饮食。不仅要富有营养，还要做到易消化，口味清淡的菜肴更容易被接受，可以为准妈妈准备馄饨、面条、鸡汤等食品。

顺产前吃巧克力好

准妈妈在产前吃巧克力，可以缓解紧张，改善不良情绪。另外，巧克力可以为准妈妈提供足够的热量。整个分娩过程一般要经历12~18小时，这么长的时间需要消耗很大的能量，而巧克力被誉为“助产大力士”，在分娩开始和进行中，应准备一些优质巧克力，以便随时补充能量。

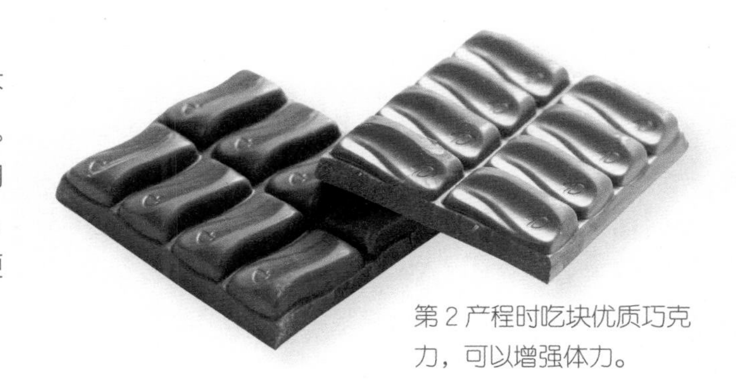

第2产程时吃块优质巧克力，可以增强体力。

补充热量，为分娩储备体力

分娩需要耗费准妈妈的大量体力，因此不仅临产前要保证充足的睡眠，补充充分的热量，在产程间隙也要补充能量，以保证准妈妈有足够的力量分娩。

第1产程长达8~12小时，为了保证分娩时有足够的精力，准妈妈应该尽量吃饱喝足，食物以半流质或软烂的为主，如鸡蛋面、蛋糕、面包、粥等。在第1产程时，准妈妈每小时应喝1杯250毫升的温开水，如果准妈妈疼得没有办法起身喝水，可以在宫缩间隙喝或者用弯头吸管喝。第2产程需要消耗更多的体力，准妈妈这时要补充能迅速被消化吸收的高能量食物，如蛋糕、巧克力等。

第3产程一般不超过半小时，可以不进食。分娩结束2小时后，可以进食半流质食物以补充消耗的能量。如果产程延期，可以补充糖水、果汁等，以免脱水或体力不支。

剖宫产前1天怎么吃

如果是有计划实施剖宫产，手术前要做一系列检查，以确定准妈妈和胎宝宝的健康状况。手术前1天，晚餐要清淡，午夜12点以后不要吃东西，以保证肠道清洁，减少术中感染。手术前6~8小时不要喝水，以免麻醉后呕吐，引起误吸。

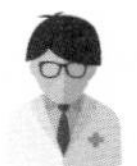

专家答疑

剖宫产前可以吃滋补品吗?

有一些准妈妈在剖宫产前因为吃不吃滋补品而纠结。实际上，剖宫产前不宜滥用高级滋补品，如高丽参、西洋参等。因为参类具有强心作用，容易使准妈妈过于兴奋，可能会对剖宫产手术的顺利进行造成不利影响。所以，剖宫产前最好不要吃滋补品。

顺产

虽然现在的分娩方式有所不同，但顺产仍是最理想、最安全的分娩方式，备受孕产专家推崇。

产力、产道和胎儿这三个关键因素决定是否可以顺产。如果准妈妈分娩时能够放松身心，这时身体肌肉和骨盆也处于放松状态，新生儿就可以顺利通过产道。而准妈妈心情一旦紧张，肌肉则会绷得很紧，分娩就会出现困难。

阵痛来临不要大喊大叫

准妈妈在分娩时最好不要大声喊叫，因为大声喊叫对分娩毫无益处，准妈妈还会因为喊叫而消耗体力，不利于宫口扩张和胎宝宝下降，反而会觉得更加疼痛。

准妈妈要对分娩有正确的认识，消除精神紧张，抓紧宫缩间歇休息，使身体有足够的能力和体力。如果阵痛确实难以忍受，可通过深呼吸、按摩等方式缓解疼痛，或者通过告诉自己疼痛是为了让宝宝更加健康，来提高对疼痛的耐受力。

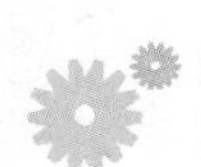

知识链接

不要忘了"拉梅兹呼吸法"

拉梅兹呼吸法可以缓解阵痛带来的疼痛感，掌握正确的用力方法，还可以缩短生产的产程。准妈妈在生产前也许疼得都忘记了这个方法，此时要冷静放松，试试"拉梅兹呼吸法"。简易版的学法：关键是学会腹式呼吸，吸气的时候肚子鼓起，呼气的时候肚子收紧，要慢慢练习掌握。

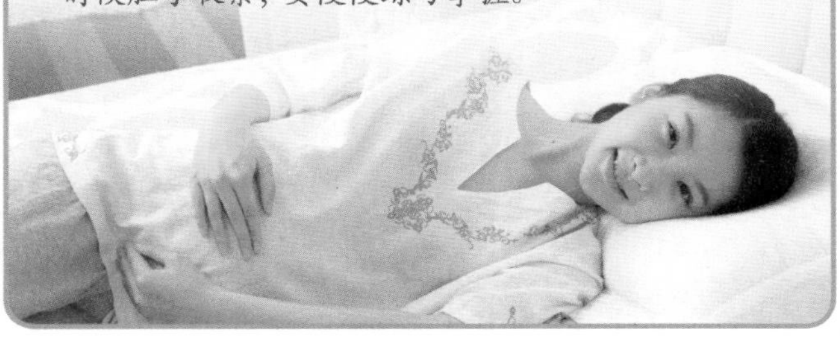

来回走动，增加宫缩强度

如果妈妈处于临产的早期，还需要四处走动，多活动一下。可以在医生的建议下，在医院的走廊里散步或者爬楼梯等，加速产程。但是，不要认为肚子不是很疼，就私自跑出医院买东西。

积极配合医生

胎宝宝的出生，是准妈妈和医生齐心协力的结果，准妈妈在分娩时努力配合医生，不但能保障母婴平安，还能缩短分娩时间。

1. 要将注意力集中在产道或阴道。

2. 收下颌，看着自己的脐部，身体不要向后仰，否则会使不上劲。

3. 尽量分开双腿，脚掌稳稳地踩在脚踏板上，脚后跟用力。

4. 紧紧抓住产床的把手，像摇船桨一样，朝自己这边提。

5. 背部紧紧贴在床上，才能使得上劲，用力的感觉强烈时，不能拧着身体。

6. 不要因为有排便感而感到不安，或者因为用力时姿态不好看而觉得不好意思，只有尽可能配合医生的要求，大胆用力，才能达到最佳效果。

但生产是一个复杂的过程，有许多不可预测的因素存在，所以还要在分娩时多听医生的建议，分娩过程中密切监护。如果出现不良情况，在必要的情况下，千万不要迟疑，应该尽量配合医生实行侧切。

产后2小时内尽早开奶

看到刚刚生出来的宝宝红红的脸蛋，甜甜地睡着，很多新妈妈真的不忍心打扰宝宝。可是医生通常建议新妈妈产后半小时内开始哺乳，最晚也不要晚于产后2小时。

新妈妈即使没有乳汁也要让宝宝吮吸，这样才能促进乳汁分泌。初乳中含有非常丰富的营养物质，不仅可以提高宝宝的免疫力，还可以让新妈妈奶水越来越多。

排尿困难及时用导尿管

正常情况下，妈妈于分娩后4~6小时内应当解1次小便，有些分娩不顺利的妈妈，往往出现排尿困难。这是因为顺产非常消耗体力，再加上会阴部切口疼痛，妈妈会感觉不到尿意，但是无论有无尿意都应在分娩后2小时内排尿。倘若顺产后6小时还是排尿困难，此时就应用导尿管排尿。

产后第1餐

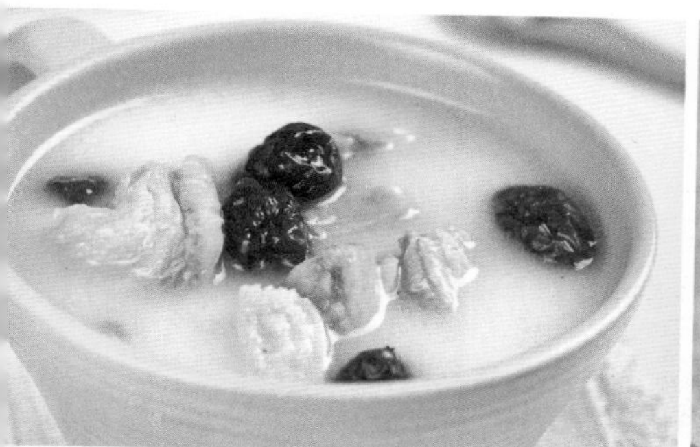

黄芪羊肉汤

原料：羊肉200克，黄芪15克，红枣5颗，红糖20克，姜片、盐各适量。

做法：❶ 将羊肉洗净，切成小块，放在沸水锅中略煮，去掉血沫，捞出；红枣洗净备用。❷ 将羊肉块、黄芪、红枣、姜片、红糖一同放入锅内，加适量水，用大火煮沸。❸ 转小火慢炖至羊肉软烂，出锅前加入盐调味即可。

功效 黄芪羊肉汤能够补充体力，有利于产后恢复，对于防止产后恶露不尽也有一定作用。

产后第2餐

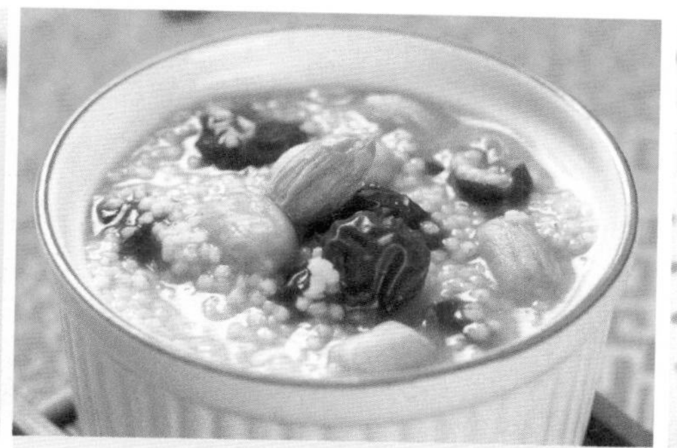

花生红枣小米粥

原料：小米100克，花生仁50克，红枣8颗。

做法：❶ 将小米、花生仁洗净，用水浸泡30分钟。❷ 红枣洗净，去掉枣核。❸ 小米、花生仁、红枣一同放入锅中，加适量水，用大火煮沸，转小火将小米、花生仁煮至完全熟透后即可。

功效 此粥营养丰富，对在生产过程中消耗了大量体力和营养物质的妈妈有很好的补益作用。

产后第3餐

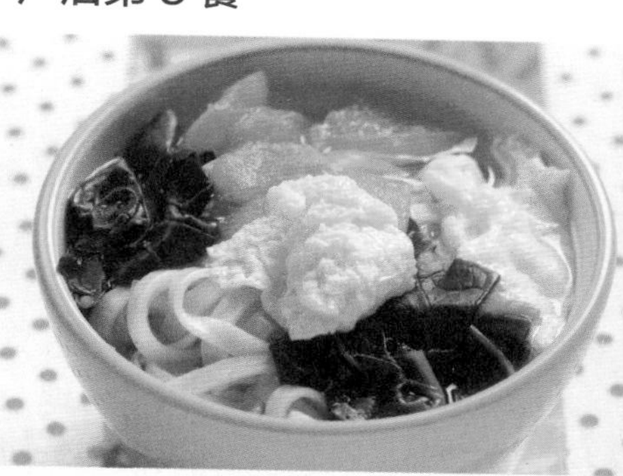

番茄菠菜面

原料：番茄2个，菠菜50克，鸡蛋1个，面条100克，盐适量。

做法：❶ 将鸡蛋打匀成蛋液；菠菜洗净，切段，入沸水中略焯；番茄洗净，切块。❷ 油锅烧热，放入番茄块煸出汤汁，加入适量水烧开。❸ 放入面条，煮至面条熟透，将蛋液、菠菜段放入锅内，大火再次煮开，加盐调味即可。

功效 软软的面条非常好消化，番茄稍酸的口感，可以帮新妈妈增强食欲。

剖宫产

很多人认为，剖宫产只需要付出一个小小刀口的“代价”，是一种快捷、轻松的分娩方式。其实，这种观点恰恰是对剖宫产不了解造成的。

剖宫产不能想剖就剖。有的准妈妈是由于特定的适应证，需要接受剖宫产；有的准妈妈却是因为担心分娩疼痛难以忍受，而选择“挨一刀”。其实，剖宫产并不像大家认为得那么轻松，伴随而来的并发症，往往需要准妈妈更小心地应对。

剖宫产前要休息好

分娩对准妈妈来说是一件大量消耗体力的事情，剖宫产手术分娩虽不需要妈妈在分娩过程中用力，但剖宫产手术是一种创伤性手术，妈妈产后需要大量体力来恢复，所以产前应注意休息，保证充足的睡眠。同时做好个人清洁，因为剖宫产是在准妈妈肚腹上开刀的创伤性手术，产前清洁可减小细菌感染概率。另外，剖宫产后，由于伤口恢复等问题，妈妈不宜让伤口沾水，可能有一段时间不能洗澡，只能实施擦浴。

剖宫产术前 4 小时应禁食

剖宫产手术需要硬脊膜外腔麻醉，而麻醉的并发症就是呕吐和反流。术中呕吐、反流时，很容易使胃容物进入气管内，引起机械性气道阻塞，影响妈妈和宝宝的健康。所以剖宫产的妈妈应在手术前禁食，至少要提前4小时禁食。术中恶心、呕吐时，要告诉医务人员，侧过头去呕吐，避免误吸。此外，剖宫产手术后最好也禁食6小时。

密切关注阴道出血量

家人要给予剖宫产妈妈更多的关注和照料。由于剖宫产时，子宫的出血会较多，新妈妈和陪护的家属要在手术后24小时内密切关注阴道出血量，如发现超过正常的月经量，要及时通知医生。另外，咳嗽、恶心、呕吐时，应压住伤口两侧，防止缝线断裂。

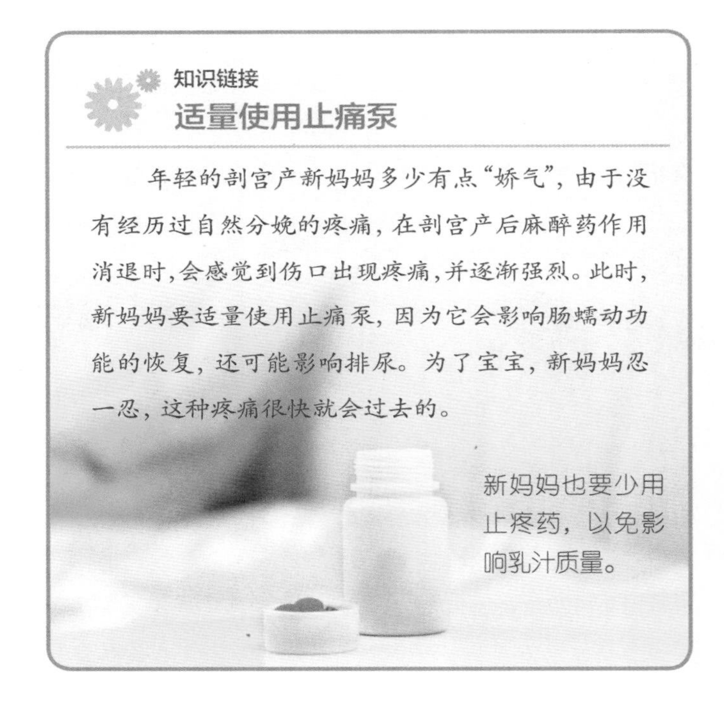

知识链接

适量使用止痛泵

年轻的剖宫产新妈妈多少有点“娇气”，由于没有经历过自然分娩的疼痛，在剖宫产后麻醉药作用消退时，会感觉到伤口出现疼痛，并逐渐强烈。此时，新妈妈要适量使用止痛泵，因为它会影响肠蠕动功能的恢复，还可能影响排尿。为了宝宝，新妈妈忍一忍，这种疼痛很快就会过去的。

新妈妈也要少用止疼药，以免影响乳汁质量。

术后要放置沙袋

剖宫产手术后，护士会在新妈妈腹部压一个沙袋，一般压6个小时，以减少腹部伤口渗血。护士会按规定，每隔一段时间为新妈妈检查伤口，量血压、脉搏、体温。产后第2天，护士还会为新妈妈的伤口换敷料，并检查有无渗血及红肿。住院期间，术后伤口要换药2次，一般5~7天拆线。新妈妈如为肥胖病人，或患有糖尿病、贫血及其他影响伤口愈合的疾病，则要延迟拆线。如果用的是可吸收的羊肠线就不需要拆。

术后 6 小时内不能枕枕头

剖宫产术后 6 小时内	术后回到病房，需要将头偏向一侧、去枕平卧 6 个小时。因为大多数剖宫产选用硬膜外麻醉。头偏向一侧可以预防呕吐物的误吸，去枕平卧则可以预防头痛
剖宫产术后 6 小时后	术后 6 个小时，可以垫上枕头，进行翻身，变换不同的体位。采取半卧位的姿势比平卧更有好处，可以减轻对伤口的震动和牵拉痛。同时，半卧位还可使子宫腔内的积血排出。半卧位的程度，一般使身体和床成 20~30° 为宜，可用摇床，或垫上被褥

术后 24 小时要卧床休息

无论是局部麻醉还是全身麻醉的妈妈，手术后24小时内都应卧床休息，每隔3~4个小时在家人或者护理人员的帮助下翻一次身，以免局部压出褥疮。放置于伤口的沙袋一定要持续压迫6小时，以减少和防止刀口及深层组织渗血。另外，应保持环境安静、清洁，注意及时更换消毒软纸。

术后尽早活动

从剖宫产术后恢复知觉起，就应该进行肢体活动，24小时后要练习翻身、坐起，并下床慢慢活动，这样能增强胃肠蠕动，尽早排气，还可预防肠粘连及血栓形成而引起其他部位的栓塞。麻醉消失后，上下肢肌肉可做些收放动作，拔出导管后要尽早下床，动作要循序渐进，先在床上坐一会儿，再在床边坐一会儿，再下床站一会儿，再开始遛达。术后24小时，新妈妈可以在家人帮助下，忍住刀口的疼痛，在地上站立一会儿或轻走几步，每天坚持做三四次。实在不能站立，也要在床上坐起一会儿，这样也有利于防止内脏器官的粘连。

提醒剖宫产新妈妈，下床活动前可用束腹带（医用）绑住腹部，这样，走动时就会减少因为震动而引起的伤口疼痛。

术后 6 小时后喝白萝卜汤

剖宫产手术后6小时内不能进食。剖宫产手术由于肠管受刺激而使肠道功能减弱，肠蠕动减慢，肠腔内有积气，易造成术后的腹胀感。不要选择易发酵产气多的食物，如牛奶、大豆、豆浆、浓糖水等，以防腹胀。剖宫产妈妈术后6小时后宜喝白萝卜汤等促进排气。白萝卜汤具有增强肠胃蠕动、促进排气、减少腹胀，并使大小便通畅的作用。

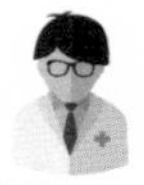

专家答疑

什么时候可以拔掉导尿管?

为了手术方便，通常在剖宫产术前要放置导尿管。术后24~48小时，麻醉药物的影响消失，膀胱才恢复排尿功能，这时可拔掉导尿管。只要一有尿意，就要努力自行解尿，降低因导尿管保留时间过长而引起尿道细菌感染的危险性。剖宫产后，新妈妈应按平时习惯及时大小便。很多剖宫产新妈妈害怕下床时伤口疼痛而不肯去排尿，这样极易引起尿道发炎等疾病。新妈妈去排尿时，要有家人帮忙搀扶。

生产时准爸爸能做什么

分娩时，准爸爸应该一直陪在准妈妈身边，表现出对她的信心，并一再表明对她的爱和感激之情。帮准妈妈按摩以减轻她的疼痛。

不论生男生女，都开心。当妻子筋疲力尽地被护士从产房推出来时，准爸爸别忘了及时地“献殷勤”，表示自己的感激和喜悦。不论是什么样的方式，只要妻子能感受到爱意都可以。需要注意的是，有的宝宝会对花粉过敏，所以鲜花最好不要摆在病房里。

第1产程：辛勤“老黄牛”

第1产程开始时宫缩频率不高，强度不大。准爸爸应该让准妈妈抓紧这段时间好好休息，以保存体力。随着产程的递进，在第1产程结束时，不少准妈妈已经接近崩溃，大喊“我不要生了”。因为这时准妈妈直肠已受到胎宝宝头部压迫，但宫口未开全又不能用力，急迫的便意会非常难受，认知力下降，感情易失去控制，不愿意让别人动她。准爸爸此时要保持冷静，始终和准妈妈保持接触，比如拉着手，在准妈妈宫缩来临时和准妈妈一起做呼吸。

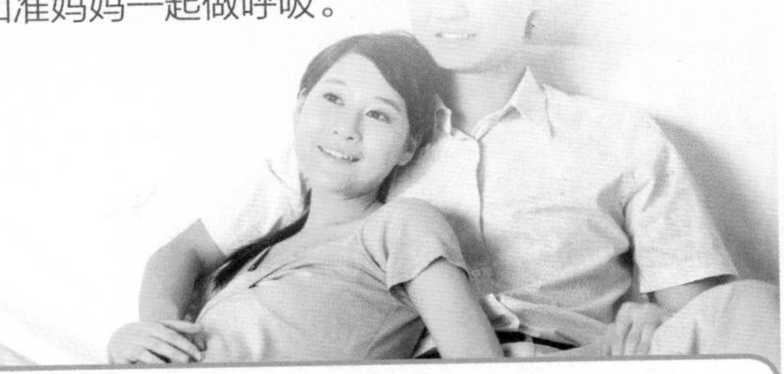

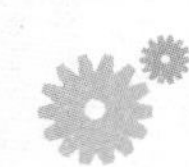

知识链接

分娩当晚陪床

产后新妈妈需要到观察室休养并观察约30分钟，以防产后大出血或出现其他的意外状况，新爸爸可随时协助观察新妈妈产后的状况。很多医院晚间允许家属陪床，此时，新爸爸要主动承担起陪床的工作，也会让新妈妈感受到关爱。

第2产程：助力冲刺

准妈妈开始进入用力的冲刺阶段，此时准爸爸应该是准妈妈的“拉拉队”，激发准妈妈的潜能。只要准爸爸提到了宝宝，提醒准妈妈自然分娩对宝宝的好处，都能给准妈妈注入强大的信心和精神力量，让她坚持下去。有的准妈妈疼痛时头会左右乱扭，准爸爸要提醒准妈妈看着自己的手势，集中注意力，一起用憋气呼吸法。当宫缩来临时，准爸爸大声地喊“1、2、3、4”记数，鼓励准妈妈一口气用到底，每一口气用力时间都比上一口气长，有助于加快第2产程。

第3产程：鼓励喂养宝宝

生产前，妈妈的子宫有冬瓜般大，宝宝娩出后，子宫会收缩回椰子大小，之后再经过42天才能完全恢复。宝宝出生后陪产爸爸应及时帮妈妈按摩，这样可以促进子宫收缩，减少产后出血，协助宝宝和妈妈实现“早接触、早吸吮”。让宝宝趴在妈妈胸口，刺激准妈妈的乳头，也可以提高母乳喂养的成功率。

学习照顾宝宝

抱宝宝的时候要轻，要托住宝宝的腰、脖子。宝宝饿了就喂点奶，妈妈要是还没下奶，可以先喂配方奶粉，但是要让宝宝尽早吮吸妈妈的乳头刺激下奶。宝宝的小屁股要护理好，一定要保持干爽，否则会长红疹。宝宝的衣服不要穿得过厚，否则容易起痱子。

分娩过程中的常见疑问

每个准妈妈既要对自己的分娩有信心，也要知道一些在医院待产时可能出现的突发情况。准妈妈心理准备越充分，越有利于生产的顺利完成。

提前了解分娩时的突发情况。不是所有的分娩都会一帆风顺，准妈妈可能会遇到这样那样的问题。相信先进的医疗技术和技术精湛的医生以及认真负责的护理人员，他们会处理好可能遇到的问题，让准妈妈没有后顾之忧，安心分娩。

怎样应对生产中的突发情况

胎盘早期剥离：在待产过程中，如果准妈妈的阵痛转变为持续性的腹痛，且阴道出血有所增加，则可能为胎盘早期剥离。出现这种情况，准妈妈要立即告诉医生，如确诊为胎盘早期剥离，医生需紧急为准妈妈实施剖宫产。

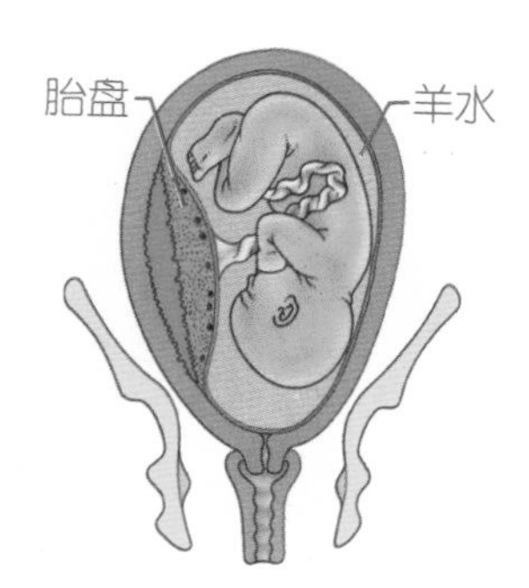

胎盘早期剥离

胎儿窘迫：若胎儿心跳频率下降，则可能是胎儿脐带受压迫、解胎便、胎头下降受到骨盆压迫等原因所致。此时，医生会先给准妈妈吸氧气、打点滴。如果胎心音仍未恢复正常，就必须立即进行剖宫产。

胎头与骨盆不相称：即胎头太大或准妈妈骨盆腔过于狭窄，致使宫口无法开足，或是胎头不再下降。出现这种情况，医生多半要采用剖宫产了。

麻醉意外：对于采用无痛分娩或剖宫产分娩的准妈妈来说，在使用一定剂量的麻醉剂时，有可能会出现过敏或麻醉意外。发生这种情况，需及时处理，以免发生危险。

脐带脱出：大多发生在早期破水、胎头尚在高位及胎位不正时。脱出的脐带会受到胎头压迫，中断胎儿的血液及养分供应，并危及胎宝宝的生命。因此，待产中的准妈妈一旦出现这种状况，就需立即实施剖宫产。

顺产都要侧切吗

顺产的过程中由于有些胎宝宝头较大，在通过狭小的会阴时，会造成会阴撕裂。为了避免会阴的这种损伤，保护盆底肌肉，在接生时会采取“会阴侧切”的方法，使会阴形成整齐的伤口，便于缝合，便于愈合，将分娩带给准妈妈的伤害降到最低。术后新妈妈大多不用止痛药也能忍受这种会阴切口处的疼痛。但不是每个准妈妈分娩时都需要侧切，当宝宝中等大小，妈妈会阴条件好、具有很好的弹性和延展性时，就不需要侧切。

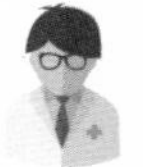

专家答疑

什么情况需要做会阴侧切?

在顺产的过程中，由于准妈妈会阴条件较差或一些其他原因，需要做会阴侧切。可能需要会阴侧切的情况有：

1. 产妇会阴弹性差、阴道口狭小或会阴部有炎症、水肿等情况。
2. 胎宝宝较大，胎头位置不正。
3. 宫口已开全，胎头较低，但是胎宝宝有明显的缺氧现象。
4. 胎宝宝心率有异常变化，或心跳节律不匀，并且羊水浑浊或混有胎便。

坐月子

产后 6 周新妈妈身体变化

	乳房	胃肠	子宫	恶露	伤口及疼痛
第1周	在产后1~3天，新妈妈才会分泌乳汁	胃肠开始“归位”，但功能的恢复还需要一段时间	子宫会慢慢变小，但要恢复到怀孕前的大小，至少要花6周左右的时间	从产后第1天开始，新妈妈会排出类似“月经”的东西（含有血液、少量胎膜及坏死的蜕膜组织），这就是恶露	伤口出现疼痛，麻醉药作用消退后逐渐强烈
第2周	乳汁分泌得更加顺畅	胃肠慢慢适应产后的状况，但还不适应非常油腻的汤水和食物	子宫位置继续下降，子宫也在逐渐变小，大约缩小至棒球大小	恶露明显减少，颜色也由暗红色变成浅红色，有点血腥味但不臭	侧切和剖宫产术后的伤口在这一周内还会隐隐作痛，但是力度没有第1周时强烈
第3周	乳房变得比较饱满，肿胀感也在减退，乳汁渐渐浓稠	食欲恢复到从前，饿的感觉时常出现	子宫基本收缩完成，已回复到骨盆内的位置	白色恶露期持续1~2周，此时的恶露已不再含有血液	会阴侧切的伤口已没有明显的疼痛，但是剖宫产伤口内部，会出现时有时无的疼痛
第4周	乳汁分泌增多，应预防急性乳腺炎	胃肠功能基本恢复	子宫大体恢复，可做些产褥体操	白色恶露基本排干净，变成普通白带	开始有瘢痕增生的迹象
第5~6周	预防乳房下垂；注意乳房卫生，防止发生感染	完全适应产后饮食	子宫体积收缩到原来大小，宫颈口恢复闭合	恶露完全消失，部分非哺乳妈妈开始来月经	伤口基本愈合

营养与饮食

产后是妈妈的特殊生活阶段，身体需要调养、恢复，所以应多摄入富有营养且容易消化的食物。

月子期间的饮食对产后恢复至关重要。由于新妈妈分娩时血液流失，部分身体组织、器官受损，身体虚弱，这种状况急需在产后恢复。产后恢复期宜注意补充蛋白质、铁、钙等营养物质，同时注意饮食，避免营养过剩。

月子里的饮食原则

坐月子期间妈妈的饮食大有讲究，基本上以均衡、营养，稀、杂、软、精、避生冷为原则。

饮食原则	方案
稀 （水分多一些）	乳汁分泌是产后妈妈需要增加水分摄取量的原因之一，此外，月子里的妈妈大多出汗较多，体表的水分挥发也大于平时。因此，饮食中的水分可以多一点，如多喝汤、牛奶、粥等
杂 （食物品种多样化）	产后饮食虽有讲究，但不宜过分忌口，荤素搭配很重要。进食的品种越丰富，营养才平衡和全面。除了明确对身体无益的和吃后可能会过敏的食物外，荤素的品种应尽量丰富多样
软 （烹饪方式以细软为主）	饭要煮得软一点，少吃油炸的食物，少吃坚硬的带壳的食物。产后由于体力透支，很多妈妈会有牙齿松动的情况，过硬的食物一方面对牙齿不好，另一方面也不利于消化吸收。只要饮食合理，身体没什么大碍，就用不着刻意服用一些保健品
精 （量不宜多）	产后过量的饮食，让妈妈体重增加，且对于产后的恢复并无益处。如果是母乳喂养，一般饮食量与孕晚期基本相当或略多于孕晚期，但最多增加 1/5 的量。如果没有奶水或是不能母乳喂养的妈妈，食量和非孕期差不多就可以

• **荤素兼备够营养，水分摄取要适量**

妈妈经过怀孕、生产，身体已经很虚弱，这个时候加强营养是必须的。但这并不意味着要猛吃鸡鸭鱼肉和各种保健品。荤素兼备、合理搭配才是月子期间的饮食之道。

另外，水分摄取要适量。如果新妈妈每天摄取的水分不足，不但无法让体重减轻，还可能造成乳汁分泌减少，开水、豆浆、牛奶、汤、粥等都能很好地补充水分。

• **不吃生冷的食物**

从中医的角度来说，由于生产消耗大量体力，生产后体内激素水平大幅改变，宝宝和胎盘的娩出，都使得妈妈代谢降低，体质大多从内热到虚寒。因此产后宜温，过于生冷的食物不宜多吃，如冷饮、冷菜、凉拌菜等都要避免食用，从冰箱里拿出来的水果和菜最好温热过再吃。产后妈妈的体质较弱，抵抗力差，一些凉拌的菜未经高温消毒，容易引起胃肠炎等消化道疾病。一些寒性的水果，如西瓜、梨等也不宜多吃。

产后必吃的6种下乳食物

- 虾

虾营养丰富，且肉质松软，易消化，对身体虚弱以及产后需要调养的新妈妈来说是极好的食物。虾的通乳作用较强，并且富含磷、钙，对产后乳汁分泌较少、胃口较差的新妈妈很有补益功效。

- 鲫鱼

鲫鱼性平，味甘，含有丰富的蛋白质、脂肪、钙、磷、铁等营养物质，有健脾利湿、和中开胃、活血通络、温中下气之功效，对脾胃虚弱、水肿或患糖尿病的新妈妈有很好的滋补食疗作用。鲫鱼汤还具有很好的补虚通乳效果，非常适合产后虚弱和母乳不足的新妈妈，同时对于新妈妈肌肤的恢复也有非常好的助益作用。

- 猪蹄

猪蹄中含有丰富的胶原蛋白，对皮肤具有特殊的营养作用，可促进皮肤细胞吸收和贮存水分，防止皮肤干瘪起皱，使皮肤细润饱满、平整光滑，而且猪蹄汤也是传统的产后催乳佳品。

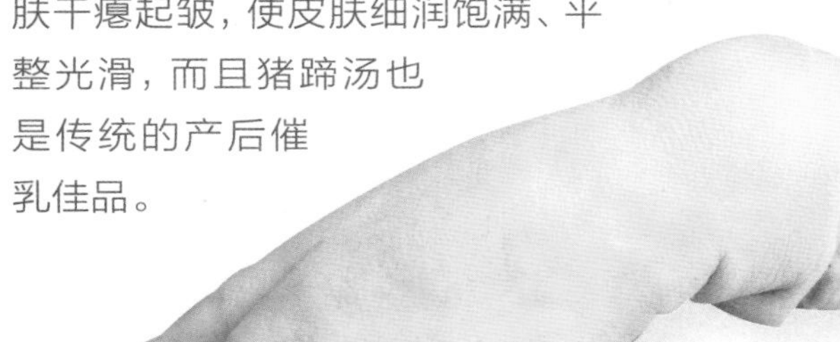

- 木瓜

木瓜的营养成分主要有碳水化合物、膳食纤维、胡萝卜素、维生素C、钙、钾、铁等。木瓜性平，味甘，有降压、解毒、消肿、促进乳汁分泌、消脂减肥等作用。我国自古就有用木瓜来催乳的传统。

此外，木瓜中含有木瓜蛋白酶，有分解蛋白质的能力，鱼、肉等食物中的蛋白质可被它分解成人体很容易吸收的养分。传统认为木瓜还能直接刺激母体乳腺的分泌，故又称木瓜为乳瓜。新妈妈产后乳汁稀少或乳汁不下，可用木瓜与鱼同炖后食用。

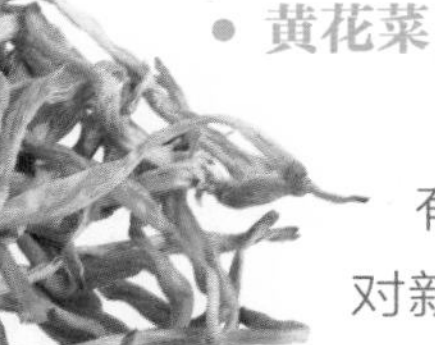

- 黄花菜

黄花菜味甘，性凉，有止血、消炎的功效，对新妈妈产后乳汁分泌不畅有很好的疗效，被称作“催乳圣品”。此外，由于黄花菜中含有丰富的膳食纤维，能够促进胃肠蠕动，可以帮助新妈妈预防产后便秘。

- 豌豆

豌豆具有通乳的保健功效，无论是将豌豆煮熟还是将豌豆苗捣烂榨汁饮用，都能够增加奶量，是新妈妈下奶的必备食品。另外，豌豆中富含人体所需的各种营养物质，尤其是含有碳水化合物、蛋白质和B族维生素，能够提高机体的抗病能力和恢复能力。

产后必吃的6种补血补气食物

● 乌鸡

与一般鸡肉相比，乌鸡中蛋白质、维生素B_2、维生素E、磷、铁、钾、钠的含量更高，而胆固醇和脂肪含量则很少，乌鸡是补气虚、养身体的上好佳品。食用乌鸡对于产后贫血的妈妈有明显功效。

● 山药

山药性平微温、味甘，含有氨基酸、胆碱、维生素B_2、维生素C及钙、磷、铜、铁等。有益气补脾、帮助消化、缓泻祛痰等作用，所以山药可作为滋补及食疗佳品。

● 猪肝

肝脏中含有较多的铁、锌、铜等微量元素，是理想的补血佳品之一。猪肝中还具有一般肉类食品不含的维生素C和矿物质硒，能增强人体的免疫力，抗氧化，防衰老。

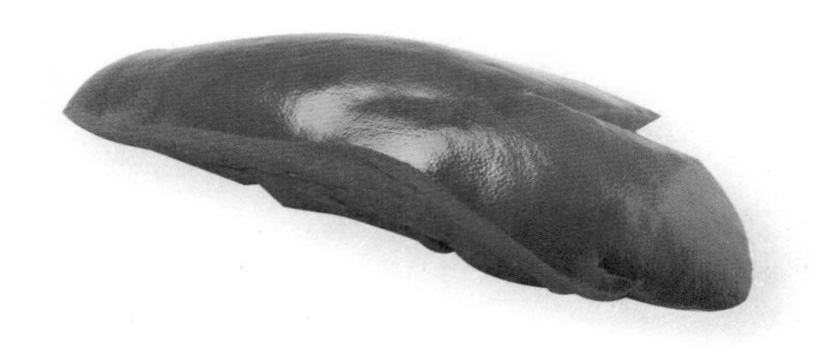

● 菠菜

菠菜含有丰富的维生素C、胡萝卜素、蛋白质以及铁、钙、磷等矿物质，可补血止血，利五脏，通血脉，止渴润肠，滋阴平肝，助消化。

● 鳝鱼

鳝鱼肉嫩味鲜，营养价值很高，其钙、铁含量在常见的淡水鱼类中数一数二。鳝鱼有很强的补益作用，特别是对身体虚弱的产后新妈妈更为明显。中医认为，鳝鱼可以补虚损，对产后恶露不尽、血气不调有很好的效果。

● 红枣

红枣是一种营养佳品，被誉为“百果之王”。红枣含有丰富的胡萝卜素、B族维生素、维生素C等人体必需的维生素和氨基酸、矿物质。红枣具有益气养肾、补血养颜、补肝降压、安神、治虚劳损之功效。另外，红枣中含有与人参中所含成分类同的皂苷，具有增强人体耐力和抗疲劳作用。产后气血两亏的妈妈，坚持用红枣煲汤，能够补血安神。

适合月子里吃的 6 种瘦身食物

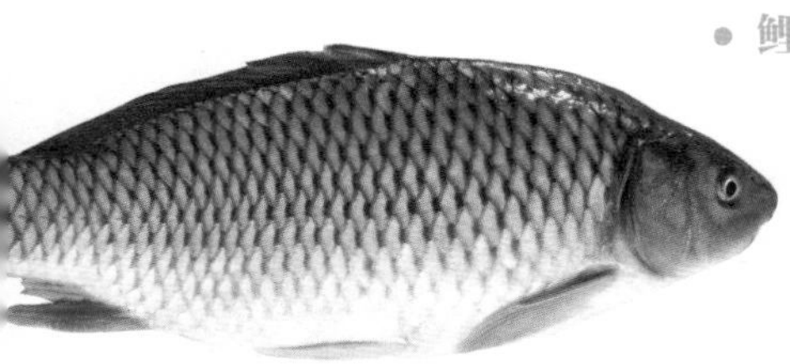

● 鲤鱼

鲤鱼中的蛋白质不但含量高，而且质量也佳，人体消化吸收率可达96%，并能供给人体必需的氨基酸、矿物质、维生素A和维生素D；鲤鱼的脂肪很低，而且主要为不饱和脂肪，对血脂及胆固醇的控制有好处，有补脾健胃、利水消肿、通乳、清热解毒等作用，对各种水肿、腹胀、乳汁不通皆有益。

● 魔芋

魔芋的主要成分是葡甘露糖，并含有人体不能合成的多种氨基酸及钙、锌、铜等矿物质，是一种低脂、低糖、低热、无胆固醇的优质膳食纤维。魔芋中的“海曼纳”物质，食后有饱腹感，从而减少新妈妈摄入食物的数量和能量，消耗多余脂肪，有利于控制体重，达到自然减肥效果。

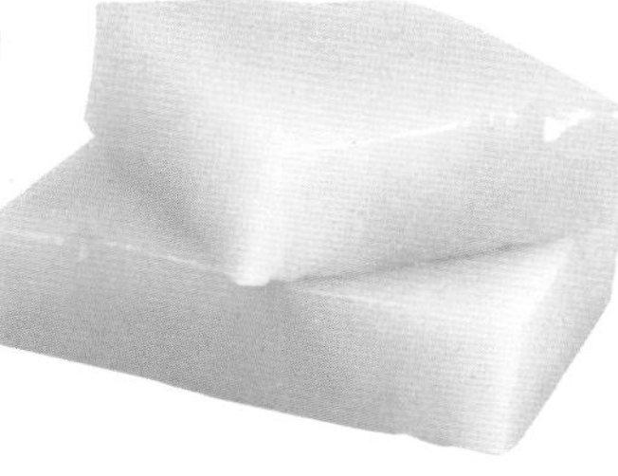

● 豆腐

豆腐营养丰富，含有铁、钙、磷、镁等人体必需的多种矿物质，还含有植物油和丰富的优质蛋白，素有“植物肉”之美称，豆腐的消化吸收率达95%以上。豆腐为补益清热养生食品，可补中益气、清热润燥、生津止渴、清洁肠胃。豆腐除有增加营养、帮助消化、增进食欲的功能外，对牙齿、骨骼的生长发育也颇为有益。

● 黑木耳

黑木耳含有丰富的膳食纤维和一种特殊的植物胶质，这两种物质能够促进胃肠的蠕动，促进肠道脂质的排泄，减少对食物的吸收，降低血脂，从而起到防止肥胖和减肥的作用。

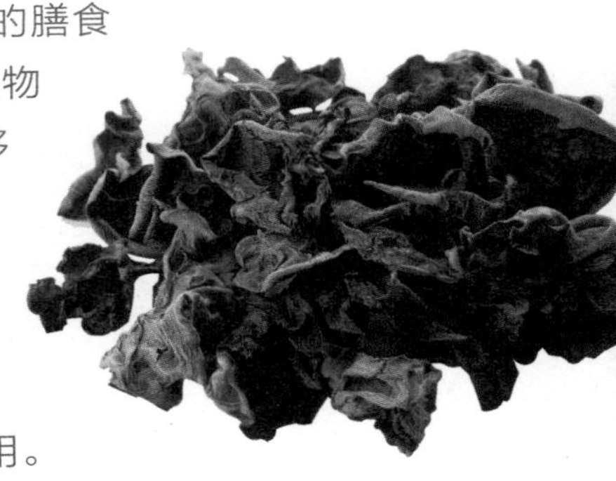

● 竹荪

竹荪菌体洁白、细嫩、爽口、味道鲜美、营养丰富。竹荪所含的多糖以半乳糖、葡萄糖、甘露糖和木糖等异多糖为主，所含的多种矿物质中，重要的有锌、铁、铜、硒等。竹荪属于碱性食品，能降低体内胆固醇，减少腹壁脂肪的堆积。

● 苹果

苹果是最为平常的水果，同时也是适应性最广的水果，几乎很少有人完全不能吃苹果。产后的妈妈也同样可以吃苹果。苹果除了能提供很多的维生素和矿物质元素外，还含有较多的可溶性膳食纤维，帮助产后的妈妈保持大便顺畅。同时苹果特有的香甜味道可以帮助缓解产后的不良情绪。所以哺乳的妈妈可以经常选用苹果。

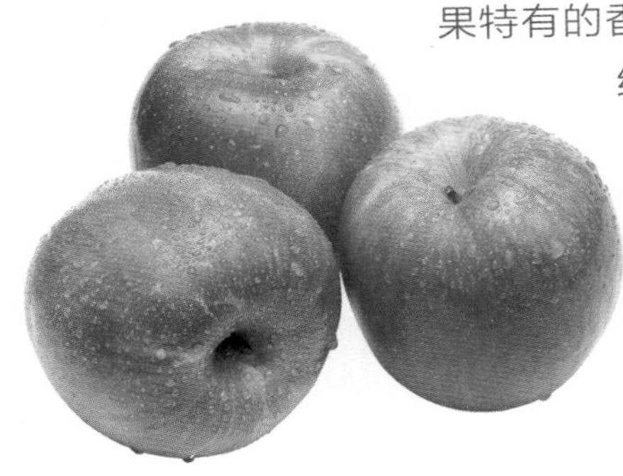

分阶段进行食补

阶段	内容
第 1 阶段（产后第 1 周）	无论是哪种分娩方式，新妈妈在最初的一周里都会感觉身体虚脱、胃口比较差。产后第 1 周暂时不要吃得太补，以免恶露排不干净。本阶段的重点是开胃而不是滋补，胃口好，才会食之有味，吸收也好
第 2 阶段（产后第 2 周）	经过第 1 周的精心调理，本周新妈妈胃口应该明显好转，本阶段可以开始尽量多吃补血食物，调理气血
第 3 阶段（分娩半月后）	可以开始吃催奶食物。鲫鱼汤、猪蹄汤、排骨汤等都是很有效的催奶汤

要保持饮食多样化

不挑食、不偏食比大补更重要。因为新妈妈产后身体的恢复和宝宝营养的摄取均需要大量各类营养成分，新妈妈千万不要偏食和挑食，要讲究粗细搭配、荤素搭配。有的地方坐月子有“只喝小米粥”“多吃鸡蛋”这样的习俗，但老一辈人的这种传统并不科学。当肠胃功能恢复之后，新妈妈就需要及时均衡地补充多种营养成分，否则可能会营养不良。

坐月子最好每天吃六餐

新妈妈月子期间，可以享受特别的优待——每天吃六餐。在早中晚三餐中间加餐两次，睡前也可适量加餐。少食多餐是新妈妈坐月子最重要的饮食原则。早餐可多摄取五谷杂粮类食物，午餐可以多喝些滋补的汤，晚餐要加强蛋白质的补充，加餐则可以选择桂圆粥、荔枝粥等。

水果也是加餐的好选择。有些产后新妈妈喜欢饭后立刻吃水果。但这样容易引起胃部不适，有时也会影响食物的消化和吸收。所以建议饭后半小时再吃水果，也可以把水果放在加餐时食用。

月子里吃盐有讲究

一般认为月子饮食要清淡，但新妈妈产后新陈代谢较旺盛，每天排出的产褥汗中不仅有水分，还有钠盐。烹调时不放盐或放得过少，可能会引起电解质紊乱。食盐的量应根据具体情况而定，如在夏天坐月子，汗出得相对较多，食盐量应相对多一些；如新妈妈水肿明显，产后最初几天应少放盐，待水肿消退，则可恢复正常，一般以每天 5~7 克食盐量为宜。此外，葱、姜、蒜等温性调味料可促进血液循环，有利于排出瘀血，也可少量放一些。

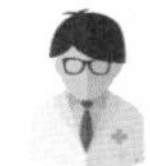

专家答疑

坐月子要“忌盐”吗?

过去，在坐月子里吃的菜和汤里不能放盐，要“忌盐”，认为放盐就会没奶，这是不科学的。盐中含有钠，如果新妈妈限制钠的摄入，影响了体内电解质的平衡，那么就会影响新妈妈的食欲，进而影响新妈妈泌乳，甚至会影响到宝宝的身体发育。但盐吃多了，就会加重肾脏的负担，对肾不利，会使血压升高。

每周进食 3~4 次杂粮粥

主食除了精米精面外，粗杂粮应占一定的比例。很多人对于吃窝头、糙米饭等食物不易接受，觉得难以下咽，吃到胃里也不太舒服，有“扎得慌”的感觉。粗粮确实不如细粮好吃，也容易引起胃肠不适。可以把粗粮与细粮混合，并多放些水，制作得软一些。特别是可以常吃些杂粮粥，既解决了“难以下咽、不易消化”的问题，又摄入了多种营养素，还为哺乳的妈妈补充了水分。

产后第 1~2 周可吃水果

传统习俗不让新妈妈在月子里吃蔬菜水果，怕损伤脾胃和牙齿。其实，新鲜蔬菜和水果中富含维生素、矿物质、果胶及足量的膳食纤维，海藻类还可提供适量的碘。这些食物既可增加食欲、防止便秘、促进乳汁分泌，还可为新妈妈提供必需的营养素。因而，产后禁吃或少吃蔬菜水果的错误观念应该纠正。产后第1~2周吃水果时，可以用蒸、煮或温水浸泡的方法加热，半个月后，就可以吃常温下的水果。水果在饭后半小时吃为宜。

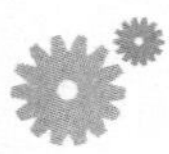

知识链接

选择零食要谨慎

有人认为，零食都属于“垃圾食品”，为了宝宝的健康，哺乳妈妈不应该吃零食。其实也未必，只要选择好零食，哺乳妈妈照样可以有“口福”。可以选用的零食一般有：酸奶、煮鸡蛋、豆腐干、各种坚果、大部分的水果、适量的黑巧克力等。像薯片等油炸食品最好少吃。

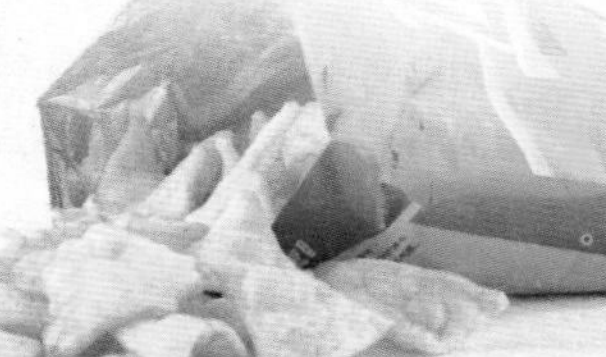

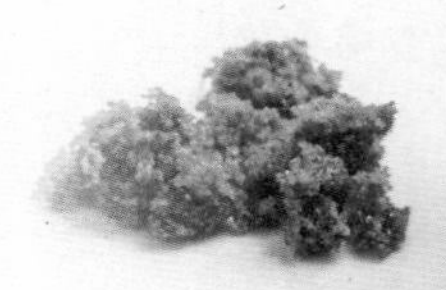

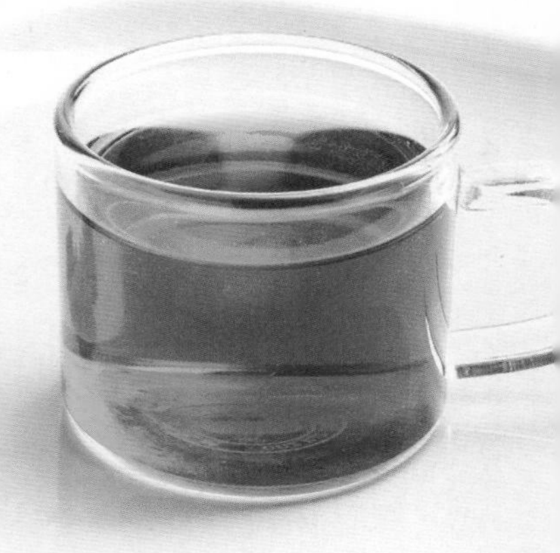

产后喝红糖水的时间，以不超过 10 天为宜。

产后一定要喝红糖水吗

坐月子喝红糖水是我国的民间习俗。传统观念认为红糖有补血、活血化瘀、促进产后恶露排出等作用。但用科学的观点来看，目前并没有充足的证据支持这种说法。所以，红糖水绝不是产后恢复必不可少的食物。但如果哺乳的妈妈没有禁忌证，愿意遵循传统观念，是完全可以的。但建议不要长期大量喝红糖水。

适量吃些补血益智食物

一般来说，分娩后半个月，伤口就会基本愈合，这时正是进补的好时机，适合多吃一些补血食物调理气血，如黑豆、紫米、红豆、猪心、红枣、番茄、苋菜、黑木耳、荠菜等。哺乳期妈妈还要多吃些有助婴儿健脑益智的食物，如燕麦、莜麦、小米、大豆、红枣、核桃、莲子、桂圆、芝麻、花生、虾、海带等。

产后继续补钙补铁

吃辅食前宝宝的营养全部从妈妈的乳汁中获取。所以新妈妈产后补钙不能懈怠，每天应保证不少于1 000毫克的钙摄入。除了吃含钙丰富的食物外，也可以借助钙补充剂来补充。产后缺铁也是比较常见的现象，虽然从母乳中排出的铁并不多，但妈妈在生产时的失血仍然会造成铁的不足。建议哺乳期每日铁的摄入量达到24毫克，这样基本上可以满足母子的需求。贫血的妈妈应摄入更多的铁，可以在医生指导下补充铁剂。

产后要补充的维生素

维生素	功效	食物来源
B 族维生素	帮助身体进行能量的转换，促进代谢与循环，并且有安定大脑神经的作用，可以提高新妈妈的睡眠质量	富含 B 族维生素的食物有：全麦食品、绿色蔬菜、猪肉、牛肉、动物肝脏、鱼肉、蛋类、牛奶等
维生素 D	促进钙吸收。哺乳期新妈妈适量摄入，可以预防宝宝患佝偻病，还可帮助宝宝的视力发育	维生素 D 主要有两种方式可以获得：一是通过食品直接摄入，如海鱼、动物肝脏等；二是通过晒太阳使身体自动合成维生素 D

每天摄取优质蛋白质 80 克左右

给宝宝哺乳的感觉，简直妙不可言，这是每一位新妈妈最切实由衷的体会。但是当新妈妈遭遇母乳不足的危机时，就要摄入更多的营养，特别是优质蛋白质，因为蛋白质对乳汁的分泌有很大的助益。新妈妈每天应增加摄取优质蛋白质25克，达到每天80克。鱼、禽、蛋、瘦肉、大豆类食物是优质蛋白质的最好来源。

注意 DHA 的摄入

DHA全名叫二十二碳六烯酸，俗称“脑黄金”。是宝宝的神经系统特别是大脑和视网膜的发育必不可少的营养素。DHA在普通食物中含量并不高，母乳中的含量与哺乳妈妈的饮食相关。所以哺乳的妈妈应注意多吃一些富含DHA的食物如深海鱼、亚麻籽油或鱼油等，以保证乳汁能够为宝宝提供足够的DHA。

一定要按时吃早餐

新妈妈的早餐非常重要。经过一夜的睡眠，体内的营养已消耗殆尽，血糖浓度处于偏低状态，如果不能及时补充糖分，就会出现头昏心慌、四肢无力、精神不振等症状。而且哺乳妈妈还需要更多的能量来喂养宝宝，所以这时的早餐要比平常更丰富、更重要，因此，不要破坏基本的饮食模式。

早餐前半小时喝温开水

新妈妈经过一晚上的睡眠，会流失大量水分，在哺乳期，晚上还要给宝宝哺乳。所以补水就显得非常重要，除晨起喝水外，早餐前饮水也非常重要。早餐前半小时喝一杯温开水，不仅可以润滑肠胃，刺激肠胃蠕动，防止哺乳期发生痔疮和便秘，还可以促进泌乳量。但最好不要喝饮料，否则不仅不能有效补充体内缺少的水分，还会增加身体对水的需求，造成体内缺水。

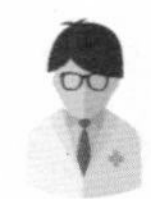

专家答疑

正确的进餐顺序是什么？

关于进餐顺序，大家说法不一。比如喝汤，有些建议饭前喝，有些建议饭后喝，各自都有“充足”的理由。举例来说，有人建议进餐顺序为汤——青菜——饭——肉。这本没什么错，但并不是所有人都适合，此顺序适合减体重的人。但如果哺乳的妈妈无须减体重，且食欲不算好，则这个顺序就不太合适了。总之，无所谓绝对正确的进餐顺序，适合自己的就是好的。

下奶食谱

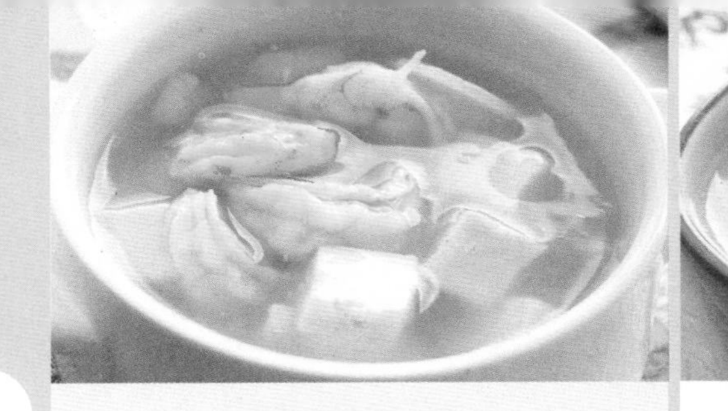

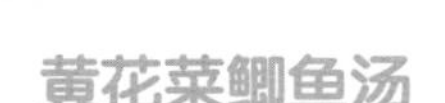

虾肉奶汤羹

原料：鲜虾250克，胡萝卜、西蓝花各50克，葱段、姜片、牛奶、盐各适量。

做法：❶ 鲜虾取虾仁备用。❷ 将胡萝卜、西蓝花洗净；胡萝卜切成菱形片；西蓝花切小块。❸ 锅内放入所有食材和葱段、姜片，加适量牛奶，以大火烧开，加入虾仁后再煮10分钟，加盐即可。

功效 这道汤羹对于产后身体虚弱、乳汁分泌少的新妈妈来说是很好的补品。适合产后1周食用。

明虾炖豆腐

原料：明虾仁5个，豆腐100克，鸡肉、番茄、豌豆各50克，盐、香油各适量。

做法：❶ 豆腐切块，明虾仁洗净，在沸水中焯一下。❷ 鸡肉、番茄分别洗净，切丁。❸ 将明虾仁、豆腐块、鸡肉丁、番茄丁、豌豆放入锅中，大火煮沸后，转小火煮20分钟。❹出锅前加盐调味，并淋上香油即可。

功效 鲜虾的通乳效果好，且富含磷、钙，对产后乳汁分泌不畅的新妈妈尤为适宜。

黄花菜鲫鱼汤

原料：鲫鱼1条，干黄花菜15克，盐、姜片各适量。

做法：❶ 鲫鱼处理干净，用姜片和盐稍腌片刻。❷ 黄花菜用温水泡开，洗净；鲫鱼冲洗后，稍稍沥干。❸ 油锅烧热，将鲫鱼煎至两面发黄，倒入适量开水，放入姜片、黄花菜，用大火稍煮。❹加盐，用小火炖至黄花菜熟透。

功效 此汤有益气养血、补虚通乳的作用，是帮助气虚体质新妈妈分泌乳汁、清火解毒的佳品。

美味汤羹

鱼头豆腐汤

原料：胖头鱼鱼头200克，海带、豆腐各100克，鲜香菇5朵，葱段、姜片、盐、料酒各适量。

做法：❶ 鱼头去鳃，洗净后沥水；香菇洗净；豆腐切块；海带洗净后切段。❷ 鱼头、香菇、葱段、姜片、料酒放入锅内，加适量水，大火煮沸后撇去浮沫。❸加盖转小火炖至鱼头快熟时，拣去葱段和姜片。❹放入豆腐块和海带段，小火继续炖至豆腐和海带熟透。❺加盐调味，稍炖片刻即成。

功效 此汤适宜哺乳新妈妈食用，丰富的卵磷脂及包括DHA在内的优质脂肪，可通过乳汁使宝宝受益。

美味汤羹

三丁豆腐羹

原料：鸡肉泥、胡萝卜丁、豌豆各50克，番茄1个，蛋清、盐、干淀粉各适量。

做法：❶ 豌豆洗净；番茄切丁。❷ 把蛋清、鸡肉泥、干淀粉放在一起搅拌捏成丸子。❸ 豌豆、胡萝卜、番茄放入锅中，加水，炖至豌豆绵软。放入丸子煮熟，加盐调味即可。

功效 豆腐有通乳汁的功效；豌豆也是下乳佳品。此羹适宜产后体虚弱、乳汁少的新妈妈食用。

美味汤羹

清炖鲫鱼

原料：鲫鱼1条，葱花、蒜片、姜片、盐各适量。

做法：❶ 鲫鱼去鳞、洗净，用剪刀从鱼腹剖开，取净肠杂，冲去血污。❷ 油锅烧热，将鲫鱼煎黄，加适量开水，放入姜片、蒜片，炖煮20分钟。❸ 加盐调味，撒上葱花即可。

功效 鲫鱼炖汤，能帮助新妈妈催乳、下乳，对新妈妈的身体恢复也大有裨益。

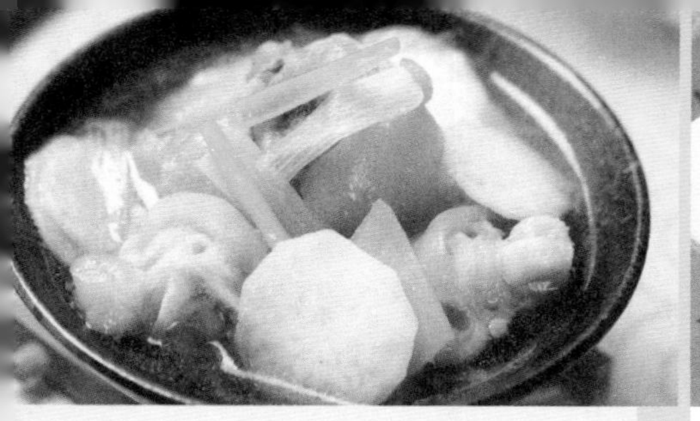

猪蹄茭白汤

原料：猪蹄200克，茭白片50克，葱段、姜片、盐、料酒各适量。

做法：❶ 猪蹄用沸水烫后刮去浮皮，去毛，并反复冲洗干净。❷ 猪蹄放入锅内，加水没过猪蹄。❸ 将料酒、葱段、姜片一同放入锅内，大火煮沸，撇去浮沫。❹改小火炖至猪蹄酥烂，放入茭白片，再煮5分钟，加盐调味。

功效 猪蹄茭白汤可有效地促进乳汁的分泌，适用于产后无乳、乳汁不通。

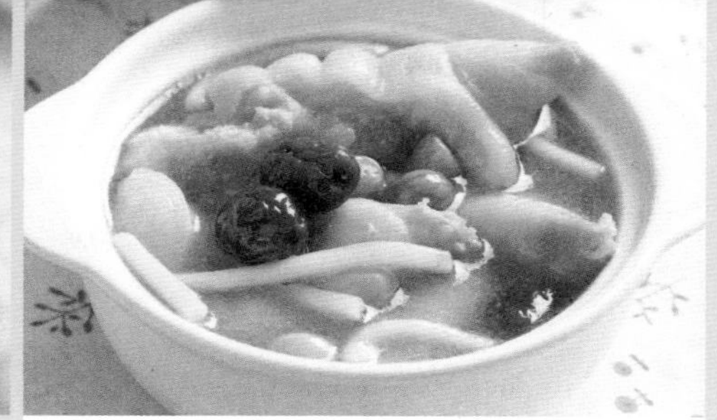

通草炖猪蹄

原料：猪蹄100克，红枣5颗，通草5克，花生仁20克，姜片、葱段、盐、料酒各适量。

做法：❶ 猪蹄洗净切块；红枣、花生仁用水泡透；通草洗净切段。❷ 锅内加适量水烧开，放猪蹄，焯去血沫，捞出。❸ 油锅烧热，放入除盐以外的材料，用中火煮至汤白，加盐调味。

功效 通草除了有通乳的功效外，还可以促进胸部的发育；红枣具有养颜补血的功效。

小米鸡蛋红糖粥

原料：小米200克，鸡蛋1个，红糖适量。

做法：❶ 小米洗净，鸡蛋打散。❷ 锅中加入适量水，烧开后加入小米；煮沸后改小火熬煮，直至米烂。❸ 再往粥里倒入鸡蛋液，搅匀，略煮，出锅前放入红糖即可。

功效 鸡蛋可以补充小米优质蛋白的不足。此粥营养丰富，适合缺乳的新妈妈食用。

美味汤羹

猪蹄肉片汤

原料：猪蹄200克，咸肉、冬笋、黑木耳、肉皮、香油、酒酿、姜片、盐各适量。

做法：❶ 肉皮泡水，切片；黑木耳泡水；猪蹄洗净，切块，用沸水汆一下。❷ 香油倒入锅中，放入姜片、猪蹄块翻炒，至猪蹄外皮变色为止。❸ 将猪蹄块、咸肉、冬笋放入高压锅内，加入酒酿一起煮。❹煮沸后放入黑木耳、肉皮片，待猪蹄烂透，加盐调味。

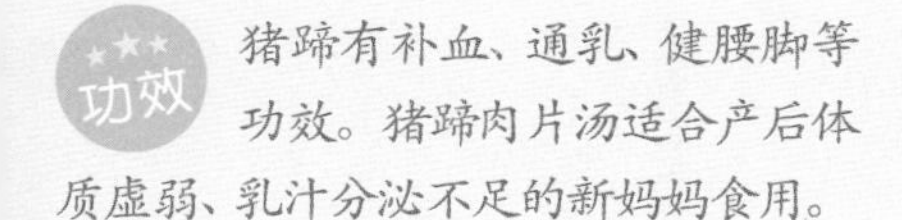

功效 猪蹄有补血、通乳、健腰脚等功效。猪蹄肉片汤适合产后体质虚弱、乳汁分泌不足的新妈妈食用。

美味汤羹

木瓜猪骨花生煲

原料：排骨250克，木瓜80克，花生仁50克，红枣3颗，姜片、盐各适量。

做法：❶ 木瓜去皮、去子，洗净切块；排骨洗净，切大块；花生仁洗净；红枣去核洗净。❷ 锅内放水，放入排骨块、花生仁、红枣、姜片，大火烧沸，撇去浮沫，转小火煲1小时。❸ 加入木瓜块，继续煲20分钟，放盐调味即可。

功效 木瓜与花生都具有催乳功效，二者同食不仅能催乳，还可以帮助新妈妈滋补身体。

滋补粥

花生红枣粥

原料：糯米150克，花生仁100克，红枣5颗，红糖适量。

做法：❶ 将花生仁洗净，用水泡5小时；糯米淘洗干净，用水浸泡1小时；红枣泡洗干净。❷ 锅中放入花生仁、糯米，加1大碗水，大火烧开，改小火煮熟，再加入红枣，用小火继续煮10分钟，调入红糖即可。

功效 此粥不但能帮助新妈妈催乳，还能提供新生儿发育所需的氨基酸。

剖宫产妈妈如何坐月子

剖宫产不同于自然分娩，由于手术造成了一定的创伤，所以经历了剖宫产的新妈妈在产后护理及坐月子的时候，要注意的事项会很多。

伤口的护理不可大意。饮食要十分谨慎，此时还要考虑哺乳中的宝宝。但是剖宫产的新妈妈也不必为此忧心忡忡，只要科学、合理地进行护理，也完全可以坐一个轻松、惬意的月子。

剖宫产后的饮食原则

剖宫产妈妈因有伤口，同时产后腹内压突然减轻，腹肌松弛、肠蠕动缓慢，容易出现便秘现象，饮食上的安排应该与顺产妈妈有所差别。排气之后不能马上吃硬的食物，应从流质食物开始，产后前2天可以吃面条、鸡蛋汤等，但一次不能吃得太多，最好分几次食用。之后几天可以由流质食物逐渐过渡到半流质食物，但要注意蛋白质、维生素和矿物质的补充。

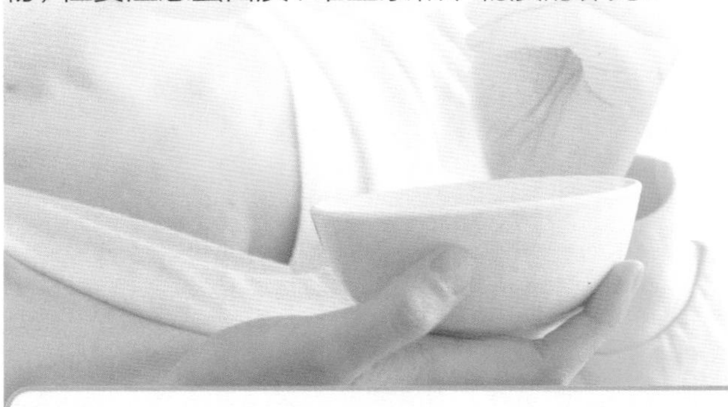

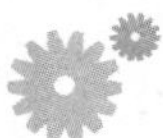

知识链接

先通气再进正常食物

剖宫产妈妈由于手术中肠管受到刺激而使肠道功能受损，导致肠蠕动变慢，肠腔内出现积气现象，术后会感觉有腹胀感，马上进食会造成肠梗阻。因此，术后6小时之内不宜进食。应待6小时之后喝一点温开水，以刺激肠蠕动。待排气之后，可以进食正常的食物。

手术后前3天要这样吃

第1天：可以吃面汤、蛋汤、鱼汤等，最好少食多餐。

第2天：可以吃一些肉末、烂面条、清粥等，比第1天的饮食浓稠些即可。

第3天：可以恢复正常饮食，但要注意蛋白质、维生素和矿物质的补充。

不宜过早吃油腻的催乳食物

产后特别是剖宫产后，新妈妈的胃肠功能还未恢复。有的新妈妈为了尽快下奶，分娩后就开始喝催乳汤，其实这么做有害无益。如果喝得过早，乳汁下来过快过多，并不是件好事。这时新生儿又吃不了那么多，容易造成浪费。由于分娩耗费了大量精力，太过油腻的东西新妈妈可能吃不下去。待乳腺管全部畅通后，一般在产后3~4天开始喝些清淡少油的汤，如鲫鱼豆腐汤、鳝鱼汤等，对新妈妈下奶会有帮助。

产后可不可以喝母鸡汤

现在有种说法认为，产后喝母鸡汤会造成回乳现象。理由是母鸡肉中含有雌激素，吃了会抑制新妈妈泌乳素的分泌，造成乳汁不足。其实现在市售的母鸡肉中的雌激素含量并不足以改变哺乳妈妈的内分泌。所以母鸡汤与其他汤一样，哺乳妈妈可根据自己的喜好来选择。

蛋白质、锌、维生素 C 有利于伤口愈合

营养素	功效	食物来源
蛋白质	促进伤口愈合，减少感染机会，同时也是乳汁的主要成分之一	主要存在于各种瘦肉、牛奶、蛋类等食物中
锌	与 DNA 和蛋白质的合成有关，缺锌时蛋白质的合成受到影响，导致伤口愈合缓慢	贝壳类海产品中含量较高。还存在于粗粮、瘦肉、内脏中
维生素 C	可以促进胶原蛋白的合成，促使伤口愈合	主要存在于各种蔬菜、水果中

术后不宜吃得过饱

由于在剖宫产手术时肠道会受到刺激，胃肠道正常功能被抑制，肠蠕动变慢，如果在术后几天吃得过多，会使肠内代谢物增多，延长在肠道中滞留的时间，不仅会造成便秘，而且产气增多，腹压增高，不利于剖宫产妈妈的身体恢复。因此，术后几天不宜吃得过饱。

选对食物预防便秘

剖宫产妈妈因为伤口疼痛，同时产后腹内压力突然减轻，腹肌松弛、肠蠕动缓慢，再加上下床活动少，易有便秘倾向，所以饮食还需格外注意。

首先，不能缺水，缺水不但会影响妈妈乳汁的分泌，还会造成排便困难。其次，每天保证足量的蔬菜和水果，特别是蔬菜，便秘的妈妈应多多摄入。还应增加粗粮和杂粮的摄入比例。也可以吃一些润肠通便的食物，如香油、蜂蜜和苹果，都有助于缓解便秘的情况。另外，哺乳妈妈可以每天喝 1~2 杯酸奶，既补充钙和蛋白质，又可以给肠道补充益生菌，有益肠道的健康。

吃“发物”会影响伤口愈合吗

有人认为，鱼和海鲜等为“发物”，而“发物”会影响伤口的愈合，所以不能吃。其实这是一种误解。所谓“发物”主要是指容易引发过敏的食物。受影响的主要是对此类食物过敏的人群，而对其余人群则影响不大。这些“发物”对于伤口愈合没有特别的影响。相反，鱼和海鲜可以提供优质蛋白，非常适合需要产后恢复和伤口愈合的哺乳妈妈。但如果曾经对某种鱼类或海鲜过敏，则应避免食用。

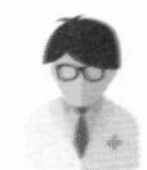

专家答疑

剖宫产新妈妈更易贫血吗?

剖宫产新妈妈手术失血很多，如果营养再跟不上，很可能会患上产后贫血。一旦患上产后贫血，要听从医生的指导服用补铁药物至少3个月，同时保证充分休息，补充营养，多食用一些富含铁的食物，如猪肝、瘦肉、蛋黄、海带、黑芝麻、黑木耳、大豆、蘑菇、油菜等。

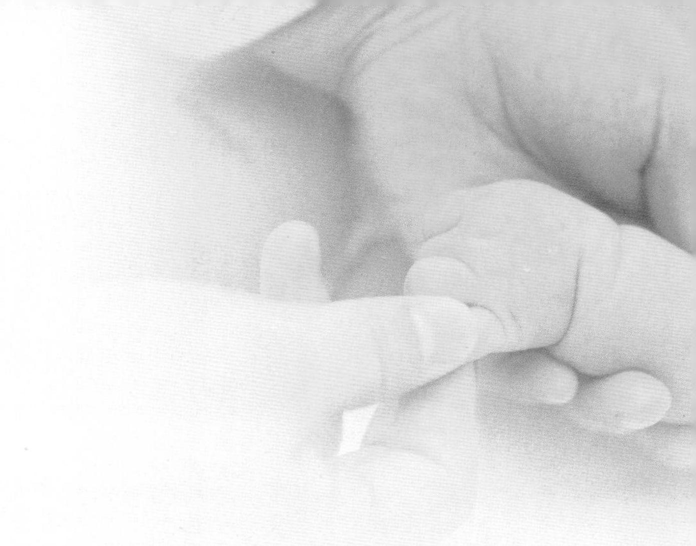

剖宫产伤口怎么护理

1.手术后伤口的痂不要过早地揭掉，过早强行揭痂会把尚停留在修复阶段的表皮细胞带走，甚至撕脱真皮组织，刺激伤口，出现刺痒。

2.改善饮食习惯，多吃蔬菜水果、鸡蛋、瘦肉等富含维生素C、维生素E以及含人体必需氨基酸的食物。这些食物能够促进血液循环，改善表皮代谢功能。另外要忌吃辣椒、葱、蒜等刺激性食物。

3.一定要避免阳光直射，防止紫外线刺激形成色素沉淀。

4.注意保持瘢痕处的清洁卫生，及时擦去汗液，不要用手搔抓，不要用衣服摩擦瘢痕或用水烫洗的方法止痒，以免加剧局部刺激，促使结缔组织炎性反应。

总之，剖宫产新妈妈一定要细心呵护伤口，避免给忙乱的月子里增添更多麻烦。

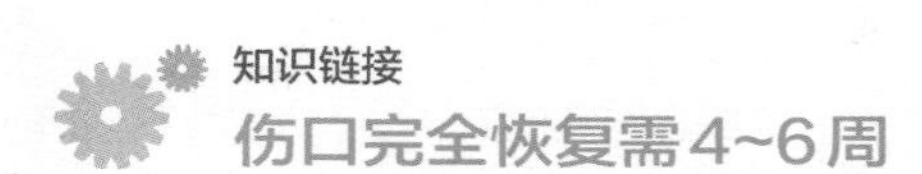

知识链接

伤口完全恢复需4~6周

剖宫产后，新妈妈身体抵抗力较弱者或者腹部脂肪较厚者有可能引起伤口感染。另外，伤口瘢痕会影响外观，由于体质的原因，一些新妈妈还可能会有瘙痒的困扰，处理上十分棘手，一般剖宫产的手术伤口范围较大，皮肤的伤口在手术后5~7天即可拆线或去除皮肤夹，也有的医院进行可吸收线皮内缝合，不需拆线。但是，完全恢复的时间需要4~6周。

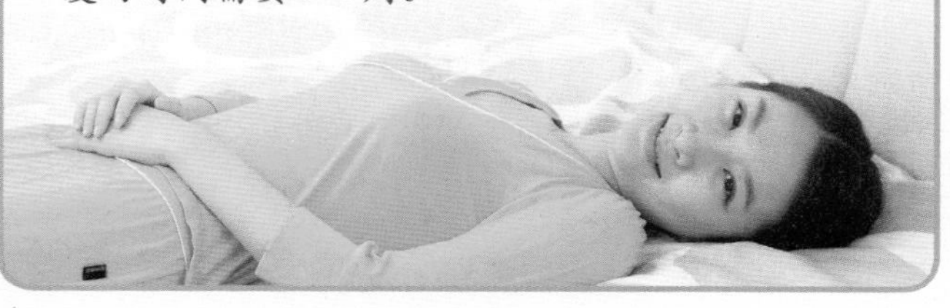

伤口发痒不可用水烫洗

剖宫产手术刀口结疤大概在两三周后，瘢痕开始增生，此时局部会出现发红、发紫、变硬，并突出皮肤表面。3~6个月后，纤维组织增生逐渐停止，瘢痕也逐渐变平变软，颜色变成暗褐色，这时剖宫产瘢痕就会出现痛痒。特别是在大量出汗或天气变化时，常常刺痒到非要抓破见血才肯罢休的程度。所以在瘢痕患者中有“疼痛好忍、刺痒难熬”之说。正确的处理方法是涂抹一些外用药，但哺乳妈妈要谨慎用药。切不可用手抓挠，用衣服摩擦或用水烫洗，这样只会加剧局部刺激，使结缔组织炎性反应，进一步引起刺痒。

定时开窗通风，严防感冒

感冒后常常引起咳嗽，影响新妈妈伤口愈合，剧烈咳嗽有时还可能造成伤口撕裂，所以在坐月子期间要谨防感冒的发生。如果家里有人感冒，要做好隔离工作，远离新妈妈的房间，不要碰新妈妈的吃饭用具及洗漱用品，每天做好家庭卫生工作。

流感多发的季节，新妈妈要提高自身的免疫力，多休息、适当活动，每天定时开窗通风。新妈妈也要少去人多拥挤的地方，从外面回家要注意洗手、洗脸。

一旦出现感冒症状，应及时服药治疗，不要拖延。

非哺乳妈妈特殊饮食

产后不能给宝宝进行母乳喂养的新妈妈，心里也不要有负担，人工喂养的宝宝也一样会健康强壮。

适当吃些具有回乳作用的食物。另外也要适当进补，有些非哺乳妈妈因为不需要哺乳就不重视营养的摄入，这种做法是不对的。新妈妈仍需适当进补，以恢复生产过程中损耗的能量，并供身体代谢所需。

适当增加回乳食物

非哺乳妈妈的饮食要格外用心，在增加全面营养补充体力的同时，非哺乳妈妈要注意食用一些具有回乳作用的食物，如炒麦芽、韭菜、燕麦等。同时要避免因为补得太多而引起身体的内热，影响身体恢复。非哺乳妈妈的回乳食谱应多样化，如果吃麦芽粥，可在麦芽粥里增加些丰富有营养的食材，比如杏仁、核桃、牛奶等，让回乳食谱多样化，促进新妈妈的食欲，帮助身体恢复。

知识链接

不宜勉强哺乳

新妈妈如果患有比较严重的慢性疾病，如有较重的心脏病、肾脏病以及糖尿病等，都不太适合给宝宝进行哺乳，勉强坚持给宝宝进行母乳喂养，对新妈妈与宝宝的健康都会有所影响。新妈妈可以在家人的帮助下对宝宝进行人工喂养。到底能不能哺喂宝宝，最好由医生判断。

切忌回乳过急

非哺乳妈妈断乳时，如果奶水过多，自然回乳效果不好时，不宜硬将奶憋回，这样容易造成乳房结块，严重时还会引起乳腺炎。也要避免回乳过急，回乳过急也可能导致乳汁淤积引发乳腺炎。可适当热敷乳房或挤出少量奶液以缓解胀痛。

西药回乳要谨慎

西医也有一些回乳方法。如口服维生素B_6片剂，每次200毫克，每天3次，连服4~6天。西药的机理是促进脑内多巴胺生成，使垂体泌乳素分泌减少，进而抑制乳汁的分泌，如果服用西药回乳（服用西药一定要遵医嘱）引起恶心等身体不适，也可口服中药类回乳药或者采取食疗回乳的办法，如炒麦芽120克加水煎，分3次温服。有些激素类的西药或回乳针可能会增加新妈妈日后患乳腺炎的概率，因此，一定要听从医生的建议，不可擅自进行。

断奶后恢复正常饮食

因为身体因素或其他原因不能实现母乳喂养的新妈妈不要觉得对宝宝有愧疚。其实，只要尽快把身体调理好，多给宝宝一些爱和关怀，宝宝一样会健康成长。所以不适宜哺乳的新妈妈在过了回乳期后饮食要恢复正常，争取身体早点复原，尽快参与到照顾宝宝的行列中来。

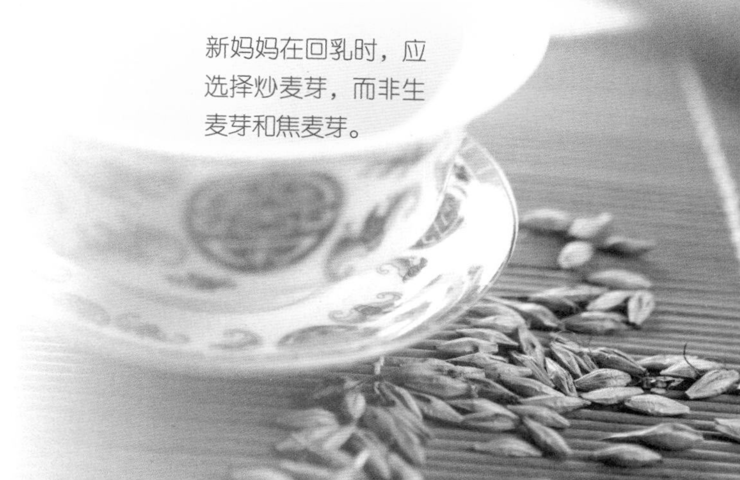

新妈妈在回乳时，应选择炒麦芽，而非生麦芽和焦麦芽。

月子护理

坐月子关系着母婴的身心健康，所以一定要让新妈妈舒舒服服地坐好月子。在这段时间里，家人要悉心照顾，新妈妈也要爱护自己，不要任性而为。

产褥期是42天。这是根据新妈妈身体复原状况而定的，不是我们一般地认为的一个月。坐月子是女人一生中改变体质、调理身体的最佳时机。生活中的细节和护理，决定着身体恢复的情况。新妈妈及家人一定要注意。

每天至少睡 8 个小时

在月子里，宝宝每2~3个小时要吃1次奶，还要勤换尿布，宝宝醒后还可能会哭闹一阵，几乎整夜都需要妈妈的照顾，新妈妈的休息睡眠时间也因此大打折扣。劳累加上睡眠质量下降，导致很多新妈妈脾气烦躁起来。

一般情况下，新生儿每天大概要睡15个小时，而新妈妈至少要睡8小时。因此新妈妈要根据宝宝的生活规律调整休息时间，当宝宝睡觉的时候，不要管什么时间，只要感觉疲劳，都可以躺下来休息。

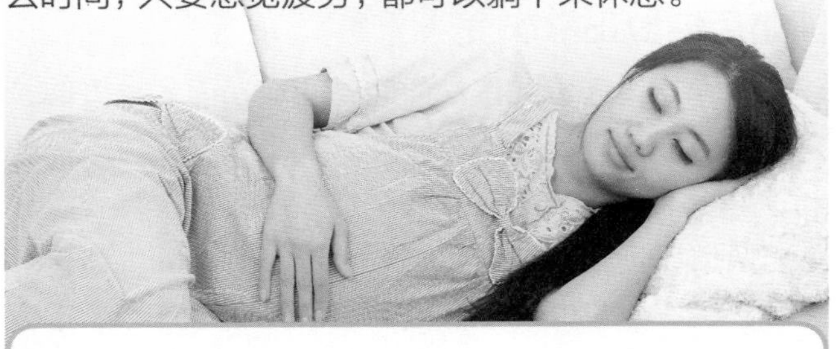

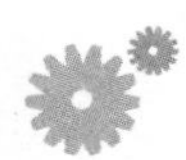

知识链接

合理安排亲友的探访

新妈妈刚分娩完，身体虚弱，需要充分地调养才能复原，新生儿免疫力此时也很弱，因此不可让亲戚朋友过早探望新妈妈和宝宝。若来探望，时间也不宜超过半小时，要给新妈妈尽量多的时间休息。有慢性病或感冒的亲友最好不要来探视新妈妈和宝宝，以免引起交叉感染。

坐月子不等于卧床休息 1 个月

新妈妈刚生完宝宝身体虚弱，需要充分的调养才能复原，但完全卧床休息1个月不活动，对新妈妈也不利。坐月子期间既不能卧床不动，也不宜过早、过量活动，要劳逸结合，适度锻炼，觉得稍累就躺下休息。

多种睡姿交替有利于产后康复

新妈妈在产后休息的时候，一定要注意躺卧的姿势，这是因为分娩结束后，子宫会迅速回缩，而此时韧带却很难较快地恢复原状，再加上盆底肌肉、筋膜在分娩时过度伸展或撕裂，使得子宫在盆底内的活动范围增大而极易随着体位发生变动。所以，为了防止发生子宫向后或向一侧倾倒，新妈妈在卧床休养中要注意避免长期仰卧位，而应仰卧与侧卧交替。另外，建议产后最好睡硬板床，如没有硬板床，则选用较硬的弹簧床。

注意腰部保暖

新妈妈平时应注意腰部保暖，特别是天气变化时要及时添加衣服，避免受冷风吹袭，受凉会加重疼痛。可以用旧衣物制作一个简单的护腰，最好以棉絮填充，并且在腰带部位缝几排纽扣，以便随时调节松紧。护腰不要系得太松也不要系得太紧，太松会显得臃肿、碍事，也不能起到很好的防护和保暖作用；太紧会影响腰部血液循环。

产后穿衣要点

衣着应宽大舒适	很多新妈妈怕产后发胖，体形改变，穿紧身衣服，进行束胸或穿牛仔裤来掩盖已经发胖的身形。这样的衣着不利于血液流畅，特别是乳房受挤压极易患奶疖。衣着应该略宽大，贴身衣服以纯棉质地为好
注意衣服质地	新妈妈的衣服以棉、麻、丝、羽绒等质地为宜，这些纯天然材料十分柔软、透气性好、吸湿、保暖
衣着要厚薄适中	天热最好穿短袖，不要怕暴露肢体，如觉肢体怕风，可穿长袖。夏季应注意防止长痱子或中暑；冬季应注意保暖后背和下肢

月子期间要穿带后跟的软底拖鞋

多数人认为坐月子期间新妈妈不需要穿鞋，因为大多数时间不出门，只是在家走走。其实坐月子期间穿鞋更应该讲究科学，要注意足部保暖，一定要穿双柔软的棉拖鞋，最好是带脚后跟的，尤其是冬季，如果脚受凉，会引发产后足跟或腹部不适，甚至出现腹泻。即便是在室内活动，也应该穿柔软的运动鞋或休闲鞋。

哺乳期间也要戴胸罩

不少新妈妈坐月子嫌麻烦，经常不戴胸罩。其实，胸罩能起到支持和扶托乳房的作用，有利于乳房的血液循环。对新妈妈来讲，不仅能使乳汁量增多，而且还可避免乳汁淤积而患乳腺炎。胸罩能保护乳头免受擦碰，还能避免乳房下垂。新妈妈应根据乳房大小调换胸罩的大小和杯罩形状，并保持吊带有一定拉力，将乳房向上托起。胸罩应选择透气性好的纯棉布料，可以穿着在胸前有开口的哺乳衫或专为哺乳期设计的胸罩。

因为新妈妈产后皮肤排泄功能旺盛，出汗多，汗液常浸湿衣服、被褥；同时，乳房开始分泌，经常弄湿内衣，恶露也常常弄湿内裤。因此，衣服要常换，特别是贴身内衣要经常换洗。

坐月子注意眼睛的保养

俗话说“新妈妈一滴泪比十两黄金还贵重”，这话是有道理的，女性最开始老化就是从眼睛开始的。月子期间常哭泣，眼睛会提早老化，有时会演变为眼睛酸痛、青光眼的起因。另外，如果一定要看书报，每看15分钟就要休息10分钟。有时间可以做一做眼保健操。经常吃些动物的肝脏、蜂蜜、胡萝卜等黄绿色蔬菜，能使眼睛明亮，因为这些食物中富含维生素A和维生素B_2。

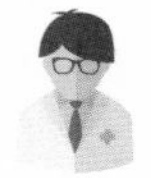

专家答疑

多久可以戴隐形眼镜?

怀孕期间，由于激素的变化，会让准妈妈眼睛的分泌物变少，眼球变干，不适合戴隐形眼镜。产后虽然激素有所恢复，但是这个过程不可能一天两天就能完成，一般需要至少3个月的时间才能恢复正常。所以专家建议，产妇需要等到3个月以后才能戴隐形眼镜。

每天开窗通风 2~3 次

很多新妈妈怕受风，整天门窗紧闭，这对新妈妈和宝宝的健康很不利。新妈妈的居室应坚持每天开窗通风2~3次，每次20~30分钟，这样才能减少空气中病原微生物的密度，防治感冒病毒感染。通风时应先将新妈妈和宝宝暂时移到其他房间，避免受对流风直吹而着凉。

卧室灯光和床的选择

舒适的灯光可以调节新妈妈的情绪而有利于睡眠。新妈妈可以为自己营造一个温馨、舒适的月子环境，在睡前将卧室中其他的灯都关掉而只保留台灯或壁灯，灯光最好采用暖色调，其中暖黄色效果会比较好。

坐月子睡什么样的床也要注意，专家建议，为了保护新妈妈的腰骨、避免腰痛，最好不要睡太软的床，尤其是剖宫产的新妈妈。还要注意被褥不要过厚，即使在冬天被子也应比怀孕后期薄一些。应选用棉质或麻质等轻柔透气的床品。每1~2周换洗、暴晒1次。

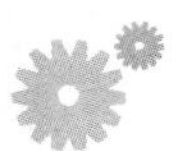

知识链接

温度湿度保持适宜

不少新妈妈很关注房间的温度，却忽视了湿度。新妈妈的房间温度最好保持在20~25℃。冬季应特别注意居室内的空气不能过于干燥，可在室内使用加湿器或放盆水，以提高空气湿度。但房间内湿度也不宜过高。过高会令细菌滋生，危害母子健康。室内空气的相对湿度应保持在55%~65%。产后新妈妈的房间一定要安静、整洁、舒适，这样有利于身体康复。

不要使用麻将席

坐月子的新妈妈如果感觉太热，无法入睡，可以选择使用草席，但千万不能使用麻将席。麻将席属于竹编工艺，过于凉爽，体质虚弱的新妈妈不适合使用。另外，给新妈妈使用的草席事先一定要擦洗干净，并在阳光下晾晒数小时，祛除草席中的螨虫等对人体有害的致病菌。使用草席时，最好在上面铺一条棉质床单，这样既不阻挡凉意，又干燥舒适。

产后第 1~2 周可洗头

新妈妈千万不要被“月子是不能洗头”的旧习俗所束缚，产后新妈妈新陈代谢较快，汗液增多，会使头皮及头发变得很脏，产生不良气味，应按时洗头，保持个人卫生。洗头还可促进头皮的血液循环，增加头发生长所需要的营养物质，避免脱发、发丝断裂或分叉，使头发更密、更亮。产后1~2周就可洗头，但是产后洗头需注意：

1. 洗头时应注意清洗头皮，用手指轻轻按摩头皮。

2. 洗头的水温一定要适宜，冷暖平衡即可，最好在37℃左右。产后头发较油，也容易掉发，因此不要使用太刺激的洗发用品。

3. 洗完头后及时把头发擦干，并用干毛巾包一下，洗完后可用吹风机吹干，避免着凉。洗完头后，在头发未干时不要扎起头发，也不可马上睡觉，避免湿邪侵入体内，引起头痛、脖子痛。

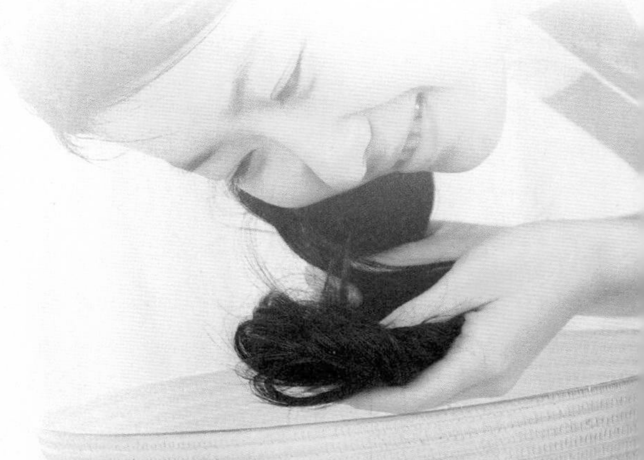

产后刷牙有讲究

产后前 3 天用指漱	指漱就是把食指洗净或在食指上缠上纱布，然后把牙膏挤于手上，用手指充当刷头，像正常刷牙一样在牙齿上来回、上下擦拭，最后再用手指按压齿龈数遍
产后第 4 天用牙刷	新妈妈最好选用软毛牙刷，使用时不会伤害牙龈。刷牙动作要轻柔，宜采用“竖刷法”
刷牙最好用温开水	产后新妈妈身体较虚弱，对寒冷刺激较敏感，宜用温开水刷牙，以防对牙齿及齿龈冷刺激过大。早晚各刷 1 遍，每次吃完东西要及时漱口

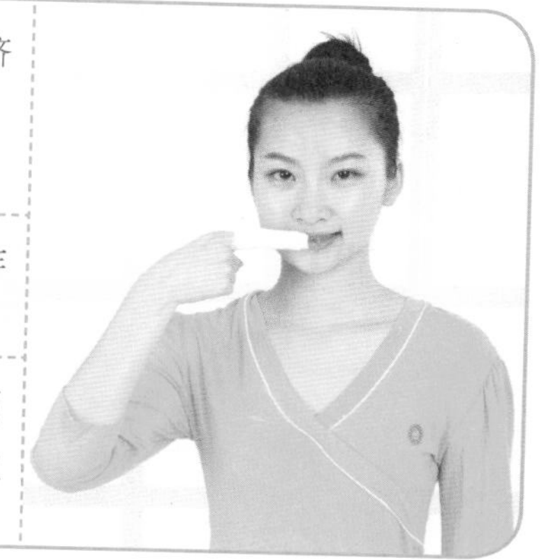

隔着玻璃晒太阳没有用处

新妈妈和宝宝都需要充足的光照，这样新妈妈才能尽快恢复，宝宝也能茁壮成长。有人认为隔着玻璃晒太阳和在户外是一样的，其实隔着玻璃晒太阳不仅起不到消毒灭菌的功效，还会影响维生素D的合成，不利于钙质的吸收。在无风的晴好天气里，恢复较好的新妈妈可以到小区附近走走。

产后多久可以洗澡

新妈妈可以进行简单的淋浴，但时间不要超过5分钟。洗澡时要用弱酸性的沐浴用品清洁外阴，但注意阴道内不要冲洗。洗完头发要尽快擦干或吹干，不要受凉。顺产的新妈妈在分娩后2~5天便可开始洗澡，但不应早于24小时。剖宫产的新妈妈视伤口恢复情况而定，伤口恢复得快，2周后就可以淋浴了。

每晚用热水洗脚

对坐月子的新妈妈来说，热水洗脚既保健又解乏，在经历了分娩过程以后已筋疲力尽了，因此每天用热水泡泡脚，对恢复体力、促进血液循环、缓解肌肉和神经疲劳大有好处。在洗脚的同时，不断地按摩足趾和足心，效果会更好。

可用牛角梳梳头

每天梳梳头，新妈妈会觉得心情舒畅、轻快。不过，梳头时宜选择合适的梳子，最好使用牛角梳，因为牛角本身就是中药的一种，牛角制品也就有一定的保健作用。且牛角梳坚固不易变形，梳齿排列均匀、整齐、间隔宽窄合适；梳齿的尖端比较钝圆，梳头时不会损伤头皮。不宜选用塑料及金属制品的梳子，这类梳子易引起静电，不易梳理且容易使头发干枯、断裂。

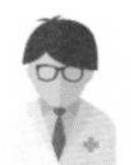

专家答疑

头发打结怎么梳理？

新妈妈梳头应每天早晚进行，不要等到头发很乱，甚至打结了才梳，这样容易造成头发和头皮损伤。头发打结时，从发梢梳起，可用梳子蘸75%的酒精梳理。最好是湿发、干发用两把不同的梳子，以减少细菌的传播。另外，新妈妈常使用的梳子要经常清洗，这样做既保养梳子又有利健康。

需要绑腹带吗

年轻妈妈都爱美丽，产后无法忍受走样的身体，为了收紧松垮的肚子，不少人会选择绑腹带。其实是否用腹带要因人而异。对哺乳的新妈妈来说，使用腹带束缚，会勒得胃肠蠕动减慢，影响食欲，造成营养失调，乳汁减少。

剖宫产的新妈妈在手术后的7天内，最好使用腹带包裹腹部，但是，最好在下床活动时用，卧床后应解下，腹部拆线后，不宜长期使用腹带。另外，如果新妈妈内脏器官有下垂症状，最好绑上腹带，有对内脏进行举托的功效。一旦复原，就要松开腹带。

腹带的用量和清洗方式

用量：由于产后新妈妈体虚，容易出汗，所以应多准备几条腹带，最少准备2条，以备替换。

绑腹带的时间：早晨起床、梳洗、方便完后，再绑上腹带；三餐前，若腹带松掉，则须拆下重新绑紧再吃饭；擦澡前拆下，擦澡后再绑上；排尿之后戴上，睡觉前取下。

清洗方式：用无刺激性的洗涤用品清洗，再用清水过净后晾干即可。不要用洗衣机清洗，以免打折或起皱。

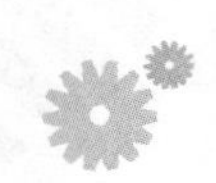

知识链接

腹带不要绑得过紧

有些新妈妈为了使腹部恢复平坦，用腹带时绑得太紧，这会对身体造成不良影响。因为腹带绑得过紧，会造成腹压增高，生殖器官受到盆底支持组织和韧带的支撑力下降，从而引起子宫脱垂、子宫后倾后屈、阴道前壁或后壁膨出等症状，而且还会使肠道受到较大压力，饭后肠蠕动减慢，出现食欲下降或便秘等。

绑腹带的正确方法

经常有很多新妈妈面对眼前的腹带面露难色，其实，绑、拆腹带很简单，一点都不麻烦。

选择腹带：选择长约3米，宽30~40厘米，有弹性，透气性好的腹带。可以准备两三条以便替换。

绑法：

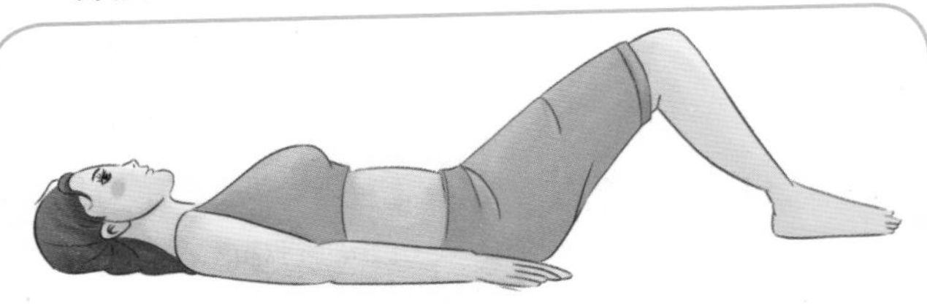

1.仰卧、平躺、屈膝、脚底平放在床上、臀部抬高。

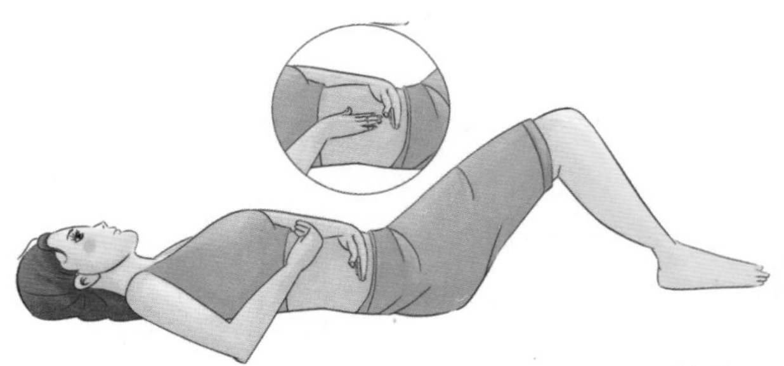

2.双手放至下腹部，手心向前往心脏处推、按摩。

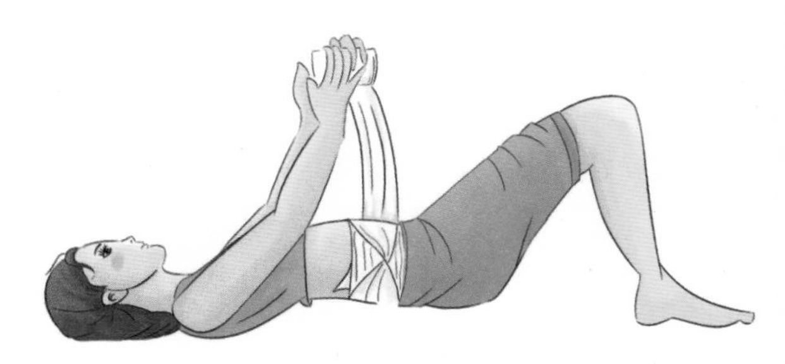

3.推完，拿起腹带从髋部耻骨处开始缠绕，前5~7圈重点在下腹部重复缠绕，每绕一圈半要如图斜折1次；接着每圈挪高大约2厘米由下往上环绕直到盖过肚脐，再用回形针固定。拆下时边拆边将腹带卷成圆筒状，方便下次使用。

恶露排出时间表

时间	类型	特点
产后 1~3 天	血性恶露	色鲜红，含大量血液，量多，有时有小血块，有血腥味。有少量胎膜及坏死蜕膜组织，持续三四天，子宫出血量逐渐减少，浆液增加，转变为浆性恶露
产后 4~10 天	浆性恶露	含少量血液和较多的坏死蜕膜组织、宫颈黏液、宫腔渗出液，味道会比较重。浆液恶露持续 10 天左右，浆液逐渐减少，白细胞增多，变为白色恶露
产后 14 天以后	白色恶露	呈白色或淡黄色的恶露，黏稠。含大量白细胞、坏死组织蜕膜、表皮细胞和细菌等成分，形状如白带，但是比平时白色多些

重视血性恶露不尽

对于顺产来讲，正常情况下，产后4~6周恶露完全排尽，而剖宫产一般需要6~7周。剖宫产比通过阴道分娩排出的恶露要少些，但如果血性恶露持续2周以上、量多或恶露持续时间长且为脓性、有臭味，可能是出现了细菌感染，要及时到医院检查；如果伴有大量出血，子宫大而软，则显示子宫可能恢复不良，也需马上就诊。

会阴侧切护理小妙招

在分娩时会阴部侧切的新妈妈要注意伤口的护理。下面就介绍护理侧切伤口的小妙招。

1. 在产后的最初几天里，恶露量较多，应选用消过毒的卫生巾，并经常更换。尤其是在拆线前，每天最好用1:2 000新洁尔灭等消毒液冲洗会阴2次。

2. 大小便后要用温水冲洗外阴，以保持伤口的清洁干燥，防止感染。

3. 伤口痊愈不佳时要坚持坐盆辅助治疗，每天一两次，持续两三周，这对伤口肌肉的复原极有好处，坐盆药水的配制应根据医生的处方或遵医嘱。

4. 如果伤口在左侧，应当向右侧睡；如果伤口在右侧就应向左侧睡。

产后出汗多要加强日常护理

产后出汗多，一般来说产后10天左右会逐渐减轻。多虽是正常的生理现象，但还是要加强自我保健与护理。首先室内温度不要过高，要适当开窗通风，保持室内空气流通；其次穿盖要合适，不要穿戴过多，盖的被子不要过厚，有条件者适当淋浴或用温热水擦浴；新妈妈的全棉内衣内裤要勤洗勤换，多吃些新鲜蔬菜水果。

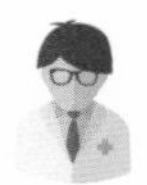

专家答疑

产后大量出汗正常吗?

准妈妈怀孕后体内血容量增加，使大量的水分在体内潴留。分娩以后，新妈妈的新陈代谢和内分泌活动显著降低，体内潴留的水分必须排出体外，才能减轻心脏负担，有利于产后机体的康复。另外，新妈妈喝红糖水、热汤、热粥也是产后出汗多的原因之一。

夫妻生活不要太“性”急

产后很多夫妻都会考虑这个问题，这需要看女性性器官在分娩后的恢复状况。正常分娩，最先恢复的是外阴，需10余天；其次是子宫，子宫在产后42天左右才能恢复到正常大小；再次是子宫内膜，子宫内膜表面的创面在产后56天左右才能完全愈合；最后是黏膜，需要1个月以上。因此正常分娩后56天内不能过性生活。

对于剖宫产或顺产过程中借助产钳、会阴侧切等方式助产的新妈妈，或产褥期有感染、发热、出血等情况的新妈妈，其子宫、阴道、外阴等器官组织恢复缓慢，性生活则应相应推后。剖宫产最好在分娩后3个月才能过性生活，产钳及有缝合术者，应在伤口愈合、瘢痕形成后，约产后70天再过性生活。总之，在这些器官组织复原前，要绝对禁止性生活。

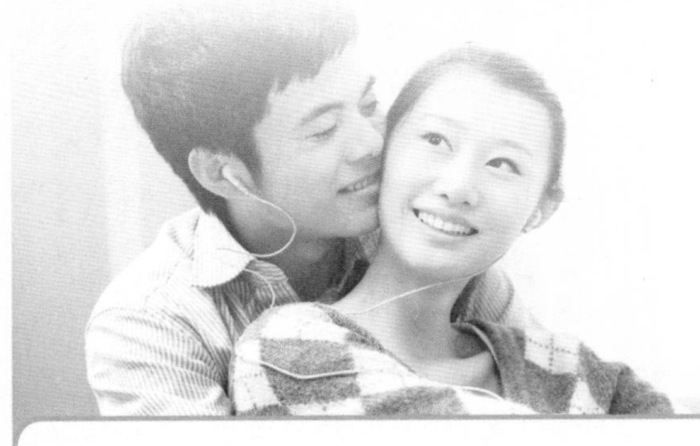

知识链接

恶露排尽不要立即恢复性生活

有些新妈妈认为产后只要恶露干净了，就可以恢复性生活了。这种看法是错误的。产后恶露一般持续4~6周，恶露虽已干净，但子宫内的创面还没有完全愈合，分娩时的体力消耗也没有复原，抗病力差。若过早同房，则容易导致感染，发生阴道炎、子宫内膜炎、输卵管炎或月经不调等症。

出了月子别忘了避孕

如果新妈妈的身体恢复到可以过性生活了，那就要考虑如何避孕的问题了。如果月经正常来过两三次后，可去医院检查，情况正常可考虑放置宫内节育器（即放环），但月经量多者不宜放环。使用避孕药物可能会对卵巢功能的恢复有不好的影响。另外，由于避孕药中的雌激素可使乳汁分泌减少、质量降低，还可能进入乳汁对新生儿产生不良影响，因此哺乳期的新妈妈不宜使用短效口服避孕药。

避孕套避孕在产后夫妻的性生活中被列为首选。但孕激素长效避孕针注射避孕可在新妈妈产后6周进行，这也是一种不错的避孕措施。

月子里能上网、看电视、玩手机吗

月子里能上网，但最好不要久坐，否则会让血液循环不畅，加重水肿。

月子里能看电视，但要保持距离，时间最多不能超过2个半小时，最好每20分钟就起来活动一下，消除眼部疲劳。不要带着宝宝一起看电视，对宝宝的视力发育会产生影响。

月子里能玩手机，但同电脑一样，不要长时间的使用。不要长时间躺着玩手机，最好玩20分钟就休息一下。

坐月子期间，新妈妈还是要以静养为主，如果比较闲可以看看书，或是听听音乐，电子产品能少用最好还是少用。

新爸爸要积极伺候月子

新爸爸无论工作多忙，也要适当抽出时间伺候妻子的“月子”。因为新爸爸无微不至的关怀、体贴入微的照顾，会更加温暖妻子的心，让她感到做母亲的幸福和伟大，还能使夫妻之间的爱情之果更加成熟、甜蜜。

良好的生活习惯利于淡化妊娠纹

饮食	有吸烟、饮酒嗜好的新妈妈，在坐月子时一定要尽量戒掉，少吃刺激性过强、甜腻和油炸食物，多吃新鲜蔬菜和水果，每天保证喝 6~8 杯白开水
睡眠	产后无论多忙，都要保证每天 8 小时以上的睡眠，以调整体内激素的分泌。而且充足的睡眠可以让新妈妈保持轻松愉悦的精神状态，有利于减轻妊娠纹
清洁	保持皮肤清洁，经常洗澡。洗澡后可以促进身体血液循环，有利于妊娠纹的淡化和治疗

鸡蛋清巧除产后妊娠纹

鸡蛋清具有清热解毒作用，对于消除或者减轻产后妊娠纹具有良好的功效。使用鸡蛋清去妊娠纹时，要先将有妊娠纹的部位清洗一下，然后打圈按摩 10 分钟，至微热时，将鸡蛋清敷在上面，10 分钟左右擦掉，再打圈按摩，这样可以使皮肤吸收得更好。

高龄新妈妈也能安心坐月子

高龄新妈妈得到宝宝不容易，自然要金贵不少，另外，身体确实是比年轻的新妈妈要弱些，所以更需注意保养。

高龄新妈妈更容易发生妊娠高血压、妊娠糖尿病、产后贫血、产后抑郁症等，所以产后需观察血压、血糖和精神上的变化。产后更应吃些补血、补钙的食物，产后前2周不宜大补，应以温补为主，从第3周起开始进补，但不能吃红参等大补之物，以防虚不受补。比较适合的是牛肉、乌鸡等温补之物。此外，要补充蛋白质。蛋白质可以促进伤口愈合，牛奶、鸡蛋等动物蛋白和大豆等植物蛋白都应该适当食用。

不能过于劳累，但切记也不能躺在床上不动，应适时地下地走动，这样更有利于恶露排出和子宫快速恢复。

产后 42 天要进行健康检查

其实，坐月子的意义，就是为了让女性妊娠期间体内所产生的生理、内分泌的变化，在分娩后都逐渐恢复到妊娠前的状态。而产后42天检查，就是为了了解这些变化恢复情况，看看女性全身和生殖系统有无异常情况。产后检查还能及时发现新妈妈的多种疾病，及时避免新妈妈患病对宝宝健康造成的伤害，同时还能获得产后营养及避孕指导。新妈妈可以挂妇科进行一系列检查。

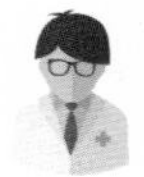

专家答疑

新生儿也要复查吗？

产后体检的时候，不仅新妈妈要检查，新生儿也应进行相应的体检。这是对宝宝进行生长发育监测的开始。新生儿主要检查以下这些项目：体重、身高、头围、胸围，测量体重时，最好是在宝宝空腹，排去大小便的时候进行。另外还要评估发育智能。这一测试是由医生用一些方法来测量宝宝的智能发育情况，主要是了解宝宝的智能发育是否在正常水平。

情绪调节

生产后，新妈妈的生活发生了巨大的变化，会出现一些情绪波动，常常会焦虑、烦躁，严重时甚至会变成产后抑郁症。

多数产后抑郁经过一段时间将会自然消失。如果产后抑郁症状非常明显，并足以引起周围其他人注意的话，那么问题可能就比较严重了。新妈妈一定要学会自我调整，时刻保持乐观的情绪。妈妈心情好，宝宝自然能快乐地长大。

产后3大心理变化

产后郁闷：发生概率为50%~70%，在产后3~6天发生，主要症状包括：情绪不稳、失眠、独自哭泣、郁闷、注意力不集中、焦虑等。

较严重的产后郁闷：表现为郁郁寡欢、食欲不振、无精打采，甚至常常会无缘无故地流泪或对前途感到毫无希望，更有甚者会有罪恶感产生、失去生存欲望。

产后抑郁症：少数抑郁症新妈妈，会出现严重沮丧、幻觉、妄想、轻生等症状，此时新妈妈已患有产后抑郁症了。

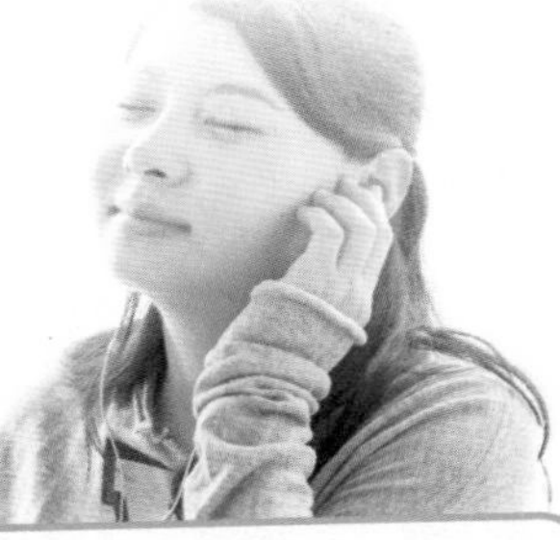

知识链接

听音乐可稳定情绪

好的音乐也会稳定人的情绪，驱散心中的不快，忘记身体的疲劳。新妈妈在感到情绪焦躁不安的时候，不妨听一首或是抒情，或是平静，或是欢快的音乐，采取一种自己感觉最舒服的姿势，静静地聆听，忘掉烦恼和不快，让自己的情感充分融入到音乐的美妙意境中去。

产后爱发脾气怎么办

产后有的新妈妈经常无缘无故地发脾气，这不仅影响身心健康，不良的家庭氛围也会对宝宝的成长产生不利影响。新妈妈可以尝试以下方法来转移自己的注意力。可以和别的妈妈多多交流育儿心得和产后恢复心得。

请月嫂或家人一起照顾宝宝，不要企图一个人应对这些杂事。

把宝宝的变化和坐月子的感想记录下来，当你翻阅并记录这些的时候，你的心情会随之平静下来。

产后心理减压法

产后新妈妈可通过心理减压法从自身彻底摆脱忧郁、抑郁的困扰。

首先，新妈妈要学会自我调整，自我克制，树立哺育宝宝的信心，并试着从可爱的宝宝身上寻找快乐。

其次，新妈妈要尽可能地多休息，多吃水果和蔬菜，不要吃太多巧克力和甜食，少吃多餐，身体健康可使情绪稳定。

再次，尽可能地多活动，如散步，做较轻松的家务等，但要避免进行重体力运动。

最后，不要过度担忧，应学会放松。不要强迫自己做不想做或可能使你心烦的事。把你的感受和想法告诉新爸爸，让他与你共同承担并分享。这样你会渐渐恢复信心，增强体力，愉快地面对生活。

产后抑郁 3 大类型

第 3 天抑郁	多发于第 1 次怀孕的新妈妈，常于分娩 3 天内发作，症状较轻，主要表现为情绪沮丧、焦虑、失眠、易发怒、注意力不集中，持续数日后症状可自行缓解
内因性抑郁	常于分娩后 2 周内发作，表现为激动、情绪低落、焦虑、无助感、无望感、罪恶感、担心自己养不活所生的宝宝；严重时会担心宝宝在世界上受苦而出现伤害宝宝的行为
神经性抑郁	此类新妈妈多数有既往病史，在分娩后，原有的不良情绪加重，身体不适、情绪不稳、易发脾气、睡眠不安

测测你有没有产后抑郁

一些新妈妈容易在产后有一些情绪变化，比如空虚、失落、激动、失眠、焦虑、头痛、食欲减少、注意力变差等心理和生理上的症状，一般称之为“产后抑郁症”。但是，不是所有的产后坏心情都是产后抑郁，新妈妈可以通过下面的方法来测试一下自身的心理状况。

□ 胃口很差，什么都不想吃，体重有明显下降或增加。

□ 晚上睡眠不佳或严重失眠，白天昏昏欲睡。

□ 经常莫名其妙地对丈夫和宝宝发火，事后有负罪感，但不久又开始发火，如此反复。

□ 几乎对所有事物都失去兴趣，感觉生活没有希望。

□ 精神焦虑不安，经常为一点小事而恼怒，或者几天不言不语、不吃不喝。

□ 认为永远不可能再拥有属于自己的空间。

□ 思想不能集中，语言表达紊乱，缺乏逻辑性和综合判断能力。

□ 有明显的自卑感，常常不由自主地过度自责，对任何事都缺乏自信。

□ 不止一次有轻生的念头。

如果有5项以上的回答为“是”，并且这种情况已经持续了2周，那么你很有可能患上了“产后抑郁症”，需要及时去医院治疗。

如果有3~4项的回答为“是”，那么你要特别警惕了。虽然你还没有患上“产后抑郁症”，但不良情绪积累较多，很有可能导致抑郁症的发生。

如果回答“是”的情况少于2项，表示你只是暂时的情绪低落，适时调整即可。

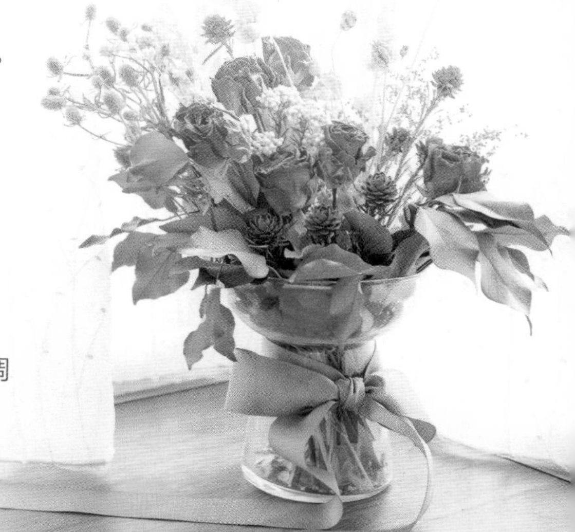

产后恢复与瘦身

怀孕期间，为了让宝宝发育得更好，新妈妈常常是大吃特吃，时间在不知不觉中流逝，赘肉也是在不知不觉中增长。

产后瘦身不同于以往的减肥。因为特殊的身体状况，新妈妈要采取适合坐月子时的瘦身方法，否则，不但减肥不成功，还会给自己和宝宝的身体健康带来隐患。适度的运动不仅有助于健康，还能帮助新妈妈早点找回昔日曼妙的身姿。

产后应循序渐进做运动

产后进行适当运动可以促进血液循环，增加热量消耗，防止早衰，恢复生育前原有的女性美。但要注意时间不可过长，运动量不可过大。应根据个人的体质情况逐渐延长时间，适当增加运动量，逐步由室内走向户外。运动形式可选择散步、快步走、保健操等。动作幅度不要太大，用力不要过猛，要循序渐进，量力而行。

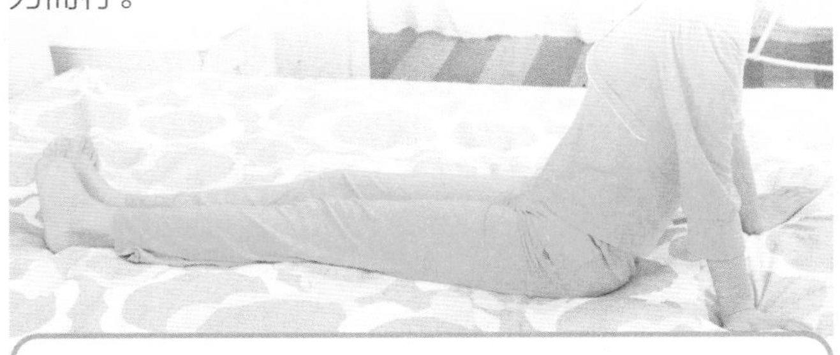

知识链接

运动时不可缺水

运动前新妈妈应该喝适量温开水。其次，运动20~30分钟后，要休息并补充水分，最好补充温开水，以40~50℃的温开水最合适，因为这种温度的水最易于由胃部流至小肠，被新妈妈吸收。另外，需要水分的多少，取决于新妈妈的运动量及四周的环境因素，比如气候、温度及阳光的强度等。

运动前做好充足的准备

因为新妈妈的身体比较虚弱，在分娩过程中一些器官可能受到不同程度的损伤，所以不能贸然开始运动，做好充足的准备才能达到产后运动的目的，否则会适得其反。

与医生沟通：新妈妈可以就产后运动事宜与医生提前沟通，看新妈妈是否适合做运动、适合做什么运动、什么时间适合做运动等，让医生帮助新妈妈制订一个产后运动计划。

饮食准备：空腹运动容易发生低血糖。所以，如果新妈妈选择在早晨运动，建议早起30分钟为自己准备适合的早餐。运动前应以富含优质蛋白质的食物为主，这样可以帮助你在运动中消耗更多的脂肪。鸡蛋、脱脂牛奶、鱼、豆腐等都是蛋白质的上好来源。

衣着准备：最好穿纯棉的宽松衣裤，另外准备一条干毛巾，以备运动时及时擦汗。

忌过早做剧烈运动

有的新妈妈为了尽快减肥瘦身，就加大运动量，这么做是不合适的。大运动量或较剧烈的运动方式会影响尚未康复的器官恢复，尤其对于剖宫产的新妈妈，激烈运动还会影响剖宫产刀口的愈合。再者，剧烈运动会使人体血液循环加速，使机体疲劳，运动后反而没有舒透感，不利于新妈妈的身体恢复。

顺产妈妈产后第1天就应适当运动

新妈妈应该在分娩后第1天适当地活动，有助于产后早日恢复。顺产新妈妈6~12个小时就能起床做轻微活动，可以做下面这些简单的运动：

1.屈伸手指：从大拇指开始，依次握起，再从小指依次展开。两手展开、握起，再展开、握起，反复进行。（如图1）

2.深呼吸：用鼻子缓缓地深吸一口气，再从口中慢慢地吐出来。（如图2）

3.转肩运动：屈臂，手指触肩，肘部向外侧翻转。返回后，再向相反方向转动。（如图3）

4.背、腕伸展运动：两手在前，握住，向前水平伸展；手仍向前伸展，背部用力后拽。两肘紧贴耳朵，两手掌压紧。坚持5秒，放松；两手在前相握，手掌相外，同样向前伸展，握掌。坚持5秒，放松。（如图4）

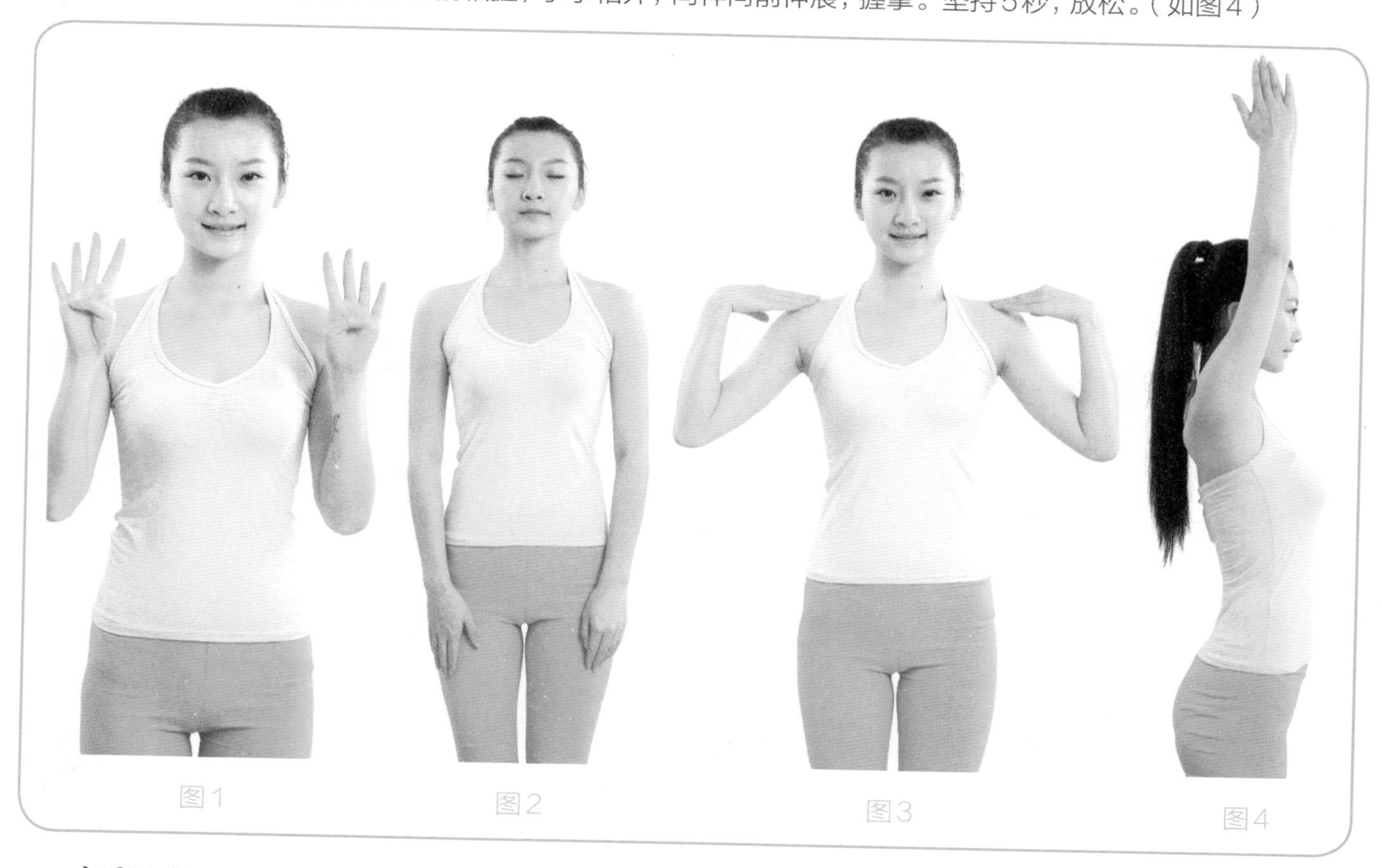

图1 图2 图3 图4

产后运动的注意事项：排空尿液；注意空气流通，选择在硬板床或地板上做；次数由少渐多，勿勉强或过累；穿宽松或弹性好的衣裤；避免于饭前或饭后1小时内做；运动后出汗，记得补充水分；所有运动请配合深呼吸，缓慢进行以增加耐力；若有恶露增多或疼痛增加需暂停，等恢复正常后再开始。新妈妈在产后适当运动，对体力恢复和器官复位有很好的促进作用，但一定要根据自身状况适量运动。新妈妈绝对不能为了追求减肥速度和效果而盲目节食，或在无科学的指导下进行高强度运动，否则最后伤害的是自己和宝宝的健康。

适合剖宫产妈妈的运动

剖宫产妈妈在选择产后运动项目时，应考虑手术后身体状况，虽然产后运动项目与自然分娩相差不大，但在产后运动进行的程度与时间上一定要跟顺产妈妈区分开来，千万不能按照顺产新妈妈的运动和瘦身方案来进行。

剖宫产手术的刀口恢复起来需要一定的时间，新妈妈腰腹部比较脆弱，强行用力锻炼，会对身体造成伤害，一般来说，剖宫产妈妈产后24小时可以做翻身、下床走动这些轻微的动作，等产后4周伤口基本愈合了，再进行瘦身活动。

最初4周内应充分休息，因为极度的疲倦将影响伤口愈合，还会使新妈妈发生延迟性产后出血与产后感染的可能。4周后可以适当活动及做产后健身操，以帮助新妈妈提早恢复肌力，增强腹肌和盆底肌肉的功能。锻炼时应循序渐进地进行，千万不可操之过急，以免扯裂腹部的伤口，运动方式如下。

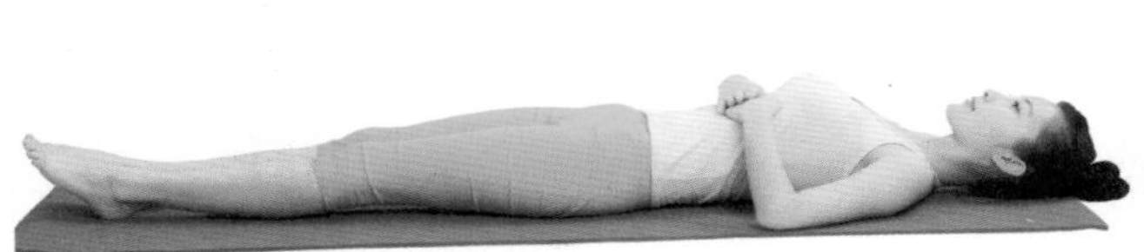

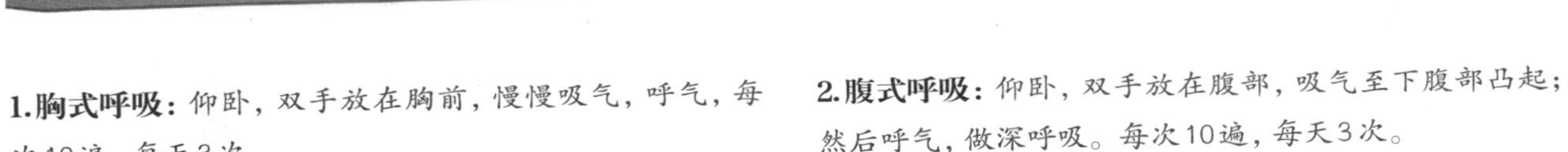

1.胸式呼吸：仰卧，双手放在胸前，慢慢吸气，呼气，每次10遍，每天3次。

2.腹式呼吸：仰卧，双手放在腹部，吸气至下腹部凸起；然后呼气，做深呼吸。每次10遍，每天3次。

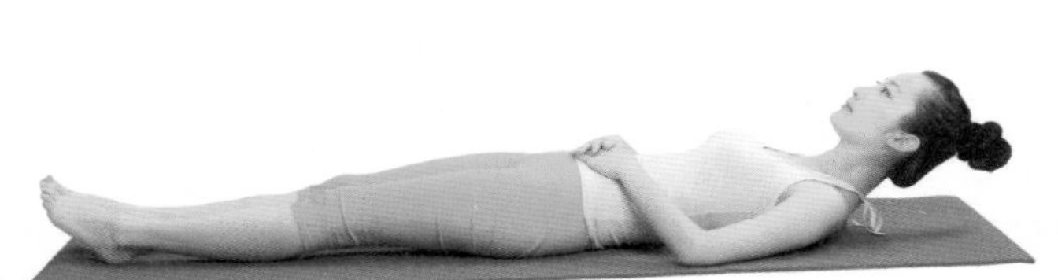

3.抬头运动：吸气，慢慢抬头，抬头静止一会儿，呼气，慢慢放下。不要使膝盖弯曲，每次10遍，每天3次。

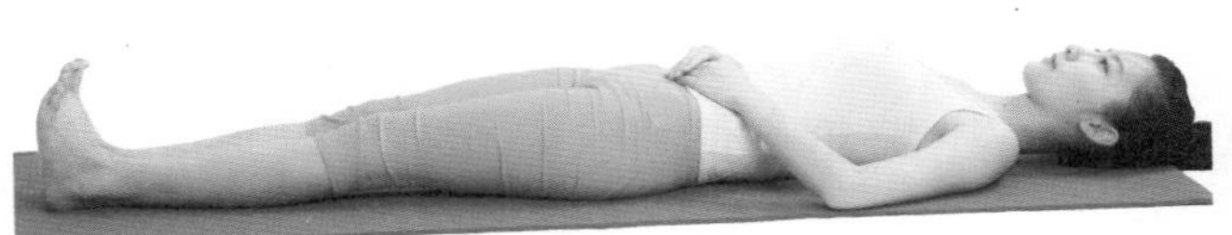

4.踝部运动：左右双脚，相互交错前后运动；脚趾屈曲运动；脚腕左右交替转动。以上每次各做10遍，每天3次。

产后半年的瘦身方案

时间	重点	方案
产后 2 个月	循序渐进减重	产后 2 个月的新妈妈身体恢复后，即使母乳喂养也可以开始循序渐进地减重了，可以适当加大运动量，并采取适当减少饮食的量、提高食物的质来调整和改善饮食结构
产后 4 个月	加大减肥力度	非哺乳妈妈在产后满 4 个月后就可以像产前一样减肥了，不过对于仍然进行母乳喂养的妈妈来说，还是要坚持产后 2 个月以后的减肥原则，即适量减少食量和适度增加运动
产后 6 个月	必须进行减重	无论哺乳妈妈还是非哺乳妈妈，在产后满 6 个月后都应该进行减重了，否则脂肪一旦真正形成，以后减肥会非常难。新妈妈可采取有效的运动瘦身方式，比如游泳、产后瑜伽等

哺乳是产后最佳的瘦身方式

有些新妈妈觉得如果哺喂宝宝就得多吃、多补，不易于体形恢复，所以干脆就放弃哺乳，这是极不正确的。喂母乳有助于消耗母体的热量，其效果比起节食、运动，丝毫不逊色，而且哺乳可以说是最健康而且有利于母子的瘦身方式！在哺乳期的前3个月，新妈妈怀孕时在体内储存的脂肪，可以借助哺乳，每天以420~630千焦的数量消耗掉，由于哺乳妈妈所消耗的热量较多，自然比不哺乳的新妈妈更容易恢复产前的身材。同时，哺乳还可加强母体新陈代谢和营养循环，将体内多余的营养成分输送出来，减少皮下脂肪的堆积。

产后 6 个月没瘦也不要急

产后6个月是瘦身的黄金期，因为这期间新妈妈的新陈代谢率仍然很高，而生活习惯也尚未定型，因此瘦身的效果会较好。不过，未能在产后6个月瘦身完毕的新妈妈也不必担心，即便超过这个时间，只要掌握摄取营养的技巧，并适度运动，坚持下去，也能逐渐恢复原有的身材。

运动前先哺乳

哺乳妈妈在运动前最好先给宝宝喂奶，这是因为通常运动后，妈妈体内会产生大量乳酸，影响乳汁的质量。而且，运动后也不要立即给宝宝哺乳，因为乳酸潴留于血液中，使乳汁变味，宝宝不爱吃。

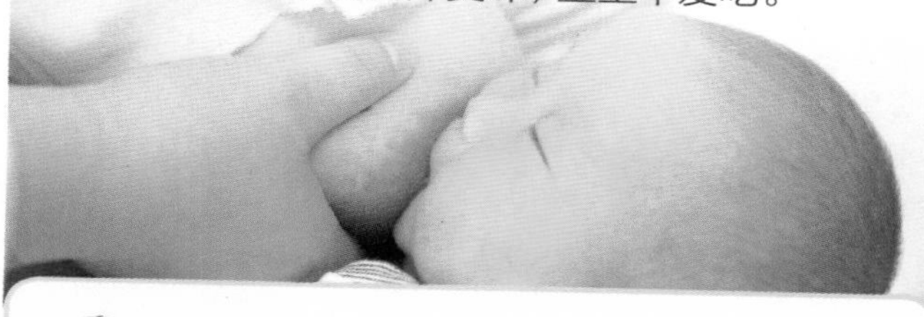

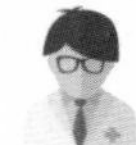

专家答疑

瘦身的黄金期从何时开始?

产后第6周是正式开始瘦身运动的最佳时期，这个最佳时期将一直延续到产后半年。因为在这段时间里，新妈妈身体基本恢复到孕前状态了，而且身体上由于生产而积聚的脂肪还不稳定，如果能够抓住这个时机进行减肥，很快就可以将不稳定的脂肪甩掉。

月子常见不适

家里新添了一个粉嫩可爱的小宝宝，让妈妈感到无比幸福，但在幸福的同时，因分娩和产后恢复不顺导致的小病痛也常常伴随而来。

避免劳累，预防各种疾病。过去人们常说“在坐月子时，如果没有保养好身体，就容易落下病根”，这是对的。产后是女人身体最脆弱的时候，非常容易受疾病侵扰。在坐月子期间，新妈妈无论如何都要注意疾病的预防和治疗。

轻松应对产后尿潴留

产后新妈妈第1次尿排不出来，被称为尿潴留。专家建议多喝水，并进行简易的辅助方法。一是听流水声。打开厕所中的水龙头，让“哗哗”的流水声刺激排尿中枢，诱导排尿。二是局部热敷法。用盐500克炒热，布包，趁热敷小腹部，冷却后炒热再敷（遵医嘱）。三是加压按摩。排尿时在小腹部按摩，并逐渐加压，可促进排尿。四是呼吸调息法。吸2次气，呼1次气，反复进行，直到排尿为止。如果仍不能排出尿液，或者仅能解出部分尿液，而下腹膀胱处还是疼痛难忍，应立即寻求医生的帮助。

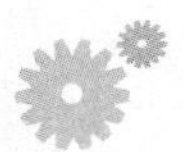

知识链接

产后尿潴留的原因

①产程较长未及时排尿，膀胱和尿道压迫过久，导致膀胱、尿道黏膜充血水肿，张力变低而发生尿潴留。②新妈妈不习惯在床上排尿，或者由于外阴侧切伤口疼痛，不敢用力排尿。③腹壁肌肉松弛，腹压下降，导致无力排尿。倘若新妈妈发觉自己有尿潴留现象，就要及时寻求医生的帮助。

产后尿失禁怎么办

一些新妈妈产后可能会出现尿失禁，每次咳嗽、大笑的时候，都会有尿液漏出来或者每天排尿8次以上，但总感觉排尿不净。尿失禁是由于怀孕、生产的过程损伤了膀胱周围的支撑组织，使其相对松弛，因此很多新妈妈都会有尿失禁的情况发生。为了避免尴尬的尿失禁，新妈妈可以从以下3点做起。

进行饮食调理：多吃新鲜蔬菜、水果，以改善便秘，减轻腹压对盆底肌肉的压力。

进行憋尿练习：先解一点点小便，然后憋住，如此反复地练习解尿、憋尿，既可学习控制盆底肌肉的收缩，还可使盆底肌肉加强，增加阴道力量，预防、减少尿失禁的发生。

采取一些紧急措施：有尿失禁困扰的新妈妈最好常备卫生护垫或卫生巾，情况严重者还可使用成人纸尿裤应急。当然，这些只是紧急措施，不能从根本上解决尿失禁的问题，想恢复正常生活的新妈妈还是应多加锻炼，或寻求医生的帮助，进行盆底康复训练。

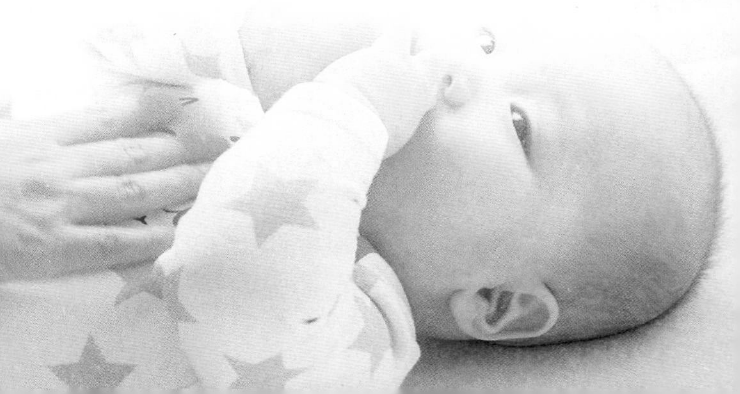

产后排便不顺畅 3 大招

运动	在床上做产后操，进行缩肛运动，锻炼骨盆底部肌肉。缩肛运动就是做忍大便的动作，将肛门向上提，然后放松。早晚各做 1 次，每次 5~8 分钟
饮食	饮食要合理搭配，荤素结合，要多喝汤、多饮水，多吃一些含膳食纤维的食物，如新鲜水果、蔬菜以及谷物和坚果等
精神	保持心情舒畅，避免不良的精神刺激，保持每天定时排便的习惯，以便形成条件反射

如何预防产后痔疮

很多新妈妈产后饱受便秘或痔疮之痛，这是由于坐月子期间，新妈妈大肠蠕动速度减慢。形成便秘后，很易诱发痔疮，令新妈妈很痛苦。预防产后痔疮，尤其要在饮食上加以注意。不宜过于精细，应多食含膳食纤维丰富的蔬果，如黑木耳、海带、冬菇、竹笋、胡萝卜、芹菜、菠菜、香蕉、柠檬等，可有效防止产后痔疮。

俗话说："活动、活动，大便自通。"新妈妈既要卧床休息，又要适当下床活动，如散步、练习产后康复操。每天晨起做适当的提肛动作，并养成定时排便的习惯。不要在排便时看书、看报。

产后泌尿系统感染怎么办

产褥期恶露和分泌物较多，又离尿道口近，细菌容易进入尿道，导致细菌往内进入到膀胱，再往上到肾脏，而造成整个泌尿系统的感染。除此之外，产后尿潴留的问题也会引起泌尿系统感染。

泌尿系统感染后的症状主要有：频尿、小便疼痛、血尿，且有发热的症状，若有这些症状应迅速就医。一旦确诊为泌尿系统感染，可以在医生指导下服用一些抗生素类药物。

摩擦头皮防产后脱发

月子期间，新妈妈可常用木梳梳头，有助于头部血液循环，加速新发的生长。每天早上起床后，新妈妈可用指肚从前向后按摩头皮。适时洗头，可以刺激头皮，促进头部的血液循环，抑制头皮上的油脂分泌，缓解脱发症状。哺乳妈妈要注意饮食平衡，不挑食，不偏食，宜淡不宜咸。另外，多吃黑豆、黑米、黑枣、黑芝麻等黑色食品，也会令头发变得浓密黑亮。

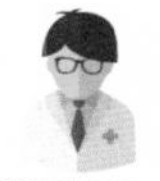

专家答疑

为什么产后会脱发?

生产之后，血液内动情激素的浓度会减少，导致大量生长期的毛发进入终止期；再加上生产所造成的情绪刺激和育儿压力，也会造成大量脱发的情况。通常等到宝宝满周岁时就会恢复，但假如还有体力衰退、体重增加、皮肤干燥等症状，就要及时就医。

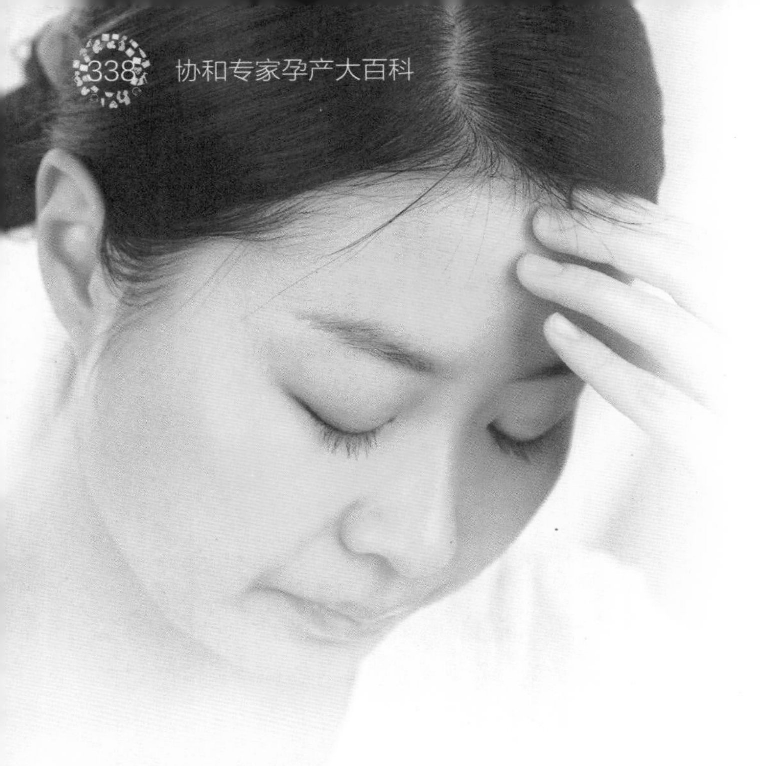

产后眩晕要多加护理

在分娩时，新妈妈可能用力伤气和失血过多，使血液不能送达脑部而导致下床站立时头晕目眩，有时还会伴有食欲不振、恶心、头痛等症状。一般在产后几天内，随着气血逐渐恢复会慢慢好转，不过有时也会持续一段时间。但开始几天家人一定要多加护理。

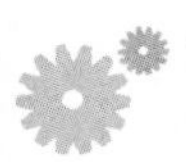

知识链接

下床活动注意事项

新妈妈第1次下床，应有家人或护理人员陪伴协助，下床前先在床头坐5分钟，确定没有不舒服再起身。下床排便前，要先吃点东西才能恢复体力，以免昏倒在厕所。上厕所的时间如果较久，站起来动作要慢，不要突然站起来。如果新妈妈有头晕现象，要让她立刻坐下来，把头向前放低，在原地休息，给她喝点热水，等血色恢复了，再移到床上。

怎样缓解月子里的疲惫

生产时会用掉很多体力，加上半夜要哺乳，睡眠不断受干扰，使得新妈妈的精神一直处于疲惫状态。在中医学理论上也有五劳之说，就是久视伤血、久卧伤气、久坐伤肉、久立伤骨、久行伤筋。所以适度的活动，反而有助于恢复体力。要改善疲劳现象，首先必须保持正常的作息，每天睡足8小时，除了卧床休息之外，也要适当下床活动。

怎样减少会阴侧切疼痛

做了会阴侧切的顺产妈妈产后会感到会阴疼痛，以下是一些减轻不适和疼痛的自助方法：一定要避免触碰损伤的地方；不要长时间站着或坐着；至少每4个小时换1次卫生巾，确保卫生巾垫得合适牢靠，免得卫生巾移动引起更多刺激。小便后用温水冲洗会阴部，并用干净的毛巾轻轻蘸干，注意不要用手纸。每次要从前往后擦干，避免把肛门的细菌带到阴道。淋浴可以起到缓解作用。洗澡时间也不要太久，因为这会使会阴组织过于潮湿，从而延缓恢复的时间。如果疼痛没有减轻，或是发热了，就要及时去医院就诊，在医生指导下吃些止疼消炎药。

少摄入脂肪防多种疾病

怀孕期间，准妈妈为了准备生产及产后哺乳而储存了不少的脂肪，再经过产后滋补，又给身体增加了不少负荷。若再吃过多含油脂的食物，乳汁会变得浓稠，而对于吃母乳的宝宝来说，母乳中的脂肪热量比例已高达56%，再过多摄入不易消化的大分子脂肪，宝宝的消化器官承受不了，容易发生呕吐等症状。

另外，新妈妈摄入过多脂肪也会增加患糖尿病、心血管疾病的风险；乳腺也容易阻塞，导致乳腺疾病；脂肪摄入过多，对产后瘦身也非常不利。

减轻乳房肿胀的妙方

勤哺乳	缓解乳房胀痛的最好办法就是让宝宝频繁吸吮，如果宝宝实在吃不下，也要用吸奶器将母乳吸出来存在特定容器里
挤乳汁	洗净双手，握住整个乳房，轻轻从乳房四周向乳头方向进行按摩挤压，挤压时，如果发现某个部位奶胀现象更明显，可进行局部用力挤压
冷敷	用清凉的毛巾或者把冰块用毛巾包裹起来进行冷敷，可以减轻肿痛，同时可以阻止细菌侵入引发炎症。冷敷不会让乳腺组织萎缩，因此不必担心因此而减少乳汁的分泌量

乳头皲裂怎么办

很多新妈妈刚刚开奶，奶量不多，乳头娇嫩，没能正确掌握哺乳的姿势。另外，初生的宝宝，不懂心疼妈妈，会用劲吸吮。再加上孕期没有做好乳房护理，这些都有可能导致乳头皲裂。防治乳头皲裂的措施有：

1. 每次喂奶最好不超过20分钟，让宝宝含住乳头和大部分乳晕。结束哺乳前，要用食指轻轻地压住宝宝的下颌，让宝宝自己吐出乳头，千万不要硬拽，否则会造成乳头或乳房的损伤。哺乳结束后，新妈妈可用少许乳汁涂抹在乳头上，自然晾干，也可涂一些植物油。

2. 对于已经裂开的乳头，可以每天使用熟的食用油涂抹伤口处，促进伤口愈合。

3. 喂奶前妈妈可以先挤一点奶出来，这样乳晕就会变软，有利于宝宝吮吸。

4. 当乳头破裂时，可先用晾温的开水洗净乳头破裂部分，接着涂以10%鱼肝油铋剂，或复方安息香酊，或用中药黄柏、白芷各等份研末，用香油或蜂蜜调匀涂患处。再次哺乳前应彻底清洁乳头。

5. 如果乳头破裂较为严重，应停止喂奶24~48小时；或使用吸奶器和乳头保护罩，使宝宝不直接接触乳头，也可直接挤到消过毒的干净奶瓶里来喂宝宝。

积极预防产后乳腺炎

初次哺乳，新妈妈很容易发生乳腺炎，主要表现为乳房红肿、疼痛，严重者会化脓，并形成脓肿，还常伴有发热、全身不适等症状。

预防乳腺炎要从孕期开始，直至喂奶期间，最好用干净湿毛巾擦洗乳头和乳房，杜绝细菌从裂口进入乳腺而引起感染。不要让剩下的乳汁淤积在乳房中，每次喂奶要将乳汁吸空，可用吸奶器吸空，以减少细菌繁殖的机会。

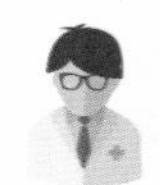

专家答疑

产后发生乳腺炎的原因是什么？

产后发生乳腺炎主要有两个原因：第一，新妈妈乳头、乳晕的皮肤薄，易导致乳头破损而引起细菌感染。第二，淤积乳汁，这样非常容易给细菌生长繁殖的机会。乳头发育异常，包括乳头内陷、扁平乳头等情况是乳汁淤积的主要原因。准妈妈乳头内陷可以用乳头矫正器辅助治疗，达到矫正的目的。

产后骨盆疼痛怎么办

产后骨盆疼痛主要是分娩时胎儿过大、产程过长、用力不当、姿势不正确或者腰骶部受寒等原因导致的，一般几个月后就会自然缓解。如果长时间未愈，可去医院采用推拿按摩的方法治疗，同时服用消炎止痛药。注意多休息，可做些简单的体育锻炼，避免扭动腰部、臀部。

“小动作”预防腰酸背痛

1.仰卧平躺在床上，双膝弯起，靠向自己胸部，用双手抱住双膝，慢慢用力，尽量贴近自己胸部，维持此姿势一两秒钟，再回复平躺。

2.端坐在椅子上，双腿分开，双手放松置于两膝间，身体向前弯曲并摸到地板，然后立即回复端坐姿式，要注意，回复坐姿要快，往下弯腰动作要慢慢来。

手脚关节胀痛，摄入钙元素

一些新妈妈在顺利分娩后会感觉关节不适，例如发现手脚的小关节肿胀，或是腕关节疼痛。这主要是由于孕期胎盘分泌大量雌激素和孕激素，尤其是雌激素会导致体内积聚一些水分，关节囊内的水分也会增加，所以在怀孕期就会有关节肿胀的感觉，严重时还会有疼痛的感觉。因为水分的排出还需要一段时间，加上孕期体内会分泌松弛素，分娩后关节的韧带仍然处于松弛状态，因此还会胀痛。

但不必过于担心，每日起床后有意识地活动一下关节，哺乳期内继续摄入适量的钙元素，大约半个月就会自然痊愈。如果症状明显，可以在医生的指导下，适量补充B族维生素。

产后脚后跟疼怎么办

产后脚后跟疼是因为新妈妈患了足跟痛，此病又称为跟痛症，是足跟部周围疼痛性疾病的总称。表现为足跟一侧或两侧疼痛，不红不肿，行走不便，多是由于足跟的骨质、关节、滑囊、筋膜等处病变引起的疾病。

产后足跟痛的保养方法有：

1.注意多休息。

2.选择厚底鞋，鞋底不能软，最好后跟部有一定弧度以适应足跟的弧形。

3.足跟部应用软垫，如硅胶制成的跟痛垫。

4.进行足跟按摩，或者进行功能锻炼。

5.采取药物治疗，如口服非甾体类消炎镇痛药物或者中药，但要考虑母乳期的用药禁忌。

产后风重在预防

产后风的症状表现为产后眩晕、头沉或疼痛，膝盖、腰部、脚腕、手腕等发麻、发痛，冒冷汗，身体发冷、哆嗦等症状，患产后风后，会阻碍子宫的血液循环，出现瘀血，降低生殖器官及泌尿系统的功能，影响下肢的血液循环。产后风重在日常预防，产后要注意保暖，不可经受风寒，尤其要注意头部和脚部的保暖。室内要通风透气，但不可直接吹风，即使在夏天也不要贪凉。居室环境要保持干燥洁净，避免潮湿。

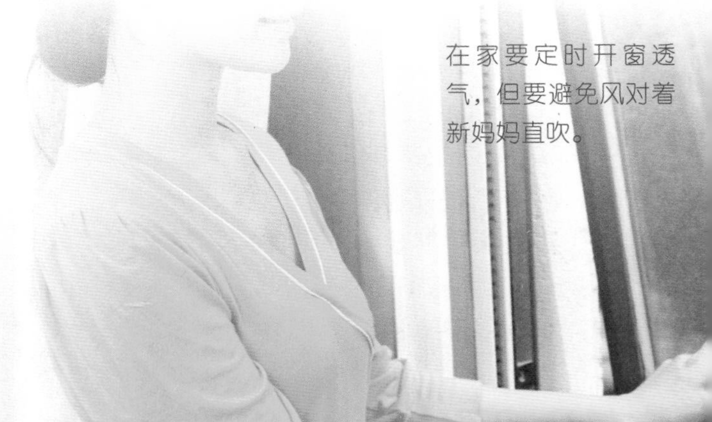

在家要定时开窗透气，但要避免风对着新妈妈直吹。

产后失眠的几种类型

起始失眠	入睡困难，要到后半夜才能睡着，这种失眠类型多是由于紧张、焦虑、恐惧等精神因素引起
间断失眠	睡不踏实，容易被响声或梦境惊醒，常做噩梦及消化不良的新妈妈易发生这种情况
终点失眠	入睡并不困难，但睡眠持续时间不长，后半夜醒后即不能再入睡。抑郁症患者常会出现这类失眠

产后失眠，6招巧应对

产后失眠，一般是因为母体在怀孕期间会分泌出许多保护胎儿成长的激素，但在产后72小时之内逐渐消失，改为分泌供应母乳的激素造成的。而在产后由于种种不安，如头疼、轻微忧郁、无法入睡、容易脱发、半夜给宝宝喂奶等导致的失眠，将会给新妈妈带来很大的痛苦。

1. 要养成睡前不胡思乱想的习惯。睡觉之前，不要胡思乱想，听一些曲调轻柔、节奏舒缓的音乐。

2. 睡前2小时内不能进食，否则会影响消化系统的正常运作。同时少喝含有咖啡因的饮料，如咖啡、汽水等，忌吃辛辣或口味过重的食物。

3. 睡觉前喝杯牛奶，可帮助睡眠，另外，喝杯蜂蜜水也可以，有镇静的作用。

4. 适当做些身体锻炼，做点简单的运动，如散步，每晚睡觉前用热水泡泡脚等，都可以促进睡眠。

5. 调理好自己的心情最为重要，心情调理好了，失眠的症状也就自然会消失。

6. 如果白天小睡时间过长或过晚，降低了夜晚想睡的需求，则应避免过长的午睡或傍晚的小睡。睡前可以洗个温水澡。晚上应按摩或用轻柔的体操来帮助放松。

积极预防产褥感染

产褥感染又叫产褥热，是产妇分娩后出现的生殖器感染所致。产褥感染轻则影响新妈妈的健康、延长产后恢复时间，重则危及生命，因此必须做好预防工作。应积极治疗急性外阴炎、阴道炎及宫颈炎，避免胎膜早破、滞产、产道损伤及产后出血。有胎膜早破或产前出血等感染因素存在时，必须住院治疗，用抗生素预防。分娩时避免不必要的阴道检查及肛诊。注意产后卫生，保持外阴清洁，尽量早些下床活动，以使恶露尽早排出。

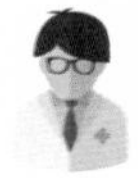

专家答疑

产褥感染有哪些常见症状?

产褥感染常见的症状为：全身不舒服、疼痛、发热，有时先发冷后发热，不爱吃饭，下腹部疼痛或发胀，恶露多而且有臭味，甚至阴道流脓。病情严重时，可出现四肢发凉、出冷汗、脉搏微弱、血压下降等症状。产褥感染如果得不到及时治疗，会引发一系列疾病，还有并发败血症的可能，所以一定要注意预防和及时治疗。

新生儿（0~1 个月）

新生儿的生理特征

在众人的期待之中，一个湿漉漉、光溜溜的小天使降临到人间，他那一声响彻云霄的嘹亮哭声，像是在告诉父母和亲人们“你们等很久了吧！快欢迎我吧”。

宝宝从出生起到第28天为新生儿期。想要把最好的爱和最贴心的照顾给予宝宝，新妈妈首先要认识自己的宝宝，了解宝宝。知道照顾宝宝的一些问题和事项，掌握科学的育儿方法，照顾宝宝就一点都不难。

每天睡 18~22 小时

睡眠是新生儿生活中非常重要的一部分。新生儿出生早期每天要睡 18~22 小时。深睡眠时，新生儿很少活动，平静、眼球不转动、呼吸均匀。浅睡眠时，眼睛虽然闭合，但眼球在眼睑下转动，并伴有丰富的表情，有时四肢还会有随意的动作。

新生儿体格发育

刚出生的宝宝，皮肤红润、光滑，头发湿湿地贴着头皮，小手握得很紧，哭声响亮，头部相对较大。大多数宝宝出生时的体格发育如下表。

性别	身高	体重	平均坐高	平均头围	平均胸围
男宝宝	48.2~52.8 厘米	2.9~3.8 千克	33.00 厘米	34.00 厘米	32.08 厘米
女宝宝	47.7~52.0 厘米	2.7~3.6 千克	32.00 厘米	33.50 厘米	32.07 厘米

新生儿头看起来比较大

胎儿期，脑组织发育特别快，而躯干和四肢发育相对较慢。所以，宝宝的头会显得比较大，而身体相对比较小。随着宝宝逐渐长大，脑组织发育趋缓，而躯干和四肢发育加快，宝宝的头看上去就显得没那么大了。另外，宝宝头部奇怪的形状，通常是由于分娩过程中的压迫造成的，2~3 周后就会变得比较正常了。

会皱眉、咧嘴

新生儿会出现一些令妈妈难以理解的怪表情，如皱眉、咧嘴、咂嘴等。这些是新生儿的原始反射。但如果新生儿长时间重复出现一种表情，就可能是由某种疾病引起的，应及时就医，以排除抽搐的可能。

新生儿发育的基本情况

类别	表现
外形	宝宝出生时体重大多超过 2.5 千克，身长超过 47 厘米，皮肤红润、光滑，头部相对较大，头发湿润地贴在头皮上，四肢好像害怕一样蜷曲着，小手紧握，哭声响亮
感官	宝宝一出生就能感觉到光的存在，在光线适度的情况下会睁开眼睛；听觉已相当灵敏，因在子宫内听惯了妈妈的声音及妈妈的心跳，所以哺乳时很安静
呼吸	刚出生的宝宝以腹式呼吸为主，呼吸很浅，且呼吸频率忽快忽慢，呼吸时可观察到宝宝腹部的起伏，节律常不一致，每分钟 40~60 次，一般 2 周后会逐渐稳定
便尿	宝宝出生后不久即能排出墨绿色的稠糊状胎便，两三天后转成黄便。出生后 24 小时内排出至少 1 次尿液，颜色淡黄，有时可能会带些橘红色结晶
睡眠	新生儿大脑皮质兴奋性低，一昼夜有 18~22 小时都处于睡眠状态，只有饿了想吃奶时才会醒来哭闹一会儿，吃饱后又会安然睡着
体温	新生儿体温在 36.7℃左右，上下午温差不超过 0.25℃。此时宝宝的体温调节机制还不完善，体温易受外界环境的影响，因此对宝宝既要注意保暖又不能过分“捂”着
视觉	能清楚看到 20~30 厘米距离内的物品，尤其是妈妈的笑脸、强烈对比的颜色、红球、黑白分明的靶心图等，这些都会引起宝宝的目光漂移，偶尔也出现内斜视
听觉	新生儿期宝宝的听力快速发育，他会密切注意家人的声音，对噪音也比较敏感，还能记住他听到的一些声音，会将头转向熟悉的声源
先天反射	新生儿已具备了觅食、吸吮、握持、踏步等先天性生理反射，这些反射是早期婴儿特有的，大部分先天反射在宝宝长至 3~4 个月后即会逐渐消退，如延缓消退则说明宝宝大脑发育可能出现了问题

母乳喂养

自从宝宝出生后，你和家人的任何话题都是围绕宝宝展开的，并会努力去搜集任何与婴儿喂养有关的信息。**爱他，就给他最甘甜的乳汁**。其实，宝宝出生后第一口想吃的就是母乳。母乳是婴儿最健康、最理想的天然食品，世界上没有一间工厂能像妈妈一样可以生产出这么营养、这么适合宝宝喝的乳汁。当然，母乳不足时，就要考虑配方奶粉了。

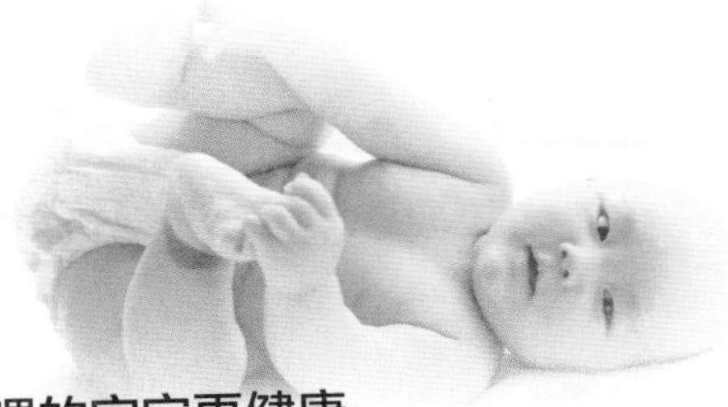

按需哺喂的宝宝更健康

新生儿期母乳喂养最好按需哺乳，即哺乳不需要限定间隔时间，宝宝饿了或妈妈感到奶胀了，就可以喂奶。按需哺乳可使宝宝获得充足的乳汁，并且有效地刺激泌乳。初生宝宝胃容量小，胃排空时间短，妈妈泌乳还不充分，因此喂奶的间隔就短。出生后2~7天，每1~2个小时可喂1次，间隔不超过3小时。当宝宝睡眠时间长而妈妈乳房胀时，轻轻抚摸宝宝额头、耳朵、小脚，以唤醒宝宝并喂奶。新生儿期，夜间不应停止哺乳，只要妈妈与宝宝“同吃同睡”，就不会感到累。

知识链接

前奶和后奶

哺乳时注意每次吃奶应该先吃空一侧，再换另一侧吸吮。因为前奶、后奶的成分不同。前奶看上去比较稀薄，但富含水分和蛋白质，先给宝宝解渴；后奶富含脂肪、乳糖和其他营养素，提供更多热量，使宝宝有饱腹感。如母乳量足够，宝宝出生后头3个月每月体重应至少增加800克。

哺乳的正确姿势

当你怀抱着温暖的小人儿，心中千丝万缕的母爱化作香甜濡热的乳汁奔涌而出，感受着宝宝急促的吸吮、听着他吞咽的声音、看着他的小脸因为这样贴近你而流露出无比舒适幸福的表情，那美妙的哺乳时刻，永世难忘！

妈妈坐舒服。手足无措的新手妈妈要逐渐摸索出最适合自己的哺乳姿势，采用正确的喂奶姿势才能让哺乳更加轻松。全身肌肉要放松，可以在腰后、肘下、怀中垫个抱枕。如果坐在椅子上，一只脚踩个脚凳，将膝盖提高。如果坐在床上，就用枕头垫在膝盖下。不要前倾身体将奶头送进宝宝嘴里，而是利用枕头将宝宝抱到你胸前。

宝宝躺舒服。宝宝横躺在妈妈怀里，整个身体对着妈妈的身体，脸对着妈妈的乳房。宝宝的头应该枕在妈妈的前臂或者肘窝里，妈妈用一侧前臂托住宝宝的背，用另一只手托住宝宝的屁股或腿。

正确哺乳。等宝宝躺舒服了，妈妈将乳房托起，引导宝宝正确地衔住乳头及乳晕。宝宝吸吮时应将乳头含在口中而挤压妈妈的乳晕，这样才能有效地刺激乳腺分泌乳汁。仅仅吸吮乳头不仅不会让宝宝吃到奶，而且会引起妈妈乳头皲裂，形成血肿，甚至溃烂。

从束手无策，到逐渐适应，能够从容地哺喂自己的宝宝。母爱的本能促使妈妈不断克服困难，成功喂养宝宝，让妈妈对亲手抚育孩子更有自信。

让宝宝含住乳晕，不是乳头

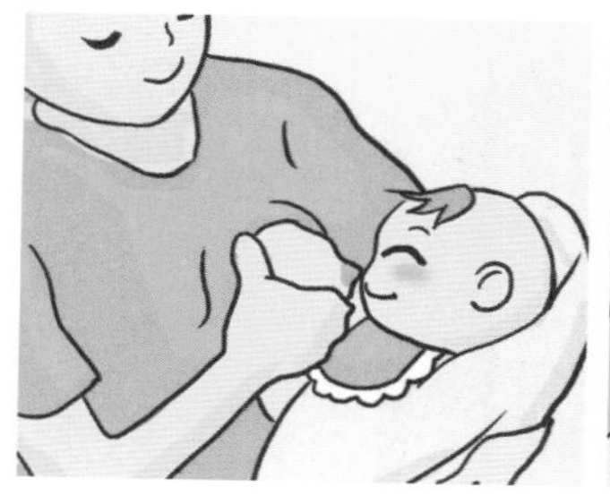

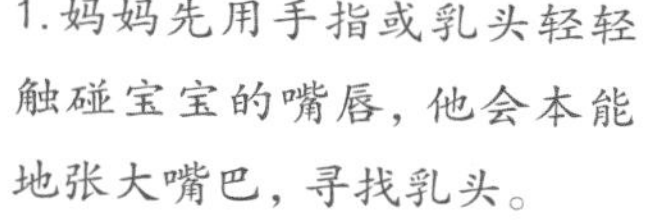

1.妈妈先用手指或乳头轻轻触碰宝宝的嘴唇，他会本能地张大嘴巴，寻找乳头。

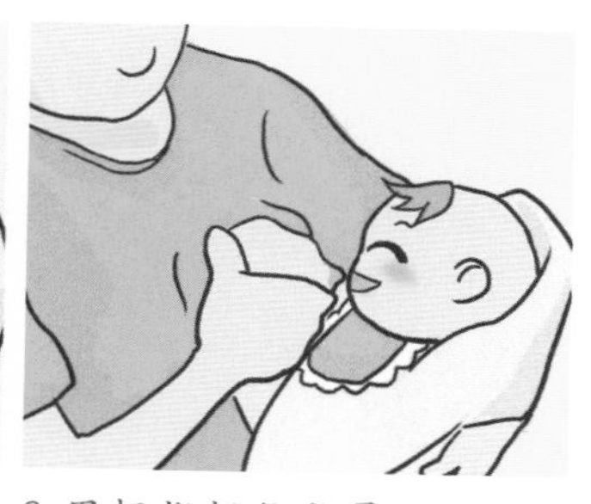

2.用拇指握住乳晕上方，用其他手指及手掌在乳晕下方托稳乳房。

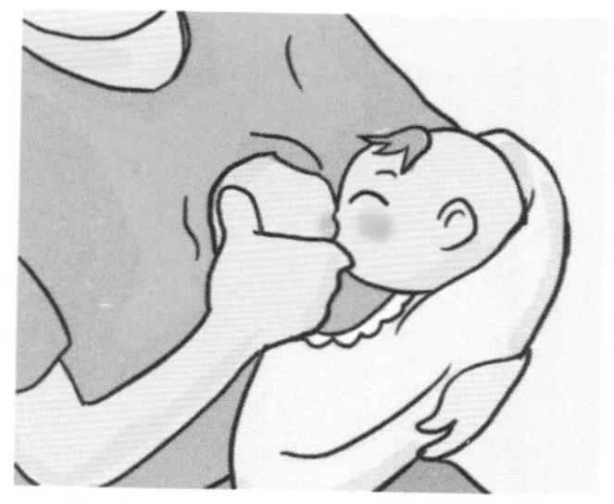

3.宝宝张大嘴巴时，把乳晕送进他嘴里，如果未能含住乳晕，可退出后重复上述动作，直至成功。

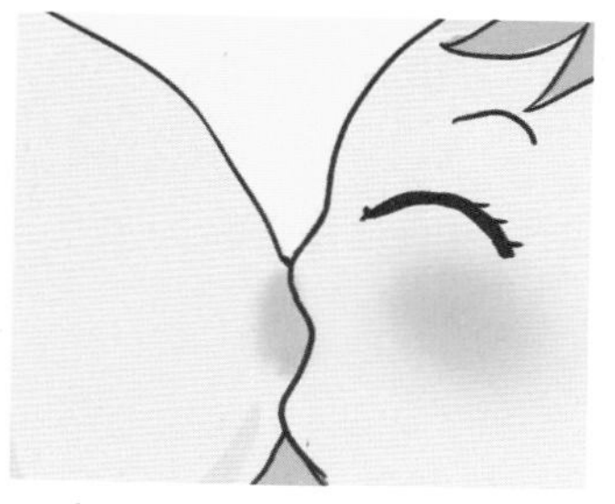

4.抱紧宝宝，让他紧贴着乳房。宝宝吃奶不费劲，妈妈也不觉得疼痛，就是正确的姿势。

宝宝对妈妈的乳头好像没兴趣

妈妈和宝宝胸对胸轻轻贴近，肌肤相亲。宝宝能听到妈妈的心跳，并感受到妈妈乳房带给他的温暖和满足。但妈妈刚开始喂宝宝时，并不一定会很顺利。有些宝宝对妈妈的乳头好像没多大热情，这时，妈妈应该一边抱着宝宝，一边引导宝宝挪动头部，让他用嘴巴轻触妈妈的乳头，而不是急着喂他。刚出生的宝宝往往一开始会舔一下乳头，等他会含住乳头的时候，他会吸几下，停下来，要么再舔舔乳头，要么就重新轻柔地吸吮，这种吸吸停停的模式在新生儿刚出生后的几个小时很常见，有时甚至还要延续几天。

防止发生乳头混淆的小秘诀

剖宫产妈妈因为奶下来得比较晚，所以产后前2天，可能需要加喂些配方奶，但是新妈妈最好不要用奶瓶直接喂宝宝，以免宝宝产生乳头混淆，不再吸妈妈的乳汁。这里教给妈妈一个好方法，让宝宝先吸上妈妈的奶，然后用输液用的一小段软胶管，很细很细的那种，一头放在冲好的奶瓶里，一头顺着宝宝的小嘴边轻轻插进去，宝宝就可以一边吮吸妈妈的乳头，一边喝到奶粉。这样既刺激了妈妈的泌乳反射，又不至于让宝宝饿肚子，还不用担心用奶瓶会造成乳头混淆。

宝宝咬住乳头不放怎么办

很多妈妈都观察到，如果宝宝奶吃得正香，是不会咬乳头的。如果宝宝咬乳头，一般已经结束了吃奶。有时宝宝已经“咕咚咕咚”吃饱了，可还是咬住乳头不放，妈妈又不能硬拉，该怎么办呢？当宝宝吸饱乳汁后，妈妈可用手指轻轻压一下宝宝的下巴或下嘴唇，这样做会使宝宝松开乳头。妈妈还可以将干净的手指轻轻伸进宝宝嘴角等，让宝宝松开含着的乳头。

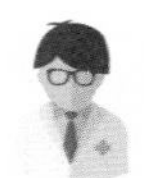

专家答疑

怎样避免宝宝咬住乳头？

如果宝宝咬乳头，一般已经结束了吃奶。细心的妈妈在喂奶时要注意观察，当宝宝已经吃够了奶，吞咽动作会相应减缓，精神不如刚开始吃奶时那么专注，有时还会舔着乳头偷偷瞄一眼妈妈。这时候，宝宝其实开始“安抚性吸吮”，妈妈就要趁机将乳头拔出来，防止宝宝咬。或稍候宝宝睡熟时会将乳头松开。

哺乳姿势大搜罗

新妈妈最常用
的姿势，无论家
里还是公共场
所都适用。

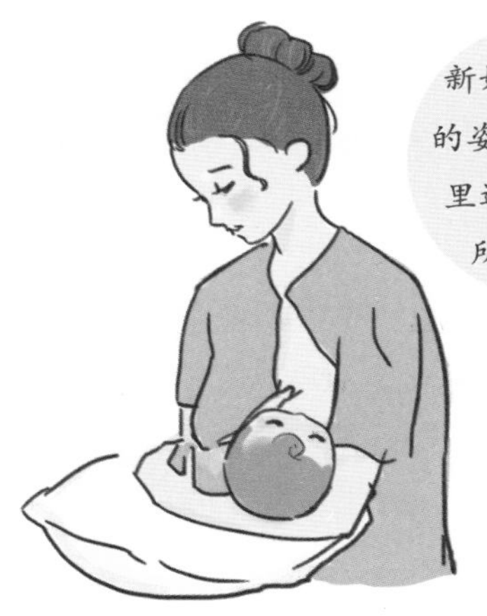

1. 摇篮式：妈妈坐稳后用手臂肘关节内侧支撑宝宝的头，让宝宝腹部紧贴自己，妈妈的另一只手托着乳房将乳头和大部分乳晕送到宝宝的口中。

除非一定要腾出
左手做事，一般较
少用这种姿势，
不过宝宝会感觉
更舒服。

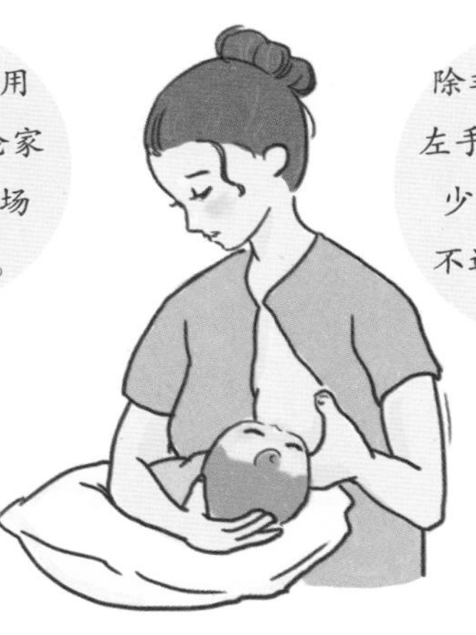

2. 交叉摇篮式：交叉摇篮式和摇篮式相近，区别是宝宝吮吸左侧乳房时，躺在妈妈右胳膊上。妈妈的右手托住宝宝，左手可以自由活动。

这种姿势
适合较大的宝宝。
新生儿自身的稳定
性较差，一般不常
用这种姿势。

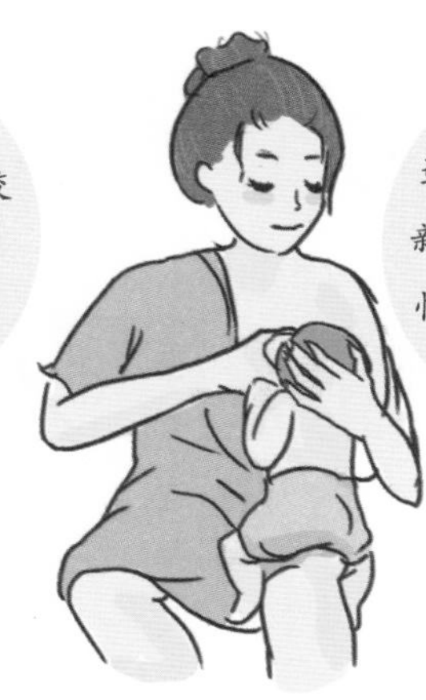

3. 鞍马式：宝宝骑坐在妈妈的大腿上，面向妈妈，妈妈用一只手扶住宝宝，另一只手托住自己的乳房。

这个姿势适合
较大的宝宝，小宝宝
也可以采用这种姿势，
尤其是对嘴部患有
疾病的宝宝特
别适用。

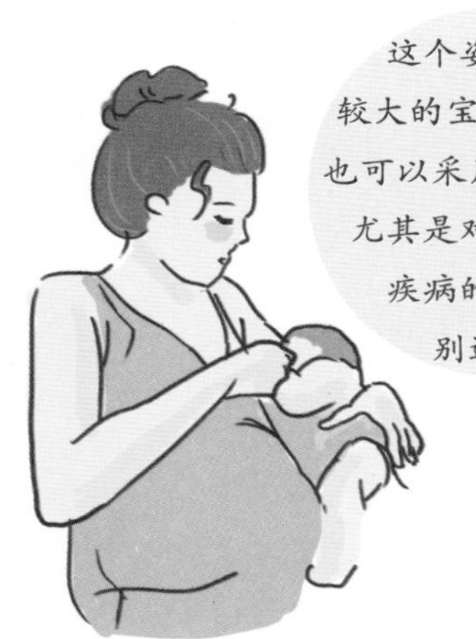

4. 半卧式：妈妈舒服地将头躺在沙发或床上，在宝宝的头下垫两个枕头，妈妈把宝宝抱在怀中，一只手托住宝宝背部和臀部，另一只手帮助宝宝吃奶。

这种姿势妈妈
会比较辛苦，高度
不易调节，宝宝会
缺乏安全感。

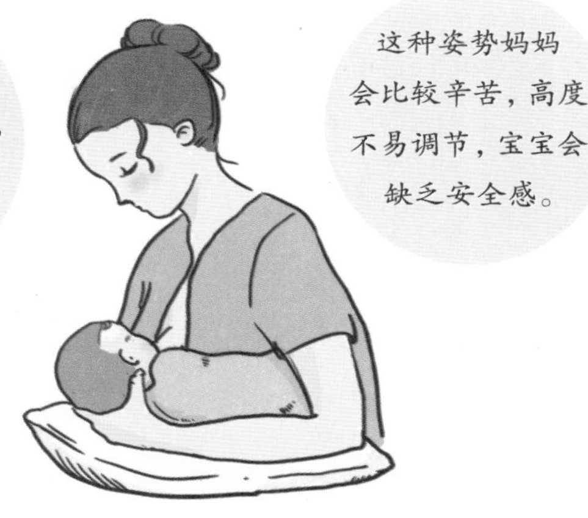

5. 足球式：让宝宝躺在一张较宽的椅子或者床上，妈妈坐在椅子或床的旁边，用枕头垫在宝宝身下调节高度。将宝宝置于手臂下，头部靠近胸部，用前臂支撑宝宝的背，让宝宝的嘴能接触到乳头。

在宝宝出生的
最初几天，妈妈
也需要休息，此时
大多用这种姿势。

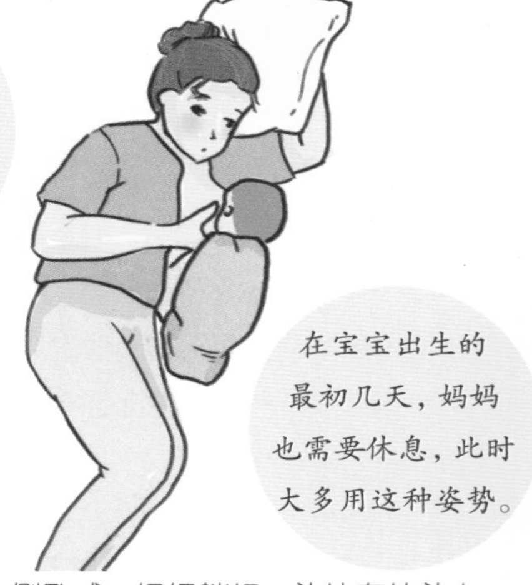

6. 侧卧式：妈妈躺好，头枕在枕头上，然后让宝宝面向妈妈侧躺，让他的嘴和妈妈的乳头成一直线，用手托着乳房，送到宝宝口中。这样可以使剖宫产或侧切的妈妈伤口不会因为哺乳而疼痛。

双胞胎及多胞胎的喂奶

一举多得的新妈妈很幸福，也很操心。辛苦并快乐着，这是双胞胎妈妈的真实写照。由于妈妈的营养要同时供应两个胎儿生长，双胞胎宝宝可能没有单胎宝宝长得好，易患病，所以更提倡对双胞胎宝宝进行母乳喂养。

双胞胎是双重的恩赐，对于妈妈来说，也是双重的挑战。传统的观念认为，双胞胎妈妈的奶水一定不够两个宝宝吃，这是没有科学根据的。妈妈的乳房可以为两个甚至三个宝宝提供充足的奶水，同时哺喂两个宝宝完全可以实现。

对于早产低体重的双胞胎，可能还需要在保温箱中护理，妈妈可以在医生的指导下挤出母乳送到病房，由护士喂养。如果母乳的确不足，可以添加早产儿配方奶。

对于足月正常出生体重的双胞胎，母乳喂养是最合适的。妈妈千万不要先怀疑自己的乳量，信心是母乳喂养成功的关键。一般在宝宝出生早期，双胞胎妈妈的母乳量可以满足两个宝宝的需求。可以让两个宝宝分开时间段吃奶，也有利于乳汁分泌。如果母乳只能满足一个宝宝时，可以采取交替喂养的方式。喂小宝母乳的时候，喂大宝配方奶，下次互换。

双胞胎的哺乳姿势

相比于单胎宝宝，双胞胎宝宝更应尽早开奶，勤喂奶，否则宝宝容易低血糖，影响大脑发育。双胞胎宝宝在母乳喂养时一般有4种姿势，双足球式、双摇篮式、混合式、平躺式。通常采取一个乳房喂养一个宝宝的方式，也可以让两个宝宝相互交替吸吮一侧乳房。双胞胎宝宝双侧同时吸乳更有利妈妈泌乳量的增加。多胞胎妈妈可以根据实际情况轮流喂奶。

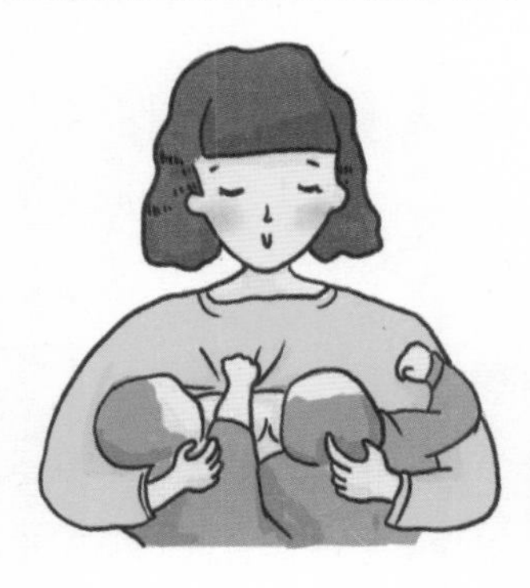

1. 双足球式：将两个宝宝一边一个放在枕头上，宝宝的头朝向妈妈的乳房，身体在妈妈的臂弯下并伸向妈妈身体的两侧。手部对宝宝的脖子稍稍用力，让宝宝能含住乳头和乳晕，妈妈可以在背后垫上靠垫。

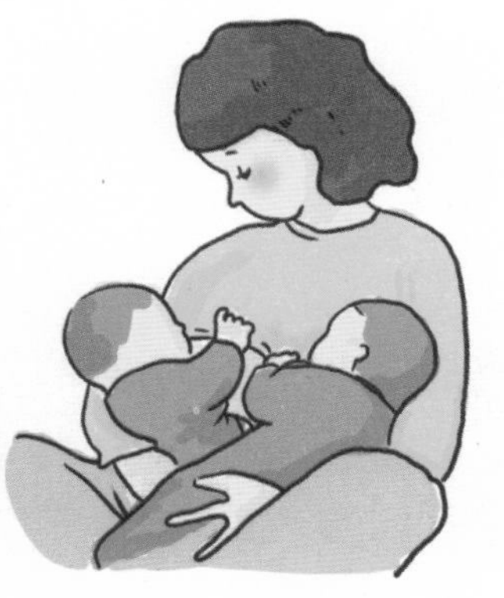

2. 双摇篮式：两个宝宝一边一个，侧身躺在妈妈的臂弯里，妈妈的两只手同时环抱住宝宝，让宝宝的身体在妈妈的腿上交叉，可以在肘部垫上枕头，以便更好地支撑起宝宝。

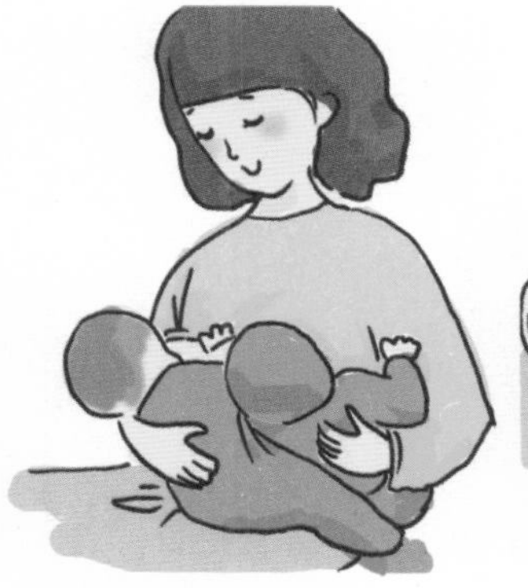

3. 混合式：用摇篮式抱一个宝宝，用足球式抱另一个宝宝，用足球式抱着的宝宝头部要与摇篮式抱着的宝宝臀部或大腿对齐。

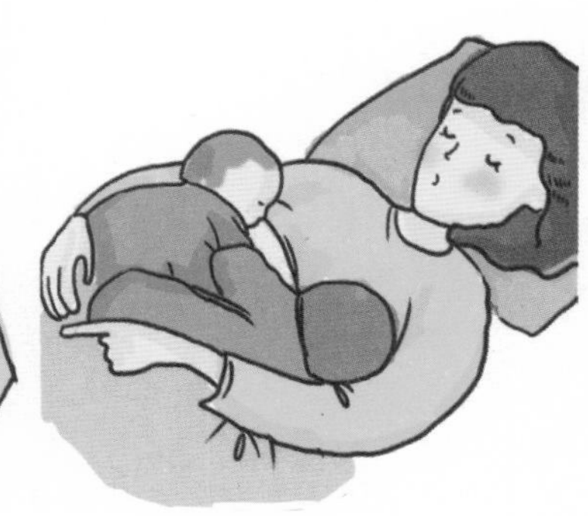

4. 平躺式：平躺在床上，头部和肩膀下各垫上枕头，两只胳膊分别抱住两个宝宝，两个宝宝的身体叠在妈妈的身上。

夜间喂奶要谨防宝宝着凉

夜间是泌乳素分泌较多的时间，宝宝出生早期，妈妈坚持夜间哺乳，可有效地增加妈妈的泌乳量。很多宝宝夜间吃奶时，很容易感冒，其实只要妈妈多留心，完全可以杜绝感冒的发生。妈妈在给宝宝喂奶前，让爸爸关上窗户，准备好一条较厚的毛毯，妈妈将宝宝裹好，喂奶时，不要让宝宝四肢过度伸出袖口，喂奶后，不要过早将宝宝抱入被窝，以免骤冷骤热增加感冒概率。冬季室内的温度最好在26℃以上，方便夜间换尿布和喂奶。夏天空调温度不能过低。

母乳喂养还需要喂水吗

联合国儿童基金会及国际母乳协会等组织都认为，一般情况下，母乳喂养的婴儿，在母乳充足的情况下,6个月内不必增加任何食物与饮料，包括水。母乳大约85%是水分，纯母乳喂养的宝宝不需要喝水，直到添加辅食时才需要额外喝水。即使在炎热干燥的环境下，只要宝宝体重增加速度在正常范围内，每天大小便正常(小便8~10次，颜色清淡不黄；大便3~4次，黄色糊状)，即表示体内水分充足，无须额外补水。

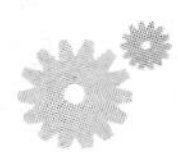

知识链接

不要给宝宝喂糖水

家里的老人会在妈妈开奶前先喂给宝宝一些糖水，就是常说的“开路奶”。糖水比母乳甜，若喝惯了糖水，会影响宝宝对母乳的喜好。正确的母乳喂养观点认为：在开奶前不要喂糖水，而是提倡“早开奶，勤喂奶”。因此，在没有医学指征情况下，不能随便给宝宝喂糖水，特殊情况除外。

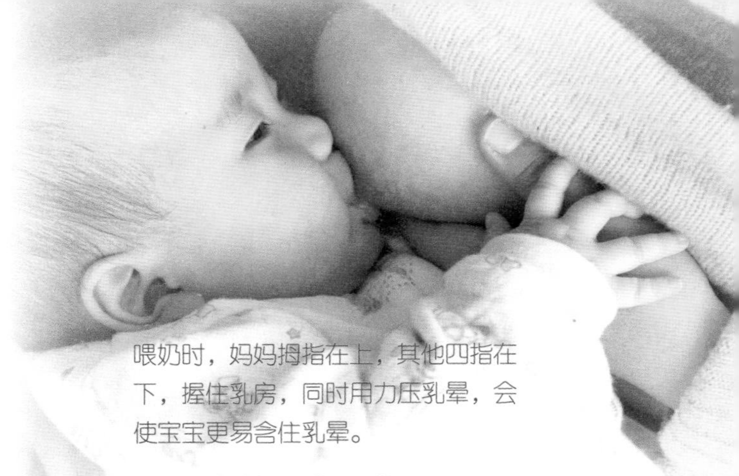

喂奶时，妈妈拇指在上，其他四指在下，握住乳房，同时用力压乳晕，会使宝宝更易含住乳晕。

不要让宝宝含着乳头睡觉

每个新生儿在夜间都会醒来吃两三次奶，整晚睡觉的情况很少见。因为此时宝宝正处于快速生长期，很容易出现整天都饿的情况，如果夜间不给宝宝吃奶，宝宝就会因饥饿而哭闹。母乳喂养夜间喂奶的另一个好处是夜间妈妈催乳素分泌较多，有利于妈妈产奶。由于夜晚是睡觉的时间，妈妈在半梦半醒间给宝宝喂奶很容易发生意外，因此需要特别注意。别让宝宝含着奶头睡觉，含着奶头睡觉，既影响宝宝睡眠，也不易养成良好的吃奶习惯，而且堵着鼻子容易造成窒息，也有可能导致妈妈出现乳头皲裂。

正确做法：坐起来抱着宝宝哺乳，结束后，可以抱起宝宝在房间内走动，也可以让宝宝听妈妈心脏的跳动，或者是哼着小调让宝宝快速进入梦乡。

新妈妈半夜喂奶时不要睡着

宝宝半夜饿醒了，妈妈的第一个反应就是把乳头送进宝宝嘴里，或者干脆让宝宝整夜都含着奶头，疲惫的妈妈很容易一边喂奶，一边睡着。妈妈熟睡翻身的时候，乳房压住宝宝的鼻子，导致宝宝呼吸困难甚至窒息，因而引发危险。宝宝含着乳头睡觉，不利于宝宝养成良好的吃奶习惯。睡一会儿，吃两口，再睡一会儿，这样的节奏并不利于营养的消化吸收，而且会直接影响宝宝的睡眠。此外，宝宝整夜含着乳头也容易引起妈妈的乳头皲裂。

特殊乳头如何哺乳

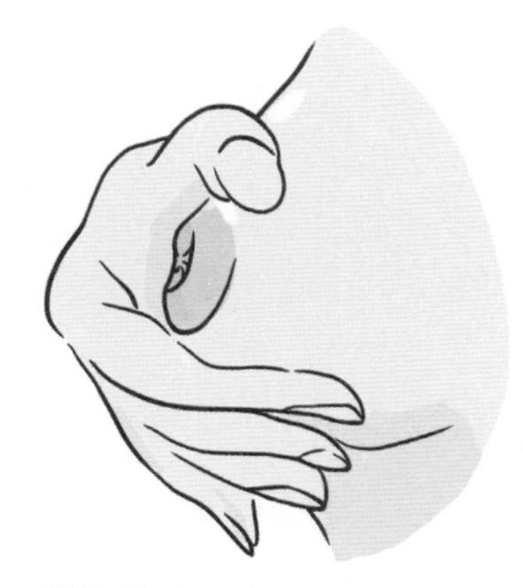

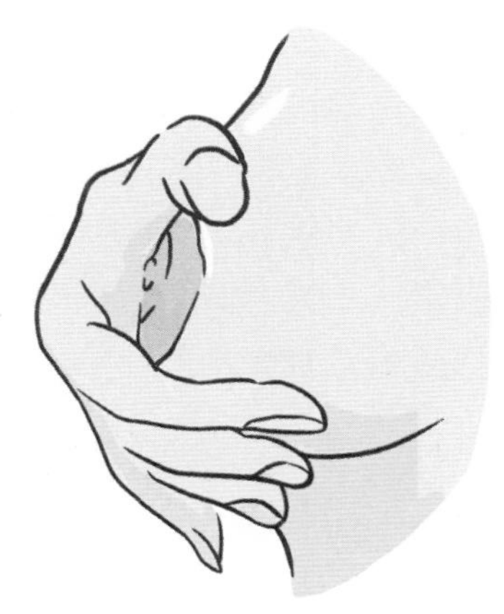

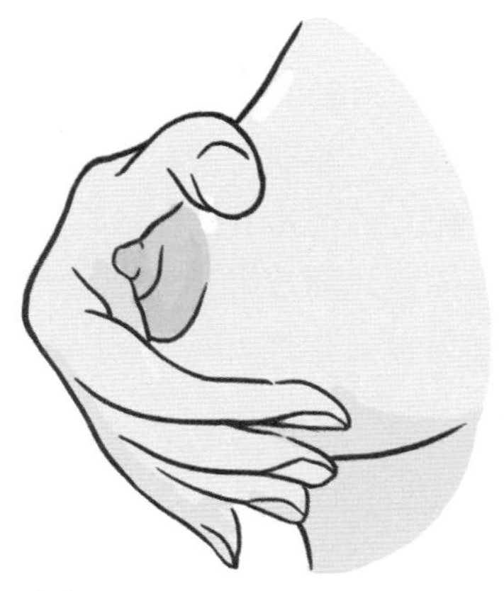

凹陷乳头：乳头凹陷在乳晕中。凹陷乳头可以用手指刺激、牵拉或用乳头吸引器使乳头突出来。乳头吸引器使乳头突出来。千万不要因为乳头凹陷就轻易放弃母乳喂养。

扁平乳头：乳头不够突出，乳头长度较短，约在0.5厘米以下。扁平乳头会增加宝宝吸乳的困难，宝宝出生后经常吸吮，会纠正这种现象。

巨大乳头：乳头直径在2.5厘米以上。宝宝开始吸奶时会感到困惑，但练习几次后，宝宝会慢慢适应。

溢乳和吐奶不同

有时候宝宝嘴里流出奶并不是吐奶而是溢乳。溢乳的表现是宝宝无恶心，毫不费力地从口腔溢出乳汁。常在喂奶后即刻发生，溢出量比喂进量少，颜色和所进奶汁相似，溢乳后宝宝精神的表现与平时无异，不伴有其他症状，医生检查时也无异常发现。这种溢乳多见于3~5个月以内的小宝宝。

吐奶是较多的奶量从口中呕出。5~6个月以前的宝宝吐奶有生理性和病理性两种情况。大多数是生理性的，主要是由于食道和胃的结构发育尚未完善，其特点是一天吐奶不超过2次，呕吐后宝宝感觉舒服。病理性吐奶，是指吐前有恶心、腹压增高等状况，迫使胃内容物从口腔涌出，呈喷射性，吐出的奶量大于喂进量，颜色异常，如间杂黄绿色、咖啡色，有酸臭味。如果呕吐伴有腹胀、难哄的哭闹，没有排气和排便应及时就医。

拍嗝防溢乳

为了避免溢乳，母乳喂养时，让宝宝吸吮大部分乳晕，以免吞咽太多空气。喂完奶后将宝宝直立抱起，用空心掌轻拍其背部，等待宝宝打嗝后再轻轻放下，半小时之内尽量少翻动其体位。对溢乳明显的，还可以垫高床头部位，使床成30°~45° 头高足低位，并使宝宝在吃奶后头30分钟到1小时保持右侧卧位。

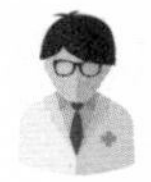

专家答疑

宝宝喝奶老打嗝怎么办？

宝宝喝奶老打嗝很容易给喂奶的妈妈造成心理压力。宝宝吃奶频繁打嗝多与吃奶前换尿布着凉，或吃奶的环境温度较低，吃奶前哭闹吞入较多冷空气有关。解决的办法是提高屋内的温度，避免在吃奶前着凉。

人工喂养和混合喂养

母乳喂养的优势是任何母乳替代品都无可替代的，但由于母乳不足、妈妈患病等原因，妈妈可能无法亲喂宝宝，此时就必须给宝宝添加配方奶。

配方奶是为了补充母乳量的不足而产生的。有人说，配方奶的营养没有母乳的十分之一，这种结论有失偏颇。优质的婴儿配方奶是依据母乳的营养成分配制，只是母乳中的免疫物质未能配入。妈妈一定要相信，配方奶同样能为宝宝的健康成长提供良好的营养，实现良好的生长发育。

配方奶宝宝每天喝多少

宝宝每次的奶量因个体差异而有所不同，奶量不宜过多或者过少，只要宝宝体重增长正常就可以。宝宝奶量可以根据所选的配方奶粉喂养建议调配。在最初食用配方奶粉时，最好采用少量多次的方式给宝宝喂。喂奶时，保证奶嘴处充满奶液，以免宝宝因吸入过多空气而引起腹胀、溢奶。

新生儿期	一昼夜喂奶 7~8 次，约 3 小时 1 次，后半夜稍长。第 1 天每次喂奶 15~20 毫升，如果能吃完，以后每天每次增加 10~15 毫升，直至每次 60 毫升，再隔天每次增加 10~15 毫升至每次 90 毫升。夜间喂奶的间隔延长，7~8 天后每天喂奶可降至 6~7 次，每天总量 120~180 毫升 / 千克（体重）
2~3 个月	每天 6 次，每次喂奶 120~150 毫升，间歇延至 3.5~4 小时，后半夜可睡 5~6 小时
4~5 个月	每天喂奶 5~6 次，每次 150~200 毫升，后半夜可持续睡 5~6 小时
5~6 个月	每天喂奶 4~5 次，每次可喂 200~240 毫升，入睡后最多喂 1 次奶

以上仅仅是6个月以内喂养量的基本情况，每个宝宝吸入及排泄的情况不同，由遗传因素决定的体格增长速度也不同，对进食的需求有差别。

给新生儿准备 2~4 个奶瓶

奶瓶从制作材料上分主要有玻璃、塑料（包含PC、PP、PES、PPSU）以及硅胶。PC质轻，而且不易碎，适合月龄较大的宝宝自己拿着喝。但经受反复高温消毒的“耐力”就不如玻璃制奶瓶了。其中，PES、PPSU价格较贵，但安全性高。新生儿时期，宝宝吃奶、喝水主要是靠妈妈喂，圆形奶瓶内颈平滑，里面的液体流动顺畅，清洁方便。母乳喂养无须喝水，人工喂养或混合喂养的宝宝需要多准备几个奶瓶，每次用完后清洗干净，以便集中消毒。

市面上比较常见的奶瓶容量是120毫升、150毫升、200毫升、250毫升。可以根据宝宝的食量和用途来挑选。容量大的奶瓶适合大宝宝。新生宝宝选用120毫升的奶瓶比较好。如果妈妈发现宝宝喝奶时比较用力，吃奶速度较慢，吃完奶后比较疲惫，有时会憋红小脸甚至哭闹，就说明要更换奶嘴了。

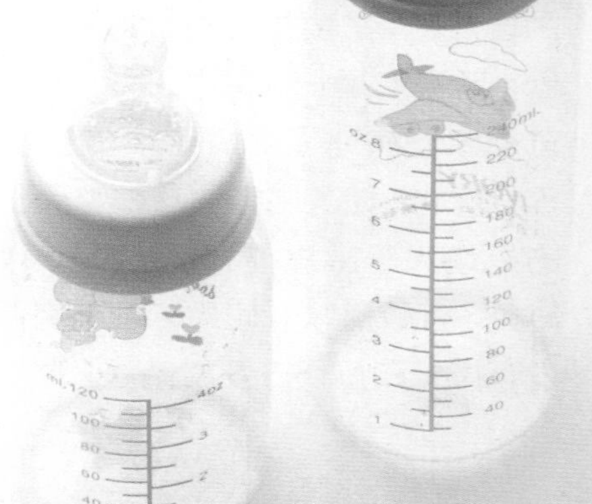

给宝宝买奶瓶一定要看清奶瓶上的刻度是否准确。

怎么选购奶嘴

看奶嘴材料：乳胶奶嘴吸吮的口感更接近于乳头，缺点是奶嘴边缘软，旋紧的时候容易脱位和渗漏。而且有橡胶气味，有些宝宝可能不喜欢；硅胶奶嘴无味无臭，不易老化，抗热、抗腐蚀，没有渗漏的问题，但有的宝宝吸吮时可能会产生排异感。

看奶嘴形状：奶嘴形状分为圆形和大拇指形两种。大拇指形是根据宝宝吸吮时妈妈乳头被挤压后的形状来设计的，宝宝的接受度更高。

看奶嘴孔形状：奶嘴孔形状各有不同，奶液的流速也会不同。圆孔形适合无法控制奶水流出量的小宝宝，十字形适合各个年龄段的宝宝，Y 字形适合习惯用奶瓶喝奶的2~3个月以上的宝宝。

SS
0 个月以上
圆孔
理想喂奶时间
50毫升时约10分钟

S
1 个月以上
圆孔
理想喂奶时间
100毫升时约10分钟

M
3 个月以上
Y字孔
理想喂奶时间
150毫升时约10分钟

L
6 个月以上
Y字孔
理想喂奶时间
200毫升时约10分钟

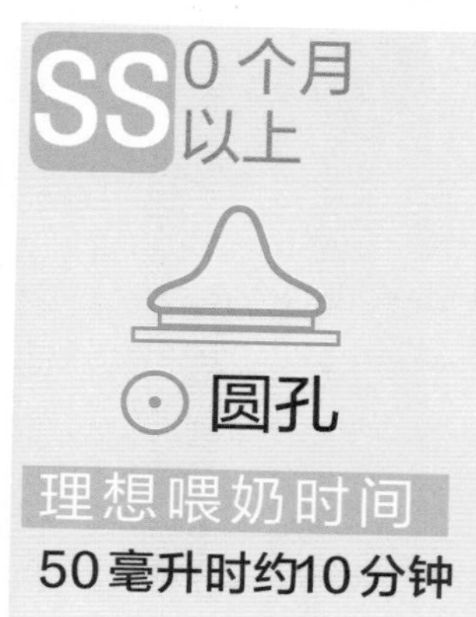

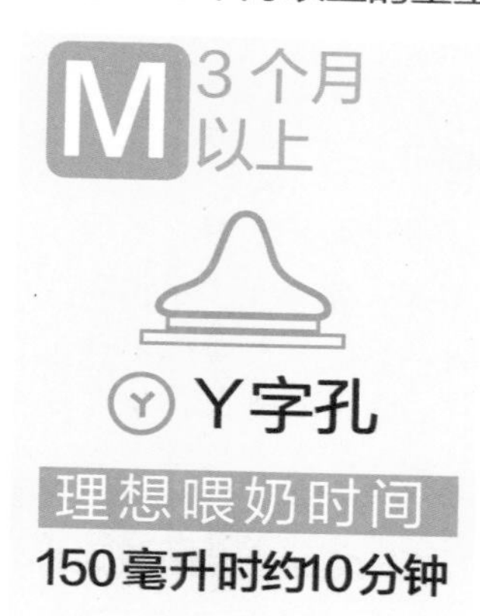

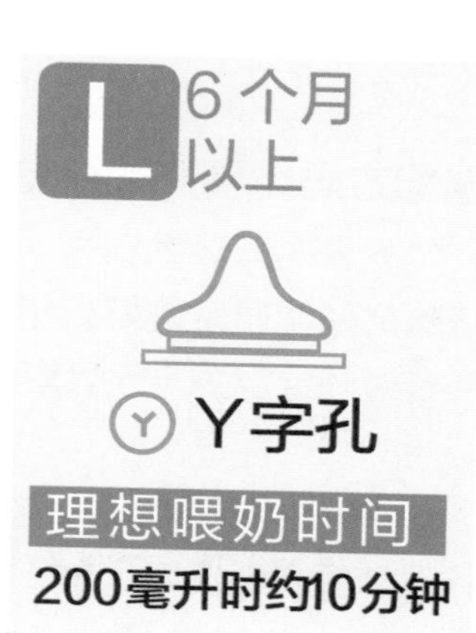

奶瓶、奶嘴怎么清洗消毒

有些新妈妈给宝宝冲奶时，总是先倒点水涮一涮奶瓶，其实这样做并不好。如果奶瓶干爽清洁就没必要再涮；如果有灰尘或污渍，涮也涮不干净，必须重新清洁消毒，清洁过的奶瓶要用盖子盖好。

奶瓶上所有配件都要一个个清洗。玻璃瓶用尼龙刷，其他瓶用海绵刷，奶嘴用奶嘴刷。

新买来的奶嘴、奶瓶一定要仔细清洗，消毒后再使用。奶瓶消毒最常见的几种方法：

煮沸消毒：准备一个干净的大锅和一个奶瓶夹。先将奶瓶放入锅里，不要放奶嘴，水要淹过奶瓶，水沸腾后再煮3~5分钟，放入奶嘴，再煮3~5分钟就可以了（非常推荐新妈妈使用这种方法）。

微波炉消毒：一次可以消毒3~5个奶瓶，只要买一个奶瓶微波炉消毒盒高火10分钟即可。

蒸汽消毒锅：使用蒸汽锅消毒前，要先把奶瓶、奶嘴、奶瓶盖等物品彻底清洁。

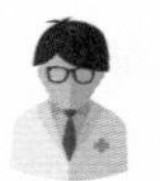

专家答疑

配方奶能放冰箱保存吗？

不管是什么配方奶，一旦先冲调好在室温放置超过1小时，就有滋生有害细菌的可能性。如果必须提前准备宝宝喝的奶，可用保温瓶装水，用市售的奶粉盒放好适量的配方奶粉，等需要的时候即时冲调配方奶。冲好的配方奶不仅不要放在冷藏室保存，更不要放在冷冻室冷冻。

喂配方奶的宝宝，要额外补水吗

只要配方奶调兑的比例合适,6个月以内的宝宝一般不需要额外增加水分。判断宝宝是否缺水，妈妈先观察一下宝宝小便的颜色。如果宝宝在没有添加其他营养补充剂的情况下，尿液呈透明、微黄，那就没有必要给他再额外补充水分。

当然，由于配方奶中蛋白质和钙的含量高于母乳，有些宝宝喝配方奶粉后会出现大便干燥、便秘等问题，应适量补充水，每次喝水不超过30毫升。

选配方奶，看产地还是价格

不少妈妈认为，进口奶粉的质量一定好，而且价格越高说明质量越好。爸爸妈妈不要迷信“洋奶粉”，而要对照宝宝的个性体质和身体发育状况选择合适的奶粉。

不同国家和地区的婴儿配方奶粉确实存在地区特异性。很多情况下，选择奶粉确实也要认准主流大品牌，因为要研制出最接近母乳成分的配方奶粉，需要强大的研发能力和雄厚的资金支持，但绝对不是价格越高质量就越好。

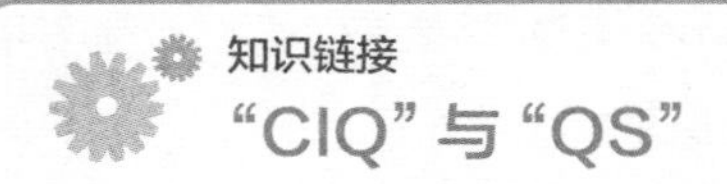

知识链接

“CIQ”与“QS”

价格和产地并非辨明奶粉质量的唯一标准。根据国家规定，纯进口奶粉的外包装上须加注银白色的“CIQ”标志，而国产奶粉和进口分装奶粉外包装则须加注蓝色的“QS”标志。不同产地配方奶粉的前缀码分别为：荷兰870~879；英国500~509；澳大利亚930~939；丹麦570~579；新西兰940~949；德国400~440；美国000~019、030~039、060~139。

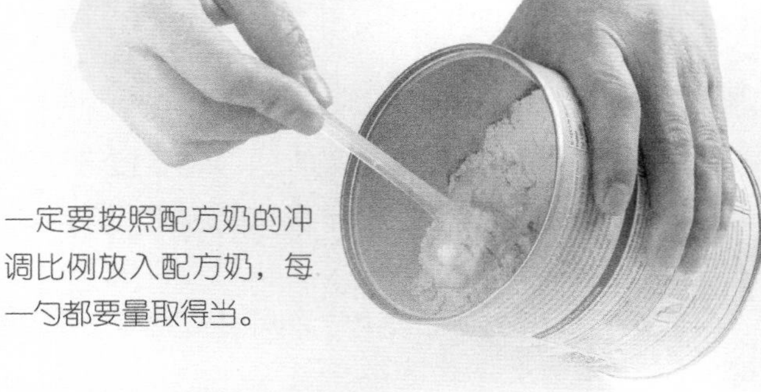

一定要按照配方奶的冲调比例放入配方奶，每一勺都要量取得当。

配方奶粉冲调的常见误区

用开水冲： 水温过高会使配方奶粉中的乳清蛋白产生凝块，影响消化吸收。另外，某些遇热不稳定的维生素会被破坏，特别是有的配方奶粉中添加的免疫活性物质会被全部破坏。冲调奶粉的水温应该控制在40~60℃，不同品牌的奶粉会有不同的要求。

先加奶粉后加水： 每款奶粉的冲调比例都是特定的，如果先加奶粉后加水，仍加到原定刻度，奶就加浓了；而先加水后加奶粉，会高出原定刻度一些，但浓度适宜。

冲得太浓： 配方奶粉浓度过高的话，会影响宝宝的消化吸收，引起宝宝便秘、上火，严重的话会导致出血。配方奶粉中含有钠离子，所以必须加足量水稀释。

用矿泉水冲： 矿泉水中富含矿物质，但宝宝的肠胃消化功能还不健全，如果长期用矿泉水冲奶会引发婴儿消化不良和便秘。

大力搅拌或摇晃奶瓶： 冲制配方奶粉产生很多气泡，宝宝喝了之后就会增加打嗝。摇晃奶瓶时速度不宜太快，以不产生气泡为宜。若产生气泡，应静置至气泡消失再给宝宝饮用。

宝宝为何一喝配方奶就“闹肚子”

乳糖不耐受的宝宝喝了普通的配方奶就会“闹肚子”，这时候千万不要再强迫宝宝继续喝先前的配方奶，可能需要在医生指导下改用低乳糖或无乳糖的配方奶。妈妈一定要先确认宝宝是否适应所选的配方奶粉，再想对策。

按需购买配方奶

- 根据蛋白质结构，配方奶可以分为 4 类

完整蛋白的配方奶粉（普通配方奶）	适用于母乳不足的正常宝宝
部分水解配方奶粉	适用于有过敏风险或消化不良的宝宝
深度水解配方奶粉	适用于对牛奶蛋白过敏的宝宝
氨基酸配方奶粉	适用于诊断和治疗牛奶蛋白过敏的宝宝

- 根据脂肪结构，配方奶可以分成 2 类

长链脂肪配方（普通配方）奶粉	适用于正常的宝宝
中 / 长链配方奶粉	适用于肠道功能不佳如慢性腹泻的宝宝

- 根据碳水化合物类型，配方奶可以分为 2 类

含乳糖的普通配方奶粉	适用于正常的宝宝
低乳糖或无乳糖配方奶粉	适用于急性腹泻、乳糖不耐受的宝宝

母乳和配方奶不要混在一起

混合喂养是在母乳量不能满足宝宝需求时添加配方奶，混合喂养不是将母乳和配方奶混在一起。添加配方奶有两种方法。

其一，每次喂奶时都先吃母乳，一般吃 15~20 分钟，如果妈妈感觉双侧乳房被吸空，而宝宝还有要吃的愿望，可以在吃完母乳后再添加配方奶。可以先少量添加，试试看宝宝能吃多少，依据宝宝的需求喂养。这种方法的好处是每次喂奶均先吸母乳，增加吸吮的频率，可以促进母乳的的分泌，增加母乳的产量，逐渐过渡到纯母乳喂养。

其二，每次只喂母乳或只喂配方奶。这种做法的优点是可以观察宝宝对两种不同喂养方式的反应。在吃母乳时消化和吸收较好。缺点是可能会减少母乳吸吮的次数，影响妈妈产奶量，尤其在新生儿出生早期。

新生儿的日常护理

刚出生的宝宝就像刚出生的小苗，十分脆弱，抗病力很差，对外界环境还需要逐步适应，所以特别需要新妈妈谨慎抚养，精心护理。

照顾新生儿要从头学起，一丝不苟。初为人父人母，当遇到宝宝哭闹时，常常会不知所措。请护理人士或有经验的长辈一看，原来是宝宝衣服穿多了热的，或者是眼睛有了眼屎等。像这些小问题，完全可以学会自己护理，不用每次都紧张兮兮的。

脐带护理

一般情况下，宝宝的脐带会在1周左右自己脱落，2周左右自动愈合。这期间你需要做的是：

1. 用棉签或细纱布蘸75%的医用酒精，从内向外涂擦脐带根部和周围，每天涂擦1~2次。

2. 在擦拭之前一定要先洗手，避免脐部接触爽身粉等各种粉剂，以免使脐部发炎不易愈合。

3. 不要把脐带露在外面的一端包在尿布或纸尿裤里，防止大小便弄湿脐带。如果脐部被尿湿，必须立即消毒。脐带1周左右脱落，但仍要保持局部干燥和清洁。

4. 千万不要试图自己去除脐痂。

5. 要经常观察是否有感染的迹象，如果脐带流血、有异味或分泌物、周围红肿或脐带超过1个月仍未脱落或伤口未愈合，则需要去看医生。

每天用75%的婴儿专用酒精棉签擦脐带1~2次，要按一个方向轻擦。

眼睛护理

小宝宝的眼睛很脆弱也很稚嫩，在对待宝宝眼睛问题上一定要谨慎。

如果宝宝刚睡醒，发现他的眼睛上有眼屎，可以用纱布或消毒棉签蘸温水轻轻地擦拭。力气不宜过大，以免伤害宝宝眼睛肌肤，千万不可用手指或手指甲直接处理。如果眼睑上有硬皮，或者眼睛的分泌物总是屡擦不净，则要怀疑是不是结膜炎，需要带宝宝去看医生。在给宝宝滴眼药水的时候，要记得滴在宝宝内侧的眼角处。记得每次给宝宝清洁完眼睛前后，均要洗手，以防病菌二次感染。要给宝宝用单独的毛巾、洗脸盆等，并且与家里其他人的要隔离开，还要定时清洗。

如果宝宝一出生，眼睛上就有一层灰白色东西，这可不是眼屎，而是“胎脂”。胎脂有保护皮肤和防止散热的作用，可以自行吸收，所以不能随便擦除。

口腔护理

新生儿的口腔黏膜又薄又嫩，不要试图去擦拭它。要保护宝宝口腔的清洁，可以在给他喂奶之后再喂些白开水。如果发现宝宝的口腔黏膜有白色奶样物，喝温水也冲不下去，而且用棉签轻轻擦拭也不易脱落，并有点充血的时候，则可能是念珠菌感染了，也就是鹅口疮。如果是因为抗生素使用不当就需要请教医生了。鹅口疮多是由奶嘴或奶瓶被污染所致。

耳朵护理

新妈妈千万要记住，不要尝试给小宝宝掏耳垢，因为这样容易伤到宝宝的耳膜，而且耳垢可以保护宝宝耳道免受细菌的侵害。洗澡时千万不要让水进到宝宝的耳朵里。

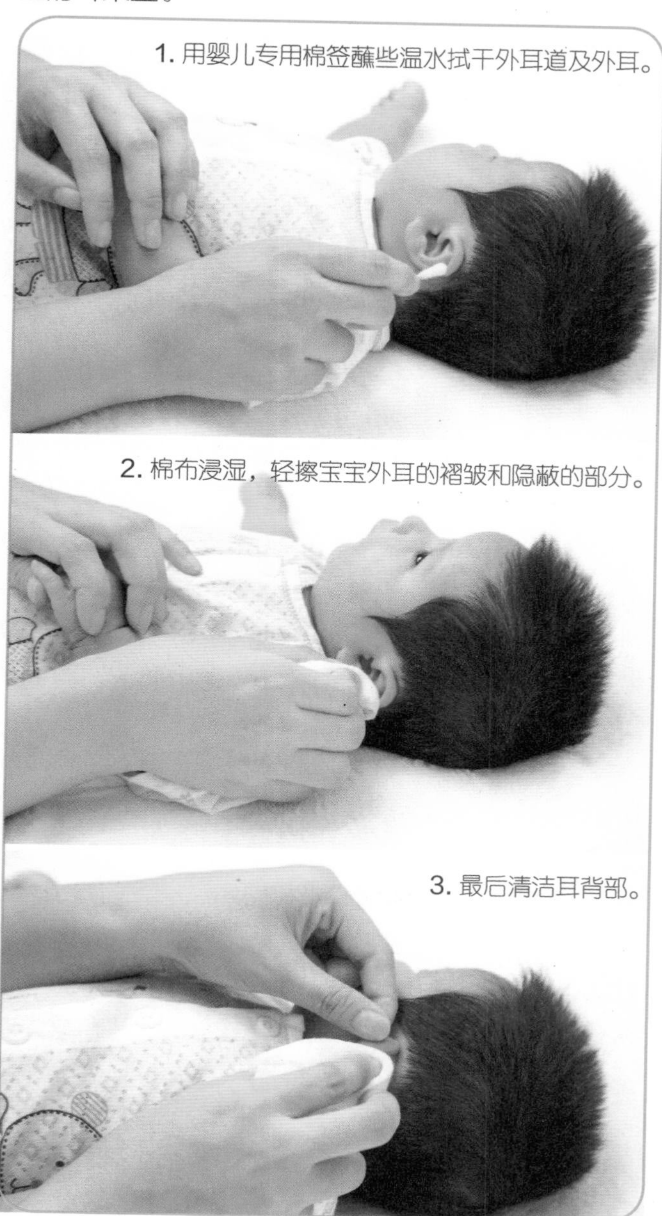

1. 用婴儿专用棉签蘸些温水拭干外耳道及外耳。

2. 棉布浸湿，轻擦宝宝外耳的褶皱和隐蔽的部分。

3. 最后清洁耳背部。

鼻腔护理

如果鼻痂或鼻涕堵塞了宝宝的鼻孔，可用婴儿专用棉签或小毛巾角蘸水后湿润鼻腔内干痂，再轻轻按压鼻根部。如果鼻子被过多的鼻涕堵塞，宝宝呼吸会变得很难受，这时可以用球形的吸鼻器把鼻涕清理干净。方法是让宝宝仰卧，往他的鼻腔里滴1滴盐水溶液。把吸鼻器插入一个鼻孔，用食指按压住另一个鼻孔。把鼻涕吸出来，然后再吸另一个鼻孔。但动作一定要轻柔。

鼻腔有分泌物的主要原因是宝宝着凉了，注意保暖才能从根本上解决宝宝鼻腔分泌物的问题。

囟门护理

新生儿总有很多特别娇弱的部位，囟门就是一个非常娇弱的地方，父母不敢随便碰。其实新生儿的囟门是可以清洗的，否则容易堆积污垢，引起宝宝头皮感染，所以要定期清洁，清洁时一定要注意：囟门的清洗可在洗澡时进行，可用宝宝专用洗发液，不能用香皂，以免刺激头皮诱发湿疹或加重湿疹；清洗时手指应平置在囟门处轻轻地揉洗，不应强力按压或强力搔抓。

皮肤护理

新生儿的皮肤非常娇嫩，很容易被擦伤或引起感染。因此，特别要注意皮肤的清洁、卫生和防止损伤。在脐带脱落前也可以洗澡，只是在每次洗澡后要用75%的酒精清洁脐部，尤其是要清洁脐窝处。浴后，在皮肤褶处及臀部撒少许婴儿专用爽身粉，不要撒得过多，过多会因受潮而结成硬块，颈部不宜直接用容器撒粉，应撒在手上再涂抹，以防新生儿吸入。

每次大小便后均用温水清洗，以防发生尿布疹皮炎。洗尿布时，必须多次用清水清洗，以防肥皂的碱性未洗干净而刺激皮肤。

如何给新生儿剪指甲

新生儿期如果宝宝指甲长了，可能会抓伤自己，所以也需要剪指甲。给宝宝剪指甲要选用专为婴儿设计的指甲剪。剪指甲时，可在宝宝熟睡或较乖时握住宝宝的小手，最好用一手拇指和食指牢牢地捏着宝宝指甲根部。另一只手握住指甲刀，沿指甲的自然弧度轻轻转动指甲刀，将指甲剪下。

剪好后检查一下宝宝指甲的边缘处，如果有方角或尖刺，可磨成圆滑的弧形，以防宝宝抓伤自己。如果剪好的指甲下方还有污垢，可用水清洗干净。

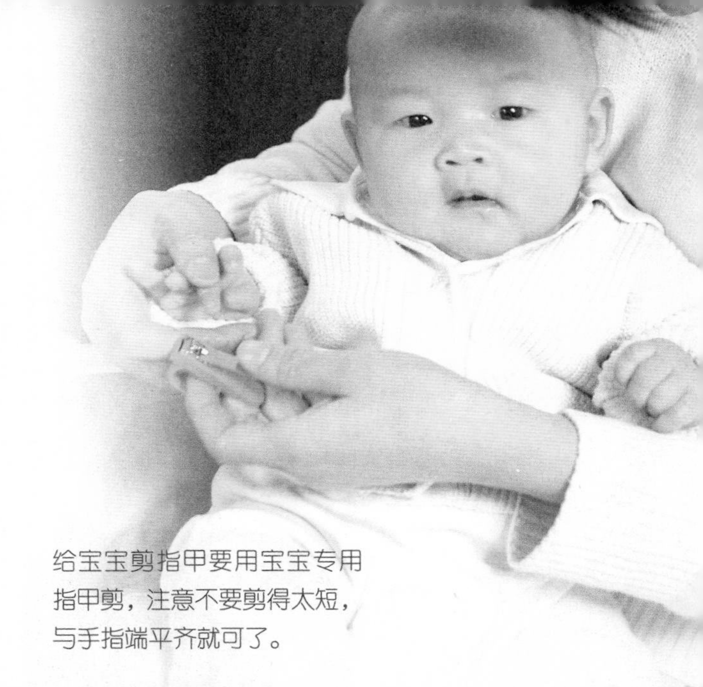

给宝宝剪指甲要用宝宝专用指甲剪，注意不要剪得太短，与手指端平齐就可了。

宝宝平躺睡觉会把头睡扁吗

宝宝出生的时候，头骨软且容易变形。如果宝宝平躺着的时间很多，他的后脑勺或头的一侧就可能会被压扁。为了减少宝宝睡扁头，可以采取以下的措施：

在宝宝醒着的时候，一定要让他多趴着，这时需要有人看护。刚开始的时候，可能每次只能让宝宝趴1~2分钟。颈部肌肉变得更结实后，宝宝就能更好地移动脑袋了，这样他就不会总是朝一边睡觉了。也可以在宝宝出生早期帮他变换体位，如仰卧位睡几天，侧卧位睡几天。多种姿势交替，适当调整体位，有助于避免偏头出现。

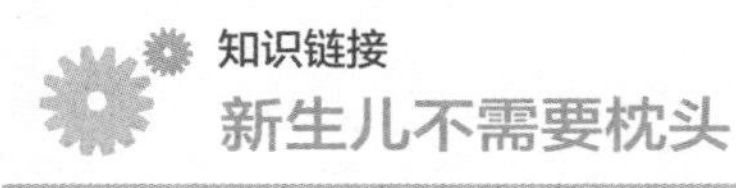

知识链接

新生儿不需要枕头

刚出生的宝宝一般不需要使用枕头，如果给宝宝垫上一个小枕头，反而会造成头颈弯曲，影响宝宝的呼吸和吞咽。如果床垫比较软、穿的衣服比较厚时，妈妈可以将干净毛巾对折2次，垫在宝宝头下方。溢乳的宝宝，不可用加高枕头的办法解决，应让宝宝右侧卧，把上半身垫高30°。

抱宝宝的正确姿势

由于颈部和背部肌肉发育还不完善，1~3个月的宝宝不能较长时间支撑头的重量。因此，抱1~3个月的宝宝关键是要托住头部。

1~2个月的宝宝主要是平抱，也可采用角度较小的斜抱。平抱时让宝宝平躺在妈妈的怀里，斜抱时让宝宝斜躺在妈妈的怀里。不论是平抱或斜抱，妈妈的一只前臂均要托住宝宝的头部，另一只手臂则托住宝宝的臀部和腰部。

3个月的宝宝主要采取斜抱或直立抱。斜抱时宝宝向上倾斜的角度可稍大些。采取直立抱时，有两种姿势可供选择。

一种是宝宝背朝妈妈坐在妈妈的一只前臂上，妈妈的另一只手拦住宝宝的胸部，让宝宝的头和背贴靠在妈妈的前胸。另一种直立抱姿势是让宝宝面朝妈妈坐在妈妈的一只前臂上，妈妈的另一只手托住宝宝的头颈、背部，让宝宝的胸部紧贴在妈妈的前胸和肩部。

抱宝宝时既要注意保护好宝宝，还要抱得舒服，同时也要让宝宝有安全感。6个月以后，宝宝能自己支撑住了，妈妈只要稍微托住点就可以了。

给宝宝洗澡的准备工作

给新生儿洗澡是个大问题，这完全是个技术活。所以，在宝宝出生后住院期间，一定要跟着护士把这门技术学到家。首先要做好准备工作。

①确认宝宝暂时不会大小便，且吃过奶1小时以后再开始洗澡。②如果是冬天，开足暖气。室内温度至少要在26℃以上，如果是夏天，关上空调或电扇。③准备好洗澡盆、小毛巾2~3条，大浴巾1条，用肘弯内测试下温度，感觉不冷不热最好。如果用水温计，为37±1℃。

怎样给宝宝洗澡

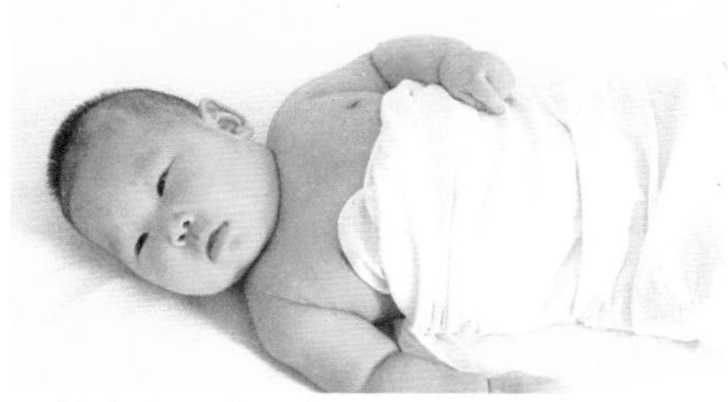

1. 给宝宝脱去衣服，用浴巾包裹起来。用浴霸的家庭注意，防止浴霸直射宝宝的眼睛。

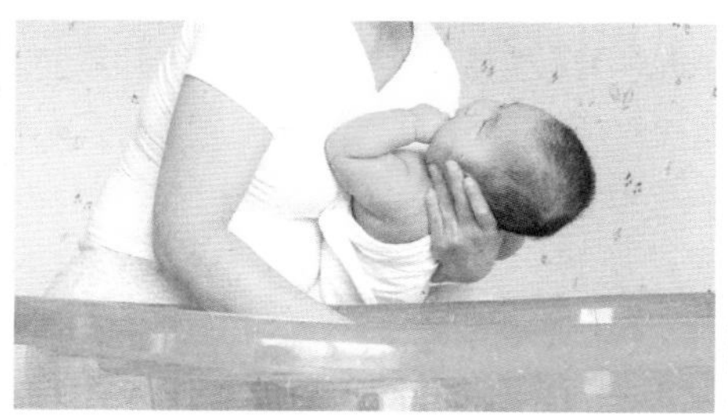

2. 宝宝仰卧，妈妈用左肘部托住宝宝屁股，左手托住头。拇指和中指分别按住宝宝的两只耳朵贴到脸上，以防进水。

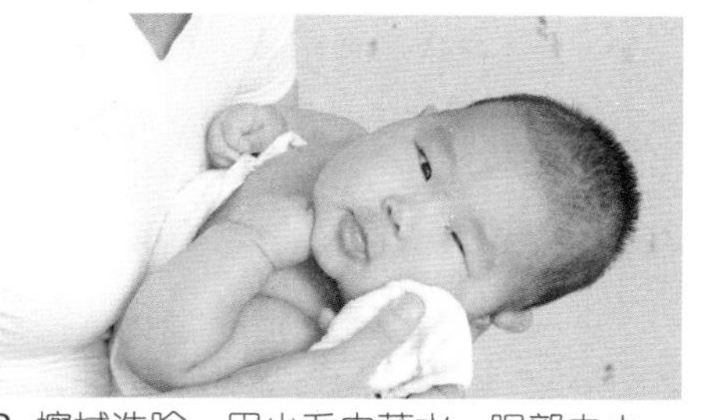

3. 擦拭洗脸。用小毛巾蘸水，眼部由内而外，轻拭宝宝的脸颊，再由眉心向两侧轻擦前额。

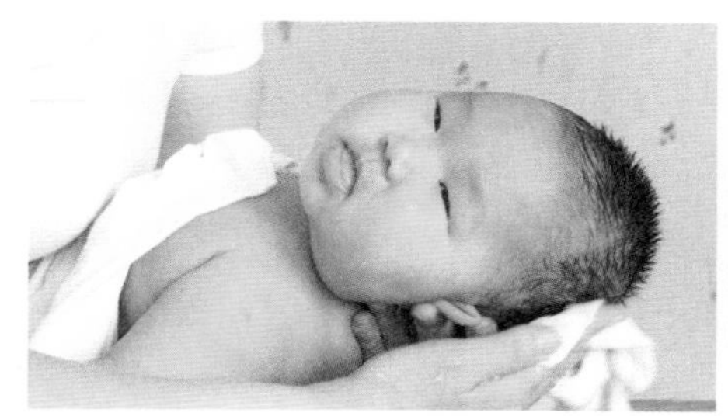

4. 洗头。先用水将宝宝的头发弄湿，然后倒少量的婴儿洗发液在手心，搓出泡沫后，轻柔地在头上揉洗。然后用清水冲洗干净，用干毛巾擦干水分。

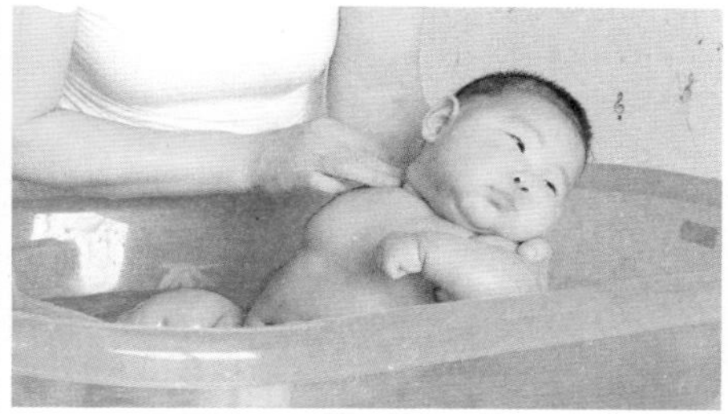

5. 洗净头后，再分别洗颈下、腋下、前胸、后背、双臂和手。由于这些部位十分娇嫩，清洗时注意动作要轻。如果室温不够暖和，可以先洗完头再脱衣服。

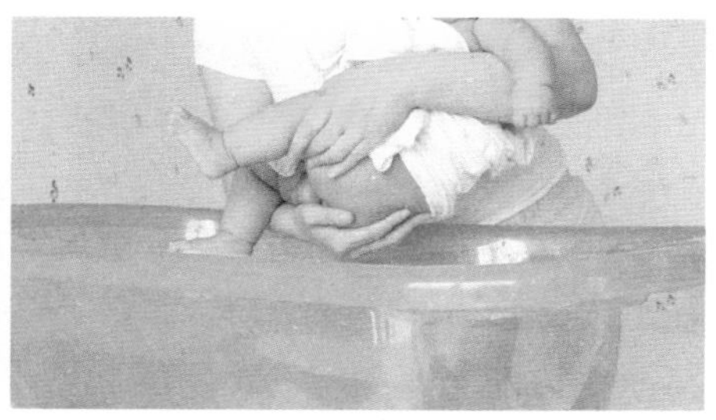

6. 将宝宝抱起来，头顶贴在妈妈左上臂，用左手抓住宝宝的左大腿，右手用浸水的毛巾先洗会阴腹股沟及臀部，最后洗腿和脚。

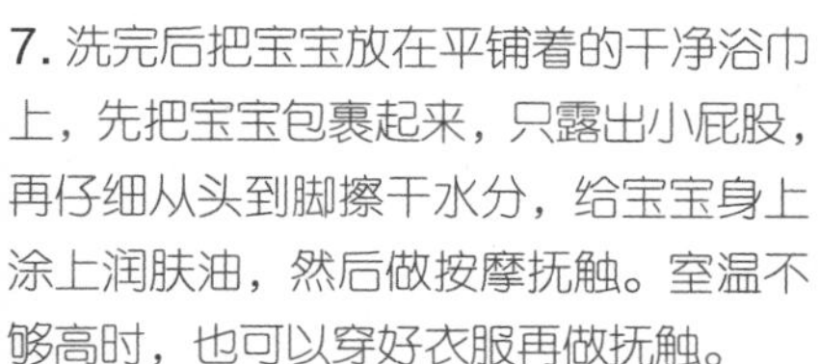

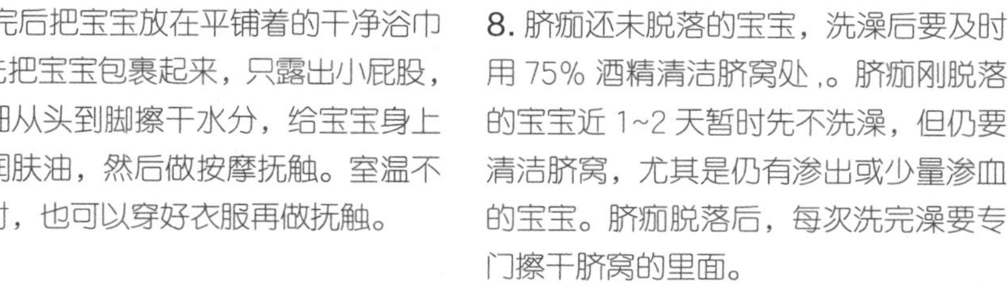

7. 洗完后把宝宝放在平铺着的干净浴巾上，先把宝宝包裹起来，只露出小屁股，再仔细从头到脚擦干水分，给宝宝身上涂上润肤油，然后做按摩抚触。室温不够高时，也可以穿好衣服再做抚触。

8. 脐痂还未脱落的宝宝，洗澡后要及时用75%酒精清洁脐窝处，。脐痂刚脱落的宝宝近1~2天暂时先不洗澡，但仍要清洁脐窝，尤其是仍有渗出或少量渗血的宝宝。脐痂脱落后，每次洗完澡要专门擦干脐窝的里面。

女宝宝外阴怎么护理

首先，每次给女宝宝换尿布时以及每次大小便后，用温水从前向后冲洗，并从前向后仔细擦拭外阴。用柔软无屑的卫生纸巾擦拭干净。擦拭时，方向由前向后，以免不小心让粪便残渣进入宝宝会阴部。

其次，帮助女宝宝清洗外阴时，最好每天用温水清洗2次。女宝宝会阴部的清洗顺序跟擦拭的方向一样，一定要从前向后。方法如下：

1. 最好用合适水温（37±1℃）的清水冲洗宝宝小阴唇外部的部位，再从前往后清洗她的会阴部。

2. 接下来清洗宝宝的肛门。尽量不要在清洗肛门后再擦洗宝宝的阴部，避免交叉感染。

3. 再把宝宝大腿根缝隙处清洗干净，这里的褶皱容易堆积汗液。

4. 最后，用干毛巾擦干。

此外，女宝宝的尿布或纸尿裤要注意经常更换。为女宝宝涂爽身粉时，把爽身粉倒在妈妈手指上，再涂抹在大腿根部，不要直接倒在宝宝皮肤上，也不要在阴部附近涂抹。如果能时常清洗，及时擦干，可以不用爽身粉。

怎样清洗男宝宝生殖器

父母需要注意男宝宝外生殖器的日常护理，因为男宝宝的外生殖器皮肤组织很薄弱，很多都是包茎，很容易发生炎症。

清洗时要先轻轻抬起宝宝的阴茎，用一块柔软的纱布轻柔地蘸洗根部。然后清洗宝宝的阴囊，这里褶皱多，较容易藏匿汗污。包括腹股沟的附近，也要着重擦拭。清洗宝宝的包皮时，用你的右手拇指和食指轻轻捏着阴茎的中段，朝他身体的方向轻柔地向后推包皮，然后在清水中轻轻涮洗。向后推宝宝的包皮时，千万不要强力推拉，以免给宝宝带来不适。

清洗男宝宝外生殖器的水，温度应控制在40℃以内，以免烫伤娇嫩的皮肤。最理想的温度是接近宝宝体温的37℃左右。另外，平时给男宝宝选择的纸尿裤和裤子要宽松，不要把会阴部包裹得太紧。如果宝宝没有使用纸尿裤，在他排尿后，最好用干净的无屑纸巾为他擦干尿液，以保持局部干爽。

纸尿裤和尿布换着用

尿布大都是棉布材质，质地柔软，不会因为摩擦而使宝宝的小屁股受伤，环保又省钱。缺点是新生儿尿后无法保持表面干爽，必须赶紧更换。刚出生的宝宝一天可尿10~20次。纸尿裤使用方便，减少了妈妈的劳动，并且能使宝宝的小屁股保持干爽。缺点是透气性差，使用费用高。对比尿布和纸尿裤，聪明的妈妈可以在自己外出时和夜间使用纸尿裤，白天在家用尿布，既节省费用，又可发挥各自的优点。

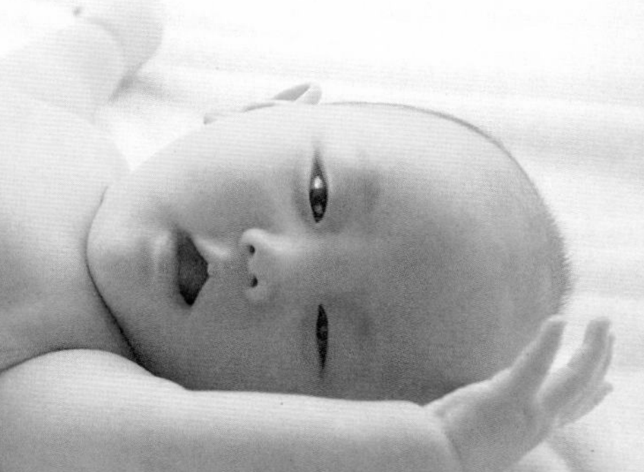

在给宝宝换纸尿裤时，妈妈先用手轻轻抓住宝宝的双脚，轻抬起宝宝的小屁股，然后另一只手撤出尿湿的纸尿裤。

怎么知道宝宝吃饱了

听宝宝下咽的声音	宝宝平均每吸吮 2~3 次可以听到咽下一大口，如此连续约 15 分钟就可以吃饱。如果宝宝光吸不咽或咽得少，说明奶量不足吃不饱
看宝宝吃奶的表现	宝宝吃饱后发出微笑或安静入眠，说明吃饱了。如果吃奶后还哭，或咬着乳头不放，说明没吃饱
看大小便次数	如果宝宝每天尿 10 次以上，大便 4~5 次，说明奶量够了。尿量不多，大便少呈绿稀便，则说明奶量不够
体重增减	宝宝出生后可有生理性体重下降，3~4 天降至最低，以后回升，至 7~10 天回复到出生时体重，第 1 个月增加约 1 000 克。如果体重增长缓慢，则可能是喂养量不够

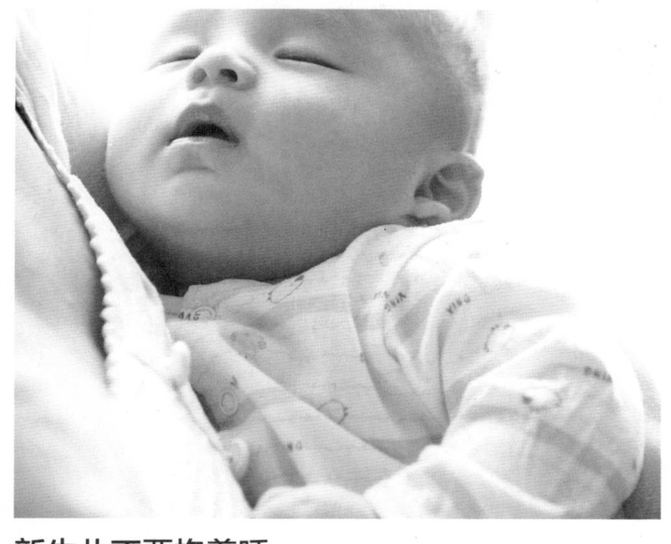

新生儿不要抱着睡

对于吃饱就能入睡的宝宝，可以让宝宝在吃饱了奶之后，躺在床上自然入睡。对于入睡比较困难的宝宝，还是应该抱着让他有更多的安全感，更快入睡。新生儿期因为神经系统发育还未成熟，宝宝睡着后有时会出现双臂突然伸展等惊跳样动作，而抱着睡会比较安静。如果这种情况比较严重，可以在宝宝睡觉时，用包布裹紧上臂，注意不要影响到宝宝手和脚的活动，上部一般不超过肩。

给早产宝宝 120% 的呵护

未满37周出生的宝宝被称为早产儿，与足月儿相比，早产儿发育尚未成熟。

1.注意给早产儿保温。注意室内温度和湿度，因为早产儿体内调节温度的机制尚未完善，没有更多的皮下脂肪为他产热，散热很快，所以保温十分重要。室温要控制在25~27℃。换尿布和换衣服时室温要求更高。每4~6小时测体温1次，保持体温恒定在36~37℃。湿度最好在40%~60%。

2.补充各种维生素和矿物质。由于早产儿生长快，要特别注意各种维生素和微量元素的补充，对比较小的早产儿，维生素D每天需要补充800~1 000国际单位。最好喂母乳，初乳中各种人体必需的元素，如蛋白质、脂肪酸、抗体的含量都很高，正好适合快速生长的早产儿。如母乳不足，则采用早产儿配方奶。对于出生体重小于1 500克的早产儿，母乳喂养应在医生指导下加母乳强化剂，完成出生早期的追赶生长。

3.谨防感染。早产儿室避免闲杂人员入内。接触早产儿的任何人（包括妈妈和医护人员）需洗净手。接触宝宝时，大人的手应是暖和的，不要随意亲吻、触摸。

抚触按摩，传递妈妈指间的爱

适当的按摩可改善消化系统功能、改善睡眠，平复宝宝急躁的情绪，减少哭泣，促进亲子间的交流，使宝宝感受到爱护与关怀。按摩抚触可分为以下几个方面的运动。按摩时间应选择在宝宝清醒，两顿奶之间，精神饱满时进行。洗完澡是个好时机。

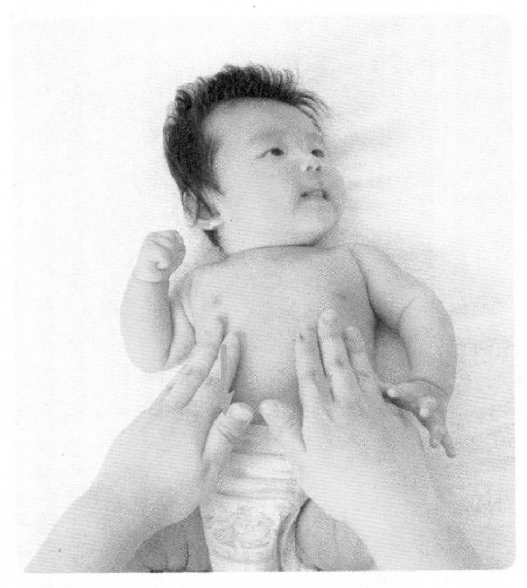

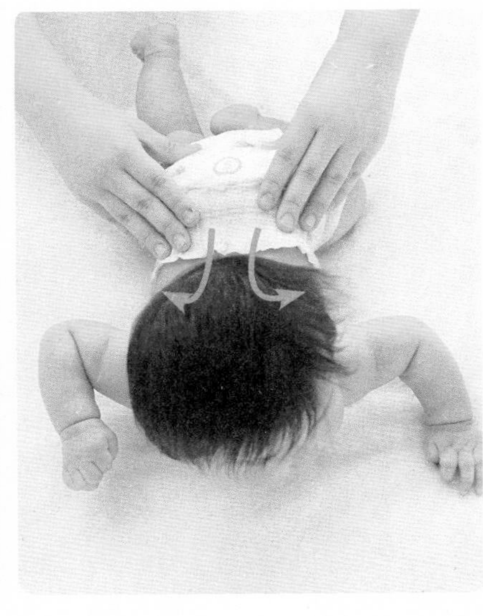

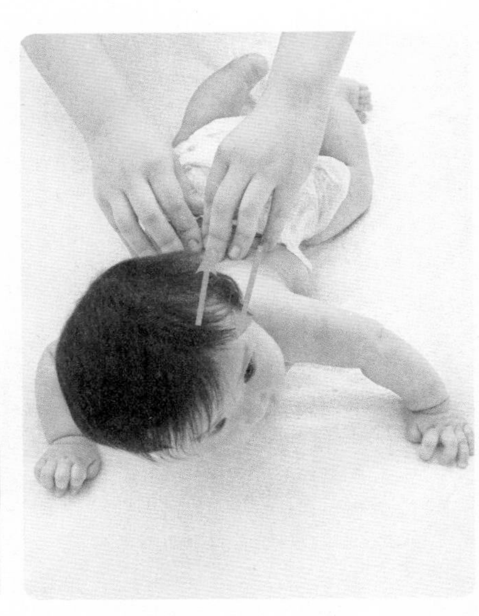

胸膛和躯干：双手自上而下反复轻抚宝宝的身体。然后两手分别从胸部的外下侧，向对侧肩部按摩，可使宝宝呼吸循环更顺畅。

臀部及背部按摩：宝宝呈俯卧位，头侧向一边。妈妈双手四指并拢，与拇指配合，先揉按宝宝的臀部。然后向上，捏按宝宝背部，由下向上，再从上往下，反复5遍左右。

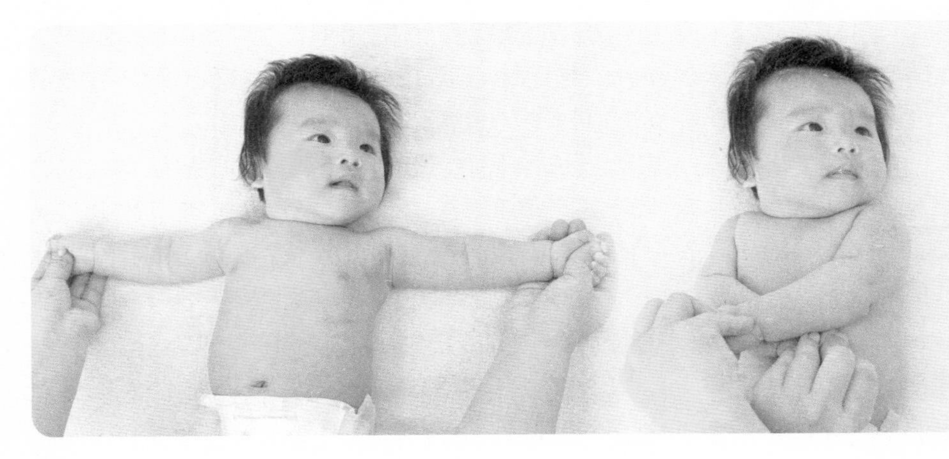

上肢按摩：宝宝仰卧躺在有一定硬度的床或垫子上，妈妈正对着宝宝。先按摩宝宝肩、上臂、前臂、指尖2遍，再用两手分别握住宝宝的小手，让宝宝抓住妈妈的大拇指，妈妈其余四指握住宝宝小手及腕部，抬起宝宝的胳膊，在身体两侧打开，再在胸前交叉，再向上适当拉伸，使双肢高于头顶。这能使宝宝放松背部，锻炼肺部功能。

下肢按摩：

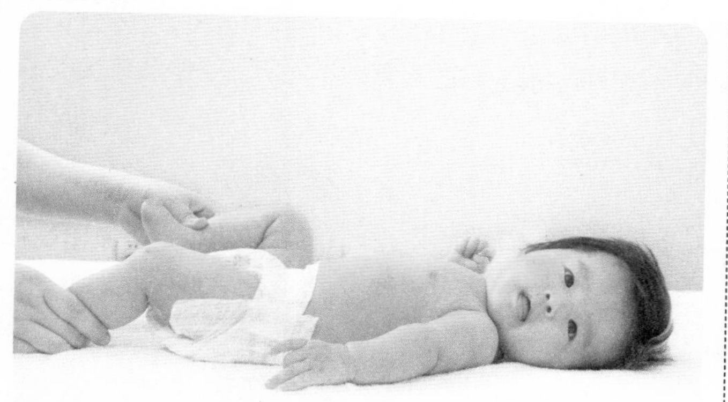

1. 上下移动宝宝的双腿，模拟走路的样子。这个动作可使左右脑都得到刺激。宝宝如果不配合，可以用小玩具或者宝宝感兴趣的其他东西逗引。

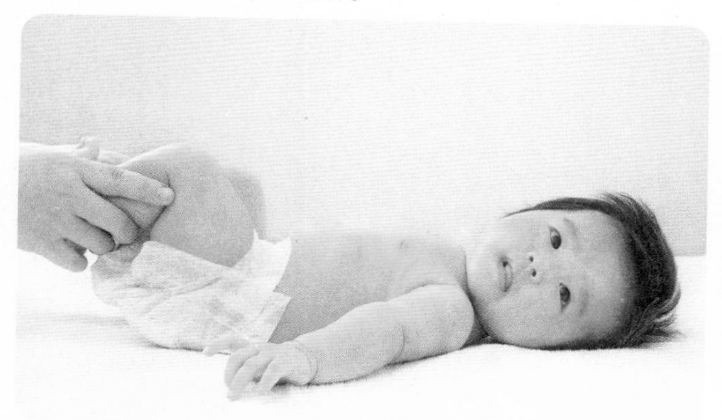

2. 同时向上推宝宝的小腿。

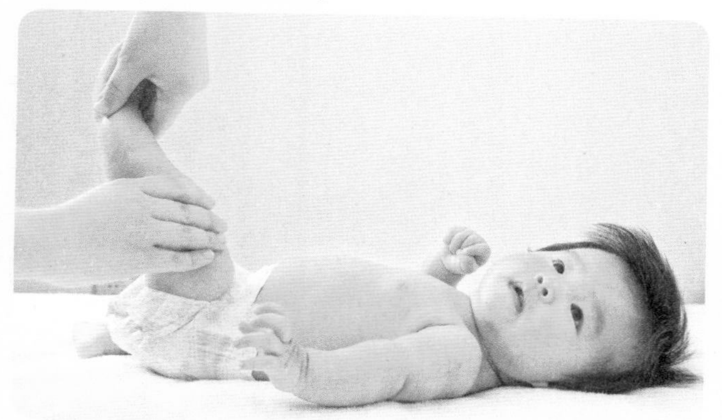

3. 抬起宝宝的腿部，四指并拢，按摩膝盖部位。

脚部按摩：

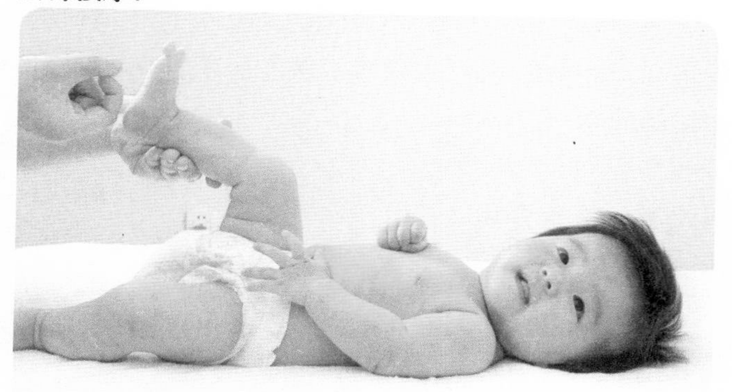

1. 抬起宝宝一只脚，弹食指，使宝宝的脚部感受弹击力。

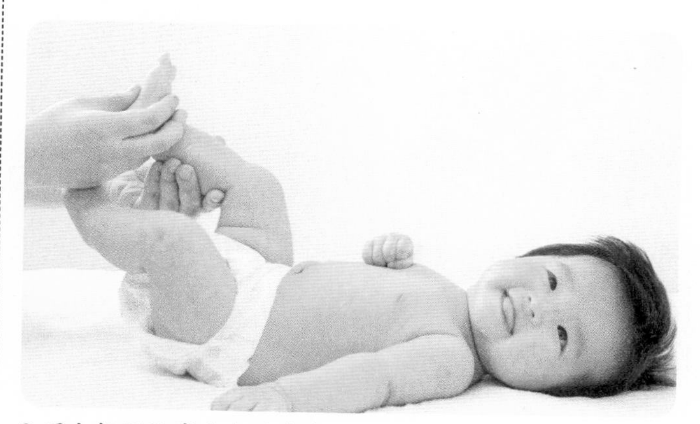

2. 用大拇指按摩宝宝的脚底。

知识链接

按摩注意事项

最好在温暖舒适的环境中，选择半空腹、沐浴后，父母实施按摩时不可戴首饰，充分洗手后用婴儿润肤油或爽身粉搽于手掌且搓匀，然后边和宝宝说话或放些轻柔的音乐边做抚触。每天1~2次，从每次5分钟渐增至每次15分钟。

计划内疫苗一览表

计划内免疫所涉及的传染病，不仅各地普遍流行，无论健康宝宝还是体质虚弱的宝宝均易感染，而且传染性极强，致死率、致残率极高。各地计划内疫苗的接种程序，因传染病的流行情况有些不同，以下是北京市的疫苗接种程序，仅供参考。

年龄	卡介苗	乙肝疫苗	脊髓灰质炎疫苗	无细胞百白破疫苗	麻风二联疫苗	甲肝疫苗	麻风腮疫苗	乙脑疫苗	流脑疫苗
出生	●	●							
1月龄		●							
2月龄			●						
3月龄			●	●					
4月龄			●	●					
5月龄				●					
6月龄		●							●
8月龄					●麻疹				
9月龄									●
1岁								●	
18月龄				●		●	●		
2岁						●		●	
3岁									●
4岁			●						
6岁				●白破			●	●	
9岁小学									●
初一								●	
初三				●白破					
大一进京学生				●白破	●麻疹				

注：“百白破”指百日咳、白喉、破伤风；“白破”指白喉、破伤风。

计划外疫苗

除国家规定宝宝必须接种的疫苗外，其他需要接种的疫苗都属于推荐疫苗，也就是计划外疫苗。这些疫苗都是本着自费自愿的原则，爸爸妈妈可以有选择性地给宝宝接种。

流感疫苗	对于 7 个月以上宝宝，一旦流感流行，容易患病并诱发旧病发作或加重，爸爸妈妈应考虑接种
肺炎疫苗	预防部分细菌感染的肺炎，一般健康的宝宝，应该考虑选用
水痘疫苗	因为宝宝抵抗力差，虽然水痘是良性自限性“传染病”，如果宝宝患了水痘，产生的并发症也不少。但幼儿园一般会要求宝宝入园前接种水痘疫苗
五联疫苗	是预防百日咳、白喉、破伤风、B 型流感嗜血杆菌以及脊髓灰质炎五种疾病。价格较高，但安全性好，可减少注射次数，有条件的家长建议选择

鼻子扁，捏鼻梁会变挺吗

看着宝宝塌塌的鼻梁，你是不是总想捏一捏，觉得这样会让塌鼻梁变得高挺起来，其实，这是没有医学根据的。人的鼻梁高度是由遗传决定的，如果肆意给娇嫩的宝宝捏鼻梁，反而有可能引发其他疾病。

母乳喂养的宝宝一般不缺钙

一般情况下，只要遵循生长规律给宝宝喂母乳、配方奶等，并科学补充维生素D，就不用担心缺钙。很多哺乳妈妈往往忽视了自己是否需要补钙。有些原本就缺钙、妊娠期依然表现为缺钙的妈妈，应在哺乳期适应当服用钙片、维生素D等营养补充剂。

宝宝什么时候吃维生素 D

维生素D是帮助钙吸收的，一般认为，给宝宝添加维生素D应从新生儿期开始，即出生后不久加服。若是早产儿或患消化系统疾病的新生儿，则应听从医师的建议服用。当然，晒太阳是最简单健康的方式。

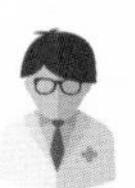

专家答疑

怎样给宝宝进行“阳光浴”？

一般宝宝出生满月后，可以在家中的阳台上晒一晒太阳。刚开始的时间要短，晒的部位要少，然后循序渐进。晒太阳的时间最好选择在上午10点左右或下午3点左右，夏天可以推迟到下午4点。要保护好宝宝的眼睛，不要被强光照射。另外，不要隔着玻璃晒太阳。无论什么季节晒太阳，保暖都是非常重要的，如果阳台温度不够，权衡利弊就先不要晒了。雾霾和刮风的天气也都不适合在阳台上晒太阳。宝宝晒太阳的目的是希望从阳光照射到皮肤上获得维生素D。口服维生素D同样可以满足维生素D的需求。

早教游戏

人的大脑从出生起，就通过眼、耳、鼻、舌、皮肤等感觉器官在与外界环境不断的接触中得到发育。

开发宝宝的潜能要从零开始。出生后的1个月是宝宝成长最迅速的时期，父母可根据宝宝身体的实际状况，进行各种潜能开发，如视力、听力、嗅觉、味觉、语言能力等训练，让宝宝天天向上、卓越不凡。

看妈妈的脸，锻炼宝宝认知能力

训练目的：促进宝宝追视的能力，促进其眼肌和周边视力的发展。

训练方法：①照料宝宝时，妈妈要故意把脸在宝宝的左右活动，以促进宝宝的视线适应妈妈的移动。妈妈的脸距离宝宝的脸不要超过20厘米。②妈妈用温和亲切的语调哄宝宝，对宝宝说“你怎么了？妈妈在这儿呢”，并注意观察宝宝的反应。声音要柔和亲切，语调要富于变化。时常与宝宝讲一些“悄悄话”，妈妈饱含情感的声音交流可以让宝宝的大脑变得更活跃。

抓玩具，刺激宝宝精细动作能力

训练目的：有效刺激宝宝触觉感官，触觉刺激可涉及大脑皮层的感觉运动区，促进宝宝大脑的发育。

训练方法：①不要给宝宝戴手套，让宝宝平躺在床上，自由挥动拳头，看自己的手、玩手、吸吮手指。②妈妈将带柄的玩具贴近宝宝的手心，促使他抓握。每天进行3~5次。③妈妈也可用自己的手指代替玩具放在宝宝手心。此外，妈妈要经常给宝宝的双手做按摩，按摩手指能引起抓握反射，输入刺激信息。

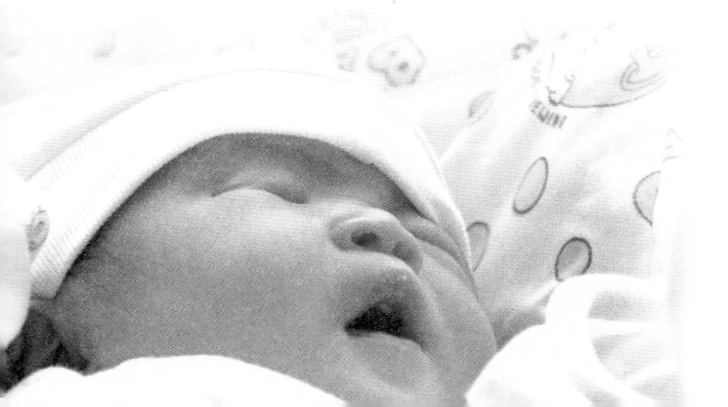

延长发音，提高宝宝语言能力

训练目的：强化宝宝正在形成的语音，促进语言能力的提高。

训练方法：① 妈妈做出各种表情，发出各种声音，激起宝宝的反应。② 当宝宝发出元音，如“啊——”，“喔——”时，妈妈要重复并拉长其发音，以刺激宝宝来模仿自己。③ 妈妈要多发出声音，引起宝宝的注意。

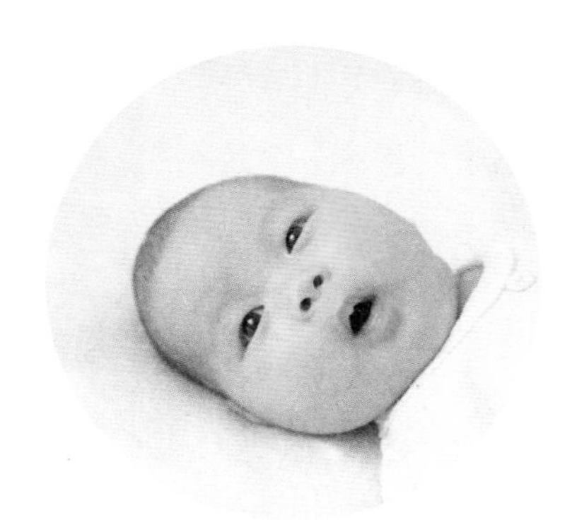

摸妈妈的脸，是宝宝最初的社交能力

训练目的：宝宝在与妈妈进行交往时，其观察力、理解力和反馈能力远远超出成人的想象。健康的母婴关系，是宝宝早期教育的基础和保证，并对宝宝未来的人际交往发展有积极的意义。

训练方法：①妈妈将宝宝抱在怀里，一边抚摸宝宝的手和脚，一边对他说：“啊，好可爱的小手，好可爱的小脚丫，妈妈很喜欢。”②握着宝宝的手摸妈妈的脸，也可以用宝宝的小脚丫碰碰妈妈的脸，并对宝宝说：“宝宝摸摸看，这是妈妈的脸。”

新生儿容易出现的问题

离开温暖的子宫后，新生儿是那么娇嫩，一旦出现某些不适症状，就会让父母昼夜担惊受怕。

正确的护理会加快宝宝康复。因为妈妈的乳汁中含有天然的免疫因子，绝大多数新生儿出生时是正常的。如果宝宝出现特殊情况，新手爸妈一定要用心学会正确的护理，否则只会加重宝宝的病情。

新生儿生理性体重下降

“宝宝怎么变轻了”，细心的新妈妈抱宝宝或给宝宝称体重时发现宝宝体重下降了，于是心急如焚。其实，体重下降是正常的。由于出生后的最初几天进食较少，同时有出汗和大小便排出，所以在出生后的2~4天内宝宝的体重有所下降，较刚出生时的体重减轻6%~9%，称之为生理性体重下降。随着新妈妈奶量的增大，宝宝进食的增加，在出生后7~10天恢复正常，进入快速生长阶段。

有时会频繁打嗝

宝宝出生后的几个月内，一直都会比较频繁地打嗝，这是由于横膈膜还未发育成熟。此外，有时打嗝是由于宝宝过于兴奋，或者是刚喂过奶，或换尿布时腹部受凉等。当宝宝3~4个月的时候，打嗝就会少多了。若宝宝持续打嗝一段时间，可以喂一些温开水，以止住打嗝。也可以弹脚心，让宝宝哭几声，哭声停止了，打嗝也就随之停止。

呼吸会时快时慢

新生儿的呼吸运动很浅，而且没有规律，会时快时慢。在出生后的前2周，呼吸频率每分钟有40~45次，有的新生儿哭闹、活动时也可能会更多，但安静休息后会很快恢复正常，这些都属正常现象。

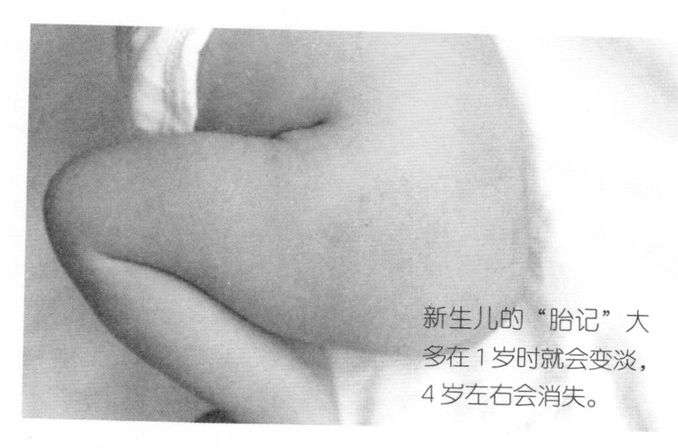

新生儿的“胎记”大多在1岁时就会变淡，4岁左右会消失。

不会留痕的青灰色“胎记”

新生儿背部和臀部等部位会有形状各异、大小及数目不等的青灰色胎记，这是真皮内细胞的特殊色素积聚沉着所造成的。随着宝宝年龄增长，真皮内细胞沉积的色素逐渐减少，会自行消退。4岁左右大多会消失，但少部分会保留终身。

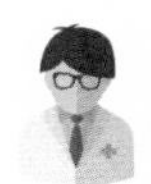

专家答疑

宝宝老是红屁股怎么办？

红屁股主要是因为宝宝的小屁股长时间在潮湿、闷热的环境中不透气而形成的。粪便及尿液中的刺激物质，以及一些含有刺激成分的清洁液也会使小屁股发红。妈妈除了要给宝宝勤换尿布，勤洗屁股，最好用流动的温水（比如可用1个小水壶）冲洗，然后用干净浴巾或毛巾擦拭干净。

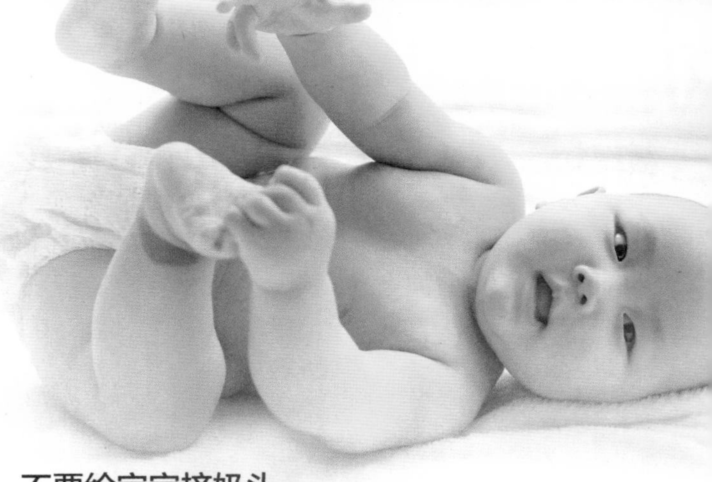

新生儿会干哭无泪

有时爸爸妈妈会看见宝宝哭，但没有眼泪。这是因为新生儿的泪腺所产生的液体量很少，仅能保证眼球的湿润。随着泪腺发育成熟，眼泪就会多起来。相反，有的宝宝一只眼或双眼总是泪汪汪，眼屎也多，那么爸爸妈妈就要想到宝宝的鼻泪道可能出现了堵塞。这时需要带宝宝去医院检查，以确定是否泪道不通或是泪囊炎。

扁平足很正常

细心的爸爸妈妈会发现，新生儿足弓不明显，担心宝宝是扁平足，其实这是正常的。相反，如果婴儿在头几个月里就有很高的足弓，反而是一种不良的信号，因为它预示着宝宝会有神经或肌肉方面的问题。宝宝到了4~6岁的时候足弓才会发育好。

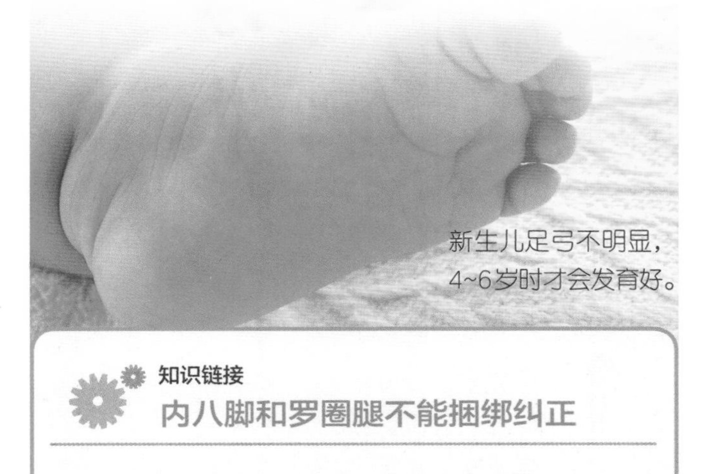

新生儿足弓不明显，4~6岁时才会发育好。

> 知识链接
>
> **内八脚和罗圈腿不能捆绑纠正**
>
> 新生儿生下来后，都会有内八脚和罗圈腿，有些旧习俗会用捆绑的方式纠正，这是不对的。内八脚和罗圈腿是由于子宫中空间有限，胎儿以双腿交叉蜷曲的姿势生长，因此他的腿、脚向内弯曲。出生后，随着宝宝经常运动，臀部和腿部的肌肉力量加强，腿和脚就会慢慢变直。

不要给宝宝挤奶头

刚出生的宝宝，无论男女，在出生后1周左右会出现双侧乳腺肿胀，大的如半个核桃，小的如蚕豆，有的还会分泌少量乳汁，这些都是很正常的。这是因为在胎儿时期，胎儿体内存在着来自母体一定量的内分泌激素。宝宝出生后，来自母体的雌激素和孕激素被骤然切断，使生乳素作用释放，刺激乳腺增生。一般2~3周便自行消退。千万不要挤压。

新生儿湿疹怎么办

有些新妈妈会发现宝宝的脸、眉毛之间和耳后与颈下对称地分布着小斑点状红疹，有的还流有黏黏的黄水，干燥时则结成黄色痂，这就是新生儿湿疹，又名奶癣，是一种常见的新生儿和婴儿过敏性皮肤病，常使宝宝哭闹不安，影响健康。

婴儿湿疹起病大多在出生后1~3个月，6个月以后逐渐减轻，1~2岁以后大多数宝宝都会逐渐自愈。一部分宝宝的湿疹会延至幼儿或儿童期，病情轻重不一。

如果宝宝对婴儿配方奶粉过敏，可改用其他代乳食品，如深度水解蛋白配方奶或氨基酸配方奶。

哺乳妈妈要少吃或暂不吃鲫鱼汤、鲜虾、螃蟹等诱发性食物，也不要吃刺激性食物，如蒜、葱、辣椒等，以免加剧宝宝的湿疹。

新生儿黄疸

生理性黄疸	新生儿生理性黄疸是由新生儿胆红素代谢特点决定的，是新生儿最常见的生理现象。一般在出生后2~3天出现，出生后5~7天表现为明显皮肤黄染，之后缓慢消退。吃配方奶的宝宝一般2周后消退，母乳喂养的宝宝可能会延迟消退至8~12周
病理性黄疸	若出生后24小时即出现黄疸，持续时间长，吃配方奶的足月儿大于2周，早产儿大于3周仍不退，甚至继续加深加重或消退后重复出现，可能为病理性黄疸，需要及时送医院进一步诊断后治疗

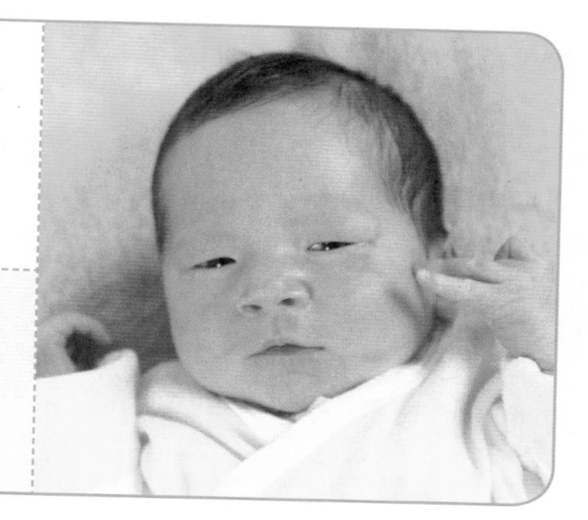

枕秃大部分还是枕头的原因

宝宝会在2个月左右发生枕秃，主要是因为宝宝大部分时间都躺在床上，脑袋跟枕头接触的地方容易出汗使头部发痒，而宝宝还不能用手抓，通常会出现左右摇晃头部的动作，经常摩擦后，枕部头发就会被磨掉而发生枕秃。但也可能是妈妈孕期营养摄入不足所致，甚至是缺钙或者佝偻病的前兆。

新生儿鹅口疮

鹅口疮与吃奶留下的奶斑外观上很难区别。如果用棉签能擦掉则为奶斑，擦不掉则为鹅口疮。为了预防鹅口疮，妈妈喂奶前应该洗手并用温水擦干净自己的乳头。使用的奶瓶和奶嘴最好每天煮沸消毒。使用过的奶瓶一定要及时清洗干净，可以几个奶瓶集中煮沸消毒。

治疗鹅口疮的方法主要是用霉菌素5~10万单位的液体涂局部，每天3次即可，涂药时不要吃奶或喝水，最好在吃奶以后涂药，以免冲掉口腔中的药物。看不见白斑后也要继续涂抹3~5天，每天2次。

新生儿几乎都会“脱皮”

给新生儿洗澡或换衣服的时候，常会发现有薄而软的白色小片皮屑脱落，特别多见于手指及脚趾部位，这不是宝宝得了皮肤病。新生儿皮肤最外面的一层叫表皮的角化层，由于发育不完善，很薄，容易脱落。皮肤内侧的一层叫真皮，表皮和真皮之间有基底膜相联系。新生儿基底膜不够发达，细嫩松软，使表皮和真皮联结不紧密，表皮就容易脱落。

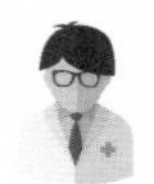

专家答疑

宝宝皮肤干燥怎么办?

宝宝洗澡尽量选择婴儿沐浴露，洗澡时间不需要太长，一般10分钟就足够了。洗完后及时涂上婴儿润肤露。可涂些婴儿润肤霜防止皮肤干燥；如果家里空气干燥，不妨在宝宝的房间里放一个喷雾加湿器。

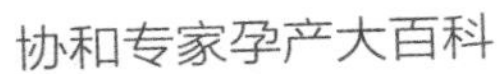

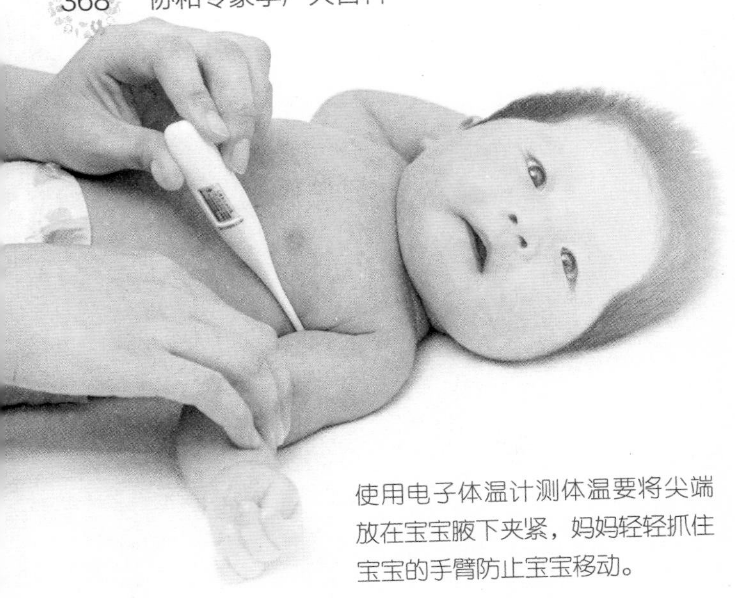

使用电子体温计测体温要将尖端放在宝宝腋下夹紧，妈妈轻轻抓住宝宝的手臂防止宝宝移动。

体温波动大

新生儿的体温调节中枢尚未发育完善，所以调节功能不好，易受环境影响，体温的波动也较大。感受到凉意时，新生儿不会像大人一样颤抖，只能依赖一种称为棕色脂肪的物质来产生热量，且新生儿的体表面积相对较大，皮下脂肪又薄。要保持新生儿体温正常，应让他处于温度适中的环境内；并注意每天开窗通风至少2次，每次至少15分钟，通风时把宝宝抱到其他房间。

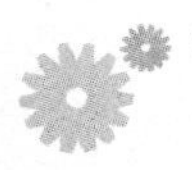

知识链接

偶尔打喷嚏不是感冒

因为新生儿鼻腔血液的运行较旺盛，鼻腔小且短，若有外界的微小物质，如棉絮、绒毛或尘埃等进入便会刺激鼻黏膜引起打喷嚏，这也可以说是宝宝自行清理鼻腔的一种方式。如果宝宝突然遇到冷空气打喷嚏，除非已经流鼻涕了，否则爸爸妈妈可以不用担心，千万不要擅自让宝宝服用感冒药。

新生儿更易患感冒

新生儿感冒大都是爸爸妈妈以及与宝宝接触的人传染的。有时环境温度不够高，宝宝又需要经常换尿布和换衣服，洗澡或洗屁股。由于新生儿免疫系统尚未发育成熟，所以更容易患感冒，特别是在冬春季节出生的宝宝。感冒后主要的表现是鼻塞，因为宝宝主要是躺着，鼻腔分泌物很容易进入咽部，表现为喉中有痰和咳嗽。

一般新生儿感冒持续7~10天，有时可持续2周左右。咳嗽是最晚消失的症状，它往往会持续几周。此时重要的是保暖，鼻腔分泌物少了，咽部的痰也会减少。

3个月内的宝宝，一出现感冒症状，就要立即带他去看医生。尤其是宝宝发热超过37.5℃（腋下温度）或有咳嗽症状时更不能掉以轻心。

发热低于38.5℃，物理降温

当宝宝发热低于38℃时，可以先在家中给宝宝进行物理降温。新生儿发热可先打开抱被或解开衣服，以帮助宝宝散热，10分钟后再测体温。如果体温降至正常，还应注意保暖。婴儿发热时可物理性降温，用温水（婴儿不用酒精）擦头、颈、全身，利用水蒸发带走部分皮肤的热量，达到降温的目的。发热时，用毛巾擦宝宝可能会抗拒，这时妈妈可用手蘸水再抚摸宝宝，宝宝会安静下来，也能达到降温的目的。在夏天，还可以给宝宝洗个澡（不建议泡澡），也是物理降温的方法。

发热超过38.5℃，及时服药

如果宝宝四肢冰凉又猛打寒颤，要特别小心，因为这意味着宝宝会很快高热，这时要加强体温监测。如果发热超过38.5℃，建议在医生的指导下给宝宝服用一些退热药。如果爸爸妈妈小时候有高热惊厥，或孩子是早产儿或有其他疾病，发热时精神不好，面色苍白，咳嗽、呕吐、腹泻，需及时就医。

宝宝腹泻如何护理

隔离与消毒	接触生病宝宝后，应及时洗手；宝宝用过的碗、奶瓶、水杯等要消毒；衣服、尿布等也要用开水烫洗
注意观察病情	记录宝宝大便、小便和呕吐的次数、量和性状，就诊时带上大便采样，以便医生检验、诊治
外阴护理	勤换尿布，每次大便后用温水擦洗臀部，女宝宝应自前向后冲洗，然后用软布吸干，以防泌尿系统感染

“马牙”“螳螂嘴”不是病

新生儿的上腭中线和齿龈切缘上常有黄白色小斑点，俗称“马牙”，系上皮细胞堆积或黏液腺分泌物堆积所致。于出生后数周至数月自行消失，千万不能用针去挑或用毛巾去擦，以防引起感染。

在新生儿口腔两颊黏膜处较明显地鼓起如药丸大小的东西，也被称为“螳螂嘴”，其实它是颊黏膜下的脂肪垫。它不仅不会妨碍新生儿吸奶，反而有助于新生儿吸吮，属于新生儿的正常生理现象。千万不能用针挑或用粗布擦拭。因为宝宝的口腔黏膜极为柔嫩，易受破损，进而发生感染现象。

“惊跳”只因神经系统不成熟

新生儿常在入睡之后有局部的肌肉抽动现象，尤其是手指或脚趾会轻轻颤动；或是受到轻微的刺激，如强光、声音或震动等，会表现出双手向上张开，很快又收回，有时还会伴随啼哭的“惊跳”反应。这是新生儿神经系统发育不成熟所致。此时，妈妈只要用手轻轻按住宝宝身体的任何一个部位，就可以使宝宝安静下来。

新生女宝宝出现“假月经”

有些新妈妈看到出生后才几天的女宝宝阴道流出少量血液，很紧张。其实这是一种正常现象。一些女宝宝出生后1周内，可出现大阴唇轻度肿胀，或阴道流出少量黏液及血性分泌物，称之为“假月经”，这是由于胎儿时期在母体内受到雌激素的影响，而出生后宝宝体内的雌激素大幅下降，使子宫及阴道上皮组织脱落，一般2~3天内即消失，不必作任何处理。

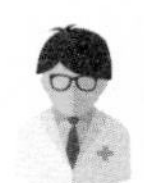

专家答疑

女宝宝出现“白带”也是正常的吗？

女宝宝出生后，雌激素水平下降，子宫内膜脱落，阴道不光会流出少量血性分泌物，也会流出白色分泌物，就是“假白带”。无论是“假月经”还是“假白带”都是正常的生理现象。可用温水冲洗或消毒纱布或婴儿专用棉签轻轻拭去，但不能局部贴敷料或敷药，这样反而会引起刺激和感染。

附录：宝宝常备小药箱

家庭小药箱里的常用工具

每个家庭通常都会有一个小药箱，用于常见疾病和跌打损伤的处理。对于有宝宝的家庭来说，准备一个小药箱更有必要。那么，小药箱里应该准备些什么常用工具呢？

体温计：几乎每个家庭都会准备体温计，特别是水银体温计、耳式体温计、电子体温计和额温枪（红外线测温仪）。水银体温计如果摔碎了，流出的水银有毒，可能会引起汞中毒和误吸等意外，所以不推荐使用水银体温计。耳式体温计测量的时间比较短，相对准确，但比较贵；而电子体温计的准确率比较高，性价比也比较高，推荐家庭使用，但测量时间较长，需要宝宝配合。红外线感应温度计准确性和性价比都比较低，所以不推荐家庭使用。

喂药器：可防止喂药过程宝宝产生挣扎、抗拒的行为，弥补了匙羹喂药的缺陷。主要有滴管式喂药器、针筒式喂药器和奶嘴式喂药器三类。

处理小外伤必须有的装备

日常生活中，宝宝在玩耍过程中受点小外伤很难免，只要妈妈能够科学地处理，就能让宝宝少流血、少疼痛、不感染、好得快。在处理小外伤时，下面这些装备很重要。

物品	用途
酒精棉	急救前用来给双手或钳子等工具消毒
棉花棒	用来清洗面积小的出血伤口
消毒纱布	用来覆盖伤口
创可贴	覆盖小伤口时用
冰袋	令微血管收缩，帮助减少肿胀。流鼻血时，置于伤者额部，能帮助止血
手套、医用口罩	可以防止施救者被感染
三角巾	可承托受伤的上肢，固定敷料或骨折处等
安全扣针	固定三角巾或绷带
胶布	固定纱布
绷带	具有弹性，用来包扎伤口，不妨碍血液循环。2寸的适合手部，3寸的适合脚部
圆头剪刀	比较安全，可用来剪开胶布或绷带，必要时也可用来剪开衣物

安全有效的宝宝常用药

宝宝的抵抗力比成人要弱很多，成长过程中生病在所难免。宝宝用药有讲究，不能随便使用成人的药。所以，宝宝常见小病痛，需要使用下面这些适合宝宝的药。

病症	药品
发热	泰诺林（对乙酰氨基酚混悬滴剂）、小儿解热栓、美林（布洛芬混悬液）、退热贴
感冒、鼻塞	泰诺（酚麻美敏混悬液）、小儿氨酚黄那敏颗粒、生理盐水喷鼻剂等
咳嗽、咳痰	小儿止咳口服溶液、沐舒坦（盐酸氨溴索口服溶液）等
过敏	仙特明（盐酸西替利嗪滴剂）、开瑞坦（氯雷他定）等
腹泻	蒙脱石散、口服补盐液Ⅲ、益生菌等
便秘	开塞露、乳果糖、益生菌等
烫伤	绿药膏、烫伤膏等
消毒	碘酒、75% 酒精、碘伏
红臀	鞣酸软膏、氧化锌软膏
皮炎、湿疹	苯海拉明软膏、氧化锌油等

宝宝的小药箱每 3~6 个月要检查一下，及时更换过期药物。

图书在版编目（CIP）数据

协和专家孕产大百科 / 马良坤，丁国芳，李宁主编 .— 南京：江苏凤凰科学技术出版社，2016.08（2024.09 重印）
（汉竹 • 亲亲乐读系列）
ISBN 978-7-5537-6785-7

Ⅰ. ①协… Ⅱ. ①马…②丁… ③李… Ⅲ. ①妊娠期 - 妇幼保健 - 基本知识 ②产褥期 - 妇幼保健 - 基本知识Ⅳ. ① R715.3

中国版本图书馆 CIP 数据核字（2016）第 158466 号

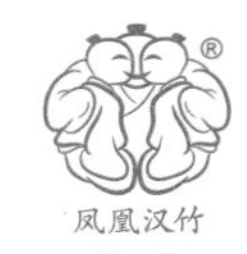

中国健康生活图书实力品牌

协和专家孕产大百科

主　　编	马良坤　丁国芳　李　宁
编　　著	汉　竹
责任编辑	刘玉锋
特邀编辑	陈　岑
责任校对	仲　敏
责任监制	刘文洋
出版发行	江苏凤凰科学技术出版社
出版社地址	南京市湖南路 1 号 A 楼，邮编：210009
出版社网址	http://www.pspress.cn
印　　刷	江苏凤凰新华印务集团有限公司
开　　本	715 mm × 868 mm　1/12
印　　张	31
字　　数	600 000
版　　次	2016 年 8 月第 1 版
印　　次	2024 年 9 月第 38 次印刷
标准书号	ISBN 978-7-5537-6785-7
定　　价	49.80 元

图书如有印装质量问题，可向我社印务部调换。